JN271896

情動と記憶
しくみとはたらき

小野武年
富山大学大学院医学薬学研究部（医学）特任教授

中山書店

A. 視覚経路

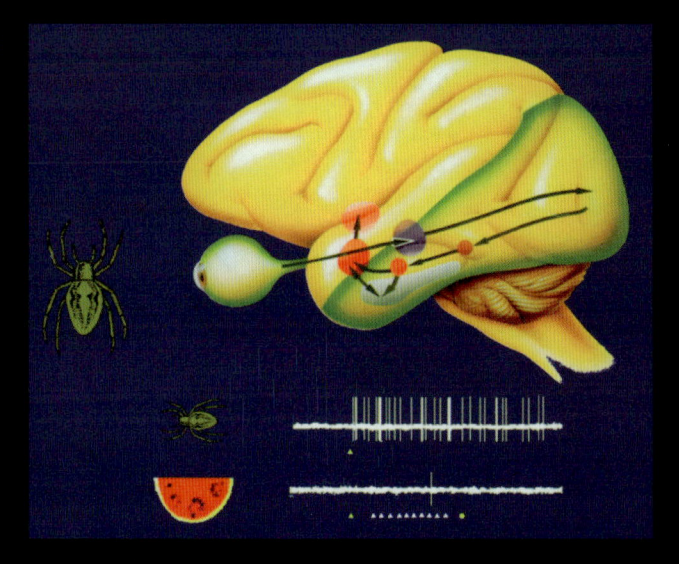

B. 正常サル

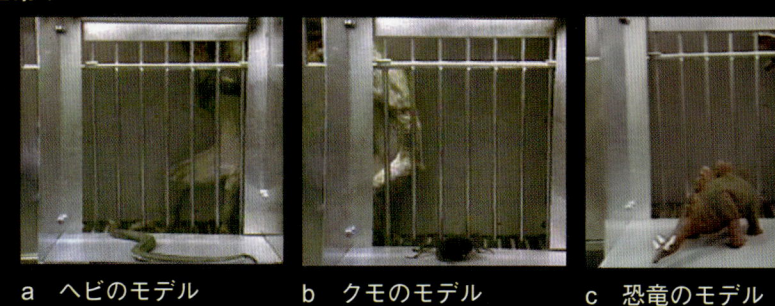

a　ヘビのモデル　　b　クモのモデル　　c　恐竜のモデル

C. 扁桃体損傷を有するサル

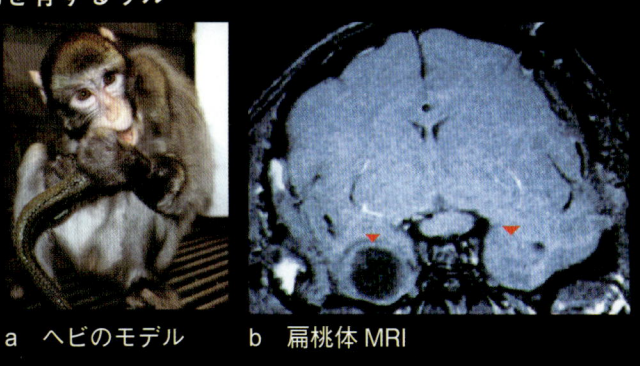

a　ヘビのモデル　　b　扁桃体 MRI

口絵❶　サル扁桃体破壊による Klüver-Bucy 症候群
扁桃体は網膜から外側膝状体，後頭葉および下側頭皮質を介して視覚入力を受ける（A）．正常サルでは嫌悪物体に逃避行動を示すが（B），扁桃体の損傷（Cb）により視覚刺激の価値判断が障害され，逃避行動を示さない（Ca）．「5.4　大脳辺縁系（扁桃体）の役割は何か」を参照．

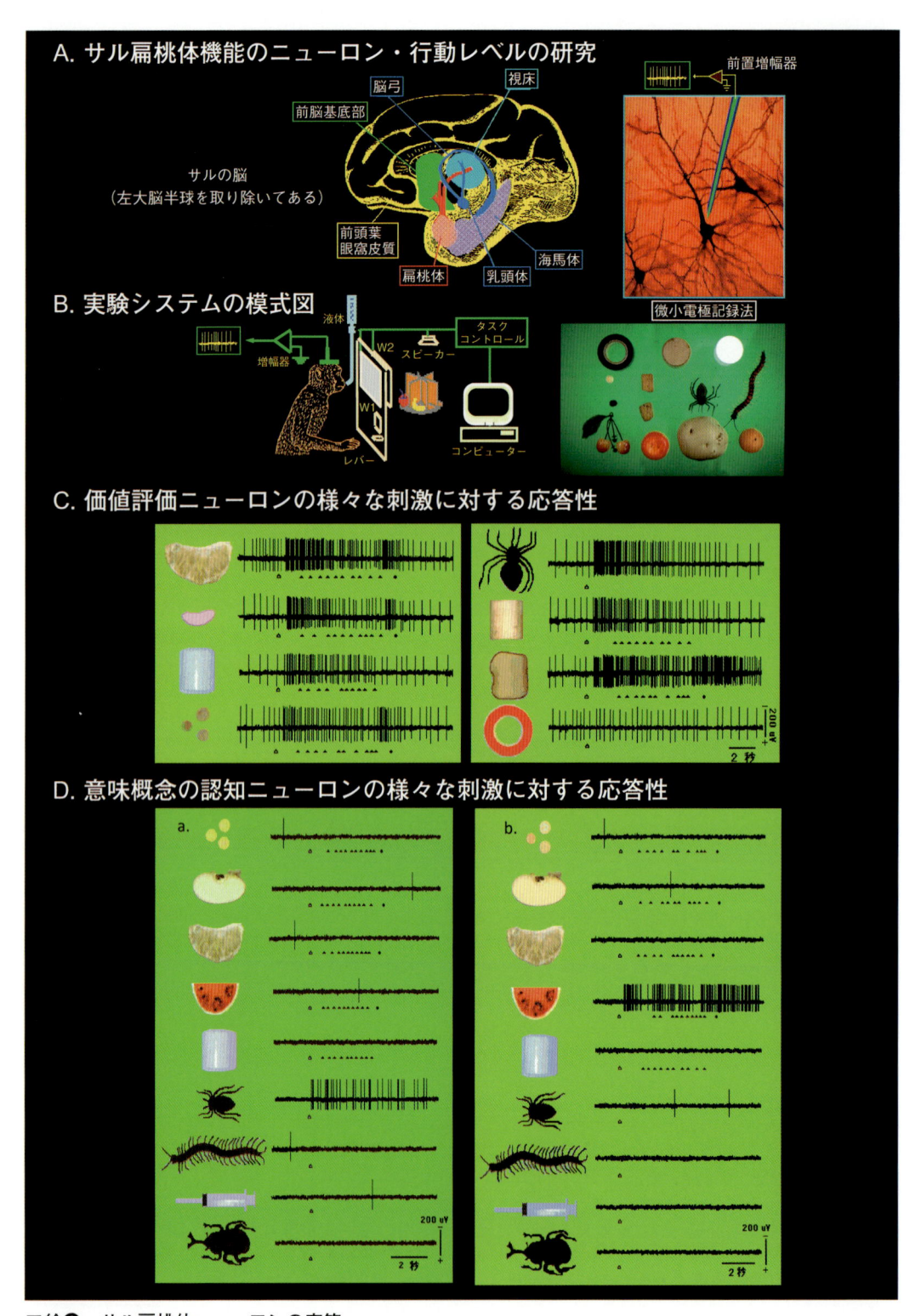

口絵❷　サル扁桃体ニューロンの応答
　各種刺激提示装置を用いてサルに様々な物体を呈示して，サル扁桃体ニューロンの応答を解析した（A, B）．本図には，価値評価応答ニューロン（単一種視覚応答型ニューロン）（C）（図5-44参照）およびクモとスイカ選択応答型ニューロン（D）の例を示してある．「5.4　大脳辺縁系（扁桃体）の役割は何か」を参照．

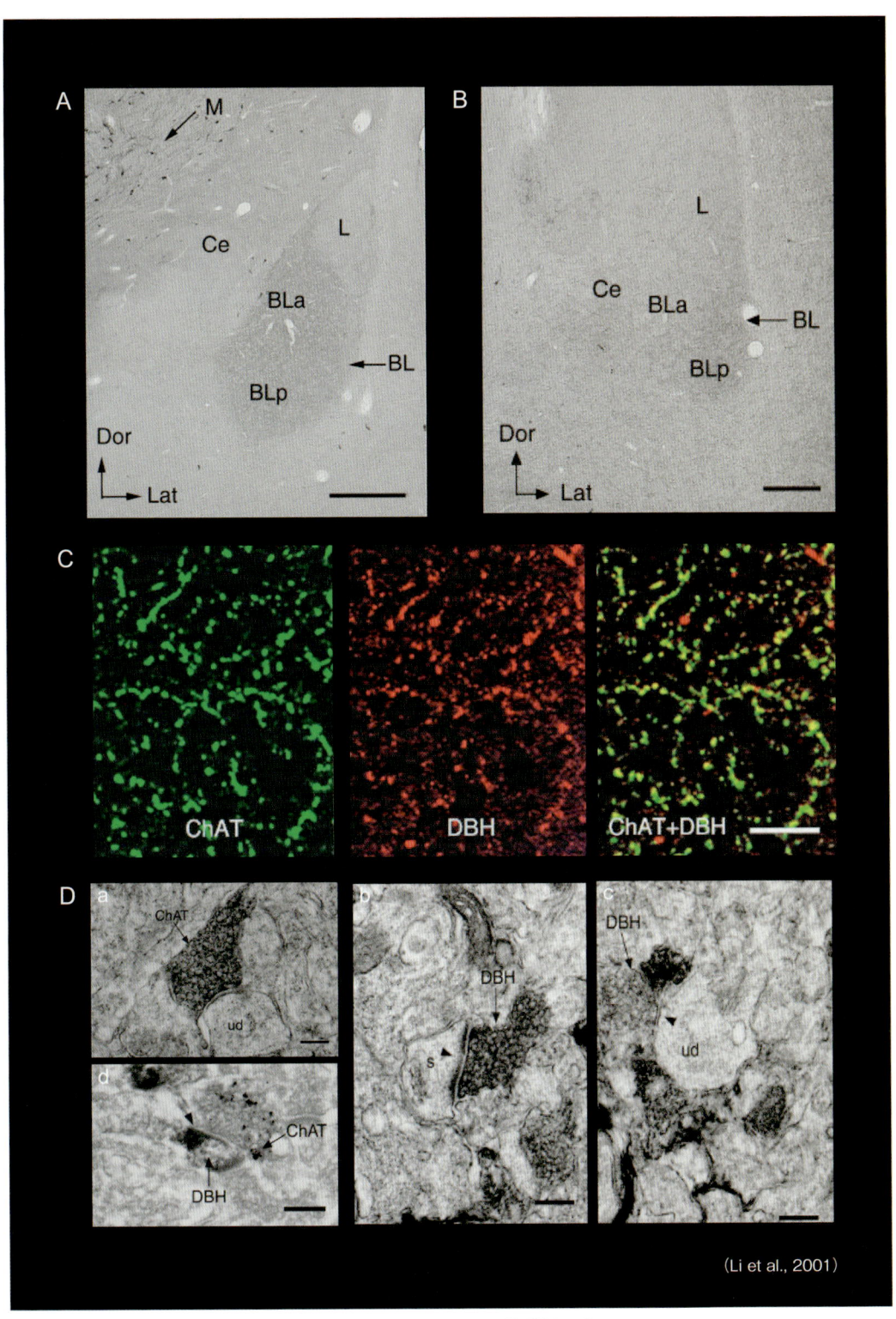

口絵❸　扁桃体におけるカテコラミン作動性入力とコリン作動性入力
「2.1　脳の構造と機能の概説；図 2-20」を参照．

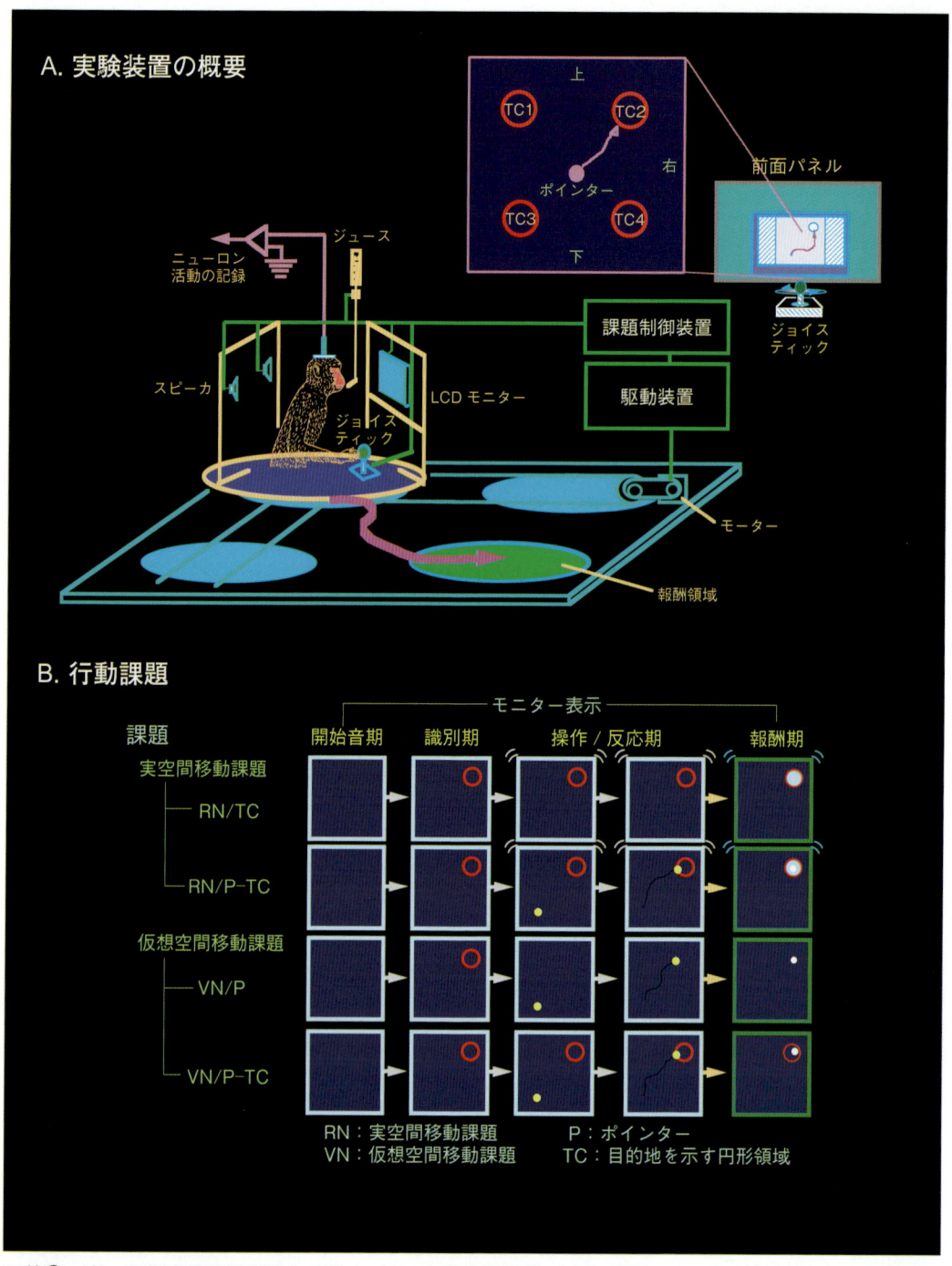

口絵❹ 実・仮想空間移動実験システム（A）と実空間移動（RT）課題および仮想空間移動（VT）課題（B）の概要
「5.5 情動は記憶によって支えられる；図 5-81」を参照.

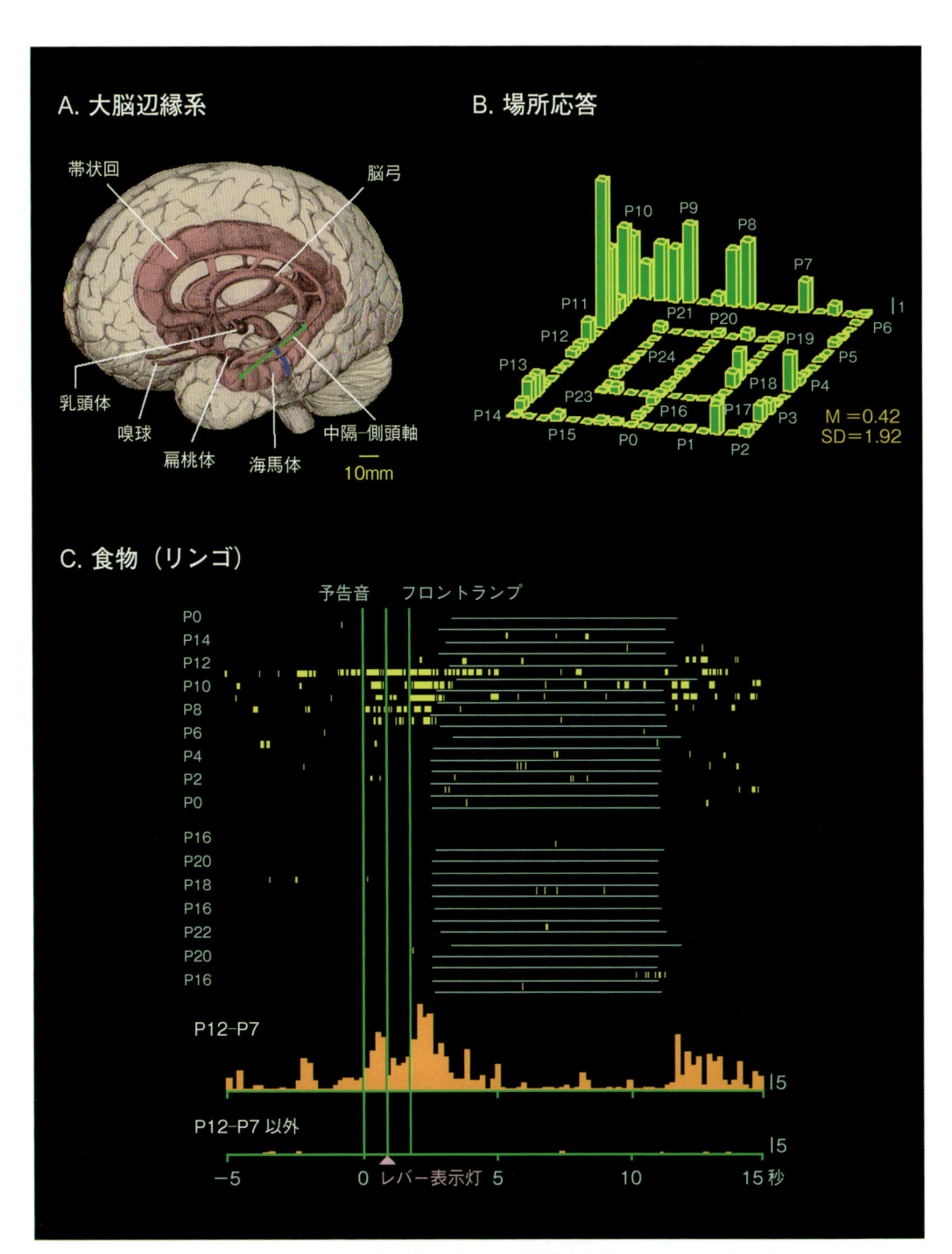

口絵❺ ヒト海馬体の位置（A）とサル海馬体の場所・課題関連応答ニューロン（B, C）
「5.5 情動は記憶によって支えられる；図 5-78」を参照．

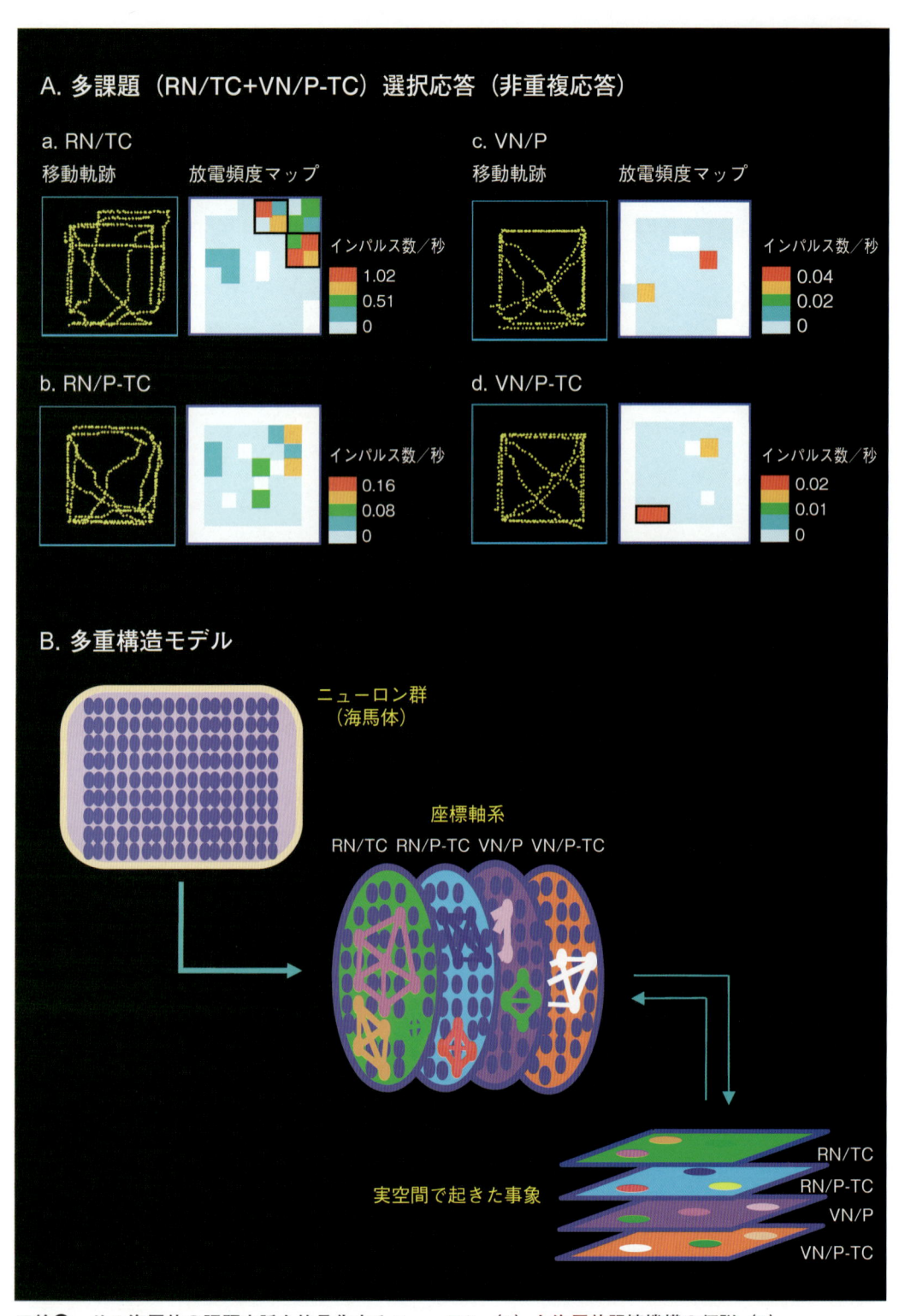

A. 多課題（RN/TC+VN/P-TC）選択応答（非重複応答）

a. RN/TC
移動軌跡　　放電頻度マップ

インパルス数／秒
1.02
0.51
0

c. VN/P
移動軌跡　　放電頻度マップ

インパルス数／秒
0.04
0.02
0

b. RN/P-TC

インパルス数／秒
0.16
0.08
0

d. VN/P-TC

インパルス数／秒
0.02
0.01
0

B. 多重構造モデル

ニューロン群
（海馬体）

座標軸系
RN/TC　RN/P-TC　VN/P　VN/P-TC

実空間で起きた事象

RN/TC
RN/P-TC
VN/P
VN/P-TC

口絵❻　サル海馬体の課題文脈を符号化するニューロン（A）と海馬体記憶機構の仮説（B）
「5.5　情動は記憶によって支えられる；図5-82」を参照．

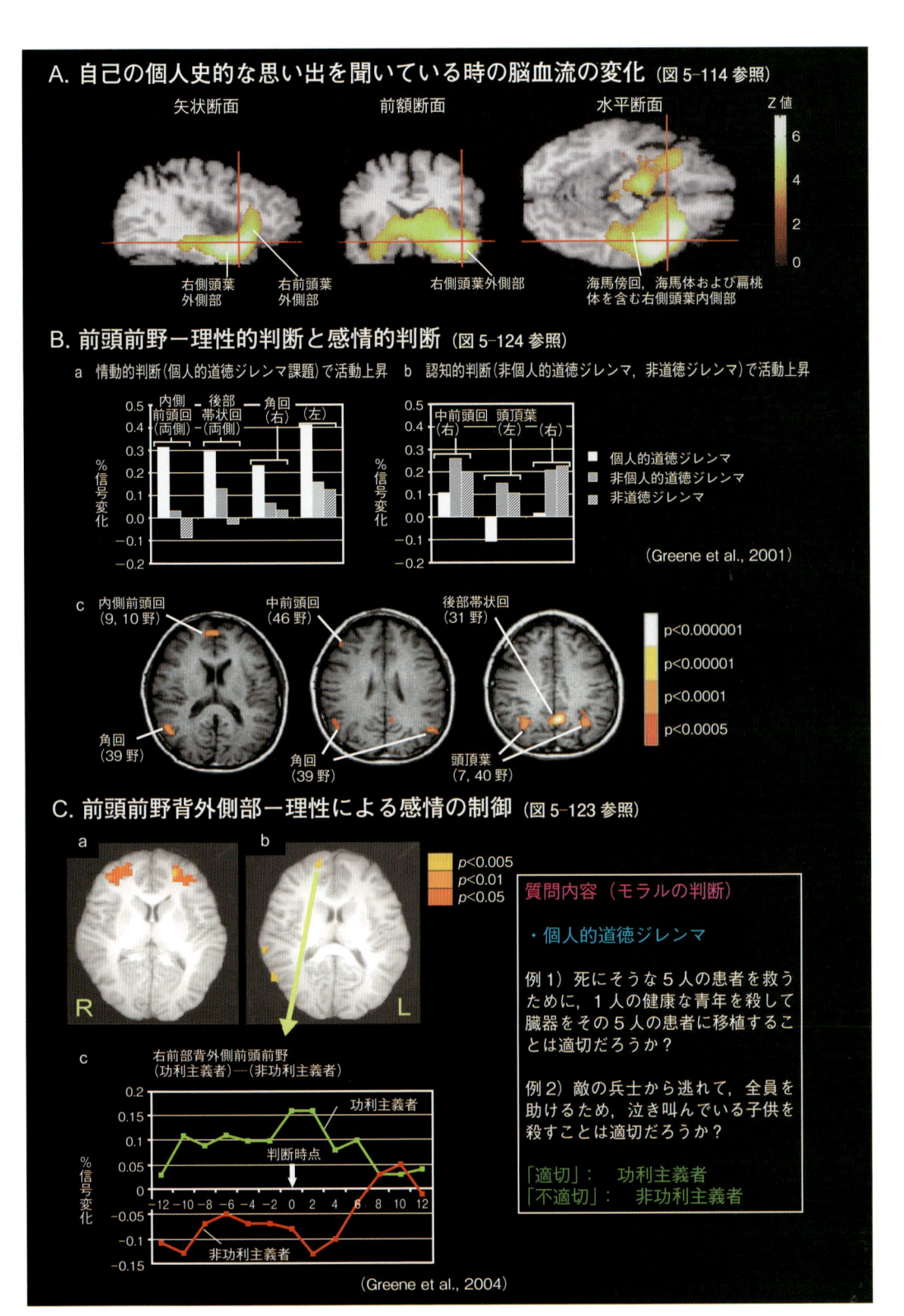

A. 自己の個人史的な思い出を聞いている時の脳血流の変化 （図5-114参照）

矢状断面　　前額断面　　水平断面

右側頭葉外側部　右前頭葉外側部　右側頭葉外側部　海馬傍回，海馬体および扁桃体を含む右側頭葉内側部

B. 前頭前野―理性的判断と感情的判断 （図5-124参照）

a 情動的判断（個人的道徳ジレンマ課題）で活動上昇　　b 認知的判断（非個人的道徳ジレンマ，非道徳ジレンマ）で活動上昇

内側前頭回（両側）　後部帯状回（両側）　角回（右）　角回（左）

中前頭回（右）　頭頂葉（左）　（右）

％信号変化

個人的道徳ジレンマ
非個人的道徳ジレンマ
非道徳ジレンマ

(Greene et al., 2001)

c 内側前頭回（9, 10野）　中前頭回（46野）　後部帯状回（31野）
角回（39野）　角回（39野）　頭頂葉（7, 40野）

p<0.000001
p<0.00001
p<0.0001
p<0.0005

C. 前頭前野背外側部―理性による感情の制御 （図5-123参照）

a　b

p<0.005
p<0.01
p<0.05

R　L

c 右前部背外側前頭前野
（功利主義者）―（非功利主義者）

％信号変化

功利主義者
判断時点
非功利主義者

質問内容（モラルの判断）

・個人的道徳ジレンマ

例1）死にそうな5人の患者を救うために，1人の健康な青年を殺して臓器をその5人の患者に移植することは適切だろうか？

例2）敵の兵士から逃れて，全員を助けるため，泣き叫んでいる子供を殺すことは適切だろうか？

「適切」：　功利主義者
「不適切」：　非功利主義者

(Greene et al., 2004)

口絵❼ 情動系と記憶系の相互作用（A），および情動発現における前頭葉の役割（B, C）
「5.8　情動・記憶・理性システム（神経回路）は相互に作用する」および「5.9　大脳新皮質の役割は何か」を参照．

A. 情動（感情）・記憶・理性（知性）に重要な領域

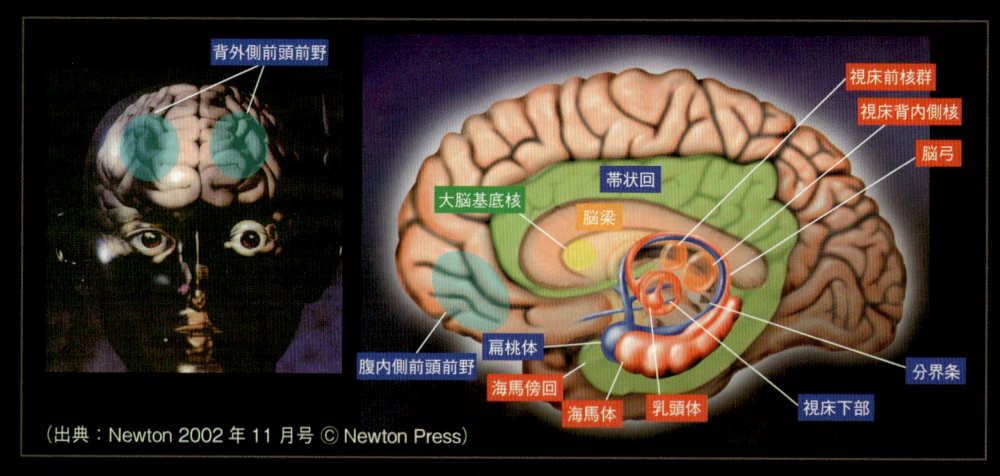

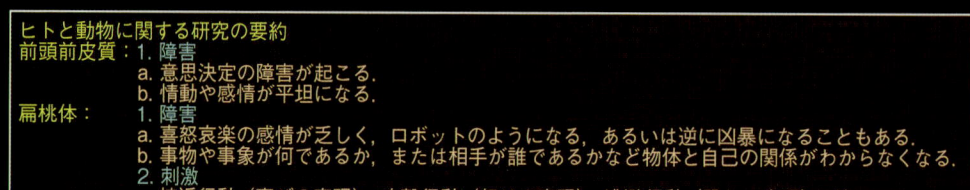

（出典：Newton 2002年11月号 ⓒ Newton Press）

```
ヒトと動物に関する研究の要約
前頭前皮質：1. 障害
            a. 意思決定の障害が起こる．
            b. 情動や感情が平坦になる．
扁桃体：    1. 障害
            a. 喜怒哀楽の感情が乏しく，ロボットのようになる，あるいは逆に凶暴になることもある．
            b. 事物や事象が何であるか，または相手が誰であるかなど物体と自己の関係がわからなくなる．
            2. 刺激
            a. 接近行動（喜びの表現），攻撃行動（怒りの表現），逃避行動（恐れの表現）が起こる．
            b. 取り乱したり，過去の出来事を今あたかも体験しているように感じる．
                                                                                (小野)
```

B. 情動発現の神経回路

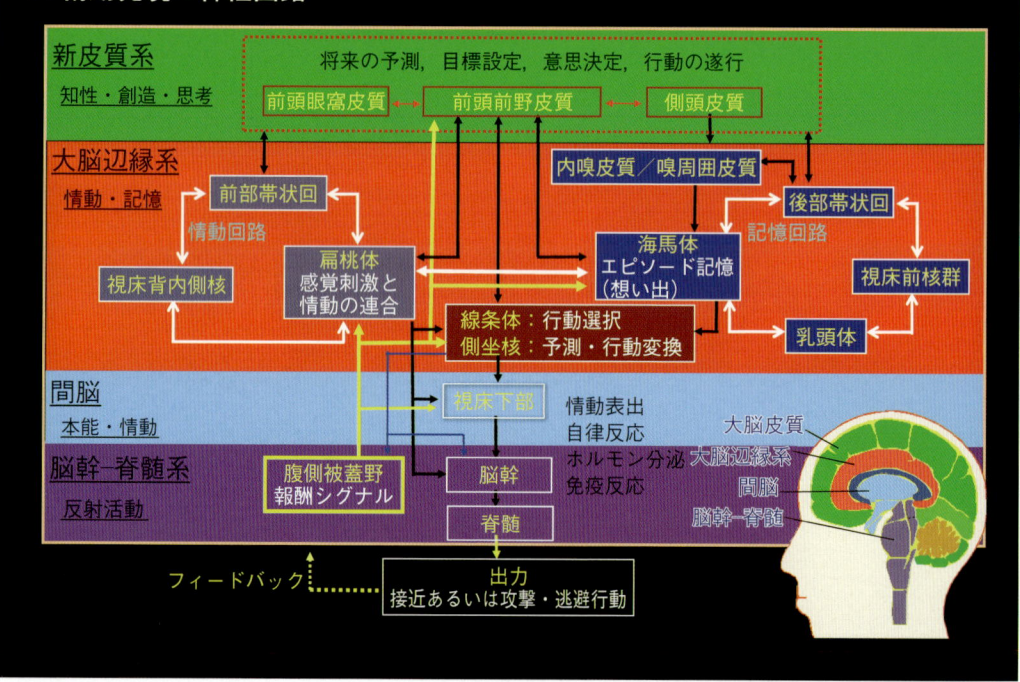

口絵❽ 情動（感情）・記憶・理性（知性）に重要な領域（A）および情動発現の神経回路（B）
本稿のまとめが示されている．

まえがき

　古来，日本では家庭でのしつけや学校，社会での教育にあたり，礼節や感謝の心を大切にすることが知識や科学技術を身につけると同様に重視されてきた．しかし，第二次大戦後は，欧米の合理的精神，科学技術や知識重視，個人の自由を主張する生活習慣を理想とする風潮が支配的となり，家庭の養育環境や人々の生活環境が大きく変化した．これが，今日，日本でも欧米と同様の社会問題が起こっている要因の一つとなっているのではないだろうか．世界の国々は，正義，協力，調和を重んじる日本人の精神教育が日本社会の安定や落ち着きや成功を支えてきた中心的な要素であることに気づき，日本流の精神的な情動教育（自制，共感，忍耐，利他など）に力を入れはじめたようである．このような情動教育を始めるようになったもっと大きな理由は，最近の「情動と記憶―しくみとはたらき―」の神経科学的な研究の大きな進歩である．

　最近，いじめやキレるといった小・中・高校生など若年層に広がる行動異常，極端には無差別殺人，家庭内暴力（domestic violence：DV）を受けた母親や子供の心的外傷後ストレス障害（posttraumatic stress disorder：PTSD）による悲惨な生活，いじめや犯罪などの情動異常と衝動的行動など「人間らしさ」の喪失が深刻な社会問題となっている．また，物質主義や知識偏重の個人や社会的環境に適応できず，ストレス性神経症やうつ病となる患者が増加し，環境汚染，妊娠中の感染，遺伝的異常や周産期障害に伴う脳の発達障害，自閉症や学習障害をはじめとする様々な心理的発達障害，統合失調症患者の精神と行動障害も大きな社会問題となっている．その背景には，物質と知識主義の重視により科学や技術，文化や文明が急速に進歩し，現代の若者は幼少期から物の豊かさに慣れ，感謝，思いやり，利他，熱意，正直など精神主義を重視する昔のようなしつけ，教育が不十分で自己中心的になっていることがあると考えられる．これらの社会問題は，まさに脳のしくみとはたらきに起因する情動と行動の障害であり，人間らしい生活を続ける上で大きな支障をきたし，本人や家族にとって，大きな負担と苦痛を伴うだけでなく，国や人類社会の健全な発展にとっても大きな損失である．

　このような情動障害にかかわる問題の解説や対応策に関する一般向けの本が数多く出版されている．しかし，情動障害の原因や症状，対応策などが脳科学的な実験的根拠に基づいているかは疑問である．本書では，筆者らのマウス，ラット，ネコ，サル，ヒトを用いたニューロン（神経細胞）から行動レベルの総合的研究から得た実験データと国内外の大学や研究所，学会で行った発表に対する意見を現時点で整理し，「情動と記憶―しくみと

はたらき─」について，具体的なデータを示して体系的な説明を試みた．情動は，環境内の様々な事物や事象が自己とって有益（有利）か危険（不利）かといった生物学的な価値評価と意味概念の認知に基づき，適切な振舞いや行動をするのに不可欠である．これがなくては自己の振舞いや行動がどのような結果を招くかなどの予測，目標設定，意思決定，目標の正しい実践ができない．筆者らの実験データを要約すると，視床下部外側野と視床背内側核には行動の実践，大脳辺縁系（扁桃体，前部帯状回）には事物や事象の生物学的価値評価と意味概念の認知，大脳新皮質（背外側前頭前皮質，前頭眼窩皮質）には予測，目標設定，意思決定，目標を正しく最後までやり遂げる意欲を担うニューロンが存在し，これら脳部位により形成される神経回路（情動系）が相互に作用して自己に有益な行動が達成される．一方，視床下部乳頭体と視床前核群，大脳辺縁系（海馬体，後部帯状回），大脳新皮質（背外側前頭前皮質）には報酬，嫌悪，新奇物体の分類，特定の方向，場所，出来事などの陳述記憶を担う特徴的なニューロンが存在し，これら脳部位により形成される神経回路（記憶系）が相互に作用して情動を支える記憶が貯えられる．

これら情動系と記憶系が正常に働けば，人間として正しく振舞い，行動し，健全な社会生活が営まれると考えられる．本書が医療や行政現場の諸氏，一般の読者，医学，心理学，理工学，人文社会学分野の学生，大学院生，さらには様々な分野，教育や研究に携わる方々に読んで頂き「情動と記憶─しくみとはたらき─」の科学的研究の動向と現状を理解し，各人各様に役立てて頂ければ，筆者だけでなく，共同研究者にとって大きな励みとなり，これに優る喜びはない．

現代社会は，少子高齢化や政治，経済などの諸問題も加わり，ますます複雑化しており，ヒトの「こころ」やその核心をなす「情動」に対する関心が高くなっている．ロボット工学者らは自律的に行動するロボットや脳型コンピューターの設計に「情動と記憶─しくみとはたらき─」に関する脳の原理をプログラムする必要性を指摘している．このように情動と記憶に関する科学的解明は，医療現場や医薬学だけでなく，政治，経済，理工学など社会のあらゆる分野からのより専門的で複雑化したニーズが生まれ，現代社会の要請となっている．今後，情動と記憶の研究が進み，現代社会の問題解決の糸口が見出されることを願って止まない．

最後に岩田誠先生（東京女子医科大学名誉教授）にはご多忙にもかかわらず，草稿全体を読んで頂き，貴重なご意見を賜りました．また，中山書店の平田直社長には快く出版をご承諾下さり，編集部課長の柄澤薫子さん，係長の岩瀬智子さんには粘り強く打合せをしながら本書の出版の労をとって頂いた．ここに深甚の謝意を表します．

2013年12月

富山大学大学院医学薬学研究部（医学）特任教授
小野武年

目　　次

序章 ··· 1
  1. 本書の目的と意義 ·· 2
  2. 情動学の学び方と研究戦略 ·· 3
     1) 自然や動物にじかに触れて動物の習性など初歩的なエソロジーを身につける　4
     2) 神経生理学，情動研究の大切さを知る　8
     3) 本能，情動研究の基礎を学ぶ　10
     4) 1965年東京での国際生理学会における先輩の活躍に感銘を受ける　12
     5) 伊藤先生にご指導いただいたときの経緯とエピソードに研究の大切さを学ぶ　12
     6) 本能，情動，記憶の実験の開始と30数年間の研究の軌跡をたどる　18
     7) 脳と脊髄の研究史に基づき，情動研究の基本的な戦略を考える　18
  3. 謝辞，共同研究者一覧 ·· 25

第1章　情動・記憶・理性に関する概説 ·· 31
　　―情動系は動物やヒトの生存（個と種の維持）に不可欠な「こころ」の中核である―

  1.1　情動は感情（喜怒哀楽）ともいえる ··· 32
  1.2　理性とは何か ··· 33
  1.3　大脳の新しい皮質（新皮質）と古い皮質（大脳辺縁系）に宿る理性と情動，
　　　感情はいずれも大切である ·· 35
  1.4　情動，感情がなければ理性は機能しない ··· 36
  1.5　「生存」がなければ情動，感情も理性も生まれない ······································ 36

第2章　情動を生み出す神経構造（ハードウェア） ···································· 39
  2.1　脳の構造と機能の概説 ·· 39
     a. ニューロン（単位素子）の構造には機能分化がある　40
     b. ニューロン説とは何か　44
     c. 脊髄と脳幹は生きているという静的生命現象（無意識的反射調節）に関与する

　　　　　　　　　　　　　45
　　　　　1. 脊髄の構造と機能　45
　　　　　2. 脳幹の構造と機能　47
　　d. 間脳（視床下部と視床）49
　　　　　1. 視床下部の構造と機能　49
　　　　　2. 視床の構造と機能　53
　　e. 大脳辺縁系は情動と記憶の中心的役割を担う　56
　　f. 大脳基底核と小脳はスムーズな運動を行うための統合中枢である　63
　　g. 大脳新皮質（感覚野，運動野，前頭連合野）には構造と機能の分化がある　63
2.2 脳には構造と機能の階層性がある ……………………………………………… 65

第3章　脳における情報表現 …………………………………………… 69

3.1 神経や中枢ニューロンによる感覚強度や好き嫌いの度合の情報表現 ………… 69
3.2 環境内の事物や事象の認知に関する情報表現 …………………………………… 70
　　a. 認知ニューロン説　71
　　b. 認知ニューロンの生成　71
　　c. 認知ニューロンの遺伝説と学習説に関するニューロンレベルの研究　75

第4章　情動の神経心理学・行動科学 ………………………………… 77

4.1 情動の神経科学的研究はできる ………………………………………………… 77
4.2 動機づけとは何か ………………………………………………………………… 79
4.3 動機づけと情動の関連性 ………………………………………………………… 81
4.4 情動の生物学的意義としては個の生存と種の維持，繁栄が大きい ………… 81
4.5 人間の脳と情動の発達 …………………………………………………………… 82
　　a. 解剖学的発達　82
　　b. 情動の発達は生後の一次情動（生得的な基本情動）から二次情動（学習によるヒト特有の細分化された情動）へと発達する　83
4.6 脳には情動，記憶および理性システムがある ………………………………… 84

第5章　情動の神経行動科学 …………………………………………… 87

5.1 情動発現から行動表出の過程における神経情報処理はどのように行われるのか ……………………………………………………………………………… 87
　　a. 行動発現の神経構造と伝達物質は何か　87
　　　　　1. 視床下部は動機づけ，情動発現と行動の統合中枢である　87
　　　　　2. 行動発現の神経構造として報酬系と嫌悪系がある　88

  3. 行動発現の神経伝達物質として脳内モノアミン系が考えられる　93
5.2 視床下部の役割は何か ……………………………………………………101
 a. 視床下部外側野（腹内側核のレベル）および内側領域（腹内側核）の損傷や刺激により摂食行動の抑制と促進が起こる　101
 b. 視床下部の外側野（摂食中枢）と腹内側核（満腹中枢）は内部環境情報処理を行う　102
  1. 摂食行動に関与する内部環境情報　102
  2. 視床下部外側野および腹内側核における内部環境情報処理　103
  3. 視床下部腹内側核グルコース受容ニューロンの形態　105
  4. 空腹感と満腹感の発生機構　106
  5. 空腹感を満たすための合目的な摂食行動の遂行には何が必要であるか　107
 c. 摂食行動の遂行には様々な心理的因子や外部環境情報の統合が必要である　108
 d. 視床下部外側野ニューロン活動（インパルス放電頻度）は情動行動の表出と直接に関連して変化する　109
  1. ラット視床下部外側野には報酬（正の強化）と嫌悪（負の強化）刺激の予告音と正または負の強化刺激に識別的に応答するニューロンがある　109
  2. サル視床下部外側野における好きな食物（正の強化）と嫌いな食物（負の強化）には識別的に，非食物（無強化）刺激には応答しないニューロンがある　113
  3. ネコ視床下部外側野（摂食中枢）と腹内側核（満腹中枢）ニューロン活動は相反的である　118
 e. 視床下部におけるニューロン応答に関与する神経伝達物質は何か？　118
  1. 視床下部外側野の報酬と嫌悪刺激伝達物質はカテコラミンとアセチルコリンか？　118
  2. ラット視床下部外側野の情動表出と自律神経反応に相関するニューロン応答の伝達物質はドパミンまたはノルアドレナリンか？　120
 f. 視床下部室傍核ニューロン活動（インパルス放電頻度）は情動の表出（行動）とそれに伴う自律神経反応と密接に関連して変化する　121
  1. ラット視床下部室傍核ニューロン応答は情動表出とそれに伴う自律神経反応に相関する　122
  2. ラット視床下部室傍核ニューロンの情動表出と血圧上昇に高い相関のある応答の伝達物質はノルアドレナリンか？　124
 g. 視床下部ニューロン活動（インパルス放電頻度）はストレス負荷により変化する　124
  1. 視床下部はストレス反応発現時の生体反応に中心的な役割を果たしている　124
  2. ラット視床下部の外側と内側のニューロン活動（インパルス放電頻度）はストレス負荷により異なる変化をする　126
 h. 視床下部ニューロン活動（インパルス放電頻度）は日周リズムを呈する　129

5.3 視床の役割は何か ……………………………………………………131
a. 視床感覚中継核　134
1. 感覚入力という物理情報から意味情報への変換が行われる　134
2. ラット視床には物理情報を意味情報へ符号化するニューロンがある　135
3. ラット視床には報酬予測に対する前向きまたは後ろ向きの情報処理を担うニューロンがある　137
4. 視床は感覚情報を処理して生物学的に重要な情報を選別して大脳新皮質へ送るフィルターである　138

b. 視床背内側核は情動機能と関連が深い　138
1. 視床背内側核損傷により情動発現，学習および記憶の障害が起こる　138
2. ラット視床背内側核には報酬と連合した感覚刺激の認知に関与するニューロンがある　139
3. 視床背内側核は報酬または非報酬に関する空間および非空間情報の作動記憶に関与する　140

5.4 大脳辺縁系（扁桃体）の役割は何か ……………………………………………………142
a. 扁桃体は情動発現の中心的な機能を担う　142
1. 扁桃体の刺激により快・不快行動が，破壊によりKlüver-Bucy症候群が起こる　142
2. 扁桃体はすべての感覚情報の生物学的価値評価と意味概念の認知を行い，情動を発現する　144
3. ラットやサルでは扁桃体の刺激により視床下部外側野ニューロンに持続の長い抑制性シナプス後電位（IPSP）が発生する　146

b. サル扁桃体には感覚情報の生物学的価値評価や意味概念の認知を担うニューロンがある　148
1. サル扁桃体ニューロンの応答性解析のための特殊な研究方法を用いる　148
2. サル扁桃体には感覚刺激の生物学的価値評価や意味概念の認知に応答するニューロンがある　149
3. 食物の視覚と味覚認知に関する情報処理は下側頭皮質-扁桃体-視床下部ニューロン間（神経回路）で行われる　157

c. ラット扁桃体は情動記憶および情動表出に関与する　161
1. 扁桃体には情動記憶の貯蔵を担うニューロンがある　161
2. 音の生物学的意味の弁別学習は扁桃体-視床下部ニューロン間の機能連絡（神経回路）により行われる　163

d. サルやヒトの扁桃体は非言語的（顔の向き，表情，視線，ジェスチャー，その他）コミュニケーションに重要な役割を果たしている　166
1. 霊長類では扁桃体の基底外側部が進化発達し，社会的認知に中心的な役割を果たしている　166
2. 扁桃体は情動発現により社会的認知機能を司る　166
3. 扁桃体の社会的認知機能における意義は大脳新皮質を含む重要な脳領域に適切な入力を導くことである　168

- 5.5 情動は記憶によって支えられる ……………………………………170
  - a. 記憶に関する概説　171
    1. 記憶の構造（分類）　173
    2. 記憶障害の責任病巣　174
    3. 長期記憶（陳述記憶）の形成とその障害（健忘症）　175
    4. 海馬体と記憶貯蔵　176
  - b. 海馬体は日時，場所，出来事，知識などの陳述記憶の中心的機能を司る　177
    1. サル海馬体には感覚刺激の生物学的意味の範疇化に関連して応答するニューロンがある　178
    2. サル海馬体には特定の呈示刺激に選択的に応答するニューロンがある　182
    3. サル海馬体には陳述記憶，とくに思い出の記憶に不可欠な空間，場所，出来事に応答するニューロンがある　187
    4. サル海馬体には場所を規定する異なる文脈の表現に関連して応答するニューロンがある　197
    5. サル海馬体でも周期性徐波（θ波）が記録できる　202
    6. ラット海馬体には空間の文脈に関連して応答するニューロンがある　204
    7. 海馬体における学習・記憶の神経機構　208
- 5.6 中隔核は認知や記憶などの高次情報に基づき，情動や本能行動および自律神経機能を統御する ……………………………………211
  - a. 中隔核は情動と本能行動に重要な統合機能を担う　211
  - b. サル中隔核は場所と物体の生物学的意味（報酬，無報酬）の統合に重要である　211
    1. サルの中隔核ニューロン応答性解析のための特殊な研究方法を用いる　211
    2. サル中隔核には空間的手掛かりから刺激の位置関係に応答するニューロンがある　214
    3. 中隔核では場所による物体の生物学的意味の違いに関する情報処理が行われる　218
    4. ラット外側中隔核にもサルと同様の空間情報や報酬情報の変化に関連して応答するニューロンがある　220
- 5.7 大脳基底核の役割は何か ……………………………………222
  - a. 大脳基底核は運動の開始や遂行などの運動機能に関与する　222
  - b. 感覚と運動の統合に関与する　223
  - c. 大脳辺縁系（大脳辺縁系：情動脳）-大脳基底核間で情動情報と運動情報が統合される　223
    1. サルの尾状核ニューロンは感覚入力と動機的側面から運動出力への変換過程に関与する　224
    2. サルの淡蒼球と黒質には運動の準備と遂行時に応答するニューロンがある　228

3. サル尾状核，淡蒼球および黒質ニューロンの摂食行動（レバー押し摂食行動）に対する応答には特徴がある　234
4. 大脳基底核の尾状核，淡蒼球および黒質ニューロンは感覚刺激（情報）と，運動統合，運動の準備および遂行に関与する　236
5. 情動，記憶，学習におけるドパミンの役割はノックアウトマウスを用いて研究できる　236

5.8 情動・記憶・理性システム（神経回路）は相互に作用する ……………………244
   a. 情動系と記憶系の相互作用は重要である　244
      1. 情動発現は扁桃体と海馬体の相互作用により起こる　244
   b. 記憶形成には情動系と記憶系の相互作用が重要である　245
      1. ヒトでの研究　245
      2. ラットでの研究　246
      3. 大脳辺縁系（扁桃体，海馬体）と他の脳領域の相互作用により正常な脳の働きは営まれる　246

5.9 大脳新皮質の役割は何か ……………………………………………………………247
   a. 側頭葉は顔の認知に重要な役割を果たしている　247
      1. サルの前部上側頭溝と前部下側頭皮質ニューロンの顔に対する応答性は異なる　248
      2. 前部下側頭皮質には顔のアイデンティティに関連して応答するニューロンがある　249
      3. 前部上側頭溝には顔の向き，視線に関連して応答するニューロンがある　250
   b. ヒト脳の顔認知部位は脳の双極子追跡法により解析できる　252
      1. ヒト脳の顔全体と目だけを呈示したときの視覚誘発電位の双極子（電流発生源）は異なる　254
      2. 顔面筋と顔表情は進化発達する　255
      3. 肖像画「モナリザの微笑み」の魅力の謎は何か　255
   c. 島皮質は報酬事象の符号化に関係している　256
   d. 情動系と理性系は相互に作用する　259
      1. 前頭葉背外側部の機能は何か　259
      2. 前頭葉と人間　267
      3. 前頭葉眼窩皮質（眼窩皮質）と前部帯状回は外界環境の体験に基づく適切な行動に重要である　267
   e. 社会的認知には扁桃体，眼窩皮質，前部帯状回などのコアシステムの相互作用が不可欠である　275
      1. 扁桃体は社会的認知に中心的な役割を果たしている　276
      2. 前頭葉の社会的認知に対する役割は大きい　278
      3. 扁桃体と前頭葉の相互作用は他者の表情，行動，言葉に基づく適切な言動に重要である　279

第6章　情動の人文社会科学 ……………………………………281

6.1　情動と文化・文明の発展 ……………………………………281
6.2　情動と理性 ……………………………………283
6.3　情動と教育 ……………………………………284
6.4　情動と人生 ……………………………………286
　　a.　情動と学問　287
　　b.　情動とスポーツ　289
　　c.　情動と一流創業者の生い立ちと理念　290
　　d.　情動と経済　296
6.5　情動と理性は「科学的直感」と「創造性」を生み出すか？ ……………297
　　a.　福井謙一先生の「科学的直感」と「創造性」について提起された問題点　297
　　b.　筆者らの脳科学研究に基づき「科学的直感」と「創造性」の仕組みと働きについて考察する　300
　　c.　左脳と右脳の機能の科学的研究に基づき「科学的直感」と「創造性」の仕組みについて考察する　301
　　　　1.　言語機能　301
　　　　2.　左脳と右脳の動き　303
　　d.　学習障害（LD）の得意な脳（岐阜県立関特別支援学校・教諭　神山　忠）　305
　　　　1.　私の苦手　305
　　　　2.　私の得意　306
　　　　3.　私の願い　308
6.6　情動と言語 ……………………………………309

文献 ……………………………………311

索引 ……………………………………338

序章

　神経生理学者が，哺乳類の情動や感情の問題の神経科学的な解明に挑戦しはじめたのは，1970年代初頭であったといってよい．勿論，1937年に発表されたKlüverとBucy（1937）がサルで両側の扁桃体を含む側頭葉を切除したときの情動行動の異常に関する報告とPapez（1937）の情動回路の提唱は，情動研究の糸口を開いた点で特記すべきである．1970年代初頭に筆者らが富山医科薬科大学に移る直前に，金沢大学で情動と情動行動のニューロンレベルの神経生理学的研究を始めた当時は，神経生理学者が行うべき研究ではない，情動など科学的に測定できないなど様々な批判を受けたことも事実である．しかし，今や情動や情動行動の研究は，脳科学の最重要課題となっていることは衆目の一致するところであろう．また，情動は自然科学だけでなく，人文科学（哲学，心理学，文学，歴史学，語学等），社会科学（経済学，政治学，法律学，社会学，歴史学）および自然学（論理学，倫理学，哲学）の発展に重要な鍵をにぎっていることも多くの注目を集めている．筆者は，情動学（emotionology）とは「こころ」の中核をなす基本情動（喜怒哀楽の感情）のメカニズム（仕組み：しくみ）と働き（はたらき）を科学的に解明し，それを基礎として情動（喜怒哀楽の感情）の適切な表出（振舞い）における心構えや規範を考究する学問であると考えている（Stearns & Stearns, 1985参照）．まさに情動学の時代が到来しているといってよいであろう．

　情動は，ヒトを含めすべての動物が「個の生存と種の維持」のために祖先から遺伝的に受けついできた共通の動物的感情（喜怒哀楽）であり，基本情動とよばれる．ヒトでは，これら基本情動は人間独特の崇高な感情（道徳感や使命感など）に進化した．しかし，近年，いじめ，キレやすい乳幼児・学童・青少年，自殺者の増加，些細な事が原因の無差別殺人や卑劣な暴行など，衝動的で悲惨な事件や出来事に関するニュースを目にしない日はない．これら情動障害に基づく行動障害は「人間らしさ」の喪失が社会問題化していることを物語っている．このように，人間は動物よりも高等だと考えられるが，一方では崇高と対立する残忍な感情（いじめ，妬み，無差別殺意，自殺など）も進化したのである．また，環境汚染，妊娠中の感染，遺伝的異常や周産期障害に伴う脳の発達障害（自閉症や学習障害児をはじめとする種々の精神疾患），統合失調症患者の精神・行動障害，さらには青年・老年期のストレス性神経症やうつ病の増加も大きな社会問題となっている．これら社会問題の根底には，急速な文化・文明の発展，科学技術の進歩にもたらされた飽食，さらには自動車，テレビやパソコンなどの文明の利器による生活環境や家庭における養育環境などの変化がある．たとえば，これらの変化によって家庭内

暴力やネグレクトなどが頻発するようになり，配偶者や子供の脳内情動回路に重篤な影響を与えている．とくに配偶者の心的外傷後ストレス障害（post-traumatic stress disorder：PTSD）や子供の情動発達障害は深刻である．これら配偶者は自律した生活ができず，子供は学業不振，いじめ，暴力，万引，飲酒，そして犯罪などの問題を起こす確率が異常に高いことが報告されている．医療や行政現場の献身的な努力があっても，これらの人たちの悩みは想像を絶する．情動の大切な「個の生存と種の維持」機能は，一見ヒトで人間独特の情動に進化しているようにみえるが，実際には「個の死と種の絶滅」へと向かっているのではないかと危惧している．

これまで，医療や行政現場の専門家諸氏による情動障害や発達障害に関するわかりやすい解説書が数多く出版されている．そこで，これら障害自体の詳しい解説は他書に譲り，本書は，脳内のニューロンと神経回路の相互作用による情動の発現から行動表出までの総合的な研究により得られた実際のデータを提示して，「情動のメカニズムと働き」について説明し，教育や医療，さらには行政の現場をはじめ多くの関係者に情動の健全な発達（情動教育のあり方）と，障害の予防や治療のための科学的な根拠として役立てていただきたいという思いを込めて書かれている．

1. 本書の目的と意義

筆者は，富山医科薬科大学で1977年から30数年にわたり，100人を超える共同研究者とマウス，ラット，ネコ，サル，ヒトで，脳内ニューロン（神経細胞）の活動（インパルス放電）や脳波を記録し，情動と情動行動に関する分子，ニューロン，行動レベルの神経行動学的研究を続けている．この間教育・研究に携わり，国内の北海道から九州，沖縄までの国公私立大学や研究所，国外のプリンストン大学，カリフォルニア大学，モントリオール大学，オックスフォード大学，ケンブリッジ大学，セントアンドリウス大学，コレージュ・ド・フランス，グローニンゲン大学，フンボルト大学，モスクワ大学，チェコ科学アカデミーなどでの情動に関する講義やセミナーを行い，コールドスプリングハーバーシンポジウムをはじめ多くの国際学会に出席する機会にも恵まれた．また，富山で国外から20数人，国内から20数人の第一級の脳科学者を招き，3回の国際シンポジウムも開催した．これらの体験を踏まえて，筆者らの分子，ニューロン，神経回路，行動レベルの研究から得た実際のデータに基づき，情動や感情のメカニズムをいささかでも体系的に説明することは，情動学を広く理解していただくために意義のあることだと信じている．

本書は，一般の読者，医学，心理学，理工学，人文社会学分野の学生，大学院生さらには様々な分野の教育や研究に携わる人々にとって入門書としてだけではなく，「脳と情動」の基礎知識を学び，さらには実際に高度の教育，研究を行うために役立てていただくことを目的としている．本書の内容は「情動のメカニズムと働き─生理心理科学・神経行動科学・人文社会科学」であるが，①序章では情動学の学び方と研究の戦略，②第1章では情動，感情，理性とは何か，情動と理性を司る神経構造，情動と理性に関する捉え方の変遷や生存の重要性，③第2章では生存，情動，理性を担う脳の構造，神経回路，④第3章では脳における情報表現，⑤

第4章では情動の神経心理学・行動科学の概説，⑥第5章では筆者らの実際のニューロンから行動までの総合的研究に基づく，情動のメカニズムについての体系化，⑦第6章では人間の文化，宗教，社会における情動の役割について解説してある．読者が，これら序章から第6章までを通して脳と情動，情動学について総合的な理解ができるように配慮されている．しかし，読者が興味のありそうな章から読みはじめ，他の章に移っていかれても結構である．また，筆者と共同研究者が自ら得た実際の神経生理学的実験データを現時点で整理し，第5章の情動の神経科学の体系づけに主な努力が払われているので，本書では必ずしもすべての文献の引用に特別の注意を払っていない．そのため，各分野の先駆的文献の引用が十分になされていないことなど礼を失することも多々あると思う．このようなことをあらかじめお許し願いたい．

なお，この本で述べられた意見の責任はすべて筆者にあるが，莫大な労力と時間をかけて得た実験データの基礎があってはじめて体系だてが可能であり，一人の力でできることではない．共同研究者たちのひたむきな努力が本書出版の強力な動機づけとなっている．本書のもう一つの意義は共同研究者たちの研究成果を少しでも体系化して公表し，彼らの労に報いることである．

2. 情動学の学び方と研究戦略

情動と記憶は動物にとって重要な脳の働きであり，ヒトの思考や創造には不可欠である．カナダの著名な心理学者 Hebb（1949）は，生物の進化においてヒトは最も複雑で多様な情動や感情，知的行動を起こすと述べている．この行動を支えるのは脳であり，脳の複雑さは行動の複雑さと密接な相関があると述べている．ここでは，筆者らの30数年にわたる研究の軌跡，情動学の学び方および研究戦略の歴史的な流れについて概説する．このことについては，僣越を省みず，筆者の幼少期から高校時代，大学生，大学院生・助手時代，米国留学時代，富山医科薬科大学奉職時代などの様々な体験の回想と国内外の恩師，先輩，友人から賜った貴重なご指導について要約することをご寛恕願いたい．

現在，遺伝子やゲノムの解析，機能的核磁気共鳴イメージング（functional magnetic resonance：fMRI），脳波の双極子追跡（dipole tracing：DT），脳磁図（magnetoencephalography：MEG）など，脳機能の解析技術が飛躍的に進歩している．しかし，筆者らはこれら技術の進歩により，情動，感情の神経生理学的研究に着手したのではない．ミクロ（神経の興奮，伝導，ニューロンの構造や機能）とマクロ（促進と抑制性シナプス結合により形成される神経回路や機能）の神経解剖学と神経生理学，さらには脳の損傷や刺激による行動学や臨床病理学，臨床神経心理学の基礎的研究がなかったら，情動のような複雑な脳の働きの神経生理学的研究などできなかったと実感している．

今日の神経科学の進歩の基礎を築いたのは，長足の進歩を遂げている解析や計測技術ではなく，19世紀から20世紀前半までの先人たちの神経解剖学や神経生理学の基礎的研究であることを忘れてはならない．勿論，最近の脳機能の解析や計測技術，分子生物学的研究法などの画期的な進歩により20世紀までの神経解剖学，生理学，行動学の基礎的研究を土台にして脳の

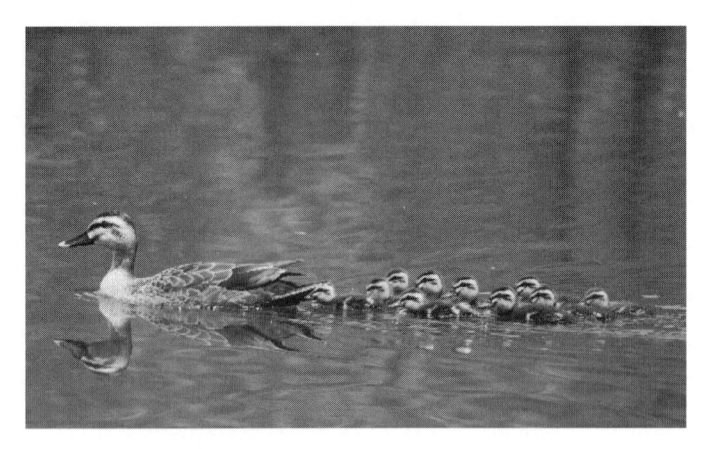

図 0-1　アヒルの雛が親鳥の後を一列に並んで川を泳いでいく光景

情動や記憶，「こころ」など精神機能の解明や疾病の診断，治療，予防，また健全な子供たちの育成，人類の平和などに新しい時代が築かれていくことを何よりも期待していることはいうまでもない．

1）　自然や動物にじかに触れて動物の習性など初歩的なエソロジーを身につける

　筆者は幼少期から高校を卒業する1957年まで山々に囲まれた片田舎で育ち，森の中や田畑で働き，家ではニワトリ，アヒル，ウサギから馬や牛などほとんどの家畜の世話をした．そんな筆者は幼少期から「こころ」から頼りにする人もなく，貧しい生活であったが，くる日もくる日も精一杯働き，自然の様々な現象に感動し，親と無邪気に戯れる可愛いアヒルの雛，子ウサギ，子ヤギなどの動物たちは筆者の孤独感を癒した．また，普通の玩具がなくても生きた玩具をもっていると嘯いていたことがなつかしく思い出される．自然という最高の図書館や博物館と動物たちという生きた玩具が私の知的欲求（＝好奇心）を十分に満たしていたと回想する．ヘビに睨まれたカエル，アヒルの雛が親鳥の後を一列に並んで川を泳いでいく光景（**図 0-1**），馬や牛の見知らぬ人に対する敏感な行動，四季折々の野山や田畑の変化など動植物が織りなす複雑で微妙で奥深い不思議な自然とじかに触れた．野や山にはヘビ，カエル，ハエやカ，カマキリなど無数ともいえる動物がいて，これらの生物の行動を利用して厳しい自然の中での仕事の合間に動物の習性を利用した遊びもした．カマキリは頭がなくても頭のあるカマキリと同じような行動をするのが不思議でならなかった．奇しくも時実先生が著書『よろめく現代人（1960）』の中で頭を切断したカマキリが頭のあるカマキリと同じような行動をすることについて書かれている（**図 0-2**）．また，稗の穂を先端だけ残して小さな虫の形をしたものをカエルの右，または左の眼前で動かすと，素早く飛びつき口に飲み込む．そんなカエル釣り遊びもした（**図 0-3**）．Sperryは1981年，ヒトの難治性てんかんの治療のため，左右の脳を繋ぐ脳梁切断を行った（分離脳，split brain）患者についての研究に基づく，人間の脳の左右の機能分化に関する研究でノーベル医学生理学賞を受賞しているが，彼がカエルを用い，視神経を視交叉

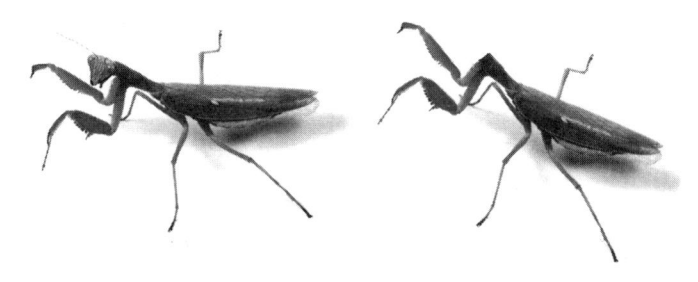

図 0-2　カマキリの行動
頭を切断したカマキリ（右）が頭のあるカマキリ（左）と同じような行動をする．

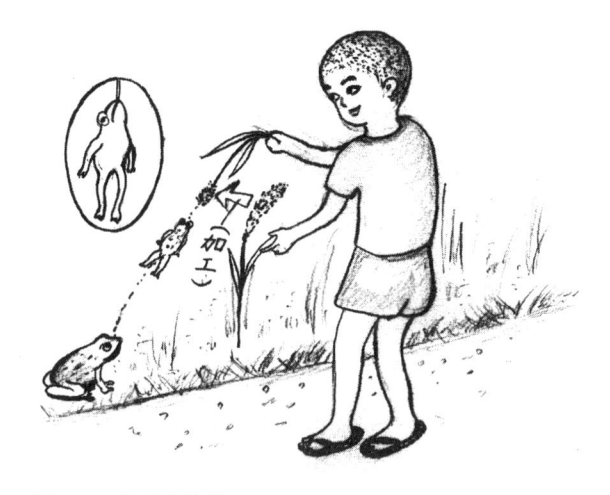

図 0-3　カエル釣り
稗の穂を先端だけにして虫の形にしたものをカエルの眼前で
動かすとすばやく飛びつき，飲み込む．

で切断して，左右をつなぎ替える実験をしているのは興味深い（**図 0-4**）（Sperry, 1951）．この実験では，左右の視神経をつなぎ替えているため（A, B），カエルは眼前の左方向からハエを見せているのに（C: X, Y），逆方向の対称の位置に飛ぶ（C: Y′, X′）．カエル釣りをした人なら「面白い」と思うだろう．カエルの左右の目（網膜）からの視神経は，正常では完全交叉しているが，反対側の右と左の脳（視蓋）に（**図 0-4A**）つなぎ替えると同側の左と右の視蓋に点対称性に投射する網膜視蓋結合が再生再構築され（**図 0-4B**），そのために起こる行動変化である（**図 0-4C**）．Sperry（1951）は，この点対点の鏡像関係の再生再構築は，学習によるものではなく，網膜と視蓋の化学的特殊性によるという仮説を提唱した．また，Sperryはネコの分離脳でも興味深い研究を行っていることは研究の流れを知るうえで重要であろう（Sperry, 1959）．自然を知ることが大切な所以である．ヘビに睨まれたカエルとは，ヘビが頭を持ち上げて，今にもカエルを一飲みしようとする瞬間の，カエルが凍りついたように身動きできない状態になっている光景である（**図 0-5**）．これも現在ラットで情動の研究に用いられている「すくみ反応（freezing）」である（**4.4 参照**）．時実先生もSperryも，カマキリやカエルの習性や行動など

カエルの腹側からみた眼と脳（視蓋）

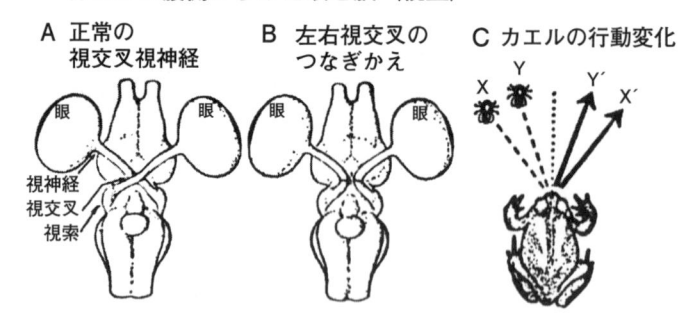

A 正常の視交叉視神経　**B** 左右視交叉のつなぎかえ　**C** カエルの行動変化

図 0-4　カエルの視神経の左右のつなぎ替えの実験（Sperry, 1951[38]）
A, B：正常なカエルの完全交叉視神経（A）の左右をつなぎ替えしたときの網膜視蓋結合〔網膜からの視神経と脳（視蓋）へ線維投射〕（B）.
C：つなぎ替え後のカエルの行動．カエルは眼前の左方向からハエをみせているのに（C: X, Y），逆方向の対称の位置に飛ぶ（C: Y′, X′）.

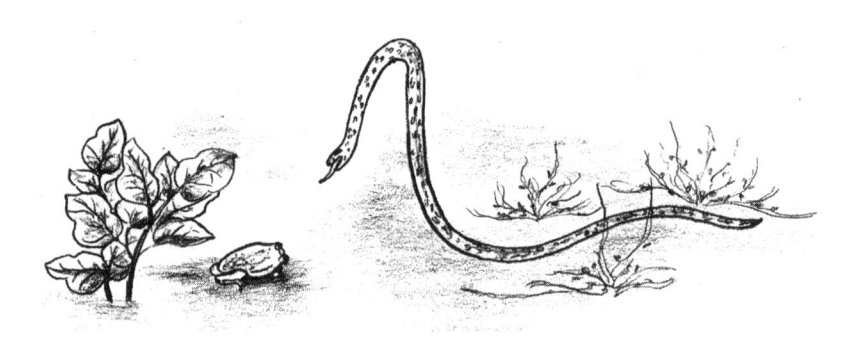

図 0-5　ヘビに睨まれたカエル

じかに体験されているのではないかと思いたくなる．これも筆者が自然から動物の習性や行動を学んだからであろう．

　このように，筆者の幼少期は教育や勉強とは無縁の生活であったが，自然からは多くのことを学んだ．確か小学3年の頃であったと思うが，常日頃，何ともいえない可愛いアヒルの雛がどうしても欲しくて，村でアヒルを飼っている人を訪ねたが，卵は売ってもよいが，雛はなかなか手に入らないので，売れないと断られた．ニワトリが卵を温めて可愛いヒヨコを孵すことは何回も経験しているので，アヒルの卵を湯たんぽで孵す試みを何回も繰り返したが失敗した．祖母が見るに見かねて，卵は親鳥が温めないと孵らないというので，ニワトリが卵を温めはじめたときにすぐ卵のいくつかをアヒルの卵と入れ換えた．しかし，ニワトリの卵は孵るのにアヒルの卵は孵らなかった．これは，ニワトリとアヒルで孵化までの日数がそれぞれ21日と28日で異なるからであった．母鶏は孵化するまでくちばしで1日に数回卵の位置を変える転卵を行うが，雛が孵化すると抱卵を中止するので，アヒルの卵は発育が停止して腐敗するのである．

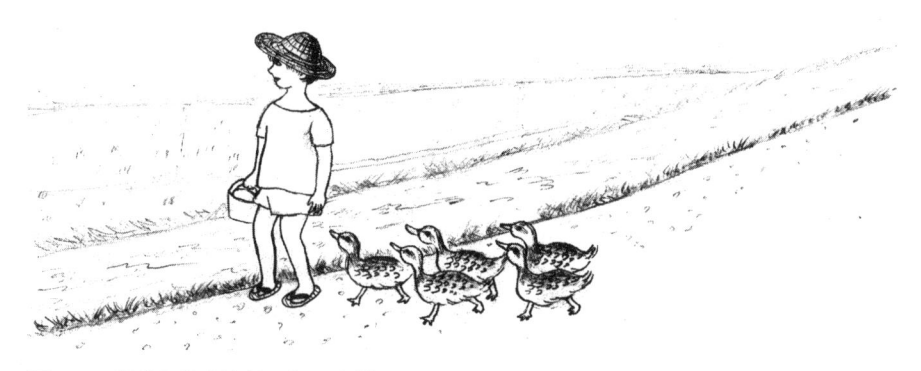

図 0-6 筆者の後を追うアヒルの雛
1973年，個体的および社会的行動様式の組織化と誘発に関する研究でノーベル医学生理学賞を受賞した Lorenz が 1965 年に発表した学習の初期形態としての刷り込み（imprinting）行動．

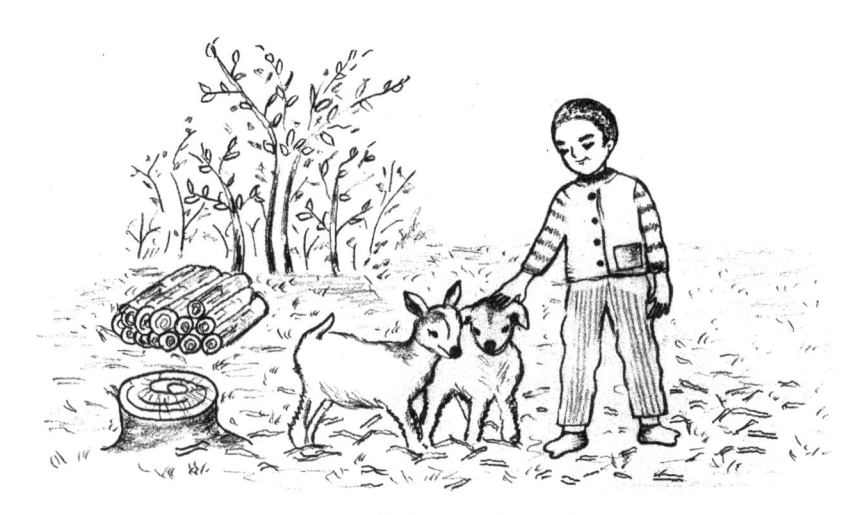

図 0-7 筆者になつく子ヤギ

そこで，ニワトリが卵を温めはじめたらすぐにアヒルの卵と全部入れ換えたところ，孵化に成功した．これで，湯たんぽでアヒルの卵を孵すことができなかった理由が，学校や仕事で留守をしているときの温度の低下，転卵をしていなかったことや孵化日数の違いであるとわかった．まさに，自然からアヒルやニワトリなど鳥が卵を孵すのに何が必要であるかを学んだ一例である．いつも不思議に思っていた問題の鍵を解くことができて，何となく爽快な気分を味わっていたことが昨日のことのように思い出される．また，アヒルは雛でも比較的容易に飼育できるので，孵化してすぐ私の小さな遊び場で育てた．とにかく生後1月程度の子ウサギ，子ヤギ，子馬などは可愛い．しかし，アヒルの雛の可愛さは格別で，しかも私の後についてよちよち歩いてくる（図 0-6）．子ヤギや子馬も面倒を見ている人の後について歩いてくる（図 0-7）．筆者は，Lorenz（1965）が刷り込み（imprinting）として体系化した孵ったばかりの雛鳥や生まれたばかりの動物が，はじめに出会った対象物，たとえばヒト，動物，物体などに対して追随

するという行動を観察していたのである．また，私の世話をしている動物たちが，私の顔の表情や足音，振舞いに敏感で，私が幸せな「こころ」で接しているときには如何にも楽しそうに振舞い，不機嫌な表情や態度で接すると，動物たちは落ち着きのない振舞いをする．また，犬はいつも可愛がっているヒト以外の見知らぬヒトから差し出される餌をすぐ食べようとしない．奇しくも偉大な Pavlov が大著『大脳半球の働き—条件反射学（1927）』（川村浩訳，1994）の中で，犬の食餌（反射）に伴う唾液分泌反応は誰が餌を持ってきて与え，誰が犬を連れてきたかに依存していると述べている．このことは，犬が与えられた餌を食べてよいか否かを状況に応じて判断するので，本能や情動行動の研究に動物の習性などのエソロジーを知っていることの大切さを強調しているのである．これらの幼少期から高校時代までの体験から，動物にもヒトの「こころ」あるいは「人間性」を見分ける（認知）「こころ」があるという考えを抱くようになっていた．幼少期から自然や動物たちとじかに触れ合ったことが，筆者を「情動」研究の道にいざなった遠因のようである．筆者は幼少期からの様々な体験を通して，本能（食欲，睡眠欲，集団欲），情動（喜怒哀楽）とは何か，などのエソロジーの基礎を学んでいたのである．

しかし，大学どころか高校進学など学校のことに関する話題もない環境で日々を過ごしていたので，真剣に考えたこともなく，自然の中で動物たちと楽しい生活を送ることを夢みていた．その一方で，小学3年生頃から高校までは，近くの雑貨店から依頼されて菓子やパン，するめや昆布の佃煮などのこまごました日用品を町の問屋や工場に仕入れに行ったり，木炭や練炭，醤油などの家事用品の配達もした．仕入れや配達を通して様々な人間関係のあり方や仕入れ品の選択など，商売のイロハを学んだ．とくにお客様の好き嫌いの判断（推測）や商品の値段の設定，そして何よりもお客様の表情，振舞いや言葉使いに気をつけて誠意を尽くすことの大切さを肌で感じた．このような体験は，将来小さな店をつくり，何か事業を起こして実業家になるという別の生き方もあるという考えを抱かせた．これには3歳のときに別れた父が，生前外国貿易の会社を営んでいたという話をよく聞かされたことも要因であった．また，早く自立して生活をしたいという思いもあった．

何はともあれ，筆者のエソロジーに関する初歩的体験から，動物を用いて実験を行う研究者は，動物たちとじかに触れ合い習性を少しでも知ることをモットーとする必要があると考えていた．その点では，共同研究者たちが今日まで当然のことのようにラットやサルなどの動物の世話に労を惜しまず，このモットーを守り続けているのは幸運の一語に尽きる．

2) 神経生理学，情動研究の大切さを知る

筆者は，「とかく，この世はままならぬ」の連続でありながら紆余曲折のあげく，最終的には1958年に鹿児島大学の医学部を受験し，幸か不幸か合格した．しかし，相談する人も学資の目処もなく，6年もかかる医学部へ進学するにはあまりにも不利な条件が多く，決心がつかずにいた．筆者は，それでも他に進むべき道もなく，医学部であれば就職の心配もないだろうという思いもあって大学へ入学した．当時，鹿児島大学の学生寮に入れば生活費が月2,500円で済み，日本育英会から2,000円の奨学金をもらい，家庭教師として3,000～4,000円稼げれば

何とかなるだろうとの計算もあった．入学1年目は学生寮に入り，京間の6畳に押し入れ1つの部屋に農学部の富永文一君と教育学部の新里義之君の3人で過ごした．生活費は部屋代に100円，食費（朝食，昼食，夕食）2,100円と厚生費300円，合計月2,500円で予定通りの生活費で済み，最初の1年間の寮生活は有意義に過ごせた．当時の大学への入学金は1,000円，授業料は年額9,000円であった．この寮には新入生が100人，2〜4年生が300人ほど入っていたが，寮長と数名の運営委員からなる寮運営委員会が事務員，栄養士，調理人の採用，給与の査定，食事の細部のことまですべてを決めるという，完全な自治運営であった．寮長，運営委員は各候補の抱負を聞いて，寮生全員の公平な選挙によって選出された．特記すべきは寮生の，寮生による，寮生のための運営が行われ，寮生間には互いを尊重し，思いやりがあり，貧しくても楽しく，民主政治のミニ版を体験できたことである．しかし，医学部の学生だけは2年目からは民間のアパートか下宿に移らねばならないという規則があった．入学式の日から1年目の3月31日の期限まで引っ越す気になれず，最後の日にやっと少しの荷物を入れた布団袋をもって寮を出て，最初に見つけたアパートに転居した．こうして，学生寮生活や民間アパート暮らしをしながら1960年に専門課程へ進学できたが，それでも夜間大学にでも行って実業家にでもなったほうがよいのではなどと考えて悩んでいた．

そんな筆者が大学を卒業して，本能，情動，記憶の神経生理学的研究の道へと進んだもう一つの大きな理由は，時実利彦先生の名著『脳の話（1962）』を手にし，行間を読み，本能とか情動，記憶，ヒトや動物の「こころ」の問題の大切さをしつこいほどに述べられているのに感銘し，幼少期からの夢を別の道でかなえることができるのではないかと強く感じたからである．時実先生は，生前，無私の立場で日本の神経科学の発展に尽くされ，門下生だけでなく学生，研究者，一般の人々にも大きな夢を与えられ，今もなお，その偉大さは語り継がれている（図0-8）．1999年に「情動の認知と表出及び記憶を担う大脳辺縁系ニューロンの研究」に対して筆者が第1回時実利彦記念賞「特別賞」受賞の栄に浴したときの喜びは過ぎし日を思い出し，感無量であった．また，何よりも直接の動機は医学部専門課程で本能，とくに摂食行動の研究をすでに開始しておられた大村裕先生の神経の興奮と伝導，神経筋接合部や無脊椎動物の神経節細胞のシナプス伝達機構に関する最先端の基礎的研究や本能行動の神経機構について，自らの研究を交えた情熱あふれる講義を拝聴したことである（図0-9）．

専門課程1年生の夏休みから暇なときは大村研究室へ行き，田崎一二著『神経生理学序説（1948）』や久野寧著『汗の話（1946）』，Claude Bernard著『実験医学序説（1865）』（三浦岱栄訳，1961）を読んだり，セミナーを拝聴したりして，生理学への興味が深くなっていた．そして，九州医学生ゼミで発表するために，大村先生，講師の前野巌先生（島根医科大学名誉教授）の指導を受けて，当時TaucとGershenfeld（1961）により発表され，話題となっていた軟体動物アメフラシの中枢巨大ニューロンのアセチルコリン（ACh）により脱分極（depolarization）するD細胞と過分極（hyperpolarization）するH細胞について，同じ軟体動物のイソアワモチ中枢巨大ニューロンで実験をさせていただき，一応研究論文として発表できた（小野, 1962）．イソアワモチの中枢（食道環神経節）には，顕微鏡下でみると直径が200〜

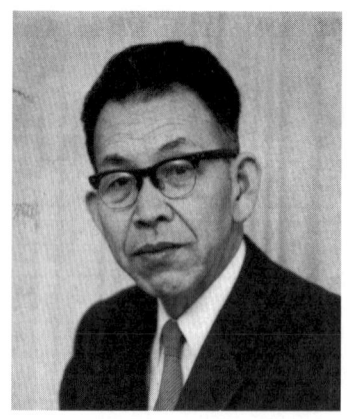

図 0-8 時実利彦先生（1909〜1973）
（時實利彦教授業績集，1975 年）

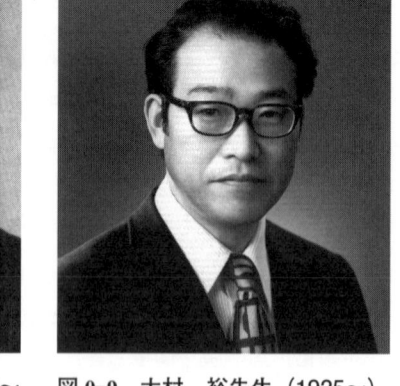

図 0-9 大村　裕先生（1925〜）
（金沢大学医学部教授就任 10 周年時に撮影，1973 年）

300μm もある数十個の巨大神経細胞を見ることができる．これらのうちの特定の細胞にガラス微小電極を刺入して数 10mV の静止膜電位を記録しながら実験を行った．特定の細胞では入力線維を刺激すると，数百ミリ秒〜2 秒も持続する振幅 10〜15mV 前後の見事な興奮性シナプス後電位（excitatory postsynaptic potential：EPSP）や抑制性シナプス後電位（inhibitory postsynaptic potential：IPSP）が記録され，アセチルコリンやノルアドレナリンの作用を観察でき，学生として最高の経験をした．専門課程 2 年の夏休みには，大村先生と当時熊本大学生理学助教授だった木村勝美先生と一緒にウサギの交感，副交感神経の刺激，アセチルコリン，アドレナリン静注時の脈波と頸動脈圧変化の相関を調べる実験もさせていただいた．偉大な先生方の名著に出会い，最先端の研究に携わったことが神経生理学に興味を抱かせたのも事実である．

しかし，私が医学部へ進んだ最大の理由は，就職の心配がない臨床の医者になることだったので，1964 年に大学を卒業後，当時東洋一といわれた八幡製鉄所の病院での 1 年間のインターンは外科，内科をはじめ全科の実地修練に没頭した．インターン修了時には，同病院から医師としての就職の誘いをはじめ，いろいろなことがあったが，自分の進路選択のため 10 月に東京へ行った折，たまたま金沢大学を訪れ，大村先生の推薦もあり 12 月の大学院入試の受験願を出した次第である．このことも，臨床の医師として生きていくためには，まず学位（医学）を取得しておいたほうがいいという理由が根底にあった．しかし，これが金沢大学大学院医学研究科の大村研究室の大学院生となるきっかけであった．

3） 本能，情動研究の基礎を学ぶ

金沢大学の大学院生（1965〜1969）と助教授時代（1969〜1976）は，大村先生の厳しい指導の下で，視床下部外側野（摂食中枢）と腹内側核（満腹中枢）ニューロンから同時記録したイ

ンパルス放電の時系列処理による自己相関，相互相関関数の計算を行った．当時の電子計算機（NEAC2230）では，今なら1秒もかからない2～3分間のデータの処理に2～3時間もかかった．工学部の先生方は5分単位でコンピュータを使用されていたので，大村グループは夕方の5時から翌朝8時まで貸し切りで電子計算機を使った．とにかく今のコンピュータからみると，原始計算機といってもよい．それでも，電子計算機が導入されるまでは計算尺や手廻しの計算器と筆算でデータ処理をやっていたことを思うと，まだ随分とましなほうであった．大村研究室は当時外国の一流の研究室と比べても劣らない設備が揃っていた．しかし，電気のことなどほとんど無知だったので，日頃，大村先生と大山浩先生（当時助教授）に特訓を受けておられた米田邦夫電気技師に最初は真空管，ついでトランジスター，ICを用いた高入力インピーダンス前置増幅器の作製，周波数特性，入力抵抗，ドリフト（漏洩電流）などの性能チェックや定電圧電源などの実験機器の作製の技術を余暇を見つけて習得した．勿論，ケース，ツマミ，必要なパーツは自前であった．

さらに，神経生理学の知識を得るためにEccles著『The Neural Basis of Mind: The Principles of Neurophysiology (1956)』『The Physiology of Nerve Cells (1966)』『The Physiology of Synapses (1964)』，Katz著『nerve, muscle, and synapse (1966)』，Eccles, Ito, Szentagothai共著『The Cerebellum as a Neuronal Machine (1967)』，伊藤正男著『ニューロンの生理学 (1972)』を読んだ．大脳辺縁系の解剖や機能について学ぶために小池上春芳著『大脳辺縁系 (1960)』『大脳旁辺縁系 (1971)』，沖中重雄ら編『視床下部 (1966)』，佐野豊著『神経解剖学 (1974)』を読んだ．実験に追われる中でこれらの本を読めたのは外科，眼科，精神科などの大学院生の方々に大いに刺激を受け，協力があったからだといえる．この間，生活の面ではどん底で苦難の連続であったが，ラットの視床下部外側野と腹内側核における化学ニューロンの存在（Oomura et al., 1969），扁桃体刺激による抑制性シナプス後電位（IPSP）の発生機構（Oomura et al., 1970）を明らかにすることができた．これで1969年に念願の学位（医学）を取得できた（小野, 1969）．しかし，大学院は修了しても大学にはポストがなく，臨床の教室へ移ることを真剣に考えた．このとき，大村先生と情報処理研究施設の根岸晃六先生（金沢大学名誉教授）のご配慮もあり，助手のポストが与えられ，1970年から1973年までニューヨーク州立大学のEccles卿（1963年ノーベル医学生理学賞受賞）とNoell教授（視覚生理学），シラキュース大学脳研究所のWayner教授（飲水行動の実験心理学）の3名の著名な教授の下で神経生理学，実験心理学などの基礎と将来性について学んだ．

また，この留学中には世界の著名な研究者にお会いし，直接いろいろなことを話す機会と多くの友人を得ることができた．これらの著名な研究者や友人のお蔭でコレージュ・ド・フランス（仏），ケンブリッジ大学（英），グローニンゲン大学（オランダ）などの研究室を訪問して実際に実験をしたり，見学させてもらうなどの機会もあり，多くのことを体験した．これらのことが筆者に情動の研究が非常に大切な将来の課題になることを予感させた．筆者は米国留学前から本能や情動の研究に興味があり，留学はそのための準備をすることも目的としていたので，3年間の留学は有意義であった．しかし，1973年に米国から帰国した当時，神経回路や

HubelとWieselによる後頭葉の視覚皮質のコラム構造の解明など入力と出力の関係が明確で，これこそが神経生理学の本流であり，「こころ」の中核をなす情動や感情，行動の神経生理学的研究など小さな存在であった．そのような状況ではあったが，帰国してすぐに，ラットやネコ，サル視床下部への視覚入力の有無を確かめる研究を開始した．

4) 1965年東京での国際生理学会における先輩の活躍に感銘を受ける

筆者が大学院に入学した1965年の夏に東京で第23回国際生理学会（会長　加藤元一先生）が開催された．生理学の知識や研究の経験，お金もなかったが，夜行列車で東京へ行った．とにかく，国際学会に集う国内外の著名な研究者の顔だけでもみたいという動機づけ（motivation）が強かったからである．実際に筆者がこれから始めようとしている研究や，学生時代に少し実験もした分野に関係のあるセッションに出た．視床下部や大脳辺縁系のセッションでは大村先生が，下等動物の興奮膜やシナプス伝達のイオン機構のセッションでは田崎一二先生が，他のセッションでも名前を存知上げていた日本生理学会の先輩の方々が，外国の生理学者と対等の発表や質疑応答をされているのをみて大いに研究意欲をかきたてられた．何といってもこの学会のハイライトは，若さにあふれ，みずみずしい伊藤正男先生が2年前の1963年にノーベル医学生理学賞を受賞されたEccles卿と並んでさっそうと歩いておられたり，同じ机に並んで座って真剣に発表や質疑応答をされている姿に鮮烈な印象を受けたことを忘れない（図0-10）．そして，伊藤先生の小脳のプルキンエ細胞を刺激すると延髄のダイテルス核ニューロンに単シナプス性の抑制性シナプス後電位（inhibitory post-synaptic potential：IPSP）が起こるという発表は大きな話題となっていた（図0-11, Ito & Yoshida, 1964, 1966; Ito et al., 1968; 伊藤, 1989）．また，長年にわたる研究の過程で小脳の運動記憶の基礎機構を担うプルキンエ細胞の長期抑圧（long-term depression：LTD）を発見されたことは有名である（Ito, 1984）．このLTDの発見は，BlissとLømo（1970, 1973）による海馬体の顆粒細胞の長期増強（long-term potentiation：LTP）の発見と同じく，シナプス可塑性の研究史上で最も高く評価され，ノーベル賞候補になっていることを耳にしている．筆者は日本人である伊藤先生を尊敬と畏敬の念で眺めた．しかし，その一方でかなわぬことと思いながらもいつの日かお二人に直接ご指導を賜わる機会が来ることを夢みていた．そのような途方もない夢が実現したのだから運命というしかない．

5) 伊藤先生にご指導いただいたときの経緯とエピソードに研究の大切さを学ぶ

筆者は，1967年大学院3年の夏に，伊藤先生に直々に細胞内電位記録実験のご指導をいただく幸運に恵まれた．大村先生の下で同じ金沢大学医学部外科学講座から派遣されていた大学院生の伊藤治英氏（山口大学名誉教授，前山口労災病院長）と橘川弘勝氏（前厚生連高岡病院長）と一緒に実験をしていた頃である．伊藤，橘川の両氏が視床の髄板内核ニューロンからの細胞内電位記録をしなくてはならないということで，大村先生のご紹介で東京医科歯科大学の生理学教授兼医学部長の勝木保次先生を訪問することになり，筆者もお伴した．勝木先生にお

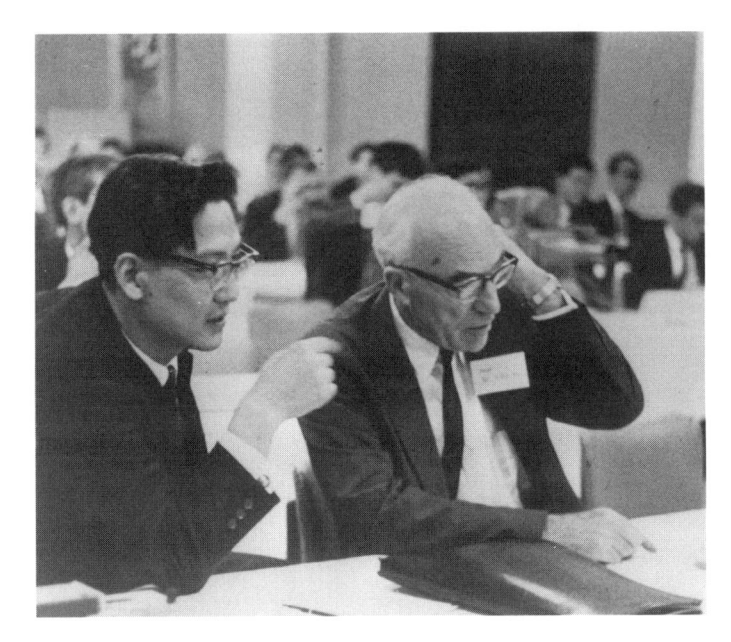

図 0-10 1965年東京での第23回国際生理学会でEccles先生と同席して活躍される若き伊藤先生

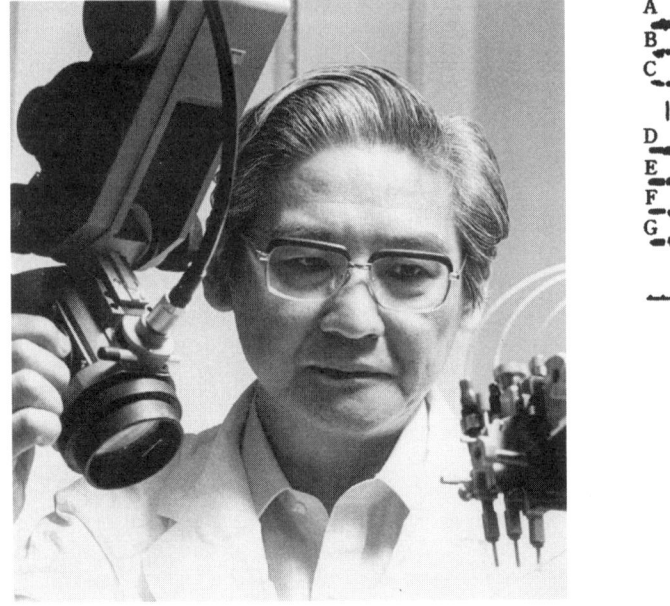

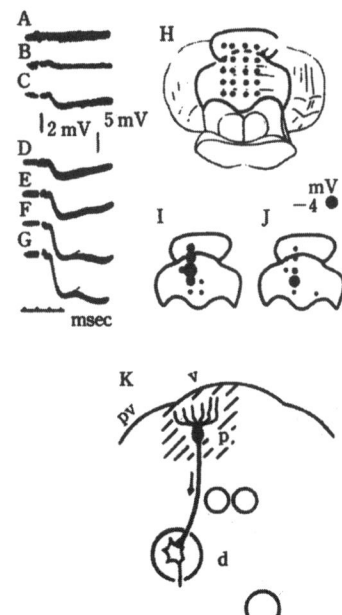

図 0-11 顕微鏡を用いて微小電極を操作している伊藤先生（伊藤, 1989）（左），世界最初のネコ小脳皮質刺激によるダイテルス核ニューロンからのIPSPの記録（右）(Ito & Yoshida, 1964[19], 1966[20]；Ito et al., 1968[18]).
A〜Cのスケール：2mV，D〜Gのスケール：5mV．H：小脳背面の吻側からみた図．黒点は刺激電極の位置．I, J：Hの各刺激点から単シナプス性に引き起こされたIPSPの大きさを黒点の大きさで表示．K：小脳皮質からダイテルス細胞への抑制経路．p：プルキンエ細胞，d：ダイテルス核．

会いすると，東京大学の伊藤先生の研究室へ行くようにといわれ，午後2時頃にお伺いした．伊藤先生と1993年に亡くなられた，当時大学院生の有働正夫先生（大阪大学健康体育部教授）はネコの手術やセットアップを済ませ，脳幹のダイテルス核ニューロンの細胞内電位記録を始めようとされていた．筆者らは一通りの説明をお聞きし，実際に細胞内電位を記録する実験をみせていただいた．その日は金曜日で夜中12時前に実験が終わり，伊藤先生と一緒に本郷三丁目駅まで行きお別れした．筆者だけは親友の姉上様夫妻宅で遅い夕食をご馳走になり，翌日の土曜日の早朝の汽車で金沢へ戻り，大学へ行く予定にしていたが，土曜日は東京見物をするようにとの姉上様ご夫妻のご意見に従うことにして床に入った．しかし，その日の伊藤先生と有働先生の実験を見たことをあれこれ考えているうちに，もう一度月曜日に同じ実験を最初からみたいということで頭が一杯になっていた．取りあえず翌日土曜日の朝早く東京大学へ行き，有働先生にお話をして，伊藤先生にお願いをした．伊藤先生が「ネコがいないので，捜しに行こう」とおっしゃったのをお聞きし，恐縮してしまった．それでもどうしてもみたいという思いから金沢大学の大村先生に電話をした．大村先生は電話に出るなり，「君は今どこにいるのだ」とおっしゃった．筆者が「今，東京大学にいます．月曜日に伊藤先生に実験をみせていただきたいが，ネコがいないので，月曜の朝までにネコを1匹東京まで送っていただけませんか．どこへでも足を運ぶからお願いします」と申し上げると，大村先生は「うーん」と唖然とされたようだが，「10〜20分後に連絡する」といって電話を切られた．大村先生からすぐ電話で月曜日の早朝までに伊藤氏が金沢からネコを持参する旨の連絡があった．伊藤先生と有働先生に大村先生からのお電話のことをお伝えして，月曜日にもう一度，細胞内記録実験をご指導いただくことになった．月曜日の早朝，東京大学へ行くと，伊藤氏が金沢から夜行列車でネコを持参されていた．伊藤先生が有働先生といよいよ実験の準備を始められるとき，遠路金沢から持参されたネコだから慎重でなければならないといった主旨のお話をされたことを今でもはっきりと記憶している．伊藤先生と有働先生が私の無理なお願いを，嫌な顔もせず真剣に実現していただいたこと，大村先生の筆者の常識はずれの希望を即座に認めて下さった教育，研究への情熱と，それを支える度量の大きさには頭が下がった．これで1965年に伊藤先生に直接のご指導いただきたいとの夢はかなった．そして1969年には，ラットで扁桃体刺激による視床下部外側野ニューロンの抑制性シナプス後電位（IPSP）の細胞内記録にも成功した．当時極貧の生活ではあったが，これで学位（医学）取得のための論文も書くことができた（小野, 1969; Oomura et al., 1970, 1982）．1971〜72年には，ニューヨーク州立大学医学部生理学講座のEccles卿の下で研究に従事し，もう一つのEccles卿に直接のご指導をいただくという夢もかなえられた．それだけではない，その後，Eccles卿がお亡くなりになる1997年までスイスから富山まで遠路2回も来ていただき，筆者だけでなく多くの人々をご指導いただいた．今なお私の「こころ」はEccles卿と伊藤先生に対する感謝の念に満たされている．図0-12は筆者がEccles研究室にいた折，Eccles卿とオックスフォード大学院の同級生としてSherrington卿の下で過ごされたGranit教授が来室されたときのスナップ写真である．この写真は，1990年シシリーのサンドミカホテルでのうま味国際シンポジウムへ出席の帰途にサルデニアのサッサリー

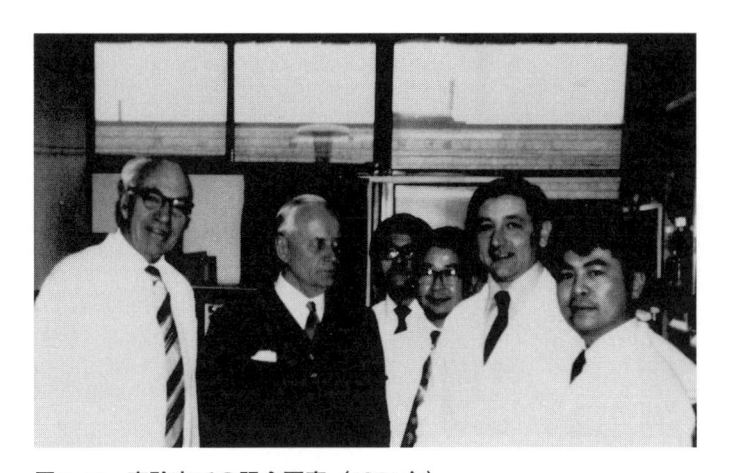

図 0-12　実験室での記念写真（1971 年）
左から J. C. Eccles 卿，R. Granit 教授（1967 年ノーベル医学生理学賞受賞），大野忠雄先生（筑波大学名誉教授），川口三郎先生（京都大学名誉教授），G. Azzena 先生（サクロクオーレカトリック大学名誉教授），筆者．

大学・生理学教室を訪問した折に Azzena 教授（後にローマのサクロクオーレカソリック大学へ異動）にいただいた．左から Eccles 卿，Granit 教授（カロリンスカ研究所名誉教授），大野忠雄（筑波大学名誉教授），川口三郎（京都大学名誉教授），Azzena（サクロクオーレカソリック大学名誉教授），右端が筆者である．図 0-13 は 1984 年に Eccles 卿に富山医科薬科大学で学生，全教職員を対象に特別講演をしていただいた折のスナップ写真と金沢の筆者宅で色紙に描かれたサイン入りの創造的な絵である．

　松原一郎先生（1990 年ご逝去，東北大学医学部助教授）には縁があって親しくしていただき，生前国内外の学会などでお会いするたびに筆者のことをご存知だったこともあり，有意義なお話を伺った．神経や細胞膜の活動電位の発生や神経筋伝達の解明により，神経生理学の発展に不滅の業績を残した Huxley 卿，Hodgkin 卿，Katz 教授をはじめ英国の著名な研究者の電子技術，理論だけでなく生物実験の技術でも卓越していることを印象深く語ってくださった．また，松原先生は，ケンブリッジのキングズ・カレッジ，トリニティ・カレッジの川や芝生，礼拝堂のステンドグラスなどの美しい環境，ホールにはゲストやスタッフ専用のテーブルで美味しいローストビーフやワインをいただけるのに感心しておられた．筆者も，かつてキングズ・カレッジの寮（ゲストハウス）に 10 日間ほど滞在し，毎日同じことを体験していたので，二人での話は尽きなかった．あるとき，先生が英国でマレー半島のシンガポール陥落など第二次大戦時の出来事を叫ぶ旧軍人を名乗る男のことに触れられ，奇しくも筆者はマレー半島生まれであり，同年代であるとつくづく思った．松原著『劇場街（Drury Lane）の科学者たち（1992）』には英国の科学者や科学思想などが見事に書かれている．上記のいずれの先生もノーベル医学生理学賞を受賞されている．とくに Huxley 卿と Hodgkin 卿は，Eccles 卿とご一緒の 1963 年の受賞である．その Huxley 卿に松原先生が敬服され，世界的に著名で日本の代表的科

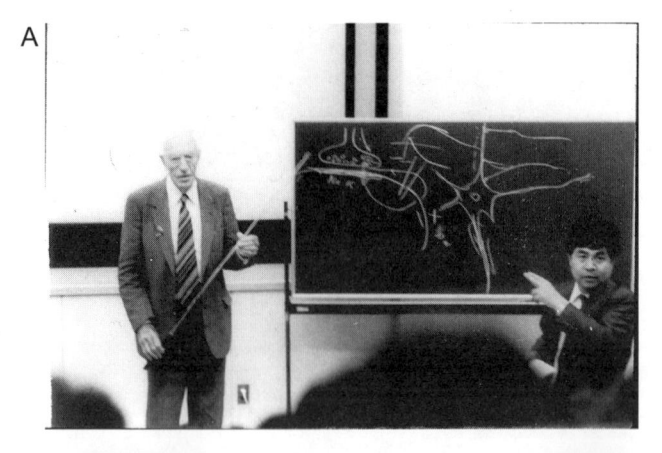

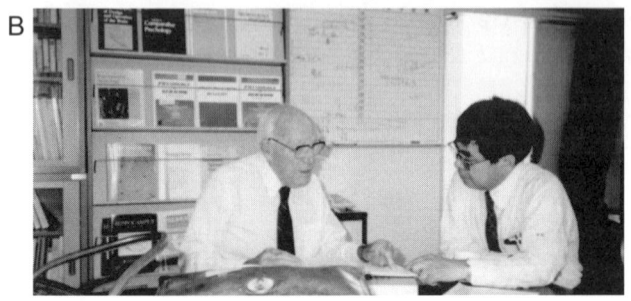

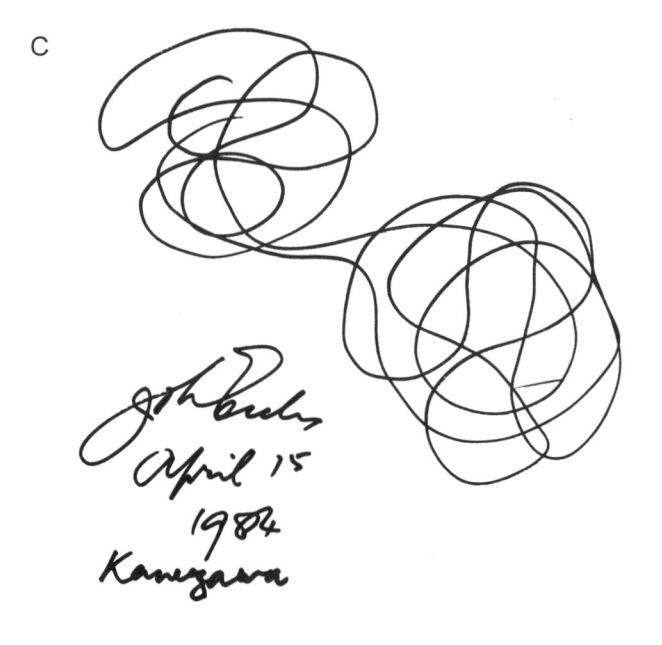

図 0-13 1984 年 Eccles 卿に富山医科薬科大学で学生，全教職員に特別講義をしていただいた折のスナップ写真（A），筆者の研究室でディスカッションしているスナップ写真（B），および色紙に描かれたサイン入りの創造的な絵（C）

学者，江橋節郎先生（2006 年ご逝去，東京大学，生理学研究所名誉教授）のご紹介により，1995 年に富山医科薬科大学で学生，全教職員を対象に特別講演をしていただいた．松原先生の尊敬される Huxley 卿と 73 歳の誕生日をお祝いしたり，富山の有名な精密機械の製作工場を

序章 17

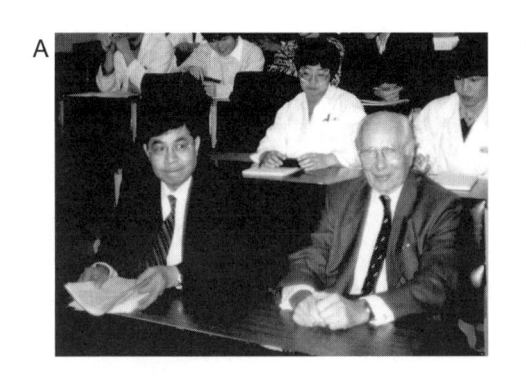

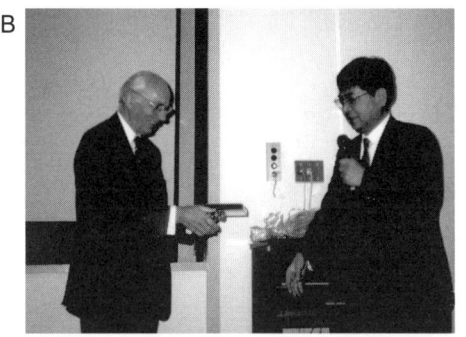

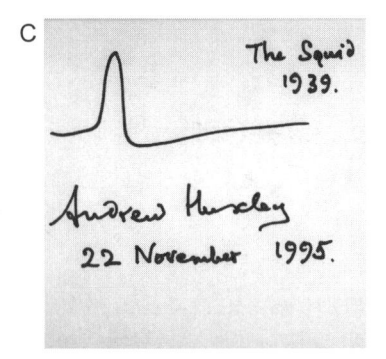

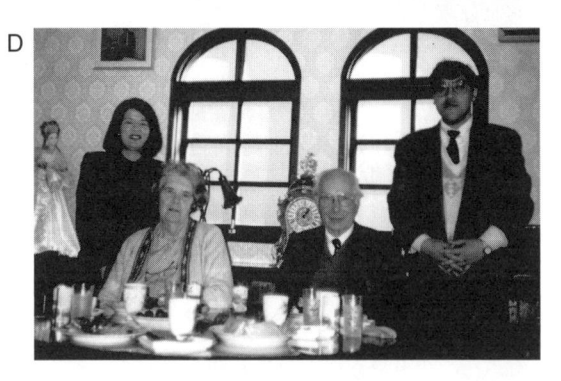

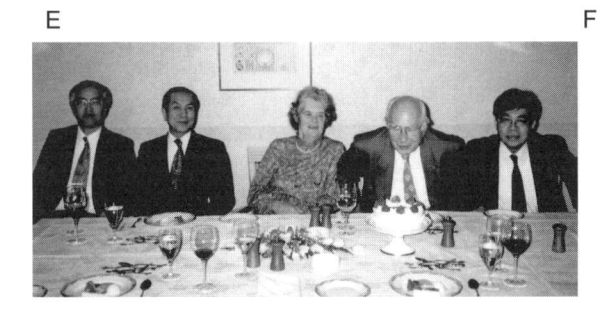

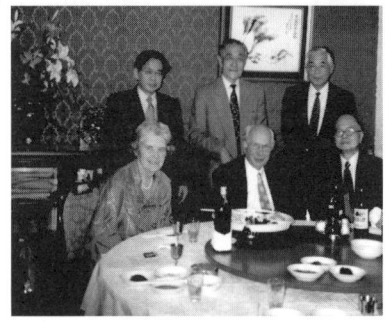

図 0-14　A. F. Huxley 卿（1963 年ノーベル医学生理学賞受賞）が来日されたときの記念写真（1995 年）
A：富山医科薬科大学の大講義室にて．"Ionic Processes of Excitable Membrane"と題して全教員，学生に対して特別講義をしていただいた．B：特別講演の後，記念品の贈呈が行われた．C：Huxley 卿のサイン色紙．D：金沢散策後，筆者自宅にて．E：Huxley 卿の 78 歳のご誕生日〔1917 年（大正 6 年）11 月 22 日生〕をお祝いする夕食会での記念写真．左から 2 人目，北村耕一郎社長〔キタムラ機械（株）〕．F：江橋節郎先生のお招きによる東天紅（東京）での Huxley 卿ご夫妻を囲む夕食会．前列から Huxley 卿令夫人，Huxley 卿，江橋節郎先生，後列左側から遠藤寛先生，店主，右側に大塚正徳先生．

見学したり，充実した 3 日間を過ごす機会にも恵まれた．私は，このときをはじめ多くの国際会議で著名な方々にお会いし，食事をしながら歓談するたびに「こころ」の中でいいようのない幸せを感じたことを忘れない．図 0-14 は，そのときの Huxley 卿のスナップ写真と色紙に描

かれたサイン入りの活動電位の波形である．

6） 本能，情動，記憶の実験の開始と 30 数年間の研究の軌跡をたどる

　1977 年，筆者が金沢大学から富山医科薬科大学に職を得て着任したときは，迷うことなく本能や情動の研究を本格的にやろうと決心していた．大学は 1975 年の創設で，建物のことや研究室の間取り，実験室の防音，冷暖房，シールド，実験台の防振など，設計の段階からかかわった．筆者の設計と国の規制，予算との食い違いが大きく最初から多難であった．とくに実験室の冷暖房とシールドについては何回も何回も大学や設計・工事事務所との打合せを行い，最後には筆者の希望を認めてもらった．このときの粘り強い打合せの結果，ほぼ希望通りの研究室ができあがった．しかし，少額の予算しかないので，まず自ら自動車を運転して佐々木和男助手と一緒に，工作機械，工具，電気部品のパーツ店をまわった．幸い佐々木和男助手（富山大学工学部教授），福田正治助手（富山大学医学部教授），村本健一郎富山工専助手（金沢大学工学部教授），中村清実教務員（富山県立大学工学部教授）など，電気や物理の理論と技術に強い教室員の創意と工夫により，筆者の電気回路設計図を土台にしてほとんどの機器は自作であったが，1〜2 年で当初予定していた実験がほぼできたのは幸運であった．こうして，研究を開始して間もなく，オックスフォード大学実験心理学教室の Rolls 教授が出張先のバンクーバーから筆者らの研究室を訪問したいとの電話をかけてこられた．彼は富山に深夜に着いたが，翌日から筆者らの実験を見たり研究室についていろいろ質問をし，熱心にメモを取っていた．このようなことが二度ほど続いたこともあり，筆者も 1981 年夏に 1 か月間ほど Rolls 教授の研究室に滞在し，セミナーや実験をすることにした．彼が私の滞在中，研究面だけでなく，友情を深めるためにも最大限の配慮をしてくれたことはその後の研究の発展に大いに役立った．**図 0-15** は，1981 年オックスフォード大学でのスナップ写真である．また余談になるが，研究を開始して数年間は朝早く研究室へ行き，ゴミ箱をみて，3cm 以上のリード線と 1cm 以上のポリエチレンチューブを回収した．伊藤正男先生が東京大学ご退官の折のシンポジウムで，門下生の小幡邦彦先生（自然科学研究機構・生理学研究所名誉教授）から 2.0cm までのリード線は捨てないようにというのが伊藤先生のお考えであったと伺い，研究者としての心がけに改めて感銘を受けた（伊藤，1988）．富山医科薬科大学では，多数の素晴らしい共同研究者，裏方の技官や秘書，さらには国内外の多くの著名な研究者との交流の機会に恵まれ，しかも現在に至るまで 30 数年にわたり研究を続けていられるのは幸運の一語に尽きる．筆者のほうが共同研究者たちから逆に励まされたものである．彼らの昼夜を分かたぬ研究心と，自分のもっているすべての知識や技術を包み隠さず提供してお互いに協力するという稀に見るチームワークの良さは，幾多の難問に挑むのに何よりも大きな原動力となったのである．

7） 脳と脊髄の研究史に基づき，情動研究の基本的な戦略を考える

　20 世紀初頭の巨星 Sherrington（1857〜1952）の脊髄反射と，Pavlov（1849〜1936）の条件反射に関する研究戦略と基本的な概念の確立が，現在の脳研究の確かな礎となっている．

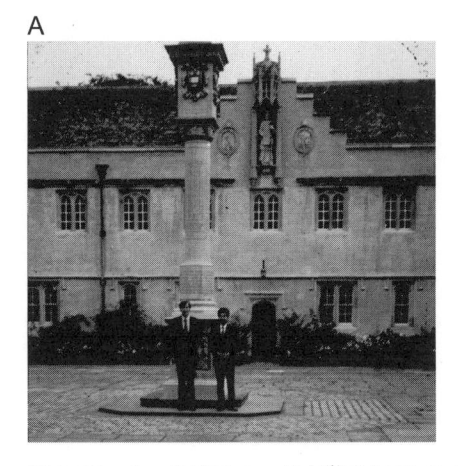

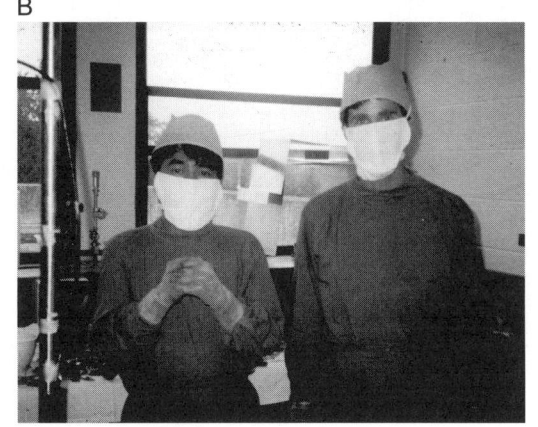

図 0-15 オックスフォード大学で E. T. Rolls 教授との記念写真（1981年）
A：宿泊した Corpus Christi College の中庭で E. T. Rolls 教授と．B：E. T. Rolls 教授とサルの手術を行った折．

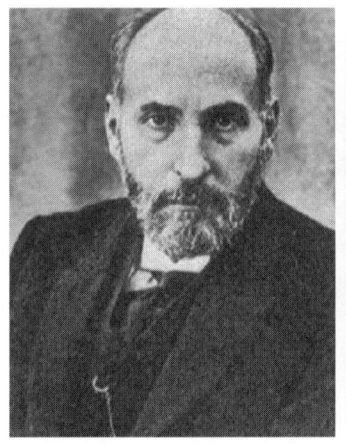

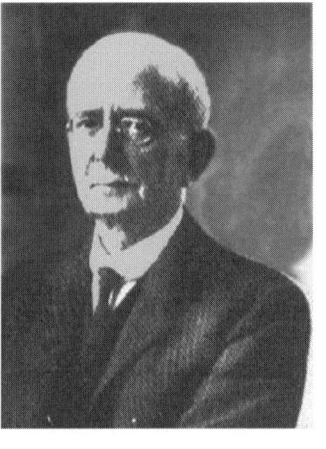

Cajal (1852-1934)　　　Sherrington (1857-1952)　　　Eccles (1903-1997)

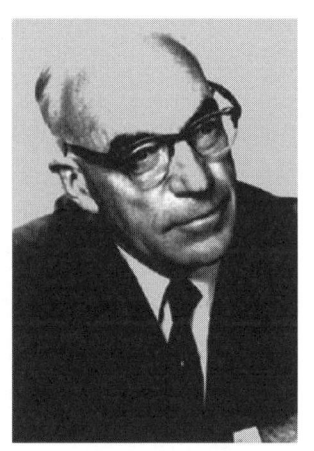

図 0-16 Sherrington 学派の先達
Cajal（1906年），Sherrington（1932年），Eccles（1963年）ノーベル医学生理学賞受賞．

Sherrington 学派（図 0-16）と Pavlov 学派（図 0-17）の不朽の業績を現代の脳研究者が意識的であれ，無意識的であれ，研究に取り入れているのである．筆者らの情動研究にも両学派の実験方法や思想を無意識にであれ，基本的戦略として取り入れられているのは明白である．しかし，筆者らの研究は両学派のギャップを繋ぐことを基本的戦略として進められている点で異なると信じている．

i) Sherrington 学派（Cajal-Sherrington-Eccles）

　Sherrington は，脊髄反射学を確立する過程で，Cajal（1852～1934）によって提唱され，

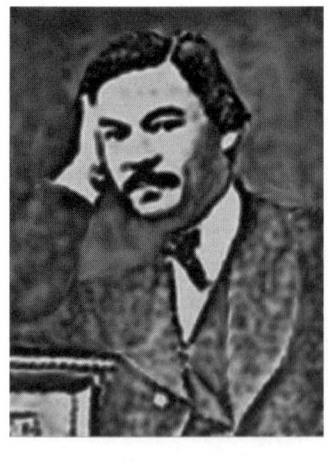

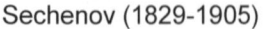

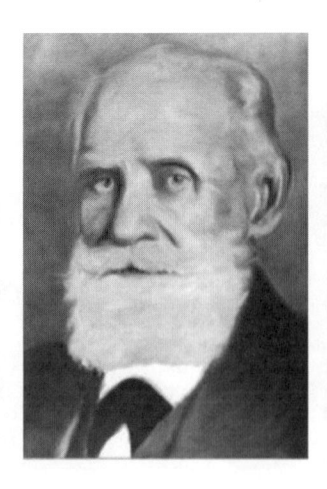

図 0-17 Pavlov 学派の先達
Sechenov（1893 年の著書『脳の反射』で有名），Pavlov（1904 年ノーベル医学生理学賞受賞），Anokhin（1927 年帰還求心性情報：return afferentation の概念を提唱）

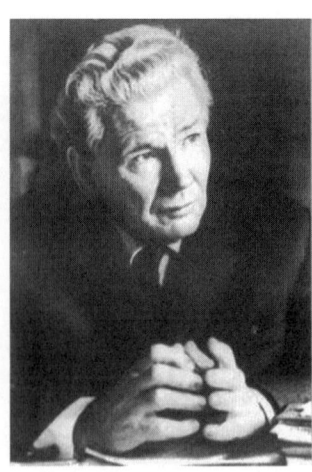

Waldeyer（1836～1921）によって命名されたニューロンの概念を生理学的研究によりさらに発展させた．ニューロン説ではニューロンが解剖学的にも生理学的にも神経系の構成単位（素子）であり，ニューロン相互の結合は接触によるものであって原形質による吻合ではない．Sherrington はニューロンとニューロンの継ぎ目をギリシア語のシナプスと命名し（Foster, 1897），信号のシナプス伝達機構を研究し，興奮と抑制の概念を打ち出した（Eccles & Gibson, 1979／大野忠雄訳『シェリントンの生涯と思想』）．そして，中枢興奮状態（central excitatory state）と中枢抑制状態（central inhibitory state）の 2 つの状態の存在を仮定した．1951 年，Sherrington の門下生である Eccles がガラス微小電極を脊髄運動ニューロンに刺入し，中枢興奮状態は興奮性シナプス後電位（exitatory postsynaptic potential：EPSP）の形で（Eccles, 1964; Brock et al., 1951）（**図 0-18**），中枢抑制状態は抑制性シナプス後電位（inhibitory postsynaptic potential：IPSP）の形で起こる膜電位の変化として実証した（Eccles, 1956）．さらに，Sherrington により提唱された脊髄反射の神経回路も同定し，脊髄反射（単シナプス伸張反射）のメカニズムを明らかにした．Sherrington は 1932 年に，Eccles は 1963 年にノーベル医学生理学賞を受賞している．しかし，Sherrington と Eccles は脊髄反射の原理により複雑な脳の働きは解明できるが，精神活動は理解できないと考えた．いわゆる脳神経活動と精神活動は必ずしも結びつけられないとする心身二元論を提唱した．

ii) Pavlov 学派（Sechenov-Pavlov-Anokhin）

筆者は 1984 年にモスクワで開催された戦後初めての「ソ連-米国国際パブロフ会議——情動と行動：システムアプローチ」（小野，1984）に出席した折，Pavlov 学派を自認する生理学者から Pavlov は Sechenov（1829～1905）から，脳活動により精神活動が生み出され，自然科学的

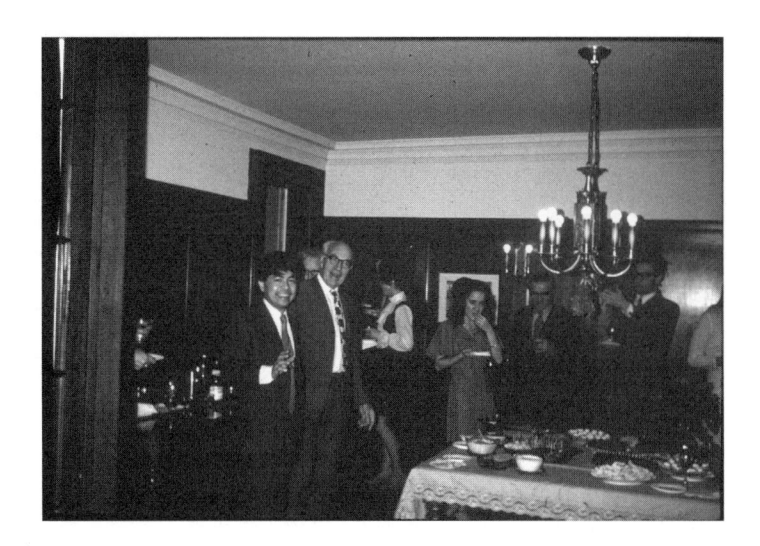

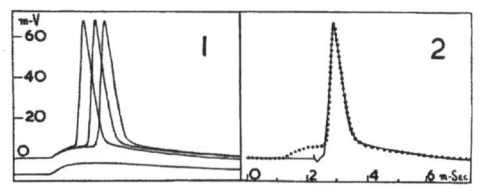

図 0-18 1971年 Eccles 宅でのネコ脊髄運動ニューロン細胞内記録成功 20 周年記念パーティーでのスナップ写真（上）．パーティーで配布された記念すべき論文（下）（Brock et al., 1951[4]）

論文中の図左：筋肉からの Ia 線維刺激による EPSP とスパイク電位．3つの記録（それぞれスパイク発射までの潜時が異なる）を重ねて撮影．

論文中の図右：順方向性刺激によるスパイク電位（点線）と逆方向性スパイク電位を重ねている（これらの記録は Eccles らによる最初の細胞内記録）．

に解明できると常に励まされていた．また，PavlovもSechenovを「ロシア生理学の父」とよび敬愛していたことが，彼の偉大な業績を生んだのだということを耳にした．Sechenovは著書『脳の反射（1863）』の中で思考，情動，随意運動のような精神活動はすべて広義の反射であると明確に定義した（McHenry Jr, 1969；豊倉康夫監訳, 1977）．Sechenovの実験研究上の業績は，カエルで脳の刺激による脊髄反射の抑制，いわゆる「中枢性抑制」の発見者として評価されている．Sechenovの「中枢性抑制」の発見は，米国のMagoun（1952）がネコの延髄における脊髄反射の抑制部位の存在に関する報告に先立つこと60年であった．PavlovはSechenovの「脳の反射」の実験的証拠に基づく科学思想に深く感銘していた．Pavlov自身は唾液分泌という条件反射のメカニズムを解析することにより，脳活動による精神活動の自然科学的研究はできるという強い信念をもっていた．彼は犬の唾液分泌反射を観察しながら，大脳の全般的機能活動を刺激と反応の因果関係の法則により体系化して，その強固な信念を貫いたのである（Pavlov著『大脳半球の働き（1927）』／川村浩訳, 1994, 訳者はしがき）．また，Pavlovは前述の著書（訳書上巻）の中でこのようなことを述べている．

《反射は個々の器官の活動であるが，本能は身体全体の反射であり，反射も本能も一定の要因に対する生体の法則的な反応であって，異なった言葉で区別する必要はない．「反射」という言葉には，最初からきびしい科学的な定義がつけられており優先権がある．人間でも動物でも色々な反射の総和が神経活動の重要な基礎となる．生体の身体全体，すなわち，色々な反射の総和である本能のような基本的な神経反応に関する十分な研究は非常に重要である．しかし，残念ながら本能に関するわれわれの知識は断片的なものである．ただ大ざっぱな分類……食餌，自己保存，性，親子，そして社会的本能といったものがあるだけである．しかもほとんどの場合にそれぞれのグループは非常に多数の個別的なものを含んでいて気付かなかったり，他のものと取り違えたり，極端な場合にはその生活上の意義をまったく評価していなかったりする．》彼の研究では脳活動の促進と抑制に基づく条件反射の研究により精神活動を探求したので，大脳半球の働きの研究であり，脳はブラックボックスといってもよかった．

筆者の理解が正しければ，本能や情動は個々の器官の単純な反射ではなく，色々な反射の総和であり，生物学的に重要な意味があるということであろう．川村先生は訳書Pavlov著『大脳半球の働き』の下巻（1994）の解説の中で次のように述べている．《Pavlovの業績は，①条件反射に関する一時的結合の原理とその形成，②一見わからない反応が他の正の反射との相互作用で明らかとなる負の条件反射の形成，③さらにこれら反射の法則的な変化として観察される興奮と抑制の作用，放散，集中，誘導の法則であることを明らかにしている．これらの法則はニューロンの活動として分析されていないが，当時の技術から考えて非難されるには及ばない．しかし，ニューロンの電気的活動の追究を重要な指標とするニューロンの生理学もようやく脳の高次機能，その可塑性に目を向けるに至っているので，Pavlovが明らかにした条件反射の脳活動に関する法則とニューロンの生理学のギャップを埋める満足な成績が出てくるのもそう遠い将来ではないだろう．Pavlovの死後，脳の細胞構築とその機能的意義について，主に西欧や米国で多くの業績が積み重ねられている．したがって，Pavlovの研究も大脳皮質の

局所解剖や機能の神経回路についての新しい知見に基づいて検討すべきところも多いであろう．また，Pavlov の時代には全て大脳皮質の機能として片付けられる傾向のあった色々な問題も，今日の大脳皮質と皮質下核の機能に関する研究の進歩からみて追試して訂正すべきところもあると思われる．》筆者らは川村（1994）が指摘していることを無意識のうちに行っていたことになる．

　筆者らが実際に研究していく過程で，前述の 1984 年にモスクワで開催された「ソ連–米国パブロフ会議」に出席を依頼された折，それまでは西欧，米国の脳研究に関する情報に頼る傾向があったので，偉大な Pavlov 学派を中心とする東欧の脳研究の流れや現状も是非知る必要があると強く感じていた．そのため，川村浩訳『大脳半球の働きについて（1975 年版）』を熟読し，川村先生が述べられているように Pavlov の業績は条件反射に関する諸現象に基づき極限まで進められ，体系化されており，現代にも通用することを痛感したことを忘れない．勿論，その背景には Pavlov の人間性，強靭な精神力があったことはつとにわかっていた．今日，行動の科学的な研究にあたって Pavlov の業績はそれに極めて大きな影響を与えており，これを無視することは不可能である．そういう意味で Pavlov の研究は生理心理学の主要な原点ともなる．なお，実験心理学では条件刺激と無条件刺激（強化）を同時にくり返すいわゆる古典的条件づけに対して，動物の自発的行動が強化によって反復されることをオペラント条件づけとよび区別している．これは主として Skinner（1938）により体系だてられたが，Pavlov 学派では Ivano-Smolensky（1927〜1952），Konorski と Miller（1928）によって以前から行われていた．

　Anokhin（1889〜1974）は種々の複雑な行動には主観的要素である情動が含まれ，情動反応の性質は行動の結果によって決定され，Pavlov の古典的条件反射の理論だけでは説明できないと考えた．そして，1935 年頃に Sechenov と Pavlov の反射の概念を拡大して動物の環境状況に対する行動学的および生理学的適応に不可欠な連関として「帰還求心性情報」（return afferentation）の概念を提唱した（Corson, 1984）．1947 年にアメリカの数学者 Wiener が生物と機械における通信，制御，情報処理を統一的に取り扱う総合科学として提唱した論文「サイバネティックス」に先立つこと 10 年である．Anokhin はこの功績が高く評価され，1950 年に科学アカデミーと医学アカデミーから Pavlov 没後の研究発展の責任を批判されたが，ソ連，東欧の指導的学者として学会をリードしていたようである．

　実は，筆者の情動のメカニズムに関するニューロンと行動レベルの研究も，原理的には Pavlov 学派の研究の基本戦略と同じであることを 1984 年のソ連での会議の折に気づいた次第である．ただ，筆者らの研究もオペラント条件づけを用いているが，生存に直結した食物や水のような報酬やヘビやクモのような嫌悪刺激，ただの石ころのような無意味な刺激など種々の生物学的に意味のある感覚刺激や無意味感覚刺激を用いてオペラント学習行動を行っているマウス，ラットやサルの脳内各部位ニューロンの応答性を詳細に解析している点は評価されてもよいのではないかと思っている．また，そのような評価が得られたことが 30 数年もの間，研究を継続できた一つの大きな要因だといっても過言ではない．

iii) Sherrington学派とPavlov学派の研究を融合した戦略

　Sherrington学派はニューロンとシナプス結合による脊髄反射の原理を神経回路で説明しようとしたが，脳と精神活動については心身二元論に止まった．一方，Pavlov学派は唾液分泌という条件反射（行動）を非条件刺激の学習との関係，つまり脳をブラックボックスとして脳全体の活動の促進と抑制の解析により精神活動の研究を行った．しかし，Sherrington学派とは対照的に脳という物質の活動が精神活動を起こすという一元論（唯物論）を強く確信していた．筆者らは脳内各部位ニューロンの活動とニューロン回路の作動というニューロンとシステム（行動）レベルの研究を行い，一元論的に精神活動の中核である情動の脳内メカニズムを解明しようと戦略を立てたのである．

iv)　実験室内での動物実験による脳の科学的研究は重要であるか？

　筆者の答えは「Yes」である．本能や情動行動は複雑であるが，科学的研究を発展させるためには，"現象の単純化"が必要である．動物行動の単純化の手順の一つは，その外部環境を単純化することである．Skinner（1938）が体系化したオペラント条件づけ，たとえばスキナー箱にラットを入れて，レバーを押せば餌や水を摂取できるようにした行動の観察は有用である．このオペラント条件づけは，現在実験室内で自由行動下や頭部を固定した状態で動物の水や餌を断って身体内部の環境や餌や水を摂取することと結びつく環境内の事物や事象などの外部環境を実験者が設定する．このようなオペラント条件づけによる研究方法は，行動やニューロン応答に関して信頼性の高い定量的測定を可能にした．しかし，行動が人為的なものになったり，正常の行動を引き起こすある因子や決定因子が最小限にしか働かないか，まったく現れてこない可能性があることを否定できない．行動生物学者の中には，実験室内での行動研究を「独房に監禁された状態での行動」の研究と批判する人たちもいる（Collier et al., 1976）．彼らは，行動の科学的研究はその生理的状態や現在それを取りまく環境ばかりでなく，動物の進化の歴史とその生息場所や生態的地位を勘定に入れなければならないと指摘する．この指摘はもっともであり，筆者も，本書で述べる破壊や刺激，オペラント条件づけを用いたニューロン活動（インパルス放電）記録，動機づけ行動とニューロン応答の定量的解析などにあたり，常に念頭においてきた．筆者は，幼少期の5歳頃から10数年，自然の中で昆虫，カエルやヘビ，鳥，ウサギ，キツネの実際の行動に接し，家ではニワトリ，アヒル，ウサギ，イヌ，ネコ，ヤギ，ブタ，ウシやウマなどを飼い，ほとんど起居を共にするのに近い生活体験をした．筆者の体験は限られたものではあるが，自然の中の動物と家で飼っている動物の行動，とくに本能や情動行動は基本的に同じであった．両者で家や動物園で飼育されている動物の行動のほうがたくましさの点で劣る，いわゆる温室育ちの特徴の一面があることだと思っている．結局，筆者が冒頭の問いに「Yes」と答えたのは，自然の中での動物の行動と家で飼われている家畜の行動の本能や情動行動は，基本的に同じ原理に基づいていると確信していたからである．勿論，自然の中で人工的な要因のない条件での行動やニューロンレベルの研究が理想である．しかし，現在までの実験室内でのラットやサルの研究の積み重ねが，本能や情動のメカニズムの解明に大きく役立っていることを否定する研究者は少ないであろう．また，これらの研究成果はヒト

の本能，情動，理性の科学的研究の基礎を提供しているといってもよい．

3. 謝辞，共同研究者一覧

　恩師，大村裕先生，Eccles 卿，Noell 教授，Wayner 教授には，神経生理学や神経行動学の基礎を学んだ．大村先生と奥様には，医学部学生時代から海のものとも山のものともわからぬ筆者に，とても温かいご配慮をいただいたことが昨日のことのように思い出される．また，平尾武久，川村浩，久保田競，酒田英夫，岩村吉晃，篠田義一先生をはじめ偉大な時実先生門下の学問的にも人間的にも素晴らしい先生方には，貴重なアドバイスや励ましの言葉をいただいた．とくに酒田先生と岩村先生には，1979 年の第 3 回谷口シンポジウム以来，学会や研究会などでお会いするときは，必ず研究のことや近況などについて筆舌に尽くせない温かいご指導とご鞭撻をいただいた．酒田先生の論文の内容に関する思いやりのあるご意見や評価，さらには研究のご支援がなかったら，筆者の情動や本能行動に関する研究はなかったといっても過言ではない．筆者は，酒田先生の利他に徹した公正なご意見やご支援を片時も忘れたことはない．伊藤正男先生には，まだ本能や情動の神経生理学的研究を開始した当初からいつも温かいご配慮をいただき，とくに国際学会でシンポジウムの座長や演者としての推薦，超過密なスケジュールにもかかわらず会場に顔を出して言葉をかけていただくなど，何よりも心強い励ましをいただいた．また，2003 年 3 月に急逝された松本元先生（理化学研究所，ブレインウェイ・グループディレクター）には，亡くなられる直前までお互いの研究室へ出かけ，情動について時の経つのも忘れて議論させていただいたことをこの機会に触れておかねばならない．先生は天才肌の物理学者でありながら，情動の脳内機構の解明が「人とは何か」の理解や，「脳型コンピュータ」の開発に不可欠であると常に主張されていた．先生は人間愛を最も大切にされ，学問的にも精神的にも筆舌に尽くせないほど多くのことを教えていただいた．先生のあまりにも突然の死は，日本，いや世界にとっても計り知れない損失であり，筆者も含めてお世話になっていた関係者は途方に暮れた．とくに先生と取り組んでいた超伝導磁気シールドを用いた小型で高性能の日本独自の脳磁計の開発と実用化は見通しが立たなくなっている．勝木元也先生（日本学術振興会，学術システム研究センター，副センター長）には，九州大学在任中からドパミンノックアウトマウスのご提供をいただき，貴重なご指導をいただいた．勝木先生のドパミンと精神疾患との関係についての研究に対する情熱に深い敬意を表したい．1990 年に亡くなられた松原一郎先生（東北大学助教授）は崭然たる秀才でありながらいつも謙虚で笑顔を絶やすことなく接してくださった．心筋の X 線解析のことや英国留学中の 3 年間における研究者として人間としての体験を包み隠さず語っていただいた．また，実家のご尊父や病院のことなどに対する自分の立場についても話された．このような会話のなかに私への思いやりをいつも感じ，明るく前向きに生きることを教えてくださった．これらすべての先生方，素晴らしい共同研究者各位，学内外の数々の先輩に心からお礼を申し上げる．なお，西条寿夫氏（富山大学医学薬学研究部システム情動科学教授）の献身的な協力なしには本書の出版はなかったといっても過言ではない．上野照子氏の原稿タイプや図の作成に労を惜しまない協力には頭が下がった．

また，田村了以氏，堀悦郎氏にも多大の協力をいただいた．これらの富山大学医学部の現スタッフに深謝する．さらに以下に掲げた共同研究者，指導者の皆様をはじめ多くの方々に心からお礼を申しあげたい．

共同研究者一覧

本書は，富山医科薬科大学創設から富山大学へ移行して今日まで30数年にわたる下の一覧表に示す共同研究者によって得られた主なデータを基に書かれたものである．富山医科薬科大学における執筆への協力者，西条，田村，福田，上野，堀，永福の協力を得たものである．また，国外の多くの著名な研究者（学術国際学会，招聘上級研究者，ヒューマンフロンティアプログラム機構からの助成による共同研究者）にも貴重なご指導，ご助言をいただいた．一覧にはないが，豊富なご意見や温かいご指導と励ましの言葉をいただいた国内外の優れた研究者すべての方に深淵の敬意を表したい．

現富山大学スタッフ

浦川　将	富山大学医学薬学研究部准教授
上野　照子	富山大学医学薬学研究部助教
永福　智志	富山大学医学薬学研究部准教授
杉森　道也	富山大学医学薬学研究部助教
高村　雄策	富山大学医学薬学研究部助教
高本　孝一	富山大学医学薬学研究部助教
田村　了以	富山大学医学薬学研究部教授
西条　寿夫	富山大学医学薬学研究部教授
堀　悦郎	富山大学医学薬学研究部教授

旧富山医科薬科大学スタッフ

梅野　克身	富山大学医学薬学研究部助教（定年退任）
川西　千恵美	徳島大学医学部保健学科看護学専攻基礎看護学教授
木村　龍生	富山化学工業（株）総合研究所主幹研究員
佐々木　和男	富山大学工学部電子情報工学科教授（定年退任）
柴田　良子	味の素株式会社ライフサイエンス研究所
田渕　英一	富山短期大学食物栄養学科教授
中村　清実	富山県立大学工学部電子情報工学科教授
西野　章	石金内科医院院長
西野　仁雄	名古屋市立大学名誉教授（元学長）
福田　正治	富山大学医学薬学研究部行動科学教授（定年退任）
村本　健一郎	金沢大学工学部情報システム工学科教授（定年退任）

Luiten PGM	グローニンゲン大学行動神経科学教授
Tran Hai Anh	ベトナム軍医大学生理学教授

大学院生・研究生

旭　雄士	富山大学医学部脳神経外科
荒木　一範	三井製薬工業株式会社臨床開発部
池田　宏明	獨協大学放射線科
磯部　啓子	富山大学研究振興グループ
大吉　達樹	鹿児島大学脳神経外科
折笠　修三	森永乳業株式会社
数井　健一	セト電子工業株式会社技術部
加藤　宏一	東京女子医科大学医学部脳神経外科
川越　隆	東海ゴム工業株式会社生産統括本部
喜多　敏明	千葉大学環境健康都市園芸フィールド科学教育研究センター環境健康総合科学部門
栗本　博昭	調剤薬局
栗脇　淳一	国立医薬品食品衛生研究所安全性生物試験研究センター
小林　恒之	BioView 株式会社（退職）
小村　豊	産業技術総合研究所つくば中央第2事業所脳神経情報研究部門システム脳科学グループ
近藤　高史	味の素株式会社ライフサイエンス研究所
酒井　重数	酒井接骨院
坂本　尚志	旭川医科大学アドミッションセンター
櫻田　忍	東北薬科大学機能形態学
櫻田　司	第一薬科大学生化学
柴田　孝	富山済生会病院脳神経外科
周　天禄	雲南師範大学生命科学系生理学
鐘　咏梅	復旦大学解剖学
高倉　大匡	富山大学医学部耳鼻咽喉科
高橋　二郎	富士化学工業株式会社バイオ研究開発部
竹之内　薫	鹿児島県立姶良病院精神科
只野　武	金沢大学環境健康科学講座
田積　徹	文教大学人間科学部心理学科
種部　恭子	We クリニック富山
坪田　雅仁	富山大学医学部耳鼻咽喉学
豊満　祐二	隼人脳神経外科

鳥居　邦夫	鳥居食情報調節研究所
永井　元	セレボス社
中田　恭史	FUJIFILM Parmaceuticals USA Inc.
西尾　陽一	富山済生会病院脳神経外科
西野　章	石金内科医院
西村　房枝	キリンビール株式会社基盤技術研究所
野島　浩史	奥羽大学薬学部
林　央周	静岡がんセンター脳神経外科
福原　弘紀	日本臓器製薬株式会社生物活性科学研究所
古沢 Adriane 明美	新潟福祉大学医療技術学部
堀　亨	堀川内科クリニック
堀込　和利	三井製薬工業
増田　良一	八尾総合病院脳神経外科
松村　内久	富山大学脳神経外科
松本　元（故人）	理化学研究所脳科学総合研究センターブレインウェイグループ
松山　望	鹿児島大学脳神経外科
宮本　啓一	株式会社リアル・ニューロテクノロジー
山口　英俊	富山化学工業株式会社総合研究所
山谷　和正	富山赤十字病院脳神経外科
山本　祐一	静岡南富士病院精神神経科
余川　隆	BioView 株式会社
米森　誠	よねもり歯科
李　瑞錫	復旦大学解剖学
Dayawansa, S.	Pennsylvania State University/Neural Behavioral Neurosci
De Souza, W.C.	Universidade de Brasilia/Instituto de Psicologia, Departamento de Processos Psicologicos Basicos
Ho, A.S.	Vietnam Military Medical University/Pathophysiology
Le, V.Q.	Vietnam Military Medical University/Physiology
Mallick, H.N.	All India Institute of Medical Science/Department of Physiology
Martin, P.D.（故人）	College de France/Laboratorie de physiologie de perseption et de L'Action
Nguyen, L.C.	Vietnam Military Medical University/Physiology
Steffen, A.	University of Groningen

国外（学術国際学会，招聘上級研究者）

Berthoz, A.	CNRS-College de France
Bures, J.	Czech Academy of Science Institute

Llinas, R.R.	NewYork University
Molotschinikoff, S.	University of Montreal
Nicolov, A.N.	Bulgaria academy of Science
Norgren, R.	Pennsylvania State University
Phillips, A.G.	University of British Columbia
Rolls, E.T.	Oxford Center Comp Neurosci
Sugimori, S.	New York University
Squire, L.R.	Univerisy of California, San Diego, VA Medical Center

新エネルギー産業技術総合研究機構（NEDO）のヒューマンフロンティアサイエンスプログラム機構の試験的事業からの助成による共同研究者（1988～1991）

Amaral, D.G.	The Salk Institute for Biological Studies
Perrett, D.I.	University of St. Andrews
Squire, L.R.	University of California, San Diego
Zola-Morgan, S.	University of California, San Diego, VA Medical Center

ヒューマンフロンティアサイエンスプログラム機構（HSPO）からの助成による共同研究者（1992～1995）

Barnes, C.A.	University of Arizona
Berthoz, A.	CNRS-College de France
McClelland, J.L.	Carnegie Mellon University
McNaughton, B.L.	University of Arizona
Nadel, L.	University of Arizona
Rolls, E.T.	University of Oxford
Wiener, S.I.	CNRS-College de France

第1章　情動・記憶・理性に関する概説
―情動系は動物やヒトの生存（個と種の維持）に不可欠な「こころ」の中核である―

　近年，情動（喜怒哀楽の感情）の科学的な解明が，医学や理工学などの自然科学，哲学，心理学，教育学，経済学など人文社会学のすべての分野から切望されている．これは「こころ」の中核をなす情動の仕組みや働きがわからなければ，「ヒトとは何か」を科学的な言葉で語れないからである．まさに情動研究の時代が来たのである．しかし，脳という物質的実体を構成するニューロンからシステム（神経回路）が，情動や感情の発現，認知，様々な行動の遂行時にどのように作動しているかについて，科学的なデータを示してその仕組みや働きに関する説明は十分になされているといえるだろうか．歴史的には，情動（感情）の神経学的な研究は17世紀の精神と物質の徹底した二元論者デカルトまで遡るが，彼自身は，高次精神機能における理性を重視し，情動の役割については否定的であった．

　大脳辺縁系が多くの脳研究者によって注目されるようになったのは，1937年以降である．この年，序章で述べたように神経科学上，特記すべき2つの報告が行われている．一つはKlüverとBucy（1937, 1939）による「情動に関する嗅脳部の意義について」と題して，両側の側頭葉を切除したサルの所見の，映画供覧による報告である．この症状は今日"Klüver-Bucy症候群"として知られている．もう一つは，Papez（1937）による「情動発現の機構」と題した報告であり，情動行動発現に関与する神経回路の提唱である．これは今日でも"Papezの情動回路"として知られている（**2.1, e; 2.2** 参照）．その後，多くの研究者が情動の神経機構の自然科学的解明に挑み，情動は個の生存と種の維持のための基本的な仕組みであり，ヒトが合目的行動戦略を決定する際には，情動（感情）発現に中心的な役割を果たしている大脳辺縁系（扁桃体）が不可欠であることが明らかになりつつある．これら情動系は，記憶の貯蔵に重要な海馬体や意思決定ならびに理性に関与する前頭葉（大脳新皮質の背外側前頭前皮質や前頭眼窩皮質，および前部帯状回）と協調して作動している．すなわち，ヒトは地球上で最も高度で複雑な社会を作り上げた最高傑作であり，このような社会で生き抜いていくためには様々な個人的体験や歴史，文化など社会的な知識に基づく思考，将来の予測（推論），目標の設定，意思決定，目標の実践，理性などに関与する脳内の各システムを統合し，合目的な行動戦略を立てることが必須である．前頭葉はすべての高次連合野から線維投射を受けるだけでなく，大脳辺縁系と相互に密接な線維連絡を有し，これら合目的な行動戦略に重要な役割を果たしている．

一方，ヒトは記憶システムを用いて認知，情動，運動系など脳の各システムの活動を年代順に記録することにより，過去から現在における自己の同一性を確認することができる．

筆者らは 30 数年にわたって，マウス，ラット，ネコ，サル脳の間脳（視床下部，視床），大脳辺縁系（扁桃体，海馬体，中隔核，前部帯状回，後部帯状回），大脳基底核（尾状核，被殻，淡蒼球，黒質），大脳新皮質〔前部下側頭皮質，前部上側頭溝，背外側前頭前皮質，前頭葉眼窩皮質（眼窩皮質），島皮質〕の脳内各部位ニューロンが，報酬や嫌悪性物体，音，さらにはサル，ヒトの顔などを呈示したときにどのように応答するか（促進応答：インパルス放電頻度の増加；抑制応答：インパルス放電頻度の減少）を解析し，各脳部位の認知，情動，記憶，行動発現における役割を分子・ニューロン・行動レベルで明らかにしている．本章では，情動，喜怒哀楽の感情，理性（知性）について生理心理学の面から概説する．この第 1 章に出てくる脳部位，神経回路（ネットワーク）については，第 2 章「情動を生み出す神経構造（ハードウェア）」で述べてあるので，その都度参照していただきたい．

1.1 情動は感情（喜怒哀楽）ともいえる

「情動」（emotion）の語源は，「動くこと」を意味するラテン語の "motion" に「現在いる状態から外に出させる」ことを意味する接頭語の "e" がついたもので，「行動」に結びつく感情の意味を含んでいる．動物や子供が好きなものを求めたり，嫌いなものを避けようとするのを見れば情動が行動に直結していることがわかる．しかし，文明化されたヒトの大人では「こころ」では嫌で怒っていても顔では笑っているなど，情動が必ずしも素直に行動の表現に結びつかない．ヒトの「こころ」と行動には表と裏があるといわれる所以である．

最新医学大事典（後藤編, 1990）によると，《情動 emotion（affect）とは喜悦，激怒，恍惚，驚愕，憎悪などの突然に引き起こされる一過性の感情という表情，身振り，声の変化，自律神経反応を伴い，内分泌系，生殖系の諸機能にも影響を与える精神生理的過程である．視床下部を含む大脳辺縁系によって統合される英語の affect は広い意味の感情，感情を引き起こす刺激あるいは観念に付随している感情や情動をいう》とある．時実利彦先生は著書『よろめく現代人（1960）』『脳の話（1962）』の中で《個の生存と種の維持に不可欠な食物や異性などを獲得するためには競争や闘争を避けることはできない．この宿命的な競争や闘争を勝ち抜くためには，基本的な生命活動の欲求がかなえられているか否かを感じ，それをあらわにする「こころ」の動きが情動である》と述べている．また，伊藤正男先生は著書『脳の設計図（1980）』の中で《外部環境に対して個体が示す一連の反応を "情動反応" とよび，この反応を起こしているはずの脳内の過程を情動という．感情が主観的に体験されるのに対し，情動反応として客観的に捉えられる情動が感情とまったく同じであるかというと，問題があろう．しかし，快，不快情動と喜怒哀楽の感情との間にはかなりの対応があるとみてよい》と述べている．Damasio は著書『Decartes' Error— Emotion, Reason and the Human Brain（1995）』の中で《感情，そしてそのもとになっている情動はけっして贅沢品ではない．感情はヒトが他人とコミュニケ

表 1-1　情動とは何か

I. 動物的感情（喜怒哀楽の感情，基本情動：利害に直結する価値判断）
　　→動物的行動（基本的情動行動）
　　快感（快情動）　　→快情動行動（接近行動）
　　不快感（不快情動）→不快情動行動（攻撃，逃避行動）
II. 人間的感情（基本情動の細分：人間独特の崇高な，あるいは残忍な感情）
　　→人間的行動（人間独特情動行動）
　　道徳観，使命感，宗教観→教育，研究，布教
　　敵意，軽蔑，自尊心　　　宗教戦争，民族間の争い
　　その他　　　　　　　　　その他

ーションをするのに重要であり，実体のないものでもなければ捉えがたいものでもない．伝統的な科学的と思われる見解に反し，感情は他の知覚結果と同じくらい認知的である》と述べている〔田中光彦訳『生存する脳―心と脳と身体の神秘（2000）』〕．このように，情動に関する著書では情動と感情という言葉を明確に定義し，区別されていない．むしろ，情動は喜怒哀楽の感情という言葉と同じニュアンスで用いられている．本書では，筆者が情動という言葉を用いるときは，ヒトにも動物にも共通の基本情動である喜怒哀楽の感情と同じ意味である．情動，動物的感情（以後，感情と略）は，ヒトでは進化して特有の人間的感情，たとえば道徳観，使命感，慈悲の「こころ」などの崇高な感情（理性）や無差別殺意（テロ），いじめ，妬みなど，残忍な感情といった情動の細分化が起こる（**表 1-1**）．

1.2　理性とは何か

　理性とは，情動表出の仕方を制御修正し，思いやり，慈悲，利他，使命感，正義感，倫理感など人間独特の崇高な「こころ」を誘導発展させ，ヒトの創造，集団や社会ひいては人類の文化文明の発展，幸福や福祉，平和に尽くす行動を生み出す「こころ」の働き（機能）であると考えられる．古来から1990年代まで，情動（基本情動：喜怒哀楽）は野蛮で非合理的で衝動的な制御できない下等な欲情の「こころ」であり，理性（人間だけの進化した情動：人間的感情）は洗練された合理的で冷静沈着なよく制御された高等な「こころ」であり，異質の「こころ」とされていた．また，ヒトと動物に共通の情動は発生学的に古く，動物による発達の度合が緩徐な大脳辺縁系（大脳古皮質）が担い，ヒトだけの理性はヒトで桁違いに発達した大脳新皮質（前頭葉：背外側前頭前皮質と前頭眼窩皮質）が担うとされてきた．しかし，人間だけに特化して進化した情動（人間的感情）は理性といわれるような崇高な感情だけでなく，無差別殺意（テロ），いじめ（暴行），裏切りなどの人間独特の残忍な感情もあり，崇高な感情と同時に大脳新皮質の背外側前頭前皮質や前頭眼窩皮質の桁違いの発達によるものである．しかし，情動と理性がそれぞれ大脳辺縁系や大脳新皮質といった単純なシステムが担うのではなく，理性も情動も同様に，生存，認知，情動，記憶，運動系，理性系などの脳内のすべてのシステムが協調して作動する精神機能であり，その意味では理性という言葉も人間に特化して進化した

情動と考えるべきであろう．以下に，理性が情動や認知・記憶などのまったく独立したシステムにより担われているのではないとの見解について，2～3例をあげて述べることとする．

　理性は冷静沈着な判断や意思決定，推論（予測）を営む高等な「こころ」で，情動や喜怒哀楽の感情のような下等な「こころ」は割り込めないというのが，伝統的な見解であった．理性こそが動物的な衝動的感情と行動の暴走を制御するというのである．しかし，人間的理性という戦略は進化的にも人間の個体発生的にも生体調節機構に不可欠な情動や感情の誘導的な力がなければ発達しない．さらに初期の発達形成期に推論の戦略が確立した後も，その効果的な実践は情動や感情を体験する継続的能力に依存する．しかし，このことはある状況下では，情動や感情が推論のプロセスに混乱をもたらす可能性があることを否定するものではない．ヒトの理性は単一の脳中枢にではなく，様々なレベルのニューロンを介し，互いに協調しながら機能するいくつかの脳システムに依存している．理性は人間が考えているほど純粋ではない（Damasio, 2000）．情動と感情は理性の邪魔者でもない．情動はよくも悪くも，理性の神経回路網に絡んでいる．

　最近，Pinker（1997）は次のようなことを述べている．《情動はこれまで非適応的な荷物扱いをされてきた．米国の脳科学者MacLean（1949）は情動についてのロマン主義の教義をとりあげ，それを「三位一体の脳」として知られる①最下層は大脳基底核，すなわち「爬虫類の脳」は原始的で利己的な情動の座，②その上につぎたされた大脳辺縁系は「旧哺乳類の脳」で，子育てを裏で支える情動のような爬虫類の脳より穏やかでやさしい社会的な情動に関与する，③それを包み込んでいるのが「新哺乳類の脳」，すなわち人間進化の過程で急成長した大脳新皮質は，知性の座であるとしている．しかし，これはロマン主義の教義を間違った学説に翻訳したものである．問題の一つは，進化の力は土台を変更せずにただ層を重ねていくだけではない．私たちの身体は過去の名残をひきずっているが，修正を受けていないもの，祖先種の必要性に適応した状態のままのものはほとんどない．さらに，知的探究心や問題を設定して解く意欲や，仲間との連帯感があり，これらはすべて情動によるものである．感情と思考を明確に区別する線はない．思考が感情に先行する，あるいはその逆に感情が先行するといったことはない．しかし人工知能の研究者の多くは，将来自由に行動するロボットができたら（それは組み立てラインの横に固定されているロボットとは違って）情動のようなものをもつようにプログラムされているはずだと考えている．しかしロボット自身がそれらの情動を感じるかは別の問題である》〔椋田直子，山下篤子訳『心の仕組み（中）（2003）』〕．戸田（1992）は次のように述べている．《感情は，一番合理的に行動しなければならない状況で，人間を非合理的な行動に走らせてしまう単なる邪魔者，あるいは人間の未熟性の証明のような存在に思えていた．しかし，表面的には合理性に欠けることが多いように見える人間の意思決定にしばしば隠れた合理的な意味が見つかることが多く，その発見に興味をもっていた私にとって一見非合理の塊のように見える「感情」の働きに合理的解釈を考えてみることは大変魅力的な挑戦に思われる．また，従来のように感情を単に曖昧でもやもやとした非知的，非合理的なものと考えるのでなく，感情のもつ知的な，とくに情報処理的側面に注意が払われて活発な理論化が試みられるよ

うになってきた．心理学においても認知科学においても感情を理解せずに人間の「こころ」の働きを理解することはできないという合意が少しずつ形成されつつあるのは喜ばしいことである．》Damasio（1995）は特定の脳損傷と合理性の欠如との関係ならびに神経生理学的研究に基づき，次のように述べている．《理性は大脳新皮質の前頭前皮質から視床下部や脳幹まで「高位の」脳中枢と「下位の」脳中枢の協調によって生み出される．理性を生み出す神経組織の下位レベルは，情動や感情のプロセス，ヒトや動物の生存に必要な身体機能を調節している組織と同じである．これら下位のレベルはすべての身体器官と直接的，相互的関係を保っているから，身体は推論，意思決定，社会的行動，創造性という最高の能力を生み出す一連の働きに直接関与する．情動，感情，生体調節はいずれも人間の理性にある役割を果たしている．下位レベルの活動がヒトの高い理性を生む神経回路網に必要だということである．「理性」という「こころ」のレベルに進化の過去の影が存在するのは興味深い．》奇しくも，Darwin（1872）がヒトの身体構造には消すことのできない下位の生物の痕跡が存在することを予告していたのである．結局 Damasio も理性が高等で，情動や感情が下等とはいえないと述べている．

1.3 大脳の新しい皮質（新皮質）と古い皮質（大脳辺縁系）に宿る理性と情動，感情はいずれも大切である

　時実先生は著書『よろめく現代人』『脳の話』の中で，40年も前に次のようなことを述べている．《ヒトは知性と理性をもって思考し，手を使い，言葉を使って社会生活を営む存在物である．このヒトの特徴は高度に分化・発達した大脳新皮質の所産である．すなわち，人間行動の尊厳は大脳新皮質の健全な働きによって保証されており，大脳新皮質で営まれる精緻な精神行動によって具現されているのである．しかし，大脳辺縁系に宿る欲情の「こころ」とそれに操られる奔放で相手を打ちのめすことも辞さない本能的行動を無視することはできない．本能的行動により「生の充実」をはかり，ひたむきに欲情を満たそうとする行動はみにくい面もあるが，これなくしてはヒトや動物の基本的な生命活動は保証されない．しかし，私たちの脳には大脳新皮質が下なる古皮質である大脳辺縁系を監視するという，抑制，統御の仕組みがある．傲慢な欲情の「こころ」は冷静な理性と知性によって適正に統御され，集団や社会の秩序が保たれ，平和が維持されている．アメリカの脳生理学者 MacLean も大脳辺縁系を競馬のウマに，大脳新皮質をウマを御す騎手にたとえている．競走の勝敗は騎手の手腕にあるが，駿馬であることが不可欠である．これら大脳新皮質と大脳辺縁系という二重構造に宿る2つの異質の「こころ」の関係と，2つの「こころ」によって操られる人間行動の実相をうまく表現している．》時実先生も MacLean も大脳新皮質では理性や知性という高等な「こころ」が，大脳辺縁系では欲情という下等な「こころ」が営まれると主張されているが，欲情の「こころ」と生存が重要であることも認めている．図 1-1 は，1988 年ヤルタで開催された「ニューロン：分子基盤に関するシンポジウム（第90回 Anokhin 記念）」に出席前日，モスクワ大学医学部 Anokhin 生理学研究所で大脳辺縁系と情動の科学的研究の先駆者 MacLean 先生（National Institute of Mental

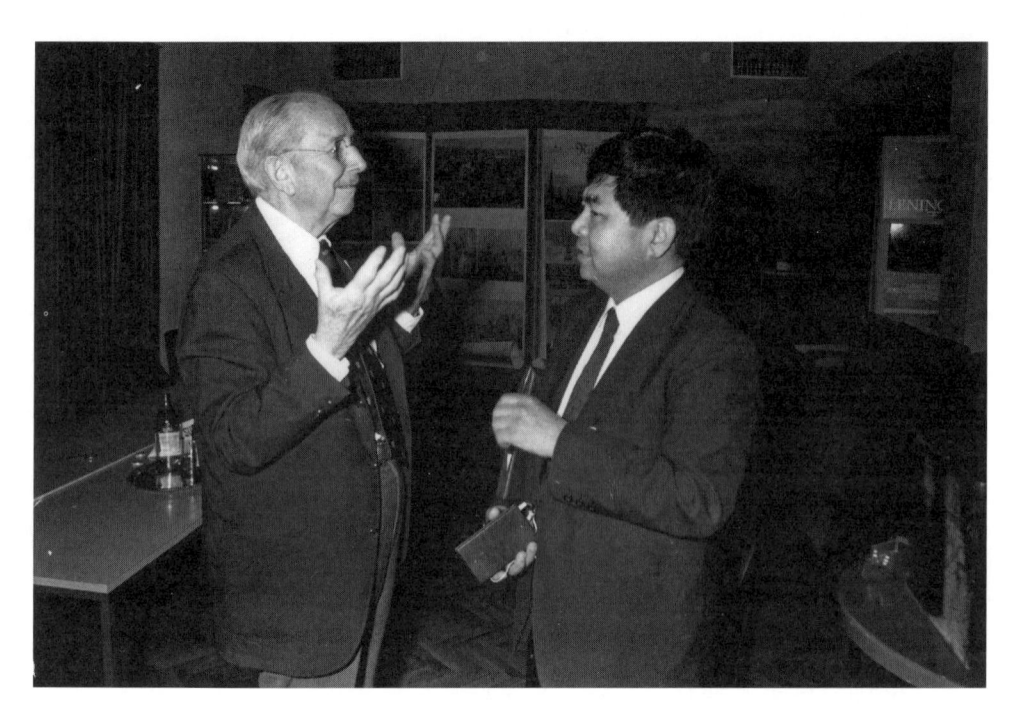

図 1-1 MacLean 先生と筆者
1984年モスクワでのソ連・米国国際パブロフ会議の折,モスクワ大学医学部 Anokhin 生理学研究所で MacLean 先生にお会いしたときの写真.

Disease: NIMD) にお会いしたときの写真である.

1.4 情動,感情がなければ理性は機能しない

すでに述べたように,時実先生も MacLean も大脳新皮質で営まれる理性と知性が高等で,大脳辺縁系で営まれる情動や感情は下等な「こころ」であるとの見解を示しながらも,情動の重要性を認めている.しかし,感情,情動がなければ理性,知性がないとは述べていない.最近,神経内科学や心理学,認知科学の分野の Damasio(1995),戸田(1992),Pinker(1997) も情動や感情がなければ理性は機能しないことを主張している.松本と小野(2002)も,「こころ」は知,情,意からなるといわれ,情はむしろ下等なものと考えられていたが,自らの研究と国内外の多くの分野の人々との情報交換を通して,知,情,意は並列ではなく,階層化され,相互に連関し,情が受け入れられ,意が高まり,知が働くとの見解を提唱している.脳では情と意が主人であり,知はむしろ,従僕と見なせると,情動の重要性を強調している.

1.5 「生存」がなければ情動,感情も理性も生まれない

大脳辺縁系は視床下部と中脳を介して,上に向かっては大脳新皮質の活動を支配し,下に向

かっては内臓の働きを調整している．いわば，私たちの精神と肉体のバックボーンであり，まさしく気力のわきでる神経回路網である．私たちの心身の健康が気力によって左右されることは日常経験することである．したがって，大脳辺縁系の活動を健全にし，大脳新皮質で営まれる精神活動を十二分に発揮させることは，内臓の健康を増進することにもなる．MacLean (1949) は大脳辺縁系を「内臓脳」とよんだほどである．情動，感情の「こころ」も理性の「こころ」も脳幹レベルの「生存」の営みがなければ生まれない．「生存」の営みは情動，感情，理性や知性の「こころ」とは無関係な営みである呼吸，循環，体温など「生存」に関与する脳幹レベルの働きがなければ「生存」は保証されない．私たちは「生存」し，身体の健康が保たれて，はじめて大脳辺縁系と大脳新皮質の精神機能が発揮できるのである．Damasio がデカルトの名言「我思う，故に我あり」は「我あり，故に我思う」と修正すべきと主張する所以である．

　時実先生は著書『脳の話』『人間であること』の中で次のように述べている．《偉大なる文明を生み出した大脳新皮質による「生の創造」の精神は皮肉にも，私たちに人類滅亡の危惧を抱かせることにもなった．脳の仕組みから来る悲しむべき現実である．一方，私たちの特徴である大脳辺縁系による「生の意欲」，「生の執着」の精神も達成しなければならない．これも脳の仕組みからくる必然的な願望である．これら葛藤や相剋をどう処理したらよいか，平和への道はけわしい．これらのことに思いをいたせばすべてのヒトに共通の営みの場すなわち脳幹のレベルまで掘りさげるよりほかにない．》

　共通の営み――それは身体の命である．これだけは，人種，民族，老若男女，貴賤を問わず，すべてのヒトに共通である．これだけは現金無しにお互い尊重できるはずである．それは理屈をこね，主義を主張し，欲情を充足しようとする私たちのもろもろの精神活動の外にあって黙々と営まれているから．ともあれ，お互いの生命を尊重し愛惜する「こころ」，人類相愛の精神こそ，平和への出発点ではなかろうか．平和への努力は脳の仕組みを凝視し，この「こころ」に徹してはじめて，豊かなみのりが期待できる．肝に銘じたいものである．

第 2 章　情動を生み出す神経構造（ハードウェア）

2.1　脳の構造と機能の概説

　ヒトの脳は約 1,400g で白子（タラ科の魚の雄の腹にある白い塊状の精巣）のように柔らかく，硬膜，クモ膜，軟膜からなる 3 重の膜で包まれている．クモ膜下腔の軟膜の表面には血管があり，軟膜とクモ膜の間隙（クモ膜下腔）は脳脊髄液で満たされていて，脳を衝撃から守る役目をしている．クモ膜下出血とはクモ膜下腔の血管から出血が起こることである．クモ膜の外側には硬膜があり，その外側を頭蓋骨が覆い脳を厳重に保護している（**図 2–1**）．

　脳は大脳，間脳，脳幹，小脳からなる．大脳は約 1,000g で，左脳（左半球）と右脳（右半球）に分かれ，情動（喜怒哀楽の感情），思考，記憶，創造などに関与する高次精神活動や感覚の中枢がある．大脳の表面には大きなしわ（脳溝）があり，大きく外側面の前頭葉，側頭葉，頭頂葉，後頭葉と，外側からは見えないが，内側面の大脳辺縁葉の 5 葉に分けられている（**図 2–1**）．前頭葉は高等動物，とくにヒトやチンパンジーなどの霊長類で発達し，ヒトでは大脳の表面の約 30％を占める．また，左脳と右脳は脳梁とよばれる 2〜4 億本もの神経線維の束で繋がっている．

　ヒトの脳には総数 2,000 億のニューロン（単位素子）があると推定され，各ニューロンは 1,000〜2,000 のシナプス結合をしており，総数 100 兆のシナプスで連結した複雑な神経回路網を構成する．しかも構造的にも機能的にも直列並列のシステムとして働く．小野（1994）は時実（1966）の 3 階層を脳幹–脊髄系と大脳辺縁系の間に間脳を独立した系として，脳幹–脊髄系は "生きている" という植物的（静的）な生命現象に，間脳（視床下部，視床）は単純な認知的行動に，大脳辺縁系は "たくましく生きていく" という動物的（動的）な生命現象遂行のための機能と情動行動に，大脳新皮質は "うまく生きていく" ための創造的活動に関与すると述べている（**図 2–2**）．このように，複雑で精緻な脳の働きは，構造と機能を大きく 4 つの階層に分けると，脳の働きについての理解の助けとなる．しかし，**2.2** で述べるように MacLean の 3 階層説のように下位から爬虫類，旧哺乳類，新哺乳類の脳とただ上位に重ねたものではなく，進化の過程で修正，変更されていることを念頭におくべきである（**1.2** 参照）．

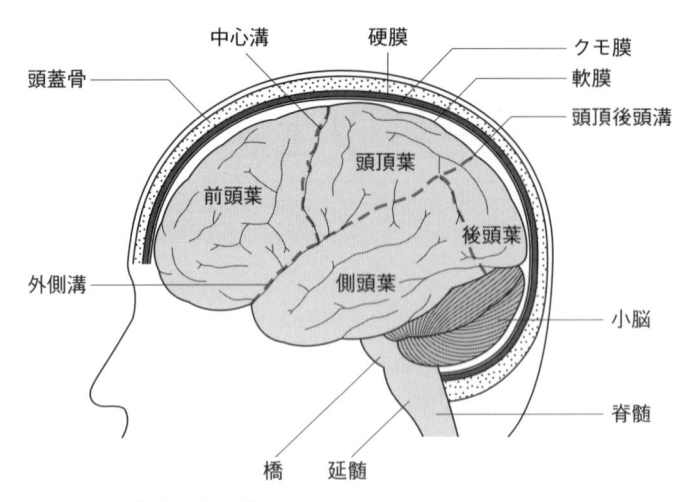

図 2-1 頭蓋骨の中の脳（Netter, 1958[26]と時実, 1968[59]を改変）

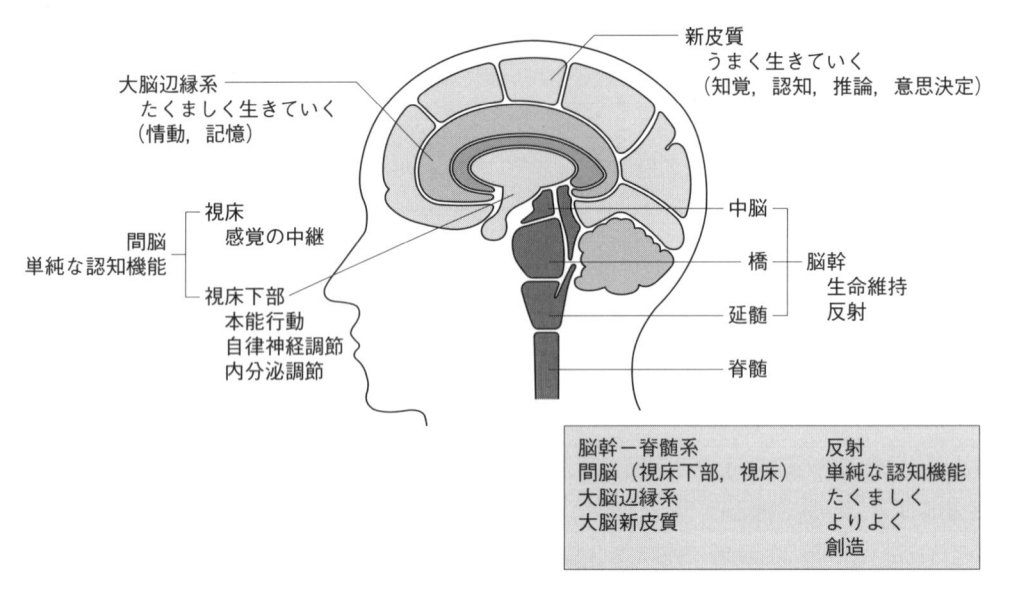

図 2-2 大脳新皮質，大脳辺縁系，視床下部，脳幹・脊髄の解剖学的位置関係と脳の階層システム（時実, 1970[63]を改変；小野, 1994[55]）

a. ニューロン（単位素子）の構造には機能分化がある

ニューロンは神経細胞体とその突起である神経線維（軸索突起）および樹状突起からなる（**図 2-3A**）．神経細胞体，細胞体から出る樹状突起の基部，神経線維は約 100mV，持続時間，0.5～2msec の電気的信号（活動電位：インパルス）を発生する．一般に，樹状突起と細胞体は他のニューロンからの情報信号を受ける受信部位であり，神経線維は樹状突起と細胞体で受

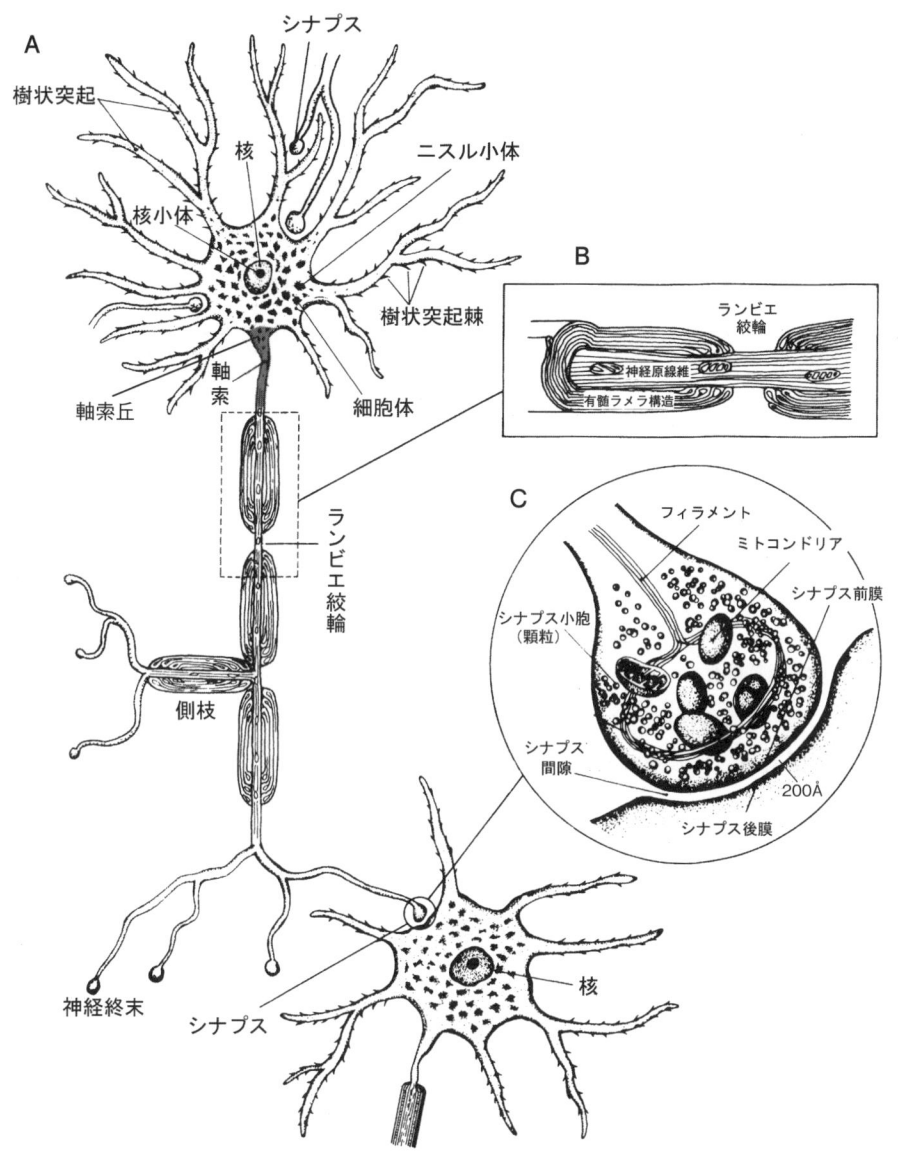

図 2–3 ニューロン（A），有髄神経線維（B），シナプス（C）の構造（小野, 1985[53]）
ニューロンは神経細胞体とその突起である神経線維（軸索）と樹状突起からなる．有髄神経線維の髄鞘はシュワン細胞の細胞膜からつくられ，隣接部位では髄鞘がとぎれる（ランビエの絞輪）．シナプスでは，シナプス前膜とシナプス後側の細胞膜が，約 200Å の間隙を隔てて向かいあっている．活動電位（興奮）がシナプス前側の神経終末部に到達すると，シナプス小胞内に蓄えられている神経伝達物質がシナプス間隙に放出される．

信した無数の情報を軸索丘（図 2–3A）で統合して他のニューロンへ送り出す送信機のようなものである．ニューロンの軸索丘（軸索起始部，initial segment：IS）は，IS 以外の細胞体と樹状突起部（soma-dendrite：SD）よりも活動電位発生の閾値が低い．ニューロンの軸索（神経線

維)の直接刺激により起こる逆方向性活動電位は，上昇期における40％程度の振幅のIS活動電位とSD活動電位からなる（**図2-4右**）（Coombs et al., 1957；Ono & Noell, 1973）．ISとSD活動電位はいずれも全か無の法則にしたがい，IS活動電位（スパイク）がSD活動電位（スパイク）を起こすことにより最終的に軸索（神経線維）からインパルス信号としてつぎのニューロンに伝えられる．シナプス前線維を刺激により起こる順方向性の活動電位でもEPSPに続いてISとSD活動電位が発生する（**図2-4A左**）．**図2-4A**にはネコ脊髄運動ニューロンの軸索またはシナプス前線維の刺激により起こる逆方向性と順方向性スパイクの例が示してある（Coombs, 1957；伊藤，1966）．**B**にはネコ外側膝状体の主細胞（principal cell：P-cell）（Burke & Sefton, 1966）の線維投射部位（visual cortex：VC）刺激により起こる逆方向性スパイクの例が示してある（Ono & Noell, 1973）．このように，軸索丘はニューロンの無数のEPSPとIPSPを統合して，シナプス結合をするニューロンに活動電位（インパルス）を発生する．神経線維には有髄線維と無髄線維がある．有髄線維にはほぼ1mm間隔で電気抵抗の高い髄鞘という脂質に富んだ鞘があり，無髄線維にはない．髄鞘は末梢神経ではシュワン細胞，中枢神経系では希突起膠細胞（oligodendrocyte, oligodendroglia）の細胞膜からつくられ，隣接部位では髄鞘がとぎれる（**図2-3A**）．これら途切れた部位をランビエ絞輪とよぶ．

　神経線維は形質膜に沿ってCR（C：コンデンサー，R：抵抗）が並んだ回路とみなすことができる（ケーブル説；伊藤，1975）（**図2-4C**）．活動電位（インパルス）の伝導速度は，局所電流が活動部周辺の膜容量Cを活動電位発生の閾値まで脱分極させる速度に依存している（局所回路説；伊藤，1975）．この脱分極速度は，膜容量が大きいほど時間を要することから膜容量に反比例し，局所電流に正比例する．一方，局所電流は，細胞内の縦方向の電気抵抗と外液の電気抵抗が小さいほど大きくなる．したがって，神経線維の直径が大きくなると縦方向の内部抵抗が小さくなり，伝導速度が速くなる．すなわち細胞内の縦方向の電気抵抗が小さい程，長さ定数λ（活動電位を生じた部位を原点とし，原点に生じた活動電位による電位変化を100％としたとき，局所電流によって生じた電位変化が原点の37％まで減衰する点までの距離を長さ定数λという）が大きくなって局所電流が遠くまで及ぶことになり，伝導速度は増大する．一般に神経線維の活動電位の伝導速度（conduction velocity：CV）は，無髄線維では$CV=k(d)^{1/2}$（d：神経線維の直径），有髄線維では$CV=kd$（k：6.0〜8.4，d：神経線維の直径）の関係にある（伊藤，1975; Eccles, 1973；大村と小野，1977）．これらのことから，たとえばイカの巨大神経線維の直径（500μm）はカニの線維の場合（30μm）の16倍であるが，伝導速度は20m/秒でカニの場合の5m/秒に比し4倍にすぎない（**表2-1**）．有髄線維では，ランビエ絞輪の間は1〜2mmの長さの髄鞘によって絶縁されているので，局所電流はランビエ絞輪のところだけを流れ，活動電位もランビエ絞輪のところだけに発生する（**図2-4D**）．このような伝導を跳躍伝導といい，同じ太さの無髄線維と比べて伝導速度が速くなる．これら有髄線維では，直径（μm）に6を乗じた数値をm/秒で表したものになり，たとえば直径20μmの一番大きなIa線維の伝導速度は120m/秒（6×20m/秒＝120m/秒）である（**表2-1**）．ヤリイカのように調節のきかない全か無の運動しか行えない無脊椎動物では，直径を大きくして伝導を速くしたが，

A 順方向性および逆方向性の活動電位

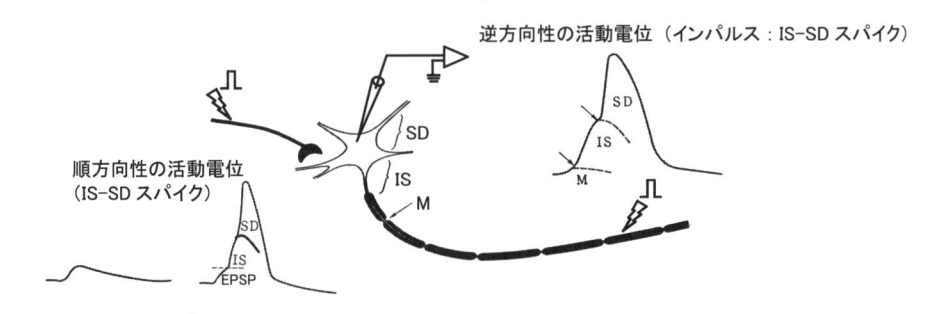

B 逆方向性の活動電位（全か無かに発生）

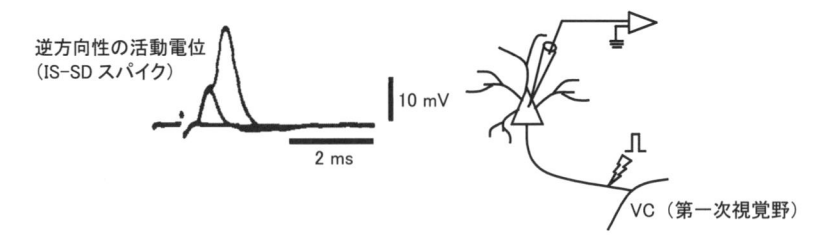

C 無髄神経線維のケーブル様特性

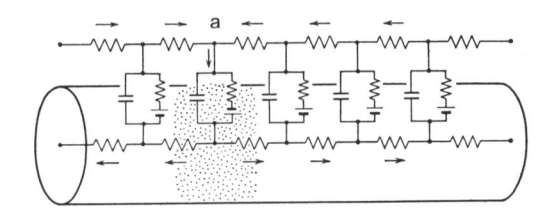

D 有髄神経線維の跳躍伝導

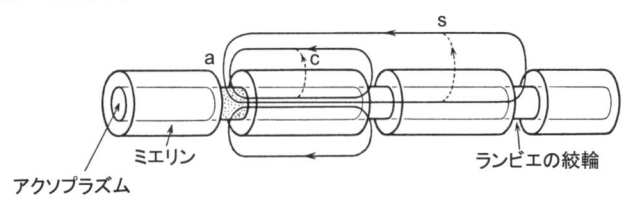

図 2-4　A：ネコ脊髄運動ニューロンの順方向性および逆方向性の活動電位（Coombs et al., 1957[8]）；伊藤，1966[48]）を改変）
B：ネコ外側膝状体の主細胞（ニューロン）前方向性活動電位（全か無の法則に従って発生するIS-SDスパイク）の細胞内記録（Ono & Noell, 1973[32]）
C：無髄線維のケーブル模型（伊藤，1975[49]）
興奮部（点描部）に向かって電流が流れ込んでいる（矢印）．aは電流の吸い込み口となり，隣接部に対して陰性にみえる．
D：有髄線維の跳躍伝導における電流の流れ（矢印）（伊藤，1975[49]）
s：活動電流，c：ミエリンを通過する電流，a：活動中のランビエ絞輪．

表 2-1　有髄および無髄神経線維の直径と活動電位（興奮）の伝導速度との関係

神経線維の種類	髄鞘	直径（μm）	伝導速度（m/秒）
ヤリイカ巨大軸索	−	500	20
カニの軸索	−	30	5
ヒト　Ia	+	12～20	70～120
Ib	+	12～20	70～120
II	+	5～12	30～70
III	+	2～5	12～30
IV	−	0.5～1	0.5～2

ヒトをはじめ運動制御や感覚認知のような複雑な情報処理を行う温血動物では直径が小さくても伝導速度の速い有髄線維が必要である．これは神経系の進化的設計であり，このような末梢神経の進化もヒトをはじめ温血動物の生存を有利にしているのである．また，複雑な情報処理のため，無髄線維や様々な大きさの有髄線維を限られた生体内の空間（神経束）に配置するための進化であり，また無数の神経線維が密接していても，線維間の活動電位の伝導，すなわち情報の混線は起こらないようになっている（隔絶伝導 isolated conduction）．

b. ニューロン説とは何か

ニューロンとニューロンは物質的に連続しているのではなく，機能的に接合している．これが Cajal（1888）により提唱され，Waldeyer（1891）が命名したニューロン説であり，ニューロンが神経の機能的な単位であるというニューロン説である．Sherrington はニューロンとニューロンの継ぎ目（接合部）をシナプスと命名した（Foster & Sherrington, 1897）．シナプスでは，インパルスを伝達する神経終末部のシナプス前膜と，これを受けとるシナプス後側のニューロン膜が約 200 Å の間隙を隔てて接合している（図 2-3C）．インパルスがシナプス前側の神経終末部に到達すると，シナプス小胞内の神経伝達物質がシナプス間隙に放出される．神経伝達物質は拡散によりシナプス後膜に到達して受容体と結合し，シナプス後側のニューロン膜に Na^+ や Cl^- や K^+ または Ca^{2+} イオンの透過性増大による電位の変化が起こる（シナプス後電位）．シナプス後電位にはニューロンの活動性を促進するプラスの信号（興奮性シナプス後電位，excitatory postsynaptic potential：EPSP）と抑制するマイナスの信号（抑制性シナプス後電位，inhibitory postsynaptic potential：IPSP）とがある．ニューロンにはプラスやマイナスの様々な入力が収束し，これら入力は神経線維（軸索）起始部の軸索丘で統合されて，閾値を超えると神経線維を介して出力（インパルス）として送り出される（図 2-4A）．また，神経線維を刺激して逆方向性にインパルスを発生させることが可能である（図 2-4A, B）．このように，すでにニューロンのレベルで機能分化があり，情報処理を行うため脳内ニューロンのシナプス回路による情報処理能力は莫大なものとなる．

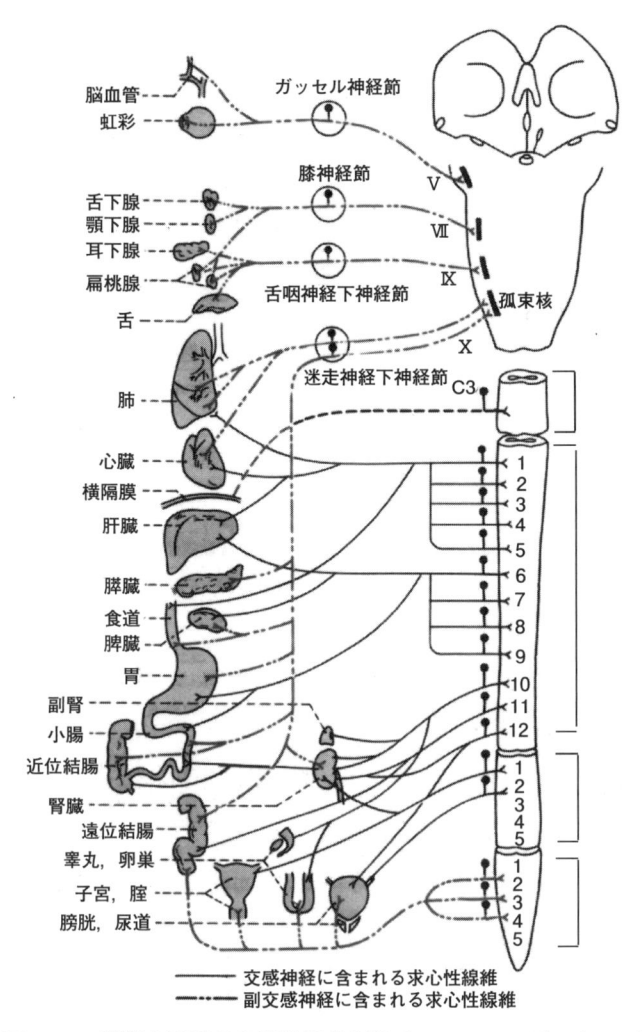

図 2-5A　脊髄と延髄の自律神経求心路（Monnier, 1968[25]；富田と大村, 1985[64]）を改変）
脊髄の両側面からは 31 対の脊髄神経（頸神経，8 対；胸神経，12 対；腰神経，5 対；仙骨神経，5 対；尾骨神経）が出入りしており，これに対応して頸髄，胸髄，腰髄，仙髄に区分されている．

c. 脊髄と脳幹は生きているという静的生命現象（無意識的反射調節）に関与する

1. 脊髄の構造と機能

　脊髄は脊椎骨が連なった脊柱管の中にある細長い円柱形の索状構造で，長さは約 40〜45 cm，重さは約 25 g である．脊髄の上端は脳幹の最下部の延髄に移行し，下端は円錐状に細くなり，

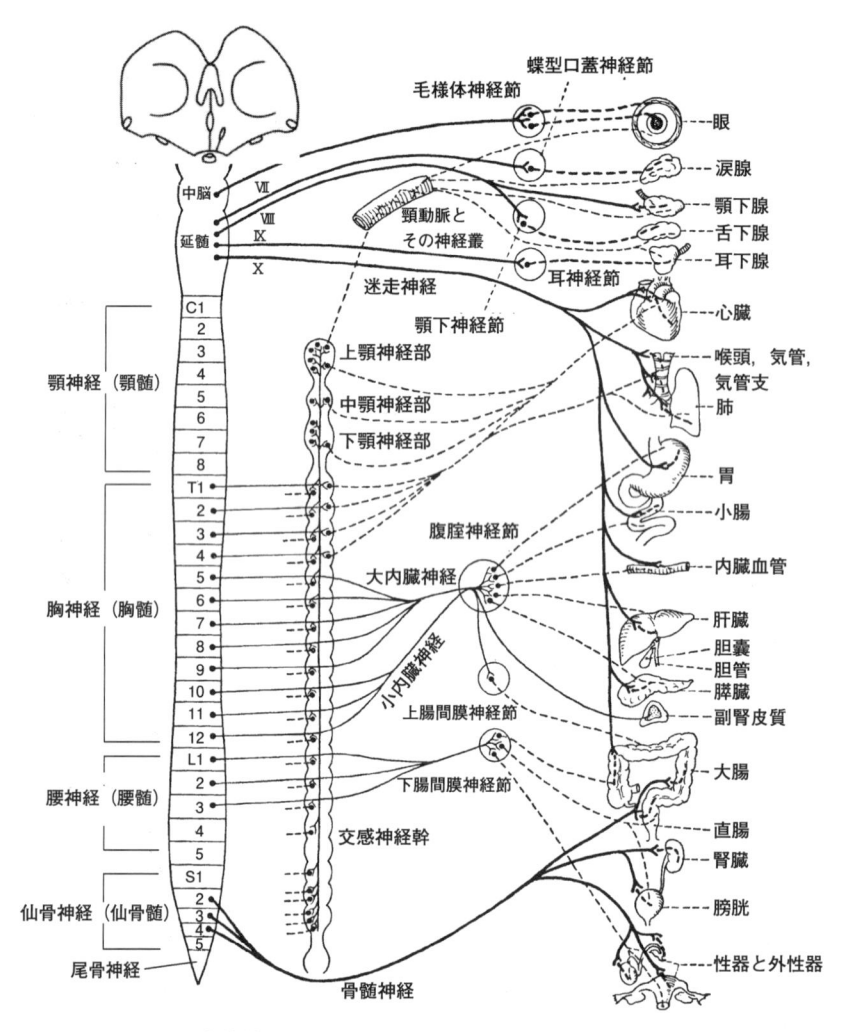

図 2-5B　自律神経遠心路（Ganong, 1999[14]；松田ら, 1990[65]）を改変）

第1腰椎の高さで終わる．脊髄の両側面からは31対の脊髄神経（頸神経，8対；胸神経，12対；腰神経，5対；仙骨神経，5対；尾骨神経，1～2対）が出入りしており，これに対応して頸髄，胸髄，腰髄，仙髄に区分される（**図 2-5**）．**図 2-5** には脊髄と延髄の自律神経求心路（Monnier, 1968；富田と大村，1995）と自律神経遠心路（Ganong, 1999；松田ら，1990）の模式図を示してある．脊髄の横断面は中央に H 字形の灰白質があり，まわりを白質が取り囲んでいる．灰白質は前柱（前角），後柱（後角），側柱（側角）に分かれており（**図 2-6A**），運動，感覚，自律神経機能に関与する形や働きの異なる神経細胞が集まっている．前柱には運動を司る大型の神経細胞（運動ニューロン）と筋肉に繋がる神経線維（運動神経）がある．後柱には感覚を司る感覚神経細胞があり，側柱にある小型の神経細胞は自律神経系に属する．白質は主に縦方向の末梢または中枢に向かう神経線維の束である．末梢へ下行する神経線維束は運動神

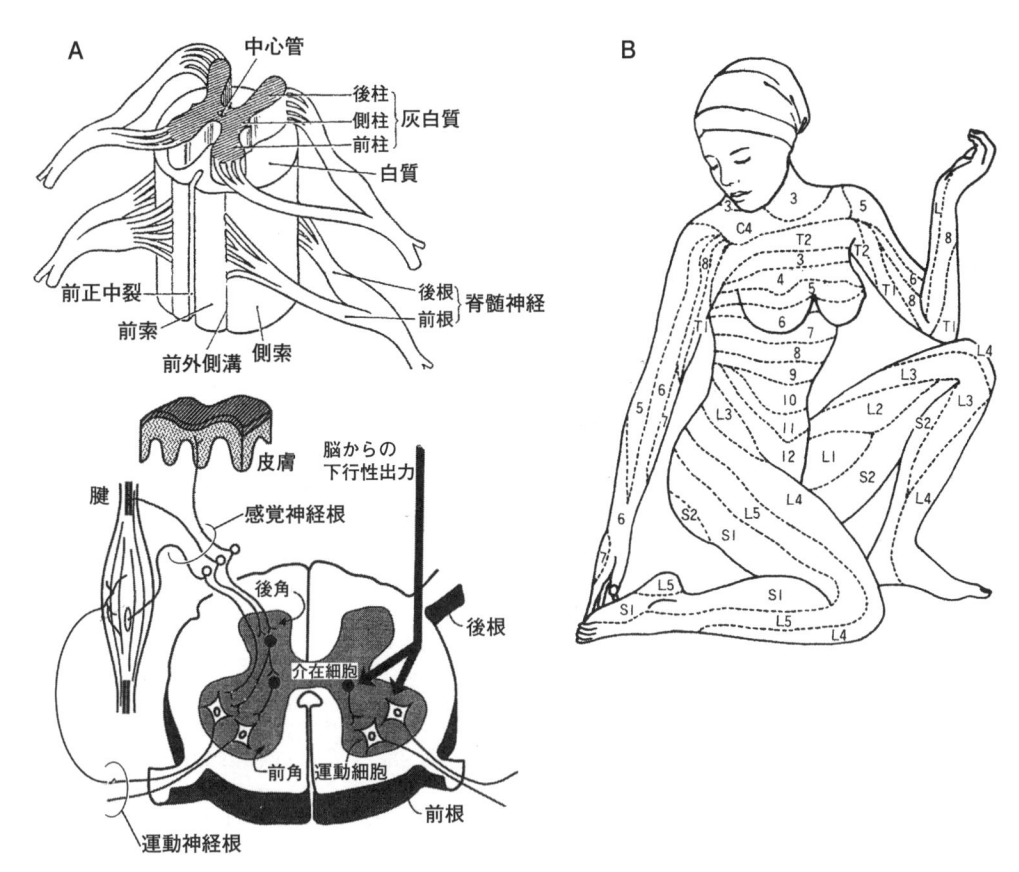

図 2-6 脊髄の模式図（A）（時実, 1962[59]）と皮膚節の分布（B）（Krieg, 1953[18]）
脊髄の横断面は中央に H 字形の灰白質があり，まわりを白質が取り囲んでいる．

経路と自律神経路で，上位中枢へ向かう神経線維は感覚神経路である．脊髄神経の前根には，骨格筋の収縮を司る運動神経細胞（α運動ニューロン）からの太い線維（Aα線維），筋紡錘内の錐内筋収縮を司る運動神経細胞からの細い線維（Aγ線維）が含まれる．このほか，自律神経を含むレベルの前根には B 線維がある．後根には脊髄神経節細胞の中枢側に向かう線維があり，この細胞の末梢側の神経線維の末端は皮膚（触覚，圧覚，温覚，冷覚，痛覚），筋，腱，内臓などの感覚受容器を形成している．1つの脊髄節の後根によって支配される領域は皮膚節（dermatome）とよばれ，体表面において一定の規則的な配列をしていて地図のようになっている（図 2-6B）．この皮膚節は皮膚感覚の障害部位から損傷脊髄の神経病理学的診断などに役立つ．

2. 脳幹の構造と機能

脳幹は約 220g で脊髄の上部にあり，脊髄に近い方から延髄，橋および中脳を合わせた部分（間脳を含めることもある）で（図 2-7），神経核，上行性（求心性）および下行性（遠心性）

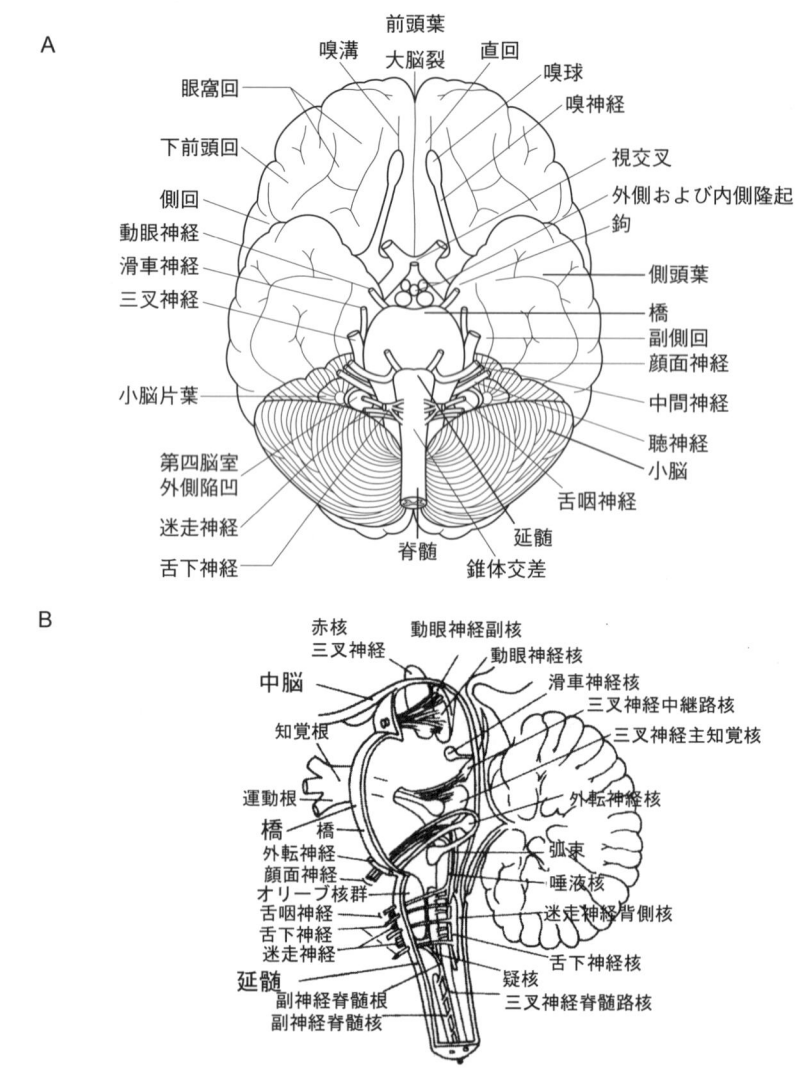

48　第2章　情動を生み出す神経構造（ハードウェア）

図2-7　脳の腹側（底）面（A）（Carpenter, 1978[6]を改変）および脳幹の矢状断面（B）（小野, 1994[55]）

の伝導路（神経線維の集まり）がある．また，これら解剖学的に名前のついた領域を除いた領域は脳幹網様体とよばれ，大脳全体に働きかけて意識のレベルを調節する．脊髄灰白質と同様の反射中枢，および最小限の生命維持に不可欠な呼吸，循環などの自律神経機能の中枢が存在する．また，体性系としては，運動の調節，姿勢の保持などに関与する中枢がある．大脳皮質と間脳がなくてはヒトや動物にしかないいろいろな感覚性の認知や行動はできない．しかし，ヒトも動物も脳幹があれば植物のように栄養や水分の補給，体温の維持を行えれば生きていることはできる．脳幹と脊髄だけで生きているヒトが植物人間といわれる所以である．したがって，脳幹の機能がなくなると，ヒトや動物はもはや生きていることはできない．脳幹の致命的

な機能は，①呼吸（呼吸運動の調節，呼吸器の保護），②循環，③消化（吸引運動，咀嚼運動，唾液分泌，嚥下運動，嘔吐），④発汗と排尿，⑤眼球の保護（瞬目反射，角膜反射，瞳孔反射），⑥姿勢反射（歩行，立ち直り反射）などの調節である．これらの機能を司る中枢はすべて脳幹に存在する．

d. 間脳（視床下部と視床）

間脳は視床と視床下部，脳下垂体，松果体からなり，延髄から脊髄へも連絡している．脳幹は左脳と右脳を繋いで脊髄と連絡し，モノアミン（ノルアドレナリン，ドパミン，セロトニンなど）やアセチルコリンを神経伝達物質または神経修飾物質とするニューロン群があり，脳のいろいろな領域に線維を投射している（**図 2-8**）．

1. 視床下部の構造と機能

視床下部は本能行動（摂食，飲水，性，体温調節行動）や快（接近行動），不快（攻撃，逃避行動）情動行動の神経機構に重要な役割を果たすために必要な解剖学的な条件を備えている．その主なものとしては，1）脳内の位置，2）内部構造，および 3）組織学的特徴などがある．

1） 脳内の位置

視床下部は名前のように視床の下，下垂体のすぐ上にある小さな領域である（**図 2-9A**）．吻側端は視交叉前上方の視索前野で，尾側端は乳頭体レベルの後視床下野である．外側端は，前部では内包で，後部では大脳脚（**図 2-9B**）である．また，視床下部は系統発生学的には脳の古い部分であり，その構造は動物の進化過程を通して比較的に一定であって，ヒトでもその重量は約 4g（脳の総重量 1,200～1,400g）である．しかし，**図 2-9A** からもわかるように，その位置は脳全体を扇にたとえるとちょうどそのかなめの部分，すなわち脳幹も含めて脳の中心部にある．また，視床下部は，それより高位および下位の中枢神経系の領域と遠心性および求心性神経を介して連絡している．高位の重要な領域としては，前頭葉，大脳辺縁系，視床-大脳新皮質系，大脳基底核である．下位の領域は脳幹および脊髄である．一方，視床下部には生命維持に不可欠な多くの調節中枢がある（**表 5-1** 参照）．これらのことから，本能行動や情動行動など諸種の適応行動の神経機構に中心的な役割を果たす視床下部の解剖学的な位置づけが理解できる．

2） 内部構造

視床下部は解剖学的に 10～20 の部位に区分されている（**図 2-9B**）．しかし，大きく内側と外側領域に分けると機能の関連が理解しやすい．

外側領域は前後方向の 1 本の管と見なすことができる（**図 2-10A**）．この管の 30～50％ は内側前脳束という下行性と上行性の線維経路が占める．嗅脳系（嗅前脳，中隔核，帯状回，海馬

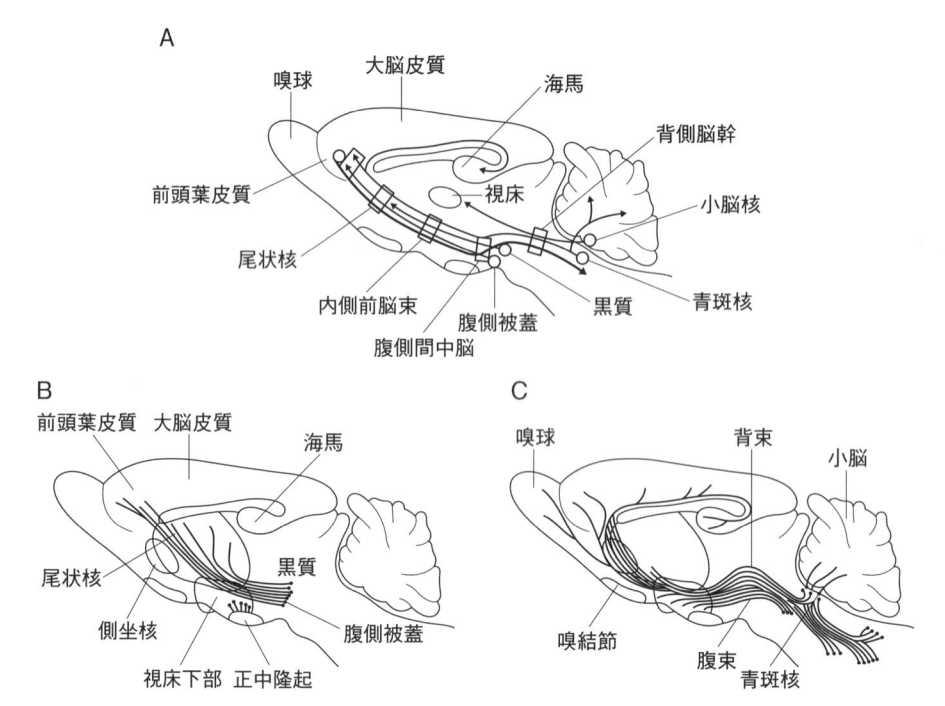

図 2-8　ラットの報酬経路と蛍光法により明らかになったカテコラミン系（Routtenberg, 1978[39]；久保田，1981[56]）
A：報酬経路の縦断面を示す模式図．背側脳幹，中脳，視床下部の内側前脳束および前頭葉皮質からなっている．この経路は両方向に走る．○：細胞体の存在部位，□：スキナー箱での研究から確実に自己刺激行動が起こる部位．
B：ドパミン系．起始細胞は中脳の黒質と腹側被蓋にあり，軸索（神経線維）は主に尾状核，側坐核，前頭葉皮質およびその腹内側部へ線維投射．
C：ノルアドレナリン系の起始細胞は主に脳幹の青斑核にあり，軸索は小脳，視床下部および大脳皮質へ線維を投射．

体，側坐核，嗅結節，梨状葉，扁桃体）からは下行性に（**図 2-10B**），脳幹の中脳，橋および延髄からは上行性に線維投射がある（**図 2-10C**）．上行性線維の多くは青斑核（ノルアドレナリン），縫線核（セロトニン），腹側被蓋（ドパミン）および黒質（ドパミン）を起始細胞とするニューロンである．管内の上行性と下行性神経路内や近傍には神経細胞が存在する．これら細胞群の中で最も特徴的なものは，前額断面上で車輪のスポークのように周囲のすべての方向に樹状突起を出す車輪様ニューロンである（**図 2-10D**）．車輪様ニューロンの樹状突起は，管内のすべての神経束や管周囲に部分的な殻を構成している他の一群の神経束を監視するように広がっている（Millhouse, 1969）．また，管周囲の殻は①古い皮質の海馬体-脳弓系，②感覚系の嗅覚と味覚受容器（Scott & Pfaffman, 1967; Norgren & Leonard, 1973），およびその他の感覚系の側枝（Findley, 1972），③覚醒系，④，⑤および⑥運動系のそれぞれ錐体外路系，小脳系および大脳新皮質-錐体路系からの神経線維により構成されている．車輪様ニューロンの樹状

2.1 脳の構造と機能の概説 51

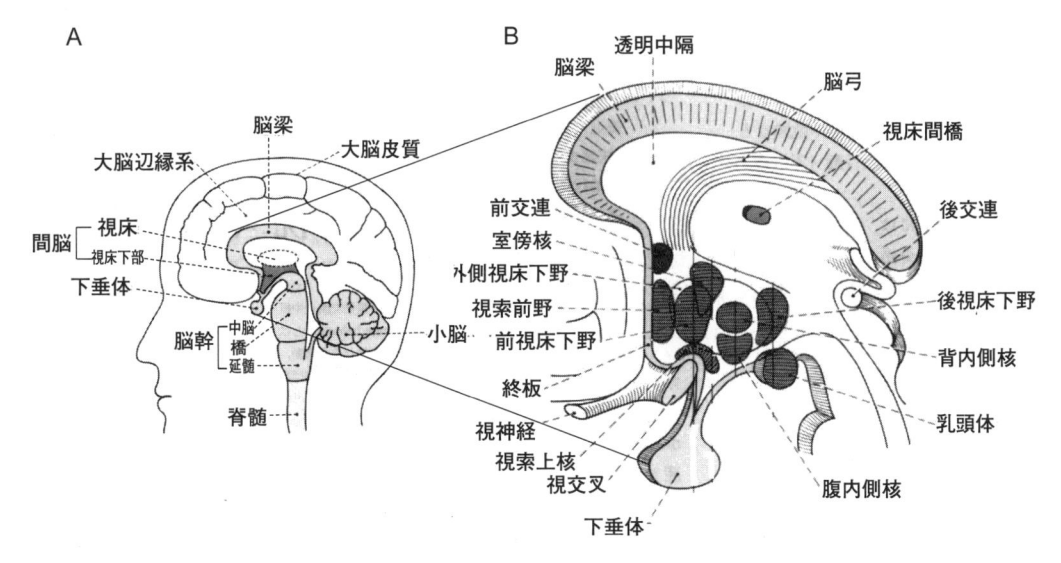

図 2-9 視床下部の脳内での位置（A）とその主な部位（B）（小野，1982[52]）を改変）
視床下部は視床の下，下垂体のすぐ上にある小さな領域であり，脳全体を扇にたとえると，脳幹も含めて脳の中心部にちょうどそのかなめの部分に位置する．

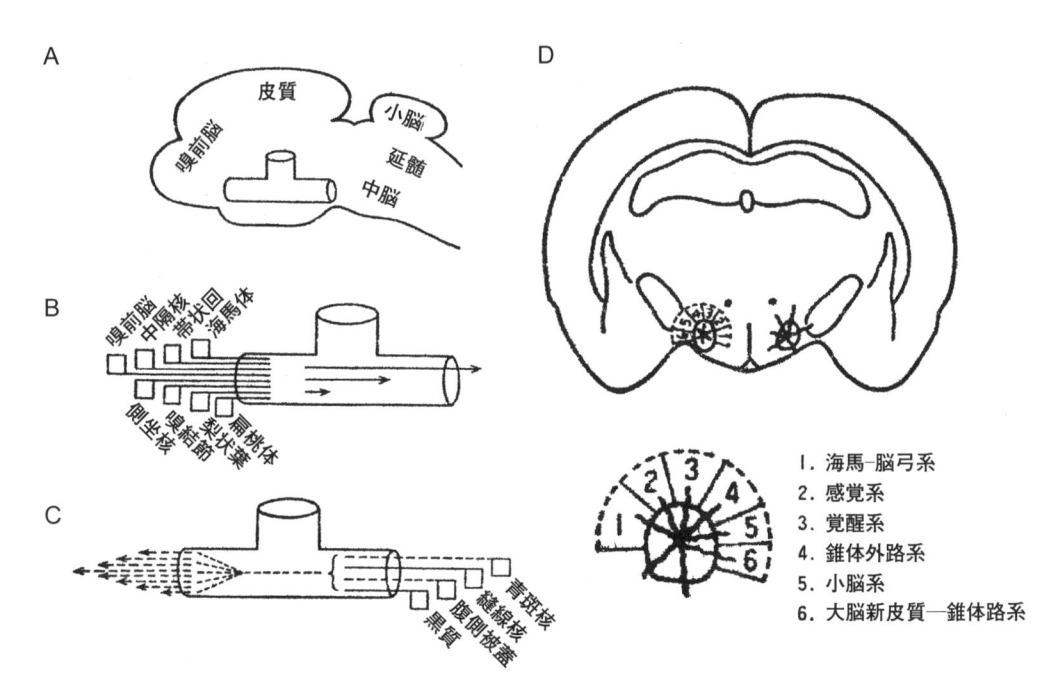

図 2-10 視床下部外側領域の内部構造の解剖学的な模式図（Olds, 1977[29]）を一部改変）
視床下部外側領域の車輪様ニューロンの形態学的特徴が各断面上に模式的に示してある．
A：ラットの脳の矢状断面．視床下部外側領域は1本の管として示してある．
B，C：視床下部外側領域を通過する下行性（B）と上行性線維束（C）．
D：ラット脳前額断面．

突起は，これら外殻の線維束内にも入りこんでいて，あたかも内側前脳束と外殻を構成しているすべての線維束から情報を受けているようである（Millhouse, 1969）（図 2-10D）．

内側領域は，前部，中部および後部の3つの主要部分から成り，外側領域の隣接部よりもずっと多くの神経細胞が存在する．これら内側領域には，血液やおそらくは脳脊髄液と連絡する"小管"系（tubulus system）もある（Bleier, 1971）．これらの"小管"系は体内および視床下部そのもの，または脳の他の部位からの各種のホルモンを運ぶ役目を果たしている（Knigge et al., 1972）．内側領域にも外側領域の車輪様ニューロンによく似た細胞がある．これらニューロンのあるものは，グルコースや遊離脂肪酸，アミノ酸などの代謝産物，インスリン，グルカゴンなどの各種ホルモンに感受性をもつ，複合化学受容器の性質をもつグルコース受容ニューロンであることも明らかにされている（Fukuda et al., 1984）（後述）．これら車輪様ニューロンが視床下部による内外環境情報の処理統合に重要な役割を果たしていることを強く示唆する．

3）組織学的特徴

一般に，大脳新皮質や視床などでは毛細血管壁内皮細胞に有窓はなく，毛細血管壁とニューロン膜との間にはアストログリア（astroglia）の薄い層が介在し，相互に直接接触することはない．これは神経細胞の物理的および化学的環境を安全に保つ役目を果たしているので血液脳関門（blood-brain barrier）とよばれる．しかし，下垂体および視床下部の内側隆起，視索上核，室傍核などでは毛細血管壁内皮細胞の数百Å以上の有窓（fenestration），毛細血管壁とニューロン膜との直接接触などの組織学的特徴がある．**図 2-11** には視索上核ニューロンと毛細血管壁との直接接触の例を示してある（Sluga & Seiterberger, 1967）．

このように，視床下部では血液脳関門を欠いているので，ニューロン膜はいつも血液に接することになる．このことや前述の"小管"系の存在は，視床下部ニューロンが血液や脳脊髄液中の諸種の代謝産物やホルモン濃度などの変化を直接に感知していることを裏づける．したがって，これらの組織学的特徴は，視床下部ニューロンが内部環境情報を直接に受容するための受容器をもつことに重要な意義を有する．

また，視床下部には本能や情動行動の発現時のホルモンの分泌や自律神経反応を司るニューロンがあることも知られている．筆者らはラットで第7と第9胸椎レベルの脊髄側柱または下垂体後葉に逆行性トレーサーである西洋ワサビ過酸化酵素（horseradish peroxidase：HRP）を注入し，視床下部室傍核のHRP陽性細胞の分布を調べた（Ono et al., 1978; Hosoya & Matsushita, 1979）．脊髄にHRPを注入したラットでは，HRP陽性細胞は主に室傍核の背内側部に分布し（**図 2-12A と B**），比較的大きな2つの樹状突起をもつ双極細胞または多数の樹状突起をもつ多極細胞であった（**図 2-12G**）．一方，下垂体後葉にHRPを注入したラットでは，HRP陽性細胞は主に室傍核の背外側部に分布し（**図 2-12C-F**），細胞体の大きさは背内側部のHRP陽性細胞と同程度であるが，球形により近い細胞であった（**図 2-12H**）．これらの経路は情動行動発現時の循環調節に重要な役割を果たしている（**5.2, f** 視床下部室傍核ニューロンの報酬および嫌悪刺激，神経伝達物質に対する応答性と自律神経反応との相関を参照された

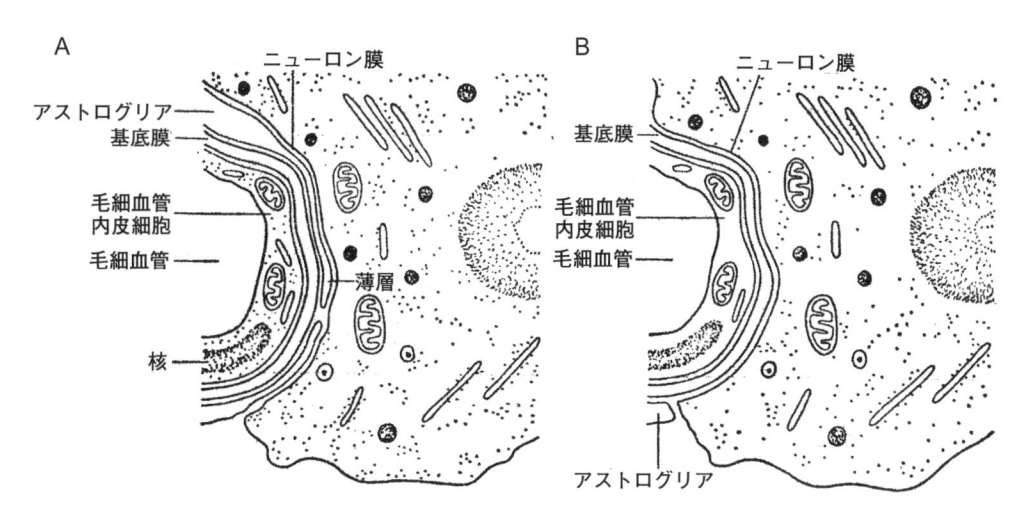

図2-11 電子顕微鏡所見に基づく視索上核ニューロンと毛細血管の接触についての模式図（Sluga & Seitelberger, 1967[42]）を一部改変）
A：通常の脳におけるニューロン膜と毛細血管内皮細胞およびそれを取り囲む基底膜との間隙にはアストログリアの薄層が入り込んでいる．
B：視索上核ニューロン膜と毛細血管基底膜の間隙にはアストログリアがない．

い）（Ono et al., 1976, 1979; Oomura et al., 1969a, 1969b, 1970）．

2. 視床の構造と機能

　視床は脳の中心部に位置し多数の神経核からなり，前方，外側，内側，腹側，中心部の核群に分けられる（図2-13）．これらの核は，機能的側面から脳幹網様体からの入力を大脳新皮質全体へ送る広汎性投射系（非特殊核群），感覚情報を大脳新皮質の感覚野へ送る特殊投射系（特殊核群），視床内の他の核からの入力を大脳新皮質連合野へ送る連合核群に分けられる．**図2-13B, C**と**図2-14**には視床から大脳新皮質への投射様式を示してある．

　感覚系の広汎性投射系（非特殊核群）は大脳新皮質の広い範囲に線維を投射し，中心内側核と髄板内核群がこの系に属する．髄板内核群には中心傍核，外側中心核，内側中心核が含まれる．これらの核は大脳新皮質ニューロンの一般的活動水準を維持し，意識の調節に役立っている．網様核をこの核群に入れる場合もある．特殊投射系（特殊核群）は，大脳新皮質の比較的限局した領域に線維を投射し，嗅覚以外のすべての感覚情報を受容する〔嗅覚は間接的に視床背内側核（DM）に流入する〕．感覚性中継核（sensory nuclei）といわれる内側膝状体（GM），外側膝状体（GL）と腹側基底核群がこの系に属する．腹側基底核群は後外側腹側核（VPL）と後内側腹側核（VPM）が含まれ，大脳新皮質の聴覚野（41，42野）と視覚野（17野）および体性感覚野（3，1，2野）へ線維を投射し，感覚情報を伝える．

　非感覚中継核は視床前核群（AN）でこの中には前腹側核（VA），内側核あるいは背内側核（DM）などがこれに属する．これらは情動の形成に関与する．視床前核群は視床の最前方の

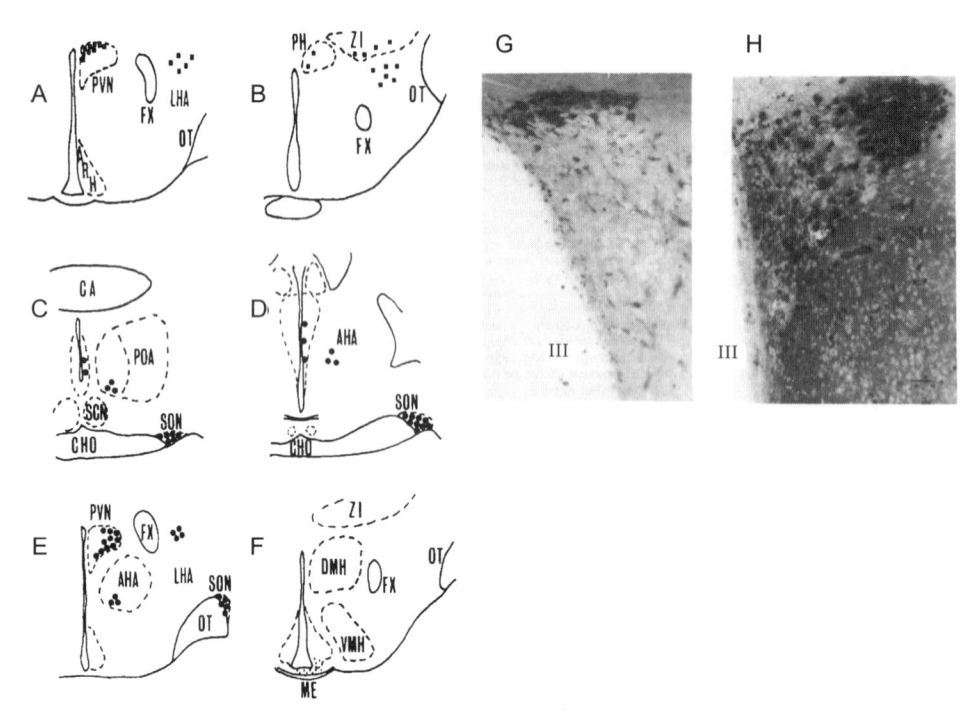

図2-12 視床下部室傍核と脊髄の側柱または下垂体後葉との線維連絡．ラットの脊髄の中間外側柱（Th7-Th9）または下垂体後葉への西洋ワサビ過酸化酵素（horseradish peroxidase: HRP）注入後におけるHRP陽性ニューロンの分布

A, B：脊髄への注入，C-F：下垂体後葉注入．
PVN：室傍核，PH：後視床下部，FX：脳弓，LHA：視床下部外側野，ARC：弓状核，OT：視索，ZI：不確帯，CA：前交連，POA：視索前野，SCN：視交叉上核，SON：視索上核，CHO：視交叉，AHA：前部視床下部，BMH：背内側視床下核，VMH：腹内側核，ME：正中隆起．
G, H：脊髄と下垂体後葉へのHRP注入後の室傍核とその近傍の脳組織標本の光学顕微鏡写真．脊髄へのHRP注入では室傍核の背側部に，下垂体後葉への注入では背外側部に多極細胞と円形細胞が集中して見られることに注意．III：第三脳室，縮尺：50μm（Ono et al., 1978[31]）．

　背側縁の内側部に存在し，乳頭体との間に相互の線維連絡（乳頭体視床路）を有し，脳弓からも直接に線維の投射を受ける．これらの核からの線維は帯状回（23, 24および32野）へ線維を投射する．背内側核は内側髄板と第三脳室周囲灰白質の間に存在し，扁桃体からの線維投射を受け，大脳新皮質の前頭前皮質と眼窩皮質へ線維を投射する．連合核は視床外側核群に属する背外側核と後外側核（LP）および視床枕（Pulv）が含まれる．背外側核（LD）と後外側核は内側髄板の上縁に沿って存在し，背外側核からの線維は帯状回へ，後外側核からの線維は頭頂葉上部へ投射する．視床枕は後方の大きな領域を占める核で，視覚野（18, 19野）および頭頂小葉下部との間に密接な相互線維連絡を有する．

　運動系には外側核群に属する外側腹側核（VL）と前腹側核（VA）が含まれる．外側腹側核は前腹側核の後方に位置し，淡蒼球や黒質からの線維と小脳の歯状核からの線維投射を受ける．

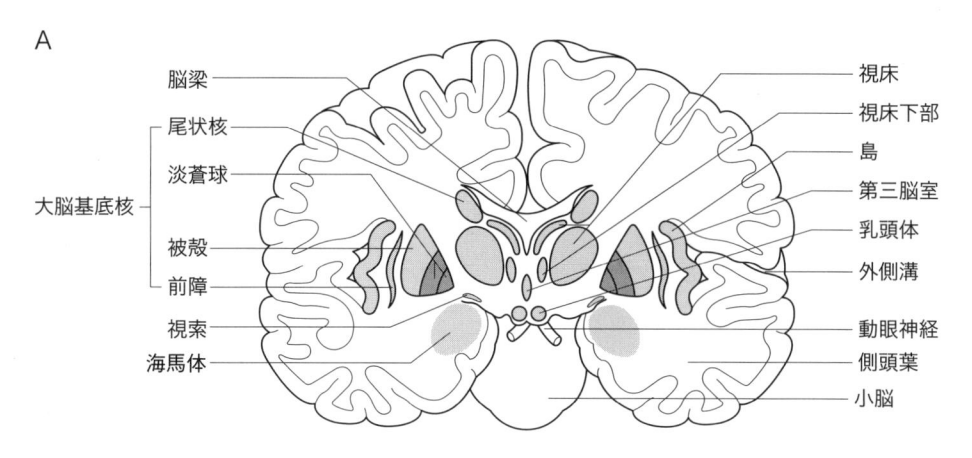

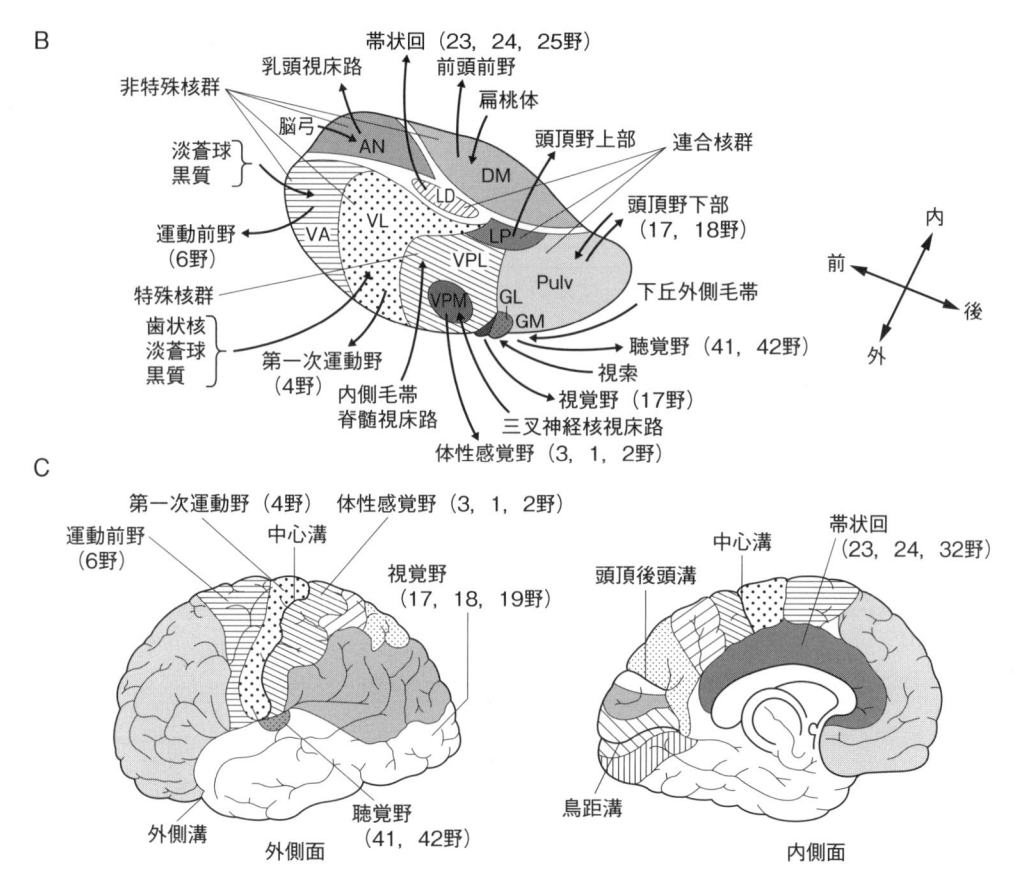

図 2-13 大脳基底核および視床を含む脳の冠状断面(時実,1968[62])を一部改変),**視床皮質関係の模式図**(Mountcastle & Poggio, 1974[26])を改変)

A:大脳基底核は大脳の深部にあり,尾状核,被殻,淡蒼球,前障などを含む.
B,C:視床は脳の中心部に位置し,前方,外側,内側,腹側,中心部の核群に分けられる.GM,内側膝状体;GL,外側膝状体;VPL,後外側腹側核;VPM,後内側腹側核;VL,外側腹側核;VA,前腹側核;AN,視床前核群;DM,背内側核;LD,背外側核;LP,後外側核;Pulv,視床枕.

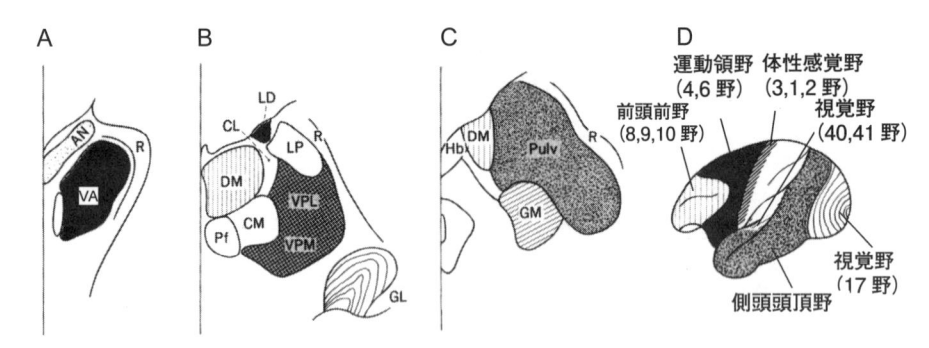

図 2-14 視床内神経核から大脳新皮質への投射線維の分布様式
A，B，C はサル視床の前端から後端に及ぶ前額断面で，特殊投射系と非特殊投射系の各核．D はそれぞれの投射する大脳新皮質領域では同じ模様で示している（Carpenter & Strominger, 1967[7]; 佐野, 1974[58]）．
広汎性投射系（CM：中心内側核，PC：中心傍核，CL：外側中心核，Pf：束傍核，R：網様核，他に内側中心核がある）
特殊投射系：感覚性中継核（GM：内側膝状体，GL：外側膝状体，VPM：後内側腹側核，VPL：後外腹側核，VM：内側腹核，Hb：手綱）
非感覚性中継核（AN：視床前核群，DM：背内側核）
連合核（LD：背外側核，LP：後外側核，Pulv：視床枕）
運動系核（VA：前外側腹側核，VL：外側腹側核）

この核からの線維は大脳新皮質の第一次運動野（4 野）へ線維を投射する．前側腹核は視床の最前方に位置し，淡蒼球や黒質から線維投射を受け，大脳新皮質の第二次運動前野（6 野）と島皮質の前方へ向かう線維を投射する．

e． 大脳辺縁系は情動と記憶の中心的役割を担う

　大脳辺縁系はその名前のように大脳の辺縁部にある脳構造のことである．歴史的には，1878年にフランスの外科医，Broca が哺乳類の脳に共通にみられる脳幹の頭端部を環状にとりまく大脳の皮質領域を大辺縁葉（le grand lobe limbique）とよんだことに由来する．MacLean（1949, 1970）はこれらの領域を大脳辺縁系としてまとめ，情動行動に関与する系として位置づけた．大脳辺縁系の定義は研究者により異なるが，側脳室と第三脳室の吻側の周囲，すなわち前脳梁下溝，帯状溝，頭頂下溝，鳥距溝，側副溝および嗅脳溝によって囲まれた大脳皮質の領域およびこれら領域と解剖学的にも機能的にも密接な関係にある皮質下の領域とされている（**図 2-15，2-16A，表 2-2**）．大脳新皮質は高等な動物ほど分化発達が顕著であり，霊長類では発生学的に古い大脳辺縁系（古皮質）は大脳半球の底面や内側面に押しやられ，脳の外側からは見えない（**図 2-16A**）．しかし，大脳辺縁系の脳で占める領域は大脳新皮質とは異なり，動物の分化発達差が少なく（**図 2-16B**），大脳辺縁系が本能や情動行動のような動物に基本的に共通の機能を果たすことを示している．また，発生学的に古い大脳辺縁系の皮質と大脳新皮質とは異なった層構造をもっている．大脳新皮質の細胞構成は 6 層からなる基本型で等皮質とよび，大脳

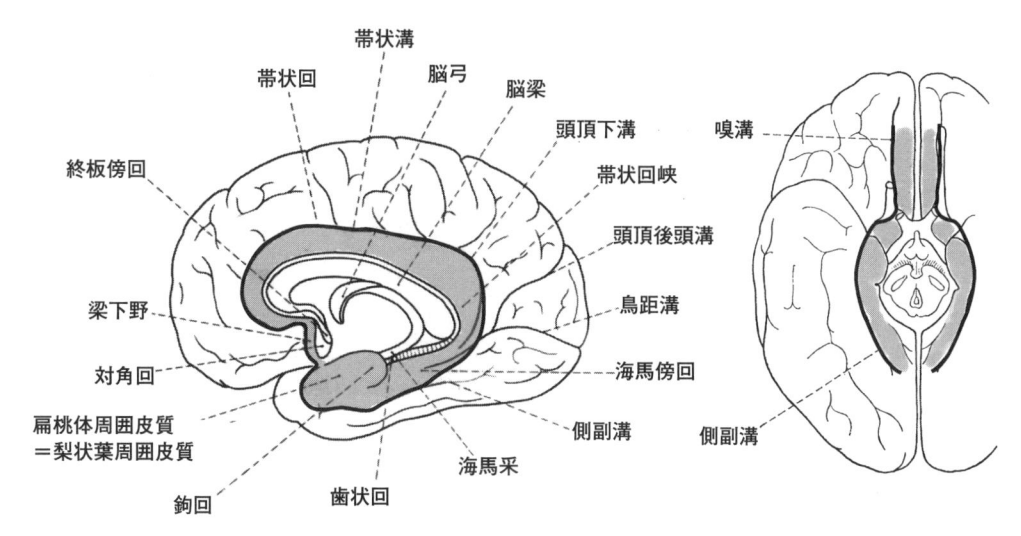

図 2-15 大脳内側面（A）と下面（B）の大脳辺縁系領域（網掛け部）
大脳辺縁系は，前脳梁下溝，帯状溝，頭頂下溝，鳥距溝，側副溝および嗅脳溝によって囲まれた大脳皮質の領域，およびこれら領域と解剖学的にも機能的にも密接な関係にある皮質下の領域である．

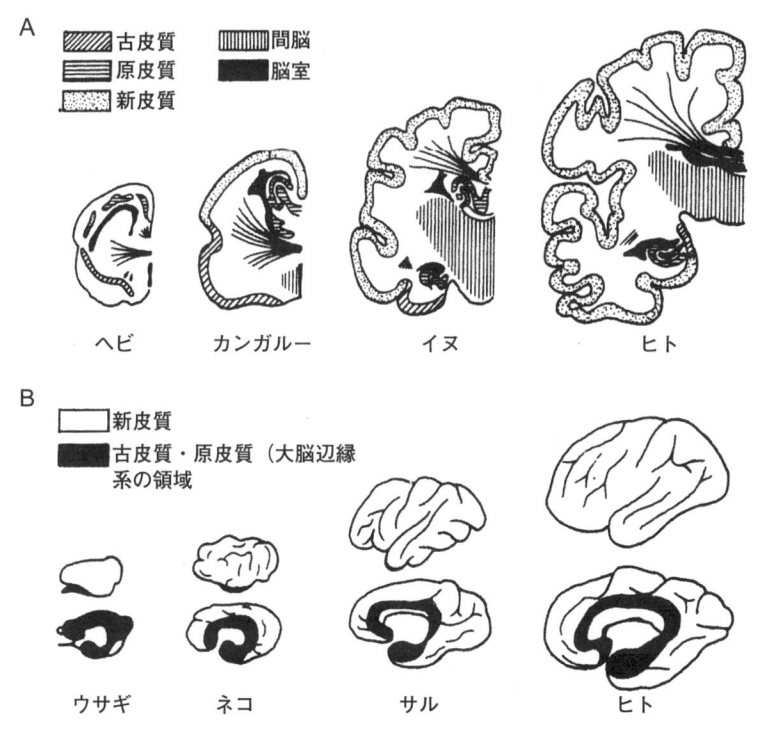

図 2-16 ヒトと動物の大脳辺縁系（古皮質と原皮質）と大脳新皮質の関係（MacLean, 1970[22]）
A：前額断面で3つの皮質の分化発達を示す．
B：上は外側面，下は内側面で大脳辺縁系と大脳新皮質の占める割合を示す．

表2-2 辺縁系の分類と範囲の細部（小池上, 1971[57]）および佐野, 1974[58]）を参考に作成）

```
                              ┌─ 梁下野（傍嗅野）
                              │  嗅葉：嗅球，嗅三角（前嗅核を含む），嗅索
                              │  終板傍回
                  ┌─ 古皮質 ──┤  前有孔質
                  │ （狭義の嗅脳）  嗅結節
                  │            │  ブローカの対角帯
                  │            │  梨状葉：梨状葉前野，扁桃体周囲皮質
         ┌─ 異皮質┤            └─ 扁桃体
         │        │            ┌─ 固有海馬（アンモン角）
         │        │            │  歯状回
固有辺縁系┤        └─ 原皮質 ──┤  海馬台
（広義の嗅脳）                  │  中隔部：透明中隔，中隔核
         │                     └─ 脳弓
         │                     ┌─ 帯状回
         │                     │  海馬傍回
         └─ 中間皮質 ──────────┤     前部：内嗅皮質（28野）
                               │     後部：TF/TH野
                               └─ 嗅周囲皮質（35/36野）

            ┌─ 島
            │  側頭回
            │  前頭葉眼窩皮質
            │  視床前核群
傍辺縁系 ──┤  視床髄条
            │  手綱核
            │  側坐核
            │  脚間核
            └─ 視床下部
```

辺縁系の皮質は6層形成が不完全で異皮質とよぶ．

　大脳辺縁系，とくに扁桃体，海馬体，帯状回は情動，記憶に重要な役割を果たしている．扁桃体は喜び，恐れ，怒り，悲しみなどの情動の統合中枢として，海馬体は思い出（いつ，どこで，誰が，何がどうしたといったエピソードまたは出来事）や知識の記憶（クジラは哺乳類であるとか，地球が太陽の周りを回る）といった陳述記憶（いわゆる頭の記憶）の統合中枢として中心的な役割を果たしている．

　扁桃体（amygdaloid complex）は側頭葉前内側部の大脳新皮質下にあるアーモンドの形をした核で鉤の皮質に覆われ（図2-17A），いくつかの核により構成される核群であるので，扁桃核とは書かないのである（図2-17B）．海馬体（hippocampal formation）は側頭葉内側部で扁桃体の尾側にある細長い細長い竜の落とし子の形をした構造体である．海馬は，通常，固有海馬（CA1-3）と歯状回を示し，これに海馬支脚を加えたものが海馬体である．また，海馬体の長軸（中隔-側頭軸：septo-tempral axis）のどの点で切っても類似した内部構造が見られる（図2-17C）．扁桃体は視床背内側核との間に分界条と腹側扁桃体遠心路を介して相互に線維投射が

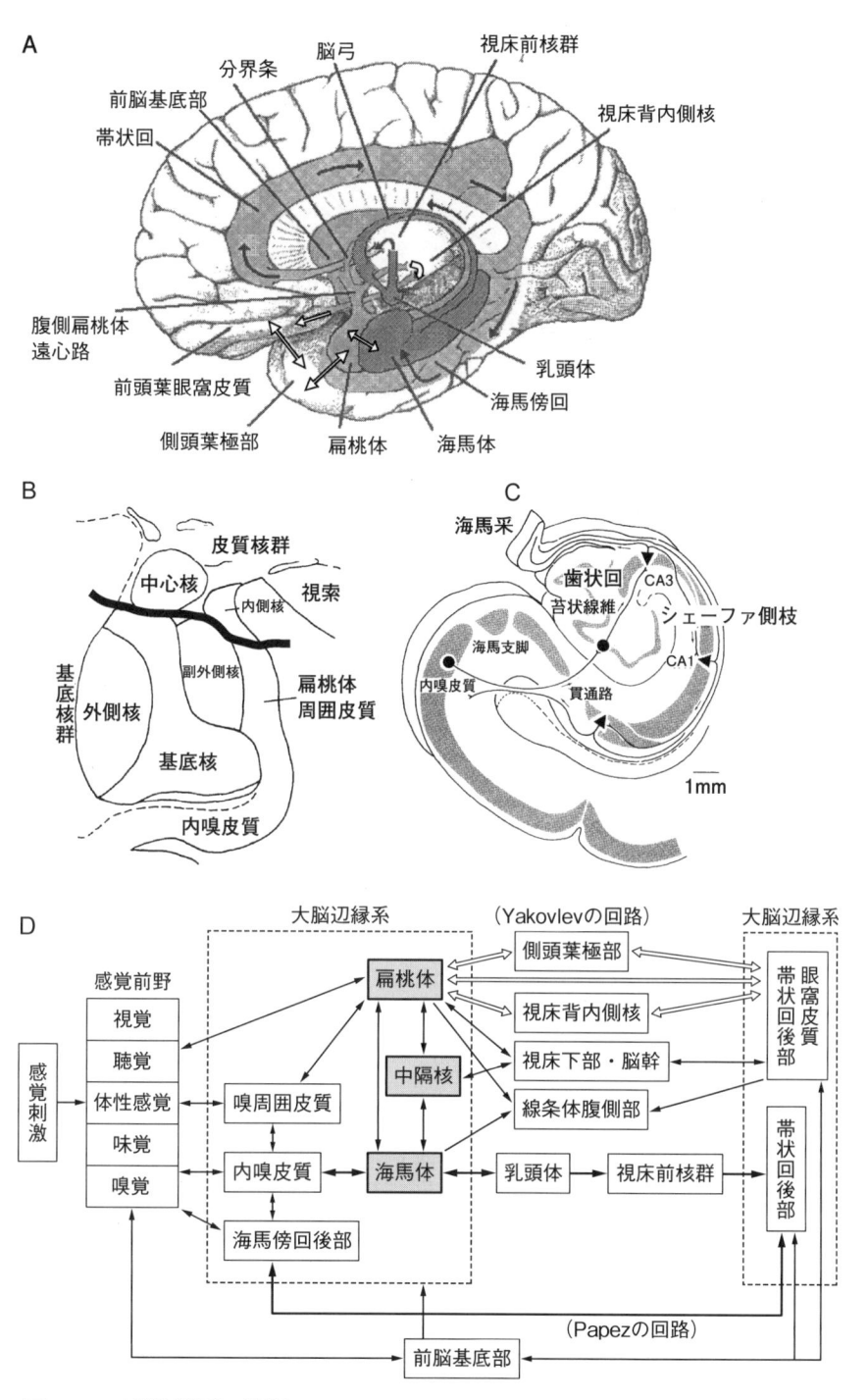

図 2-17 大脳辺縁系の解剖
A：ヒト大脳内側面の辺縁系各部の線維結合．
B：扁桃体の亜核．太い曲線：皮質核群と基底核群との境界．
C：海馬体の内部構造．海馬体は歯状回，固有海馬（CA1からCA3），海馬支脚を含む．
D：大脳辺縁系の各領域，新皮質感覚連合野および視床下部・脳幹の線維投射様式の模式図．

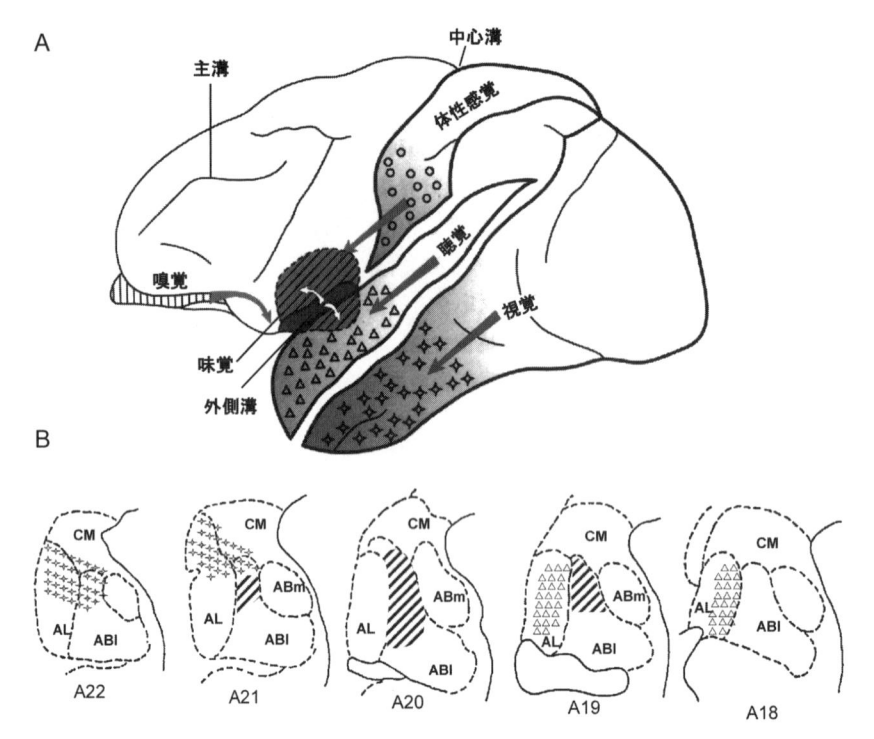

図 2-18 サルの脳の大脳新皮質の各種感覚連合野から扁桃体への局在性線維投射（Turner et al., 1980[45]；小野と西条, 1990[54]）
A：左大脳新皮質外側面における視覚（◇），聴覚（△），味覚（■），体性感覚（○）の連合野および嗅覚（▦）から扁桃体への投射部位．
B：扁桃体および側頭皮質の前額断．Aの各種感覚連合野からの線維投射部位をそれぞれ同じ印で示している．CM：皮質内側核群，AL：外側核，ABl：基底外側核，ABm：基底内側核．

ある．視床背内側核は帯状回前部，眼窩皮質と，帯状回前部と眼窩皮質は側頭葉極部と相互に密接な線維結合を有する．海馬体からは脳弓を介して視床下部の乳頭体へ，乳頭体からは乳頭体視床路を介して視床前核群へ，さらに視床前核群からは帯状回後部に線維投射がある．このように，大脳辺縁系には扁桃体-分界条，腹側扁桃体遠心路-視床背内側核-帯状回前部，眼窩皮質-側頭葉極部系（基底外側辺縁回路：1948年にYakovlev提唱の記憶回路）と，海馬体-脳弓-乳頭体-視床前核群-帯状回後部-海馬傍回系（1937年にPapez提唱の情動回路）の2つのほぼ並列する神経回路網がある（**図 2-17D，2-22Ba, b**）．この2つの系はすべての大脳新皮質の感覚連合野と相互に密接な線維連絡を有する．扁桃体は視覚，聴覚，体性感覚，味覚および嗅覚のすべての大脳新皮質の感覚連合野および前頭葉や多感覚性連合野から直接の線維投射を受けている（**図 2-18**）（Turner et al., 1980）．海馬体と大脳新皮質とは，内嗅皮質，嗅周囲皮質および海馬傍回を介して相互に線維を投射している（**図 2-19**）．内嗅皮質と海馬傍回は視覚，聴覚，体性感覚，嗅覚などの大脳新皮質の各種感覚連合野や扁桃体からの入力を受け，海馬体

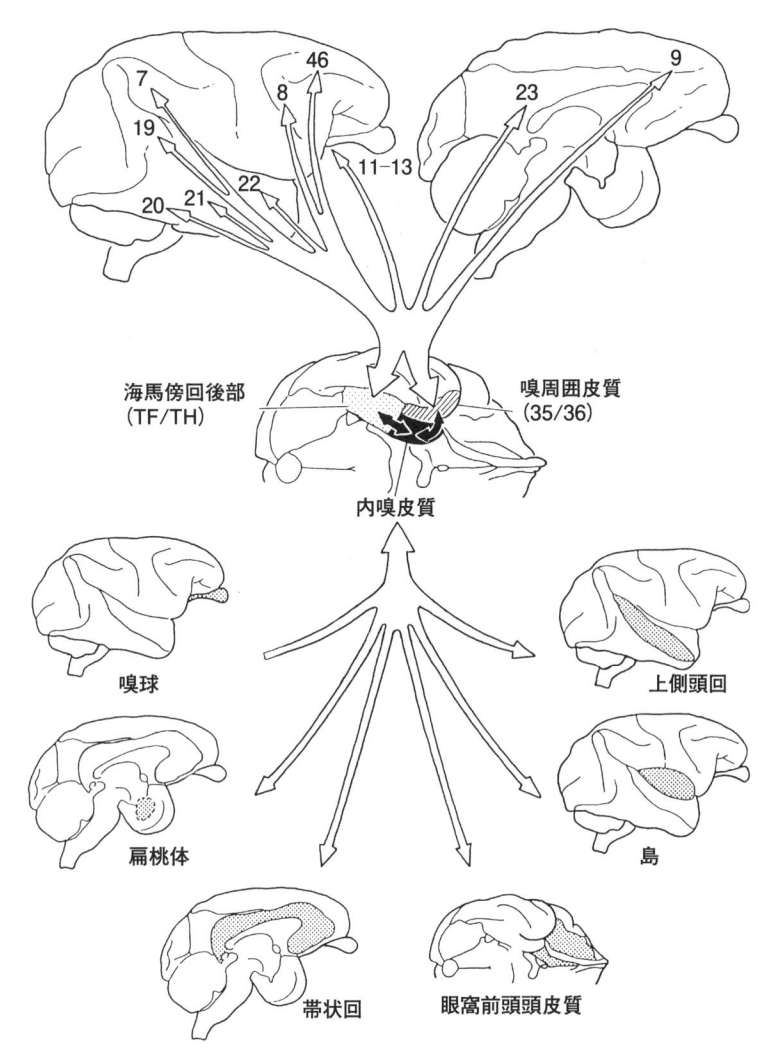

図 2-19 サルの脳の海馬体と大脳皮質連合野や他の大脳辺縁系領域との線維連絡（Squire et al., 1988[44]）を一部改変）
海馬体と大脳新皮質連合野や他の大脳辺縁系領域との間には，内嗅皮質，嗅周囲皮質，海馬傍回を介した相互の線維投射がある．図内の数字：Brodmann の領野（細胞構築学的区分）番号．

にもすべての感覚情報が送り込まれる．

　筆者らは扁桃体におけるノルアドレナリン系とアセチルコリン系入力の分布様式をラットで免疫組織化学的に調べた（Li et al., 2001）．免疫染色を行った脳標本を光学顕微鏡で観察すると，アセチルコリン作動性入力（コリンアセチル基転移酵素，choline acetyltransferase：ChAT の免疫反応）もノルアドレナリン作動性入力（ドパミン β-水酸化酵素，dopamine-β-hydroxylase：DBH の免疫反応）も扁桃体基底外側核で最も多い（**図 2-20A, B**）．これを共焦点レーザー顕微

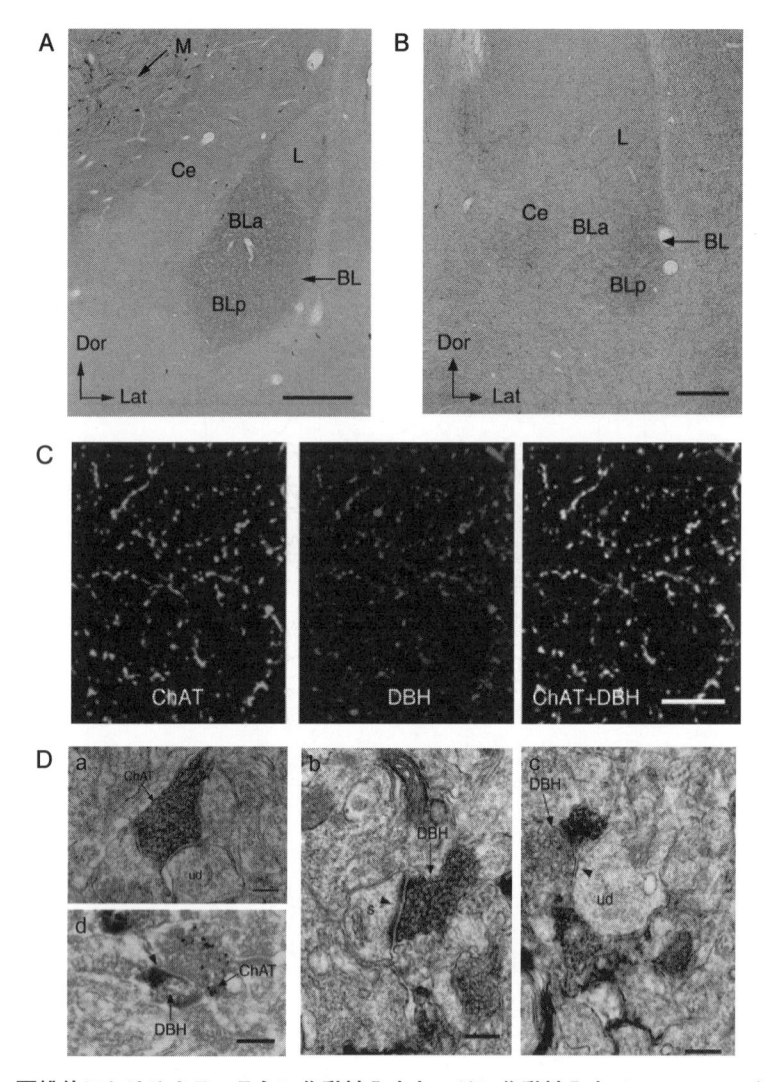

図 2–20　扁桃体におけるカテコラミン作動性入力とコリン作動性入力（Li et al., 2001[19]）を一部改変）
　　　　（カラー口絵❸参照）

A，B：コリンアセチルトランスフェラーゼ（choline acetyl transferase: ChAT）抗体とドパミン β-水酸化酵素（dopamine-β-hydroxynase: DBH）抗体を用いた免疫組織標本の光学顕微鏡写真．ChAT 免疫反応も DBH 免疫反応も扁桃体基底外側核で最も強い．Ce：扁桃体中心核，L：扁桃体外側核，BLa：扁桃体前部基底外側核，BLp：扁桃体後部基底外側核，M：マイネルト基底核．Dor：背側，Lat：外側．右下のスケールバー：0.5mm．

C：ChAT 抗体と DBH 抗体を用いた免疫組織標本の共焦点レーザー蛍光顕微鏡写真．左，中央，右の写真：ChAT 免疫反応に対する蛍光像（緑色），DBH 免疫反応に対する蛍光像（赤色），これらの融合像（ChAT 免疫反応と DBH 免疫反応とが近接しているところは黄色）．

D：ChAT 抗体と DBH 抗体を用いた免疫組織標本の電子顕微鏡写真．a：扁桃体ニューロンの樹状突起上に，コリン作動性入力が対称性シナプスを形成．b，c：扁桃体ニューロンの樹状突起上に，ノルアドレナリン性入力が対称性シナプスと非対称性シナプスを形成．d：コリン作動性入力がノルアドレナリン性入力にシナプス前性に対称性シナプスを形成．ud：抗体でラベルされていない樹状突起．

鏡で観察すると，基底外側核でのアセチルコリン作動性入力部とノルアドレナリン性入力部は近接している（**図 2-20C**）．さらに，微細構造を電子顕微鏡を用いて観察すると，扁桃体ニューロンの樹状突起上へのアセチルコリン作動性入力は主として抑制性結合（**図 2-19Da**，対称性シナプス）を，ノルアドレナリン作動性入力は抑制性（対称性シナプス）と興奮性（非対称性シナプス）の両方のシナプス結合をしていた（**図 2-20Db, c**）．アセチルコリン作動性入力は，ノルアドレナリン作動性入力に対してシナプス前性に抑制性結合をしていること（**図 2-20Dd**）なども明らかになった．このような扁桃体内でのアセチルコリン作動性入力とノルアドレナリン作動性入力の相互作用は，学習，記憶の形成および保持に対して調節的な役割を果たすと考えられる（Dalmaz et al., 1993; McGaugh et al., 1993）．

f. 大脳基底核と小脳はスムーズな運動を行うための統合中枢である

大脳基底核は大脳の深部にあり，尾状核，被殻，淡蒼球，黒質，視床下核の総称である（**図 2-13A**）．大脳基底核は大脳新皮質や脳の他の部位から情報を受けとり，スムーズな運動を行うための統合中枢であり，技能や習慣などの記憶（身体の記憶）に重要な役割を果たしている．小脳の重さは約 130g で大脳の 10 分の 1 であり，表面には大脳よりも細かいしわがある．小脳も左右の半球にわかれ，運動学習の中枢である（伊藤，1988）．

g. 大脳新皮質（感覚野，運動野，前頭連合野）には構造と機能の分化がある

本章の冒頭で述べたように，大脳新皮質の表面は脳溝によって，外側から見える前頭葉，側頭葉，頭頂葉，後頭葉，外側から見えない大辺縁葉の 5 葉に分けられている（**図 2-1**）．大脳新皮質は神経細胞の種類により分類される（細胞構築学的区分）．Brodmann（1909）はこの細胞構築学的分類により大脳皮質を 52 の領野（番地）に区分し，各部位を数字（1～52）で示した（**図 2-21A, B**）．これら大脳新皮質における機能局在が，動物の刺激や破壊実験，ヒトの臨床症状と死後の病理解剖所見など多くの研究結果により明らかになっている（**図 2-22A**）．前頭葉には第一次運動野（4 野），運動前野と補足運動野（6 野），前頭眼野（8 野），運動性言語野（左半球の 44，45 野）を含む前頭連合野などがある．中心溝の前方の運動野（4 野）は筋肉運動を司り，運動野に接する前方の運動前野（6 野）は，運動をスムーズに，正確に行うために，多数の筋肉を合目的的に働かせる役割をもっている．このような働きを運動の統合（作用）とよび，その機能が障害されると，文字をうまく書けなくなる失書症，手を思うように使えなくなったりする失行症が起こる．また，大脳半球の内側面の皮質には補足運動野がある．運動前野の下の前（運動）言語野またはブローカの言語運動野（44 野）は，言葉を話すための筋肉運動を統合する領域である．ここが壊れると，口や喉頭の筋肉に麻痺や障害はなく，また，言葉や文章の意味はわかるのに，言葉が話せなくなる運動性失語症が起こる．さらに，運動前野の前の前頭眼野（8 野）は眼球運動を統合する機能をもち，頭頂葉には皮膚感覚と筋肉

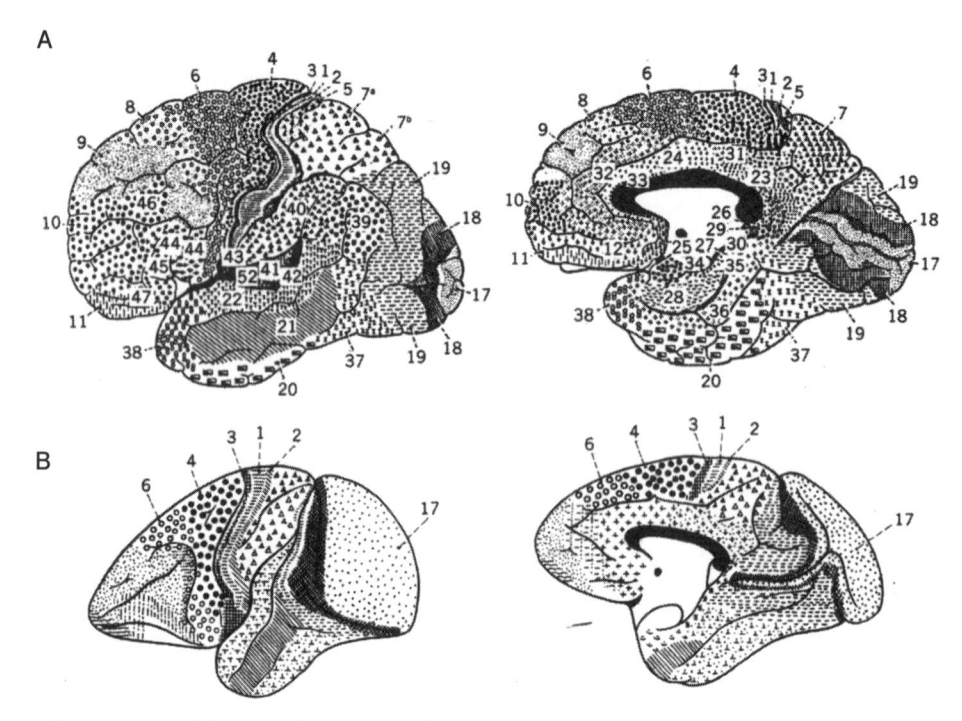

図2-21 ヒト（A）およびオナガサル（B）の細胞構築学的脳図（Brodmann, 1909[3]）．
左は左大脳半球外側面，右は右大脳半球内側面．4野は第一次運動野，6野は運動前野・補足運動野，8野は前頭眼野，左半球の44，45野は運動性言語野．3，1，2野は第一次体性感覚野．17，18，19野は第一次視覚野．41，42野は第一次聴覚野，左半球の22，39，40野は感覚性言語野．

運動の感覚を司る第一次体性感覚野（3，1，2野）や頭頂連合野（5，7，39，40野）がある．これら運動野および体性感覚野内にもからだの各部を受けもつ分業体制があり，体部位局在という（**図2-22B**）．運動野と体性感覚野の2つの領域の下に接して第二次体性感覚野がある．後頭葉には第一次視覚野（17，18，19野）がある．側頭葉には外側溝と接した第一次聴覚野（41，42野）（横側頭回），および第一次味覚野（43野）がある（**図2-22A**）．

第一次運動野や各種感覚野を除いた大脳新皮質の領域は連合野とよばれ，脳機能のなかで最高次の機能を司るのは，前頭連合野である．運動野，前運動野，運動眼野，前言語野より前方から底面にかけての前頭葉の前端部（前頭前野＝8，9，10野，眼窩野＝11，12，13野）は，思考，創造，意欲，感情などの精神活動を，側頭葉の連合野は記憶を，頭頂-後頭連合野は，知覚，空間認知などの情報処理を司る（**図2-22C**）．視覚認知にかかわる側頭連合野（20，21野）があり，左大脳半球の側頭葉後方上部には感覚性言語野（22，39，40野）がある．

大脳新皮質は哺乳類になってとくに発達した構造で，厚さ約2.5mmのシートでヒトでは広げてみると，約2,250cm^{2}の面積（新聞紙の大きさ）となる（時実，1962）．大脳新皮質の細胞層は基本的に6層からなり（**表2-3，図2-23**），等皮質または同種皮質とよばれ，発生学的には6層構造をもつが，成熟すると6層構造を失う異型皮質（第一次感覚野と第一次運動野）と，

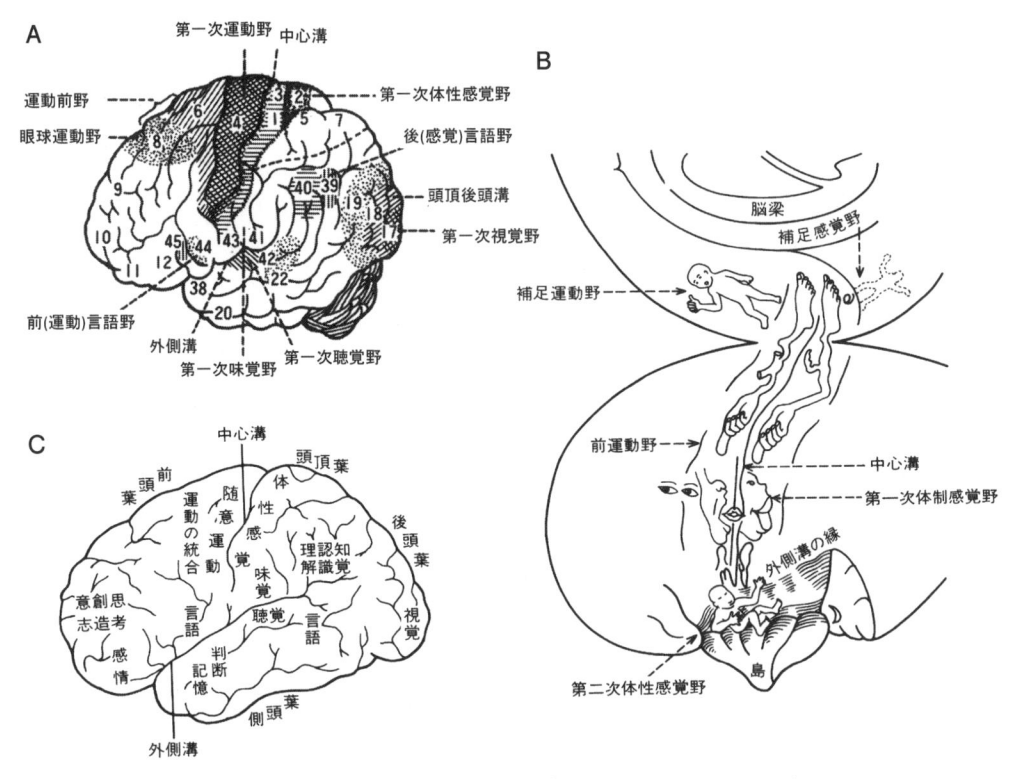

図 2-22 ヒト大脳新皮質の機能局在 (Penfield & Jasper, 1954[38]).

表 2-3 大脳新皮質の層構造

第Ⅰ層（表在層）	ニューロンは少ない
第Ⅱ層（外顆粒層）	小型のニューロン（顆粒細胞）が密集する
第Ⅲ層（外錐体細胞層）	中型の錐体状のニューロン（錐体細胞）が多い
第Ⅳ層（内顆粒層）	小型〜中型のニューロン（顆粒細胞）が密集する
第Ⅴ層（内錐体細胞層）	中型〜大型の錐体状のニューロン（錐体細胞）が多い
第Ⅵ層（紡錘細胞層）	紡錘状のニューロン（紡錘細胞が多い）

成熟しても6層構造を失わない同型皮質に分類される．

2.2 脳には構造と機能の階層性がある

　脳は系統発生学的に古い方から脳幹-脊髄系（中脳，橋，延髄，脊髄），間脳（視床下部，視床），大脳辺縁系および大脳新皮質に至る大きく四つの階層構造からなる（図2-2）．1962年，日本の脳研究のパイオニアの一人である時実先生の，①脳の最下層の脳幹・脊髄系は"生きている"という植物的（静的）な生命現象に，②中間に位置する大脳辺縁系は"たくましく生き

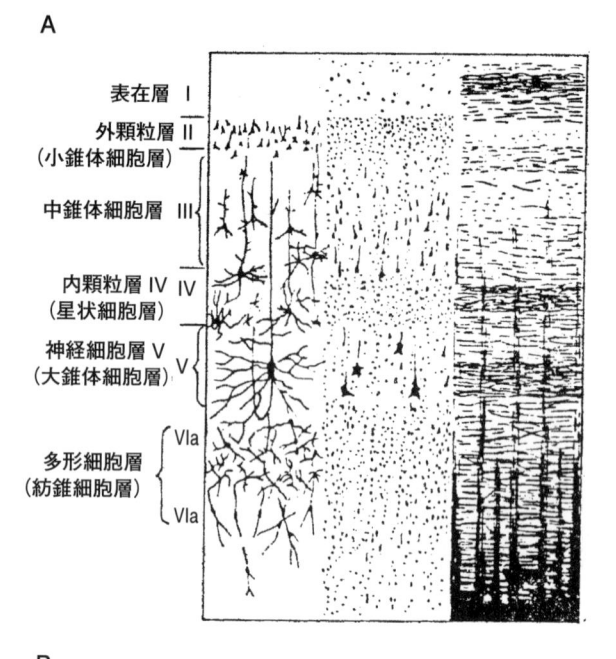

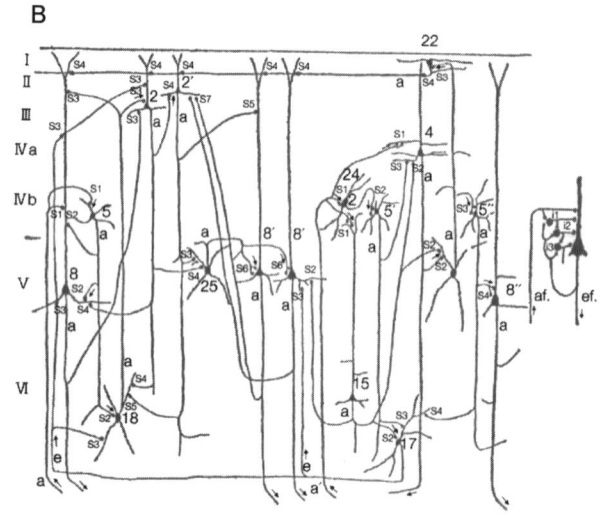

図 2-23 大脳皮質の層構造（A）（Brodmann, 1909[3]を一部改変）**および大脳皮質内局所回路（B）**（Lorente de Nó, 1949[20]）.
A：左から Golgi-Cox 塗銀法, Heidenhain-Nissl 細胞染色法, Weigert-Pal 髄鞘染色法. 左端の数字は細胞構築による皮質層の名称.

ていく"という動物的（動的）な生命活動を遂行するための本能や情動行動に，③最上層の大脳新皮質は"うまくよく生きていく"ための創造的活動に関与するという，脳の構造と機能の3階層説については **2.1** で述べた．1970 年，アメリカの著名な脳生理学者 MacLean も，脳の構造を原爬虫類の脳，旧哺乳類の脳，新哺乳類の脳の3つの階層に分け，それらが三位一体となって働いているとの仮説を提唱した．しかし，**2.1** で述べたように，この脳の構造と機能の3階層説は脳の働きを理解するうえで役に立つが，MacLean の仮説のように進化の過程における土台の変更を考慮せずにただ上層を重ねて3階層ができたのではないことを銘記すべきであ

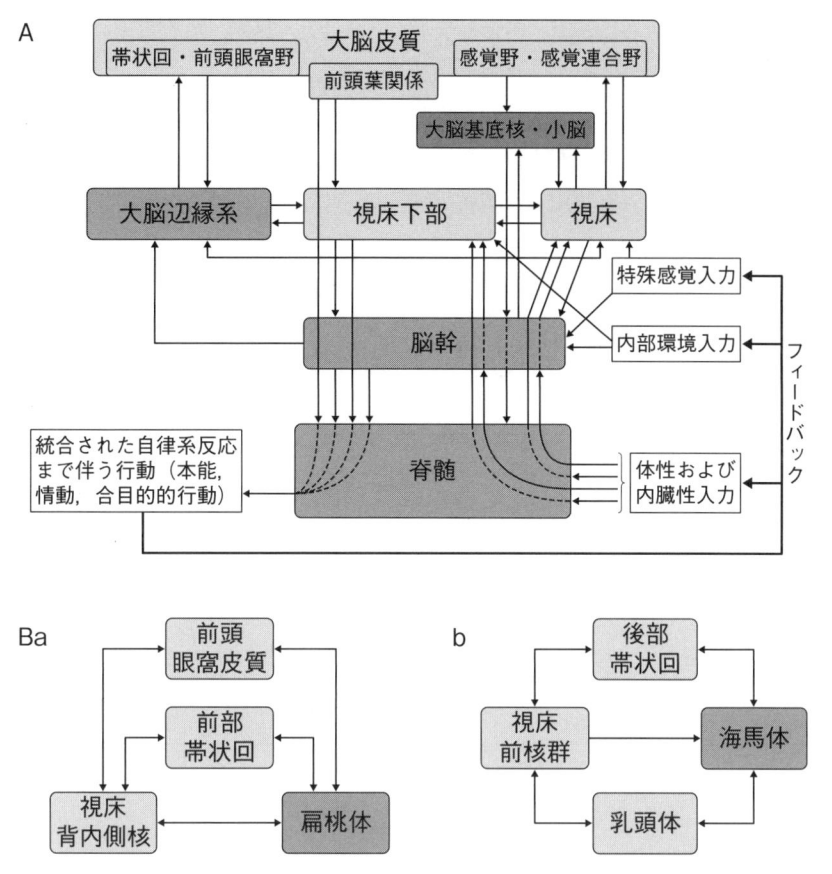

図 2-24 脳の階層システムの全体（A），情動回路（Yakovlev 提唱の記憶回路）と陳述記憶回路（Papez 提唱の情動回路）の模式図（Ba・b）（Yakovlev, 1948[47]；Papez, 1937[37]）．

る．ただ，時実先生の 3 階層説はヒトの最も進化した大脳についての見解であり，問題はないといってもよいであろう．また，筆者は時実先生の 3 階層の脳幹-脊髄系と大脳辺縁系の間に独立した系として間脳を入れ，単純な認知行動に関与することをつけ加えた（**2.1** 参照）．

図 2-24A には仮説的な脳内神経回路の模式図を示してある．ヒトも動物も脳幹-脊髄系があればそれより上位の脳がなくても，呼吸，循環，消化吸収，嚥下，咳，瞬きなど各種の自律性と体性反射，さらには免疫機能などにより，無意識的な生命維持が可能である．間脳の視床下部にはヒトや動物に共通の食欲，飲欲，性欲，集団欲などの本能的欲求や摂食，飲水，性，集団行動などの本能行動および接近行動（快情動行動），攻撃・逃避行動（不快情動行動）などの情動行動の遂行と自律神経，内分泌，免疫反応の統合中枢があり，脳幹部の生命維持機能をより確かなものにしている．大脳辺縁系には様々な事物や事象が自己にとって有益か有害かあるいは好き嫌いの度合いの生物学的価値評価（または生物学的価値判断）とそれに基づく，情動発現から視床下部や脳幹の働きにより具現される各種の本能や情動行動遂行の統合中枢がある．大脳新皮質系の，とくにヒトで桁違いに発達している前頭葉は視床下部や大脳辺縁系の生

得的な本能や情動とこれらに基づく摂食や飲水などの接近，逃避，攻撃などの本能や情動行動よりもむしろ後天的に身につけた人間独特の理性，慈しみ，憎しみ，孤独などの感情や創造，社会奉仕，戦争，自殺行動などにかかわる統合中枢である．

　先にも述べたように，間脳，大脳辺縁系および大脳新皮質からなるシステムとして，扁桃体–分界条，腹側扁桃体遠心路–視床背内側核–帯状回前部，眼窩皮質–側頭葉極部系（**図 2-24Ba**，Yakovlev の回路）と，海馬体–脳弓–乳頭体–視床前核群–帯状回後部–海馬傍回系（**図 2-24Bb**，Papez の回路）の 2 つの並列する神経回路網がある．これら仮説的な回路が提唱された当初は，Yakovlev（1948）の回路は記憶回路で，Papez（1937）の回路は情動回路であるとされていたが，その後の多くの研究により実は Yakovlev の回路が情動回路であり，Papez の回路は陳述記憶回路であることがほぼ明らかになっている．大脳新皮質の運動野，大脳基底核，小脳，視床（運動系）は一体となって，ピアノの演奏や水泳などの手順記憶や運動技能の習得などの非陳述記憶（身体の記憶）や，時間的–空間的に組織化された円滑な随意運動の遂行にかかわる神経回路である（**図 2-24**；**図 4-5** 参照）．

第3章 脳における情報表現

3.1 神経や中枢ニューロンによる感覚強度や好き嫌いの度合の情報表現

　通常，神経線維におけるインパルス（活動電位）信号を情報（information）といい，単一線維では時間的パターン，線維群では時間的，空間的パターンで情報を上位の中枢に伝える．情報について重要なことは情報量とそれにより生ずる感覚の強さである．

　情報量について，Adrianは神経線維が全か無かの法則に従って反応することを法則として確立した．個々の神経応答の大きさは刺激の強さに関係なく一定であって，ただインパルス放電頻度だけが変わる（Adrianの法則）．刺激の強さは，一本の神経線維についてはインパルス放電頻度に翻訳して伝えられる．感覚受容器への刺激は神経線維にインパルスを引き起こすので，インパルス放電頻度（インパルス数／秒）が情報量の目安になる．神経線維の集合体では反応に関係する神経線維の数によっても刺激の強さが表される．神経線維は直径が大きいほど閾値（インパルスを発生させるのに必要な最小の刺激強度）が低く，インパルスの伝導速度も速い（**2.1, a** 参照）．Stevens（1957）によると，感覚の強さ（E）と刺激の強さ（R）の間には $E=kR^n$ の関数が成り立ち，この関係はStevensのベキ関数の法則とよばれる．ただし，k は常数，n は感覚の種類（視覚，聴覚，嗅覚，体性感覚など互いに異なる感覚器で起こる感覚）と質（青と赤色，音色，甘味と苦味などのように同種の感覚器で起こる感覚）により異なる値を示す定数である．実際にネコで皮膚の圧受容器を刺激して単一神経線維のインパルス放電頻度との関係をみると，ベキ関数の法則によく一致する（**図 3-1A, B**）（Werver et al., 1965）．さらに Mountcasle ら（1963）はサル視床ニューロンの反対側の膝の伸展によるインパルス放電数の増加が定常状態になったときのインパルス放電頻度と膝の伸展角度の関係もベキ関数の法則に従うことを報告している（**図 3-1C**）．心理テストによる主観的に体験する感覚の強さは量的に測定できるインパルス放電頻度とよく一致する．実際に感覚の強さ（E）の対数はインパルス放電頻度の対数に比例して増加する．このことから，感覚神経や中枢ニューロンは刺激の強さをインパルスの放電頻度にコードすることがわかる．また，サルの扁桃体には事物や事象の好き嫌いの度合に関する情報をインパルス放電頻度にコードする感覚刺激（事物や事象）の生物学的価値評価ニューロンが存在することは興味深い（**5.4, b, 2** 参照）（Ono & Nishijo, 1992）．

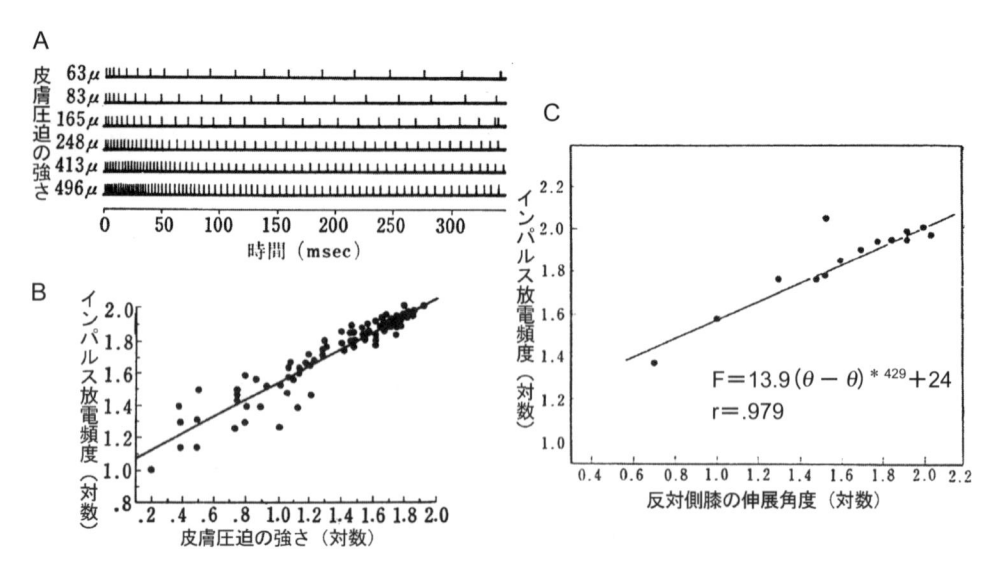

図 3-1 感覚刺激の強さとインパルス放電頻度の関係
A：皮膚の圧迫（体性感覚刺激）の強さと圧受容器からの単一感覚神経のインパルス放電頻度との関係を示す実際の記録（Wever et al., 1965[10]）．
B：皮膚の圧迫の強さと感覚神経のインパルス放電頻度との対数関係（Wever et al., 1965[10]）．
C：反対側膝の伸展角度（伸展受容器の刺激）の大きさと視床ニューロンのインパルス放電頻度との対数関係（Mountcasle et al., 1963[4]）．

3.2 環境内の事物や事象の認知に関する情報表現

　神経系には情報の表現や分析を行うときに，特定の情報を局在表現方式により自動的に表現する機能がある．一方，情報を複合し，パターン化してパターン間の相互作用によりダイナミクスを行う機能もある．さらに，局在的表現とパターン間の相互作用によるダイナミクスを複合して使ったり，その中間，たとえば全体の1%だけが興奮するというスパース表現を用いるなど，いろいろな情報表現の可能性がある（宮下, 1991; 甘利, 1991; Amari, 1990）．スパース表現は，多くのニューロンから入ってくる情報，たとえば網膜から入ってきた膨大な情報から少数のパターンを抽出し，抽出された個々のパターンを符号化している少数のニューロンの組合せで情報を再構築するという符号化である．つまり，脳における事物や事象に関する情報表現には，①1個の認知ニューロンにより表現されるとする認知ニューロン説（gnostic または grandmother neuron theory），②パターン間のダイナミクスにより表現されるとする神経回路網説（network theory），および③認知ニューロン説と神経回路網説の組合せ（併用）説が考えられる．ここでは筆者が理解している範囲で①の Konorski（1967）が提唱した認知ニューロン説について述べる．②と③については数理科学分野等の専門書をお読みいただきたい．

a. 認知ニューロン説

　ポーランドの有名な心理学者 Konorski（1967）は，脳内には嫌いな恐ろしいクモやヘビ，怖いまたは大好きなお婆さん，スイカやリンゴを見たときだけ活動（インパルス放電）するクモやスイカ，お婆さんニューロンがあり，これらニューロンがこれらの動物，人物，あるいは物体の認知に関与するという説である．赤ん坊がいつも可愛がってくれるお婆さんを見て，にっこりうれしそうに笑うのはお婆さんニューロンがインパルスを放電しているからだとする説である．このニューロン説が提唱された当時は，理工系分野の多くが神経回路網説の立場から，①ある特定の1個の認知ニューロンが1つの事物や事象を認知・記憶するのでは，生涯に体験する事物や事象が多くてニューロンの数が足りない，②ある特定の1個の認知ニューロン，たとえばお婆さんニューロンが死滅すれば一生涯お婆さんの認知ができなくなるなどときびしい反論を受けた．その点，神経回路網説では①のニューロン数と②のニューロン死滅の問題もないというのである．しかし，近年，理工系分野でも①のニューロン数の問題は神経回路網におけるエラーの確率も高いので，脳内にあるニューロンの数は生涯に必要な認知・記憶をする事物や事象の数と比べて必ずしも不足しない，②の認知ニューロン死滅の問題も予備のニューロンが同一の認知ニューロンとして活動するようになれば認知ニューロン説は否定できないとの見解が出されている．実際に，脳内にはクモ，顔，スイカなどの事物や事象などの1つを見たり，逃げたり，食べたりするときだけに活動（インパルス放電）をする認知ニューロンの存在が実証されており，認知ニューロン説は否定できないどころか支持される（図 5-46; 5.4, b, 2 参照）（Nishijo et al., 1988b）．

b. 認知ニューロンの生成

　脳内には，クモやヘビ，スイカやリンゴ，顔や音などの事物や事象の好き嫌いといった生物学的意味とは関係しない物理的な認知と，ヘビの大小や傘の大小やたたんであっても開いてあっても，スイカそのものや切ったスイカでもそれぞれヘビ，傘，スイカとして認知するという範疇化や生物学（情動）的意味概念の認知ニューロンが存在する．これら認知ニューロンは遺伝的に存在するのか，学習や経験や記憶により生成されるのか．すなわち，認知ニューロンの遺伝説と学習説がある．遺伝説では，下等動物から霊長類のヒトにいたるまで生物学的な意味をもった事物や事象の認知ニューロンは，遺伝的にプログラム化されて存在するという説である．動物やヒトの眼や皮膚からの求心性感覚神経は神経を繋ぎかえたり，皮膚を入れかえたり，眼球を回転しても遺伝的にプログラムされた結合しか起こらないことは良い例である（Sperry, 1951）．学習説では，生後の喜び（報酬または有益）や痛みなどの嫌いな（嫌悪または有害）体験を学習し記憶することにより生成されるとする説である．筆者らの行動やニューロン応答の実験から，遺伝的認知ニューロンと学習認知ニューロンの両方が存在することが示唆される．

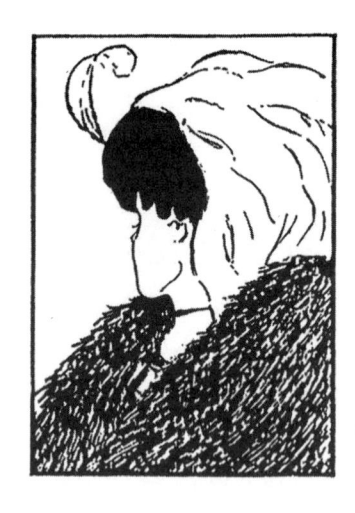

図 3-2 アメリカの有名な心理学者 Boring から引用した Hill の風刺画 "My wife and my mother in law（嫁と義母）" を Konorski が修正した絵（Konorski, 1967[3]）

しかし，認知ニューロンの遺伝説については，筆者には論じることはできないが，進化の過程で生存を有利にしたり，危険にしたりした事物や事象の認知ニューロンが個の生存や種の維持に遺伝的に子孫に受け継がれていることは十分に考えられる（図 5-40, 5-46 参照）．ここでは Konorski の学習説に基づき，情動に関する情動情報を表現する認知ニューロンについて概説する．

　図 3-2 にはアメリカの有名な心理学者 Boring から引用した Hill の風刺画 "My wife and my mother in law" を Konorski が修正した絵を示してある（Konorski, 1967）．この絵を見た人の 6 割が美しい，やさしい若奥さんの横顔，4 割が魔法使いのような鋭い目と大きな口と顎をしている怖い義母の顔と認知する．Konorski は脳内の若奥さんニューロンが活動すれば若奥さん，義母ニューロンが活動すれば義母が認知されるという認知ニューロン仮説を提唱した．さらに，図 3-3A の絵を見せる前に C の若奥さん，または B の義母の絵を見せておくと，100％の人が図 3-2 や 3-3A を見てそれぞれ義母（B）および若奥さん（C）と認知する．これは事物や事象の認知には学習や経験が重要であることを示している．さらに，1 つの事物，この場合には 1 つの種類の絵を見て義母と若奥さんの両方を認知することはできない（図 3-2, 3-3A）．このことから，認知ニューロン間には一方が働けば他方が抑制される相互抑制の関係があり，1 個の認知ニューロンは 1 つの感覚刺激を認知するというのである．もう 1 つは若奥さんと認知したときには快感を，義母と認知したときには不快感を覚える人が多いのは，快または不快情動の発現に認知ニューロンが関与することを示している．

　Konorski はどのようにして認知ニューロンが生成されるかを図 3-4 のようなニューロン結合に基づき説明しているが，筆者の考えも加味して以下に述べる．A では大きな白丸はニューロン，小さな黒丸および白丸はそれぞれ機能的な結合のあるシナプスと解剖学的にシナプス結合はあるが機能していないシナプス前神経終末を示している．ニューロン G が認知ニューロンになるためにはそのニューロン G を常に興奮させる非特異的な覚醒系からの入力が必要であり，ニューロン G の左側に突出して書いてある樹状突起上の黒丸で示してある．さらに，前

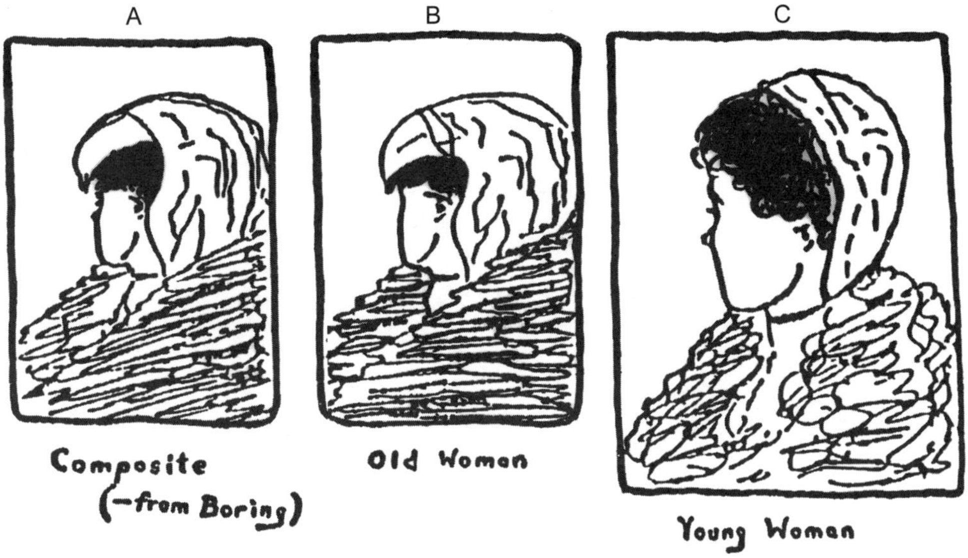

図 3–3　My wife and my mother in law（Konorski, 1967[3]）
A：図 3–2 で示した絵の原図．この図の B と C の合成図．
B：若奥さん（my wife）．
C：義母（my mother in law）．

述の義母認知ニューロンの生成には大きな鼻と顎，鋭い目といった部分的入力や義母との人間関係に関する情報が覚醒系からの入力と同時に入力され，これら情報を伝えるシナプスが機能するようになる必要がある．A の I ではニューロン G への各入力を送る 3 つの中間の各種感覚情報処理ニューロン T があり，左側の機能していないシナプス神経終末（白丸）が右のようにシナプスとして機能する神経終末（黒丸）となる．これが認知ニューロンの生成過程である．

　Konorski は義母や若奥さんの認知に関して 2 つの考え方を出している．第一の考えは，B に示すように，2 個またはそれ以上の認知ニューロンが有効なシナプス結合を形成して相互に作用することにより，義母または若奥さんが認知されるという神経回路説である．B には各種感覚情報の認知ニューロンを Tr や Rc で示してあり，I の Tr は大きな鼻と鋭い目，大きな顎といった顔の情報により興奮する顔認知ニューロンであり，Rc は大きな帽子と黒い毛皮のオーバーコートといった服装の情報により興奮する服装認知ニューロンである．しかし，Tr と Rc へのシナプスは機能していないので，義母は認知されない．II では Tr と Rc 間の連合が形成されてシナプスが機能するようになり，情動に関係しない物理的（冷たい）な一般の義母が認知される．また，II の一番右のニューロン Rc へのシナプスはいずれも機能していないので，認知には関与しない．勿論，Tr と Rc ニューロンへは覚醒系からの入力が各種情報に関する入力よりも前か同時に入って，すべてのシナプスを機能化することが認知ニューロン生成には必要である．一番右のニューロンが意地悪で怖い義母の生物学的意味概念の認知に関与するように

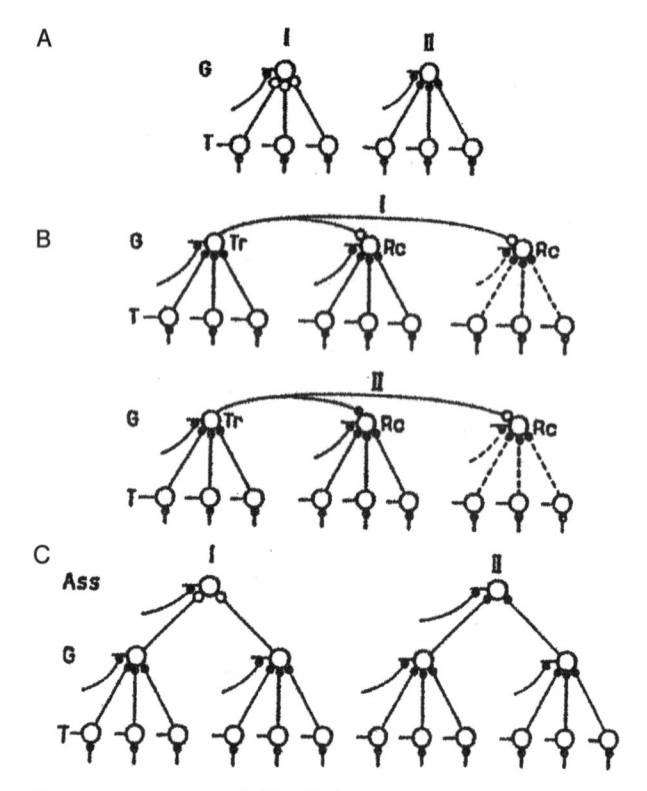

図 3-4　Konorski の仮説の概略図（Konorski, 1967[3)]）
A：認知ニューロンの生成過程．G：認知ニューロン，T：感覚情報処理ニューロン，小さな黒丸および白丸，機能的および非機能的シナプスの前神経終末．IおよびIIは，生成前後の状態を示している．
B：認知ニューロンの組合せによる認知課程．Tr：顔認知ニューロン，Rc：服装認知ニューロン．
C：認知ニューロン仮説（grandmother cell theory）．

なれば左から右の3個のニューロンで怖い義母の認知がされることになる．第二の考えは，認知は最終的には1個の認知ニューロンにより行われるとする認知ニューロン仮説（gnostic または grand-mother cell theory）である．Cでは，Tは連合野より前の段階の感覚野のニューロンで末梢からの感覚情報を受けて，その情報を連合野の認知ニューロンへ送る．IGの連合野の義母の顔や服装の物理的な認知ニューロンだけでは，意地悪で怖いなどの生物学的な意味概念の認知はできない．最終的に，義母の顔貌や人間性に関する情報は，学習や経験，記憶と照合されて怖い義母という意味概念の認知ニューロンが生成されてII Ass ニューロンが怖い義母の情動的な認知ニューロンが生成される．このような意味概念の認知ニューロンが大脳辺縁系の少なくとも扁桃体に存在することが明らかになっている（**5.4, b, 2** 参照）（Nishijo et al., 1988a, b）．

c. 認知ニューロンの遺伝説と学習説に関するニューロンレベルの研究

　筆者らのサル扁桃体に関する実験結果は，クモやムカデ，恐竜（玩具）など怖い嫌いな物体や，カキやブドウなど好きな物体の1つだけに応答するニューロンがあり，遺伝説を支持する（図 5-40, 5-46; 5.4, b, 2 参照）．一方，通常のサルは注射器や手袋などに対してはまったく恐れないどころか手に取って食べようとし，食べられないことを学習すると，注射器を示しても行動反応をしなくなる．このようなサルでも，感染予防のために実験者が手袋をはめて抗生物質の注射をされて，手袋や注射器が痛みに関係することを学習すると，忌避行動（恐れや嫌悪反応）を起こすようになる．そのようなサルの扁桃体には注射器や手袋の1つだけに応答するニューロンが記録できるようになり，学習説も支持する結果が得られている．これら遺伝説と学習説のデータについては **5.4, a, 2〜3; 5.4, b, 2** で述べる．

　この地球が生成されたのは46億年前といわれ，生命が誕生したのは40億年前と想定されている．現在のヒトや動物は，地球や気候などの激変などに伴う厳しい自然環境に適応して生き延びてきたのである．情動系はヒトや動物がたくましく生き延びるために備えられた"個の生存と種の維持"機能である．長い歴史の中で生存を脅かす毒ヘビやクモ，外敵など危険な事物や事象と，果物や食物捕食の対象物などの生き延びるのを有利にする事物や事象に対して臨機応変の適応行動をするための進化の産物である．情動系はヒトにも動物にも共通の原理であり，子孫に多かれ少なかれ遺伝的に受け継がれることは否定できない．たとえば，ヒトもサルもヘビやクモを見れば瞬時に避けようとするし，カキやスイカなどの美味しい果物を見れば手にとって食べようとするのは良い例である．実際に，筆者らが飼育しているサルにヘビやクモ，トラ，恐竜などのモデルを見せると，すべてのサルが恐怖反応を示し，逃避行動を起こした．また，カキ，キャベツ，サツマイモ，ブドウなどの食物には快反応を示し，接近行動を起こした．このことから，脳内，とくに扁桃体には生存に重要な刺激に関しては予め遺伝的に符号化されたニューロンと神経回路が存在すると考えられる．ただ，個々のサルが示す呈示物体への恐怖や快反応の度合は個々のサルで異なっていた．このことは，サルの遺伝性の個性や生後の生活環境の違いに起因することも考えられる．筆者らの現在までのサルの行動とニューロンレベルの研究結果は，①遺伝的に備わっている認知ニューロン，②遺伝的な素因をもち，生後の学習により生成される認知ニューロン，③遺伝的な素因に関係なく，生後の学習により生成される認知ニューロンが存在する可能性を示唆する．しかし，これら①，②および③については，常に問いかけられる問題であるが，明確な答えはない．

第4章 情動の神経心理学・行動科学

4.1 情動の神経科学的研究はできる

そもそも"情動"とは何だろうか．**1.1** と **1.2** で述べたように，情動と感情という言葉を厳密に定義せずに用いられていることが多く，その違いは何かと思う人も少なくないであろう．しかし，一般的に"喜怒哀楽"などの動物にもヒトにも共通にみられる動物的感情は情動として考えられることはすでに述べた（**1.1** 参照）．しかし，現在のところ万人が認める共通の情動の科学的な定義はないのが現状である．研究者各自の理論が千差万別であり，その理論により"情動"に含まれる範疇が異なるからである．このため，現時点では情動の正確な定義は困難であるが，情動発現時に起こる諸現象を手掛かりに情動の研究を進めることはできる．情動に伴う諸現象とは，①環境内の事物や事象物の認知，②「こころ」の中で起こる内的な感情（情動の主観的体験），③動機づけ（たとえば対象物がヘビやクモであれば，それから逃げようという動機づけが起こる），④自律神経系やホルモン系を介した生理的反応，および⑤相手とのコミュニケーション（顔の表情やジェスチャーにより相手に自分の感情を非言語的に伝える）などである（McNaughton, 1989）．これら5つの現象は同時に起こるのではなく，連続した一連の脳内の情報処理の一形式として起こる．すなわち，情動は①感覚刺激（環境内の事物や事象に関する情報）の受容，②感覚刺激の生物学的または情動的（生物学的）価値評価（価値評価）と意味概念の認知（意味認知），および③価値評価と意味認知に基づく情動表出と情動の主観的体験の3つの過程からなる（LeDoux, 1986, 1987）．感覚刺激の価値評価とは，情動系が過去の体験や記憶と照合して外界の事物や事象が自分にとってどのような生物学的意味をもつのか，報酬性（有益）か嫌悪性（有害）か，などを判断する過程である．

情動の主観的体験とは感覚刺激により喚起される喜びや怒りや恐れなどで，情動の表出とは逆に「こころ」の中で起こっている過程である．情動体験の分類に関しては，文化的要因あるいは言葉の違いにより用語が異なることや分類方法自体も様々であることから，これまで統一的な見解は得られていない．Plutchik（1962a, b）は，情動を，生存するための順応的手段であると捉え，基本的な生物学的行動パターンに対応するそれぞれ8つの基本情動（共同−受容，拒絶−嫌悪，破壊−怒り，守り−恐れ，生殖−喜び，喪失−悲しみ，定位−驚き，探索−期待）を想定している（**図 4-1A**）．これらの基本情動は色と同様に様々に混ぜあわせることができ，それらの組み合わせにより，より高次の情動（派生情動）を表現できるとしている（**図 4-1B**）．図

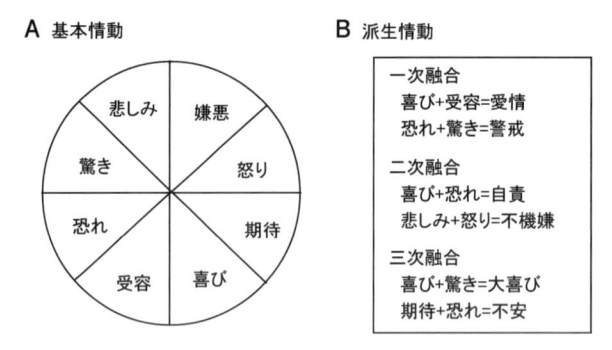

図 4-1　情動の主観的体験の分類 (Plutchik, 1962a[13], 1962b[14]を一部改変)
A：8つの基本情動．
B：派生情動の形成を示す模式図．

4-1Aの隣接する情動の組み合わせ（一次融合）により，たとえば喜びと受容により愛情が表現される．図4-1Aにおいて，1つ（二次融合）または2つ（三次融合）離れた情動どうしの融合によりさらに複雑な情動が表現される．しかし，この場合は一次融合と異なり，融合される情動の性質が大きく異なるために融合が不完全になる．たとえば，"喜び"と"恐れ"の間には受容が入っており，融合が不完全になるため葛藤が生じる．この葛藤が"喜び"と"恐れ"の融合による"自責"の源となる．基本情動はヒトと動物に共通する情動または動物的感情（喜怒哀楽の感情）であるが，これら派生情動はヒト特有の高次の情動である．

　情動の諸現象に含まれる"動機づけ"とは特定の目標に向かって行動を解発させ，維持・遂行させる一連の過程である．行動を解発させる外部刺激（餌など）は誘因（あるいは目標）とよばれる．生理学的欲求（空腹，渇きなど）は，生体の恒常性を保とうとする生理学的動機づけ（動因）を引き起こし，摂食，飲水，体温調節，性行動などの動機づけ行動を誘発する．これら動機づけと情動が関連する良い例としては食欲，飲欲，性欲，集団欲などの生理学的欲求を含むあらゆる欲求について，それが満たされたときの快感や喜び，満たされないときの不快感や悲しみ，また危険物や外敵に出会うなど生命を脅かす外界の事物や事象に対する恐れや怒りなどの情動が考えられる．ヒトも動物も快感や喜びを感じるものには近づこうとする接近行動を起こし，不快感や怒り，恐れや悲しみを与えるものには攻撃または逃避行動を起こして遠ざかろうとする．すなわち，これら快感や喜び，あるいは恐れや不安などの快または不快情動が行動の動因となっている．

　情動表出とは外に現れて目に見える測定可能な変化のことであり，刺激が有益であれば近づき手に入れようとする接近行動や有害なときには遠ざかろうとする逃避や攻撃行動，顔面筋による顔表情の表出およびこれら情動表出に伴う自律神経反応やホルモン分泌などが含まれる．情動表出では上述のように①自律神経反応（呼吸，血圧，脈拍，体温，組織血流量の変化，脱糞），②内分泌反応（ACTH，副腎皮質ホルモン，カテコラミン，バゾプレッシンなどの分泌），③顔面筋による表情の表出，④行動（情動行動，動機づけ行動）などが起こるが，それぞれ無

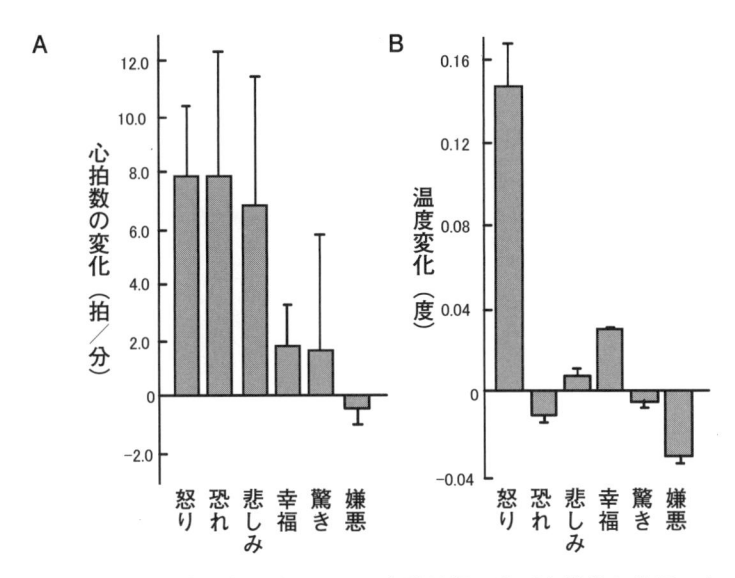

図 4–2 ヒトの情動表出時における自律神経反応（心拍数と体温の変化）（Ekman et al., 1983[7])）
被験者は種々の顔の表情を演ずるよう求められる．そのとき心拍数（A）と指の温度（B）を測定．

関係に起こるのではなく，情動の種類により様々な組合せのパターンがある．図 4–2 にはヒトの様々な情動発現時における心拍数（A）と体温（B）の変化を示してある（Ekman et al., 1983）．このように，怒り，恐れ，悲しみ，幸福，驚き，嫌悪などの情動発現時には自律神経反応（心拍と体温）がそれぞれ一定のパターンに従って起こるので，基本情動である喜怒哀楽の感情を区別することができる．さらに，情動発現時にはこれらの自律神経反応だけでなく，攻撃や逃走や接近などの情動行動，喜びや怒りや恐れなどの顔表情の表出や言葉による表現，ジェスチャーなども同時に伴っている．

4.2 動機づけとは何か

　動機づけとは行動を発現させ，その行動を維持し，さらに一定の方向に導いていく過程の総称であることはすでに述べた．動機づけも情動と同様に，研究者によって行動の種類や範囲あるいは性質，その背景となる動機づけ要因の範囲や種類，要因間の関係についての見解が異なる．このように，動機づけの統一的な定義は確定されていない．ここでは，筆者らが読んだ文献や研究の過程での見解を述べる．動機づけの過程は少なくとも要求（need），動因（drive）および誘因（incentive）の3つの側面に区別できる．要求は生体内の特定の成分の欠乏または過剰によって生ずる．たとえば，食物や水分欠乏時の身体内の生理的不均衡は食物や水の要求となる．血中のグルコース濃度（80〜100mg/dl）やpH（7.35〜7.45），体温（36.0〜37.0℃）など生体内の物理化学的性質はある限界内に保持されていて，極端に変動すると生命に危険とな

る（Bernard, 1859）．Cannon（1932）はこのような生体の機能を生命維持のための恒常性（homeostasis）とよんだ．これら生体内部の生理的平衡状態の変動（体エネルギー，水分，体温など）に起因する要求は一次的（primary，または有機的 organic）要求であり，何らかの意味で経験的に獲得された嗜好，グループ内での地位，交友関係などの要求は二次的（secondary，または派生的〈derived〉，または非有機的〈unorganic〉）要求である．一次的要求はすべての個体に同様に認められるので，一般的（general）要求であり，二次的要求は個体によって異なるので，個別的（individual）要求である．

　従来，動因という言葉もいろいろな意味に用いられているが，大別すれば目標に方向づけられた行動を持続するという行動的動因（behavioral drive）の意味と，そのような行動を発現する内的な刺激という生理的動因（physiological drive）の意味に用いられている．動因にも一次的動因と二次的動因がある．一般に，一次的動因（空腹，渇き，性欲，温感および冷感，苦痛など）は一次的要求に，二次的動因（特定の食物や習慣，順位，交友など）は二次的要求に起因し，それぞれ生理的動因および学習的動因とよばれる．また，Young（1936）はある特定の行動に対する身体的要因を客観的に記述でき，しかも他の動因に対する要因と明瞭に区別できるものを一次的動因としている．これに対して外敵からの逃避のような外的要因により，しかも身体的要因が明確でないものを二次的動因としている．一次的動因は欲求（appetite）と嫌悪（aversion）に分けられる（Tolman, 1932）．欲求は周期的で，出現したり，消失したりするが，嫌悪は不規則な外的環境に直接に左右される．さらに，Skinner（1938）は動因を仮説的な有機的状態と定義している．これらの考え方は観察可能な行動と実験操作との関係に基づいて構成された概念である．これに対して，動因はそれによって動物の活動を誘起するような器官または組織内の一つの条件であるとする，動因の生理的側面を強調する考え方がある．この見解では，行動のエネルギーを発現していくのは身体的な内部の刺激作用であるから，目標指向行動もまたこのような作用によって発現し，方向づけられる．

　誘因には，空腹動物に対する餌，性欲亢進動物に対する異性の相手，危険物などの動因による行動を誘起する対象物または環境内での事物や事象がある．

　結局，何らかの要求によって起こった動因は反応または行動を発現し，それが誘因または目標の存在により達成されると，要求に応じた動因は停止し，したがって反応や行動は終わる．このような要求-動因-誘因の機能的関係を総称して，動機づけと定義できるであろう．動機づけの過程はこのような内的要因と外的な要因が相互関連的な協調によって成立するのであるが，そのいずれに重点が置かれるかはいろいろな条件によって左右される．空腹動物による求食行動は主として内的要因によって規定され，新しい環境を探索するような行動はむしろ外的条件によって規定されることが多い．また，性的動因は内部的な身体状態に依存するとともに，環境内における異性の存在に依存する．

4.3 動機づけと情動の関連性

　動機づけと情動に関しては様々な議論が現在まで続いている．一般的な通説に従うと，種々の本能行動は動機づけ行動であり，接近，攻撃および逃避行動は情動行動である．しかし，動機づけと情動をまったく別の概念として捉えることはできない．たとえば，電気ショックを回避する能動的回避行動（一種の動機づけ行動である）では，恐れや不安などの不快情動が行動の動因となっている．逆に，動機づけは情動を発現するためのエネルギー源である（Buck, 1984）と考えることもできる．たとえば，空腹や口渇などの生理的要求について，それが満たされたときには快感や喜び（快情動）が，満たされないときには不快感や悲しみ（不快情動）がわき上がってくる．さらに，この快感や不快感は動機づけ行動を促進する強化刺激となっている．たとえば，ストレスによる多食症では食欲を満たしたときの快感を得るために食物を必要以上に食べている．神経性食欲不振症では食物を食べることが快感につながらないので拒食となっている．これらのことから快，不快の情動はヒトや動物の行動において中心的な役割を果たしていると考えられる．

4.4 情動の生物学的意義としては個の生存と種の維持，繁栄が大きい

　Darwinは19世紀に『種の起源』の中で自然選択説を唱え，生存に適した特性を有する子孫が生き延び，世代を経るに従い，その特性が発達して種が分離するとした．彼の説によると，哺乳類は情動行動などの共通の行動特性を備えているので，共通の祖先から発達し，共通の神経系を備えていることになる．これら情動反応は生存する確率を増大させる．ラットなどでは情動反応として"すくみ反応（freezing）"が起こるが，天敵から身を隠すのに都合が良い．これら情動反応は急激に起こるが，天敵の姿や臭いなど重大な刺激に短時間に応答するのに適している．このように，"情動"とは生物が進化の過程で獲得し，発達させてきた生存のための手段であり，その生物学的意義は個体の生存確率を高める個体維持と種族保存にある．それゆえ，ヒトを頂点としてすべての動物は情動を発達させてきた．Darwinは著書『人間と動物の情動表出（1872）』（浜中浜太郎訳, 1991）の中で，様々な動物やヒトの情動表出を比較した結果，それらに共通性がみられることを見出し，ヒトの情動表出は後天的に習得したのではなく，遺伝的（本能的）に備わったものであると述べている．

　上述のように，ヒトは最も"情動"の発達している動物である．動物の情動行動を比較した研究によると，動物の知的レベルの上昇に伴い，情動反応を引き起こす刺激の種類が増加し，複雑となり，情動の持続時間も長くなる．ラットではヘビやクモなどの天敵，突然の大音響や痛みあるいは未知の環境などが情動反応を引き起こす主な刺激である．一方，イヌではより複雑な刺激に反応するようになり，床の上を動く帽子や普段と違う服装をした飼い主などにも情動反応をする．サルではヘビやクモ，恐竜の模造品を見ただけで逃避反応を示す．さらに，チ

ンパンジーになると，人形や玩具の動物，デスマスク，ホルマリン漬けのチンパンジーの頭部やヒトの頭の模型などに対しても情動反応を起こす（Hebb, 1972）．ヒトでは言語機能が発達し，幽霊やお化けが出そうな何となく不気味な感じがする場所といったようなより広範囲の形而上の対象（物）に対しても情動反応を起こす．これらヒトの情動行動はすべて遺伝的に備わった本能的行動（摂食，飲水，性行動）に帰することはできない．視覚が進化の過程で体験した生死にかかわる事物や事象に関する遺伝的にプログラムされた情動反応であろうと考えられる．

　また，出生直後の新生児もある程度基本的な情動の表出ができ，動物の情動表出と共通性が高いことから基本情動といわれている．ヒトでは乳幼児期から社会活動へ参加するようになるにつれ，情動行動は急速に発達して複雑化し，相手の情動行動を認知する脳機能（社会的認知機能：後述）も発達していく．ヒトを含めて霊長類は大きな社会集団を形成することから，個体間の非言語的コミュニケーションが生存に不可欠であり，喜怒哀楽の顔表情の表出とその認知機能がこれらコミュニケーションに重要な役割を果たしているからである．このように，霊長類では社会的認知機能が生後急速に発達することから，学習により獲得していく後天的要素も重要である．自閉症児などでは情動表出はある程度可能であるが，社会的認知機能の後天的な発達障害により様々な行動障害が生じる．近年の研究によると，情動発現に重要な役割を果たしている扁桃体や海馬体，前部帯状回などの大脳辺縁系は生後早期から活動を開始し，これら社会的認知機能の発達にも重要な役割を果たすことが明らかにされつつある．

4.5　人間の脳と情動の発達

a.　解剖学的発達

　出生直後の新生児の脳の重さは約400gで，6か月で2倍の約800gになり，7〜8歳で大人の90％の約1,200gの重さになる．その後はゆっくりと重さが増加し，20歳前後でほぼ成人の脳の重さになり，50〜60歳頃から少しずつ軽くなっていく．このように生後に脳が重くなっていくのは，ニューロン（神経細胞）の数が増えるのではなく，ニューロンの間を埋めているグリア細胞（gliocyte または neuroglia cell，神経膠細胞）の増加や脳に栄養を供給する血管が伸び，大きくなることも関係するが，個々のニューロンが軸索突起を伸ばし，新しい樹状突起（dendrite）が枝分かれして他のニューロンとシナプスを形成していくことが主な原因である．図4-3にはヒトの大脳新皮質における第一次運動野錐体ニューロン（手や足などの運動を司る脊髄運動ニューロンへ運動の指令を送る）の生後発達を示してある．生後の個々のニューロンと脳の発達と年齢との関係がわかる．要約すれば，脳は生後2歳頃までに急速に発達し（大人の60〜70％），3〜5歳では緩徐に，5〜6歳で急速に，6〜9歳では緩徐に，9〜11歳で急速になり，その後ゆっくり発達していくといえる（図4-3）．これは次に述べる情動の発達と密接

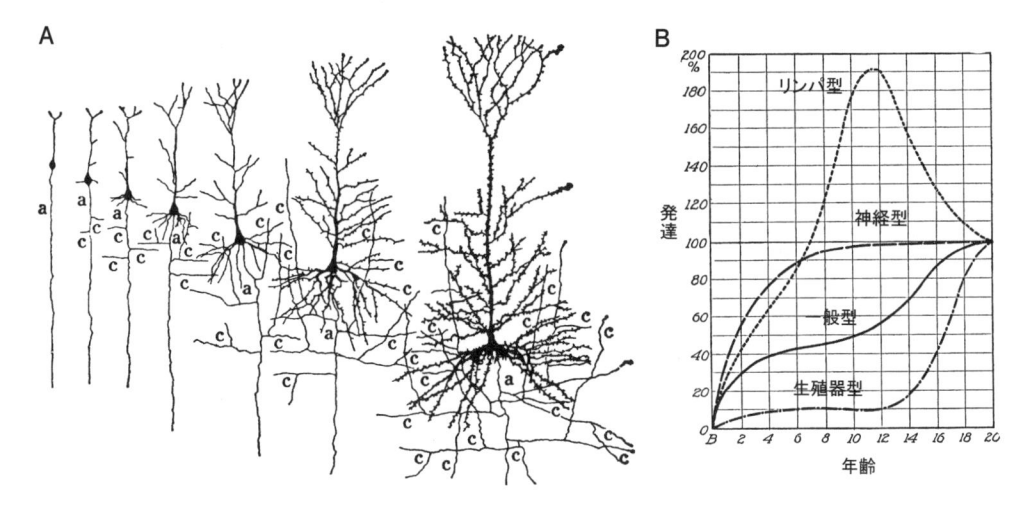

図4-3 ヒトの運動野にある錐体細胞の樹状突起の発達（A）（時実，1962[22]；Scammon，1930[15]）の改変）と身体組織器官の発育型式（B）（Scammon，1930[15]）
a：軸索，c：軸索側枝，他は樹状突起．

に関係することを示している．

b. 情動の発達は生後の一次情動（生得的な基本情動）から二次情動（学習によるヒト特有の細分化された情動）へと発達する

　Damasio（1995）は豊富なヒトの症例研究に基づき，情動とその神経回路の発達に関して非常に魅力的な仮説を提唱している．彼らの仮説では情動は一次情動（primary emotions）と二次情動（secondary emotions）に分けられている．サルやヒトなど高等動物の発達初期の情動は一次情動であり，情動の基本過程であるが，原始的で生得的要素が非常に強い．この一次情動は多くの下等生物でも認められ，感覚刺激の鍵刺激となるいくつかの特徴またはその組合せが情動反応を惹き起こすのである．この場合，情動は必ずしも意識されない．このような一次情動は扁桃体を中心とする神経回路で処理される．一方，発達が進み成人になると，二次情動が一次情動に置き換わる．二次情動はヒトが情動を情動として意識し，事物や事象と一次情動との間に意味論的なつながりを形成することにより生じる．二次情動の脳内過程には扁桃体を中心とする情動の基本回路に，さらに眼窩皮質や腹内側前頭皮質が加わる．二次情動の多くは生後学習に依存し，過去の様々な体験は情動行動に柔軟性をもたらし，繊細で機敏な情動の制御が可能になる．

　一方，Shaverら（1987）は乳幼児の情動発達過程に対する考察から情動の分類を試みている（**図4-4**）．乳幼児は最も初期の段階で，ヒトや出来事あるいは状況を自己に利益をもたらすもの（快情動）と有害な喪失をきたすもの（不快情動）に大きく分類することを学習する．生後3か月から3歳頃までに，nice（うまい），like（好きな），good（良い）およびbad（悪

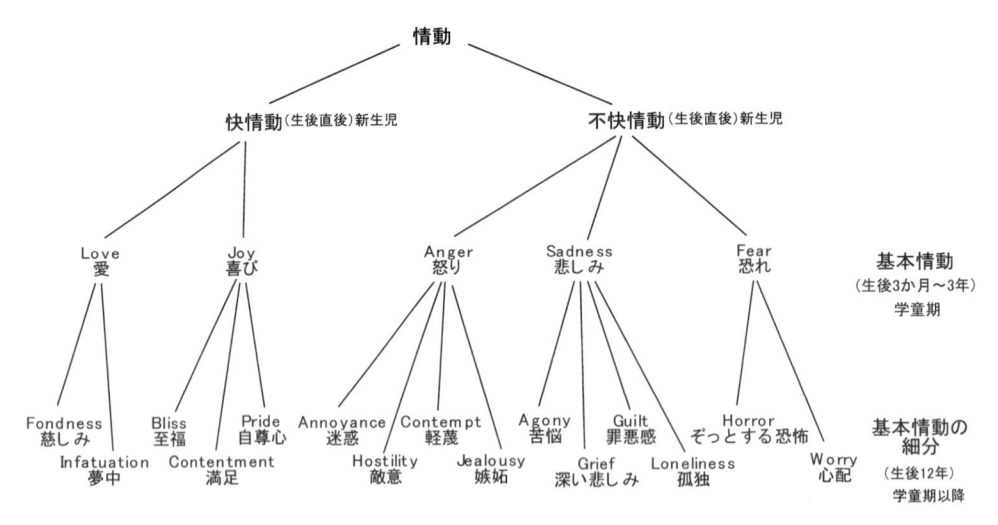

図4-4 ヒト情動の個体発達と階層構造（Shaver, 1987[17]）

い），mean（けちな），don't like（嫌い）などの言葉に代表される情動を学習するが，個々の基本情動の習得過程や状況などを陳述記憶として思い出せないことがほとんどである．これらの抽象的な情動は，さらに5つの基本情動（love〈愛〉，joy〈喜び〉，anger〈怒り〉，sadness〈悲しみ〉，fear〈恐れ〉）に発達する．これらの基本情動はそれぞれに相当する表情を伴い，幼児から学童期の子供が学習する最も初期の情動的語彙である．この基本情動に相当する言葉はほとんどの文化でみられ，生物学的な基盤を有する普遍的なものである．これらの基本情動は，さらに嫉妬，罪悪感，自尊心，憤慨などのいくつかの情動に細分される．小児期から思春期の子供は精神発達のより後期で社会的な成功や不成功，偶発的または意図的行為および道徳的責任などを理解し，情動的語彙の識別ができるようになり（情動が細分化されるにつれ），これらの言葉を次第に習得していく．したがって，これら細分化された情動概念は文化の種類により，さらには同一の文化でも歴史的年代によりかなり異なる．これら細分化された情動や情動的語彙の学習過程や状況は陳述記憶として思い出せるのが普通である．このような生後3か月から3歳までの基本情動と小児期から思春期までの細分化された情動の発達は前項aで述べた脳の解剖学的発達と密接な相関がある．また，基本情動は，ヒトにも動物にも共通にみられ，行動とそれに伴う自律神経反応やホルモン分泌が起こるので，動物を用いてニューロンから行動レベルの研究ができる．しかし，細分化された情動はヒト特有のものであり，動物実験ができず，今のところニューロンレベルの研究など行えない．ヒトの「こころ」の究極的な理解のためには新しい計測法などの開発が望まれる．

4.6 脳には情動，記憶および理性システムがある

　解剖学的知見，ヒトや動物の神経心理学的研究に基づき，情動発現の神経機構について脳内

情動発現の神経回路

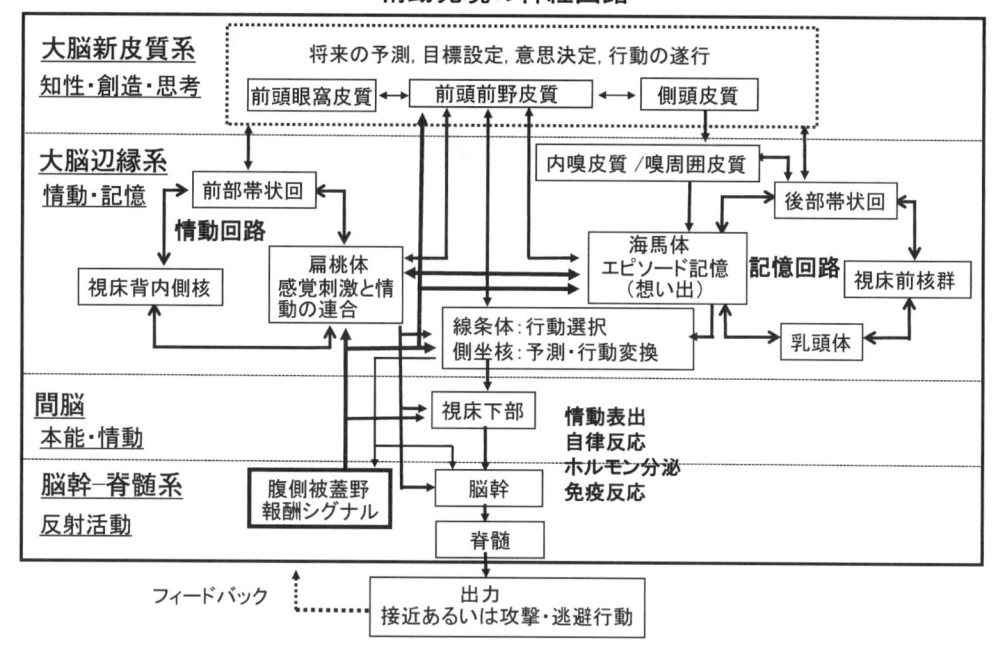

大脳新皮質系 知性・創造・思考	将来の予測, 目標設定, 意思決定, 行動の遂行 前頭眼窩皮質 ↔ 前頭前野皮質 ↔ 側頭皮質
大脳辺縁系 情動・記憶	前部帯状回　内嗅皮質／嗅周囲皮質　後部帯状回 **情動回路** 視床背内側核　扁桃体 感覚刺激と情動の連合　海馬体 エピソード記憶 （想い出）　**記憶回路**　視床前核群 線条体：行動選択 側坐核：予測・行動変換　乳頭体
間脳 本能・情動	視床下部　情動表出 自律反応 ホルモン分泌 免疫反応
脳幹−脊髄系 反射活動	腹側被蓋野 報酬シグナル　脳幹 脊髄

フィードバック ←------ 出力
接近あるいは攻撃・逃避行動

図 4–5　情動・記憶に関与する仮説的な神経回路
前頭前皮質では行動の意思決定がなされる．頭頂葉（頭頂皮質）と側頭葉（側頭皮質）には各感覚種の連合野があり，感覚刺激の知覚と認知がなされる．左大脳半球下頭頂小葉は言語領野（左大脳半球のブローカ，ウェルニッケの領域および下頭頂小葉）に含まれる．右大脳半球の下頭頂小葉（頭頂皮質の一部）は環境内の空間的位置関係の認知に関与する．これら新皮質連合野からの出力は扁桃体を中心とする情動回路，海馬体を中心とする陳述記憶回路，および大脳基底核（線状体・側坐核）を中心とする非陳述記憶回路に入力される．また，海馬体で処理された高次の情報は海馬体と扁桃体間の直接経路を介して扁桃体に入力される．視床下部は扁桃体からの主要な出力機構となっている．現時点では，側坐核，後部帯状回，視床前核は情動，記憶に関与するとの報告もあるが，これら部位の役割に関しての研究が望まれる．実線および点線はそれぞれ直接および間接的な線維結合．

の機能モジュール（脳のシステム）が提唱されている．ここでは，筆者らのマウス，ラット，サルの快または不快情動行動中の脳内各部位ニューロン応答性の解析結果に基づき，情動，記憶および理性システムの体系化の試みについて述べる（**図 4–5**）．

　前頭葉は側頭葉ならびに頭頂葉などすべての大脳新皮質連合野から入力を受け，理性や知性の発現に重要な役割を果たしている．前頭葉は系統発生学的にヒトで最も発達し，ヒトでは全大脳新皮質表面の 30％ にも達する（Semendeferi et al., 2002）．この比率はサルなど他の霊長類と比較しても桁違いに大きい．このため，ヒトの進化の歴史を"前頭葉の時代"と称することもある．しかし，長い間，前頭葉の機能は不明であった．ヒトの前頭葉を直接電気刺激しても何ら反応が起こらないことから，一時期「沈黙領野（silent area）」とよばれたこともある．現在では，多くの研究者の意見は少なくとも前頭葉がヒトの精神活動に非常に重要な位置を占め

ることで一致している．

　これまでの多くの非侵襲的研究により扁桃体，前部帯状回，眼窩皮質，側頭葉極部（側頭皮質），島皮質および視床背内側核などが動物だけでなく，ヒトの情動発現にも重要な役割を果たすことが報告されている（Damasio, 1994）．情動発現には扁桃体を中心とするこれら大脳辺縁系各領域（扁桃体，前部帯状回／眼窩皮質，側頭葉極部および視床背内側核）が神経回路（情動回路：1949 年に Yakovlev が提唱した記憶回路と同じである）を形成し，脳の他のシステムと協調して中心的な役割を果たしている．Yakovlev の記憶回路は実は情動回路であったことが明らかになったのである．扁桃体は大脳新皮質の前頭連合野（背外側前頭前皮質，眼窩皮質）をはじめとするすべての感覚連合野，大脳辺縁系の他の部位，視床下部との相互連絡により，知覚，認知された身体内部情報や環境内の事物，事象に関する情報の価値評価と意味認知を行い，各種の本能や情動行動を制御している．

　海馬体は海馬傍回を介して前頭皮質および下頭頂小葉（頭頂皮質の一部）など高度な機能を有する連合野から直接入力を受け，神経回路（記憶回路：1937 年に Papez が提唱した情動回路と同じである）としていつ，どこで，何がまたは誰がどうしたといった思い出（エピソード；出来事）とクジラは哺乳類であるとか，英語の綴りや漢字の書き方や意味など教科書や辞書で学ぶ知識の記憶や，場所や事物，事象などの記憶や空間認知に重要な役割を果たしている．1939 年，Yakovlev による記憶回路の提唱よりも 10 年前に Papez が提唱した情動回路は，実は記憶回路だったのである．Papez の情動回路が記憶回路であり，Yakovlev の記憶回路が，逆に情動回路であったことは情動系と記憶系の相互作用を暗示していたようで興味深い．

　一方，大脳基底核の線条体や側坐核は，扁桃体，海馬体，大脳新皮質の前頭前皮質および他の大脳新皮質から入力を受け，楽器の演奏や自転車の運転，運動競技における手足の動作などの非陳述記憶（技術や習慣記憶）に重要な役割を果たしている．これらシステムの相互作用と同時並列的な情報処理が情動と記憶のメカニズムの中核をなしているのである．

第5章　情動の神経行動科学

5.1 情動発現から行動表出の過程における神経情報処理はどのように行われるのか

a. 行動発現の神経構造と伝達物質は何か

1. 視床下部は動機づけ，情動発現と行動の統合中枢である

　視床下部は動機的および情動的側面から行動を強力に制御している．動物では摂食，飲水，性，体温調節などいわゆる本能行動が主な動機づけ行動である．表 5-1 は，これら各種本能行動に及ぼす視床下部の影響に関する多くの研究をまとめたものである．ヒトも動物も快感を覚えるものには快情動行動（接近行動）を起こし，不快感を覚えるものには攻撃または逃避行動といった不快情動行動を起こして遠ざかる．これら快および不快情動行動を称して情動行動とよぶ．これら行動の根底にある「動機づけ」と「情動」は互いに関連している側面がある．一種の動機づけ行動である電気ショックを回避する能動的回避行動では，恐れや不安などの不快情動が行動の動因となっている．逆に動機づけは情動を発現するためのエネルギー源である (Buck, 1984)．たとえば，空腹や渇きなどの生理的欲求について，それが満たされたときには快感や喜び（快情動）が，満たされないときには不快感や怒り，恐れや悲しみ（不快情動）がわき上がってくる．この快感や不快感は動機づけ行動を促進する強化刺激となっている．これから述べるように視床下部の刺激や破壊により，快，または不快情動行動が大きな影響を受けるので，視床下部は動物の動機づけと情動発現による行動表出の重要な統合中枢であると考えられている．

表 5-1　視床下部の各種動機づけおよび本能行動に及ぼす影響

行動	破壊により影響が現れる領域（↑：行動促進，↓：行動抑制）
日周リズム	視交叉上核（↓）
飲水行動	外側視索前野（↓），内側視索前野（↓），視床下部外側野（↓），不確帯（↓），第三脳室前腹側部（↓）
摂食行動	視床下部外側野（↓），腹内側核（↑），脳弓周囲核（↓），室傍核（↓）
性行動	雄：後視床下野（↑），内側視索前野を含む前部視床下部（↓）雌：腹内側核（↓），内側視索前野（↑）
体温調節行動	視索前野・前視床下野（↓），視床下部外側野（↓）

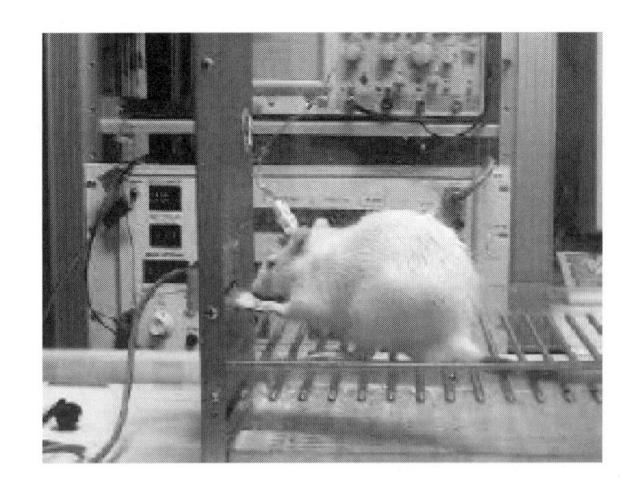

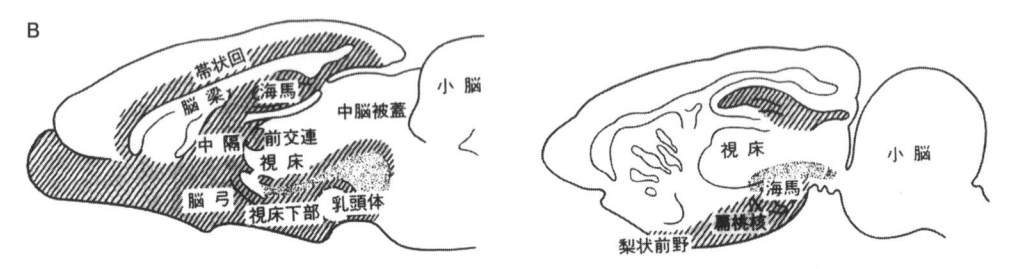

図 5-1 ラットの脳内自己刺激実験法（A）および報酬領域と嫌悪領域（B）（Olds, 1958[271]）
A：慢性的に脳内に電極を植え込んだラットのレバー押しによる脳内自己刺激（ICSS）行動．
B：斜線部は報酬領域，点描部は嫌悪領域．

2. 行動発現の神経構造として報酬系と嫌悪系がある

　脳内には快情動（快感）を生み出したり，それに基づいて行動を解発する特異的な部位が存在する．1954年，OldsとMilnerは当時明らかになりつつあった網様体刺激の覚醒効果を研究していた折，ラットが大きな卓上の走路を動き回っているときに，電気刺激を受けた特定の場所へ戻ろうとする傾向のあることに気づいた．彼らはこの偶然の観察を見逃さず，ラットが中隔核領域の電気刺激を受けた場所へ行くことを学習することを実証した．Brady（1960）は，このラットが自ら好んで自分の脳を電気刺激する行動を脳内自己刺激（intracranial self-stimulation：ICSS）と名付けた．この名称が現在いろいろな動物で容易に再現できる同様の行動に対して広く使われるようになった．このラットのICSS行動の発見以降の多くの研究結果は，①動物が脳の電気刺激を積極的に求めようと行動する場合は，その部位の刺激が快感，または満足感を伴う報酬効果（reward effect）または正の強化（positive reinforcement）をもつ，②逆に刺激を避けようと行動する場合は，その部位の刺激が不快感，または嫌悪感を伴う嫌悪または罰効果（aversive or punishment effect）または負の強化（negative reinforcement）をもつ，③これら報酬および嫌悪（または罰）効果を起こす脳内の領域はそれぞれ報酬系と嫌悪（罰）

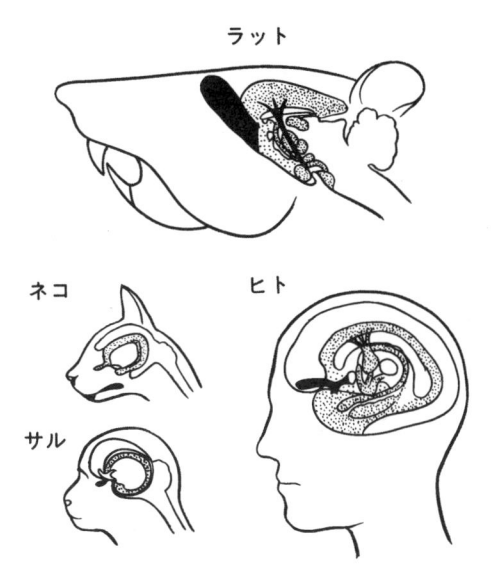

図5-2 ヒトと動物の報酬領域（点描部）（ラット：Olds & Olds, 1963[275]; ネコ：Wilkenson & Peele, 1962[424]; サル：Bursten & Delgado, 1958[42]; ヒト：Bishop et al., 1963[28]）

系である，と要約できる．図5-1Aは，ラットがスキナー箱内でレバーを押して自分の脳内の特定の部位を短時間（0.5sec）電気的に刺激するICSS行動実験の写真の例である．この実験により，報酬系には梨状葉，海馬体，扁桃体，中隔核部，内側前脳束などが，嫌悪系には背内側披蓋の室周囲系，腹側視床，視床下部背内側核，内側毛帯などが含まれることが明らかになっている（図5-1B）．内側前脳束の報酬効果はとくに強く，1時間のレバー押しが8,000回にも達する．

報酬系は，視床下部外側野を貫いて中脳被蓋の腹外側部と嗅球，大脳辺縁系，大脳新皮質などの前脳部を結ぶ内側前脳束に一致する領域である．ICSS行動は，とくに視床下部外側野（内側前脳束）で最も容易に高い頻度で起こる．図5-2には，いろいろな動物とヒトの脳の報酬系を示してある（Olds, 1976）．嫌悪系は，中脳の背側部と前脳の大脳新皮質や大脳辺縁系に属する部分を結ぶ室周系を中心とする領域である．

1) 報酬系は動機づけ行動が満たされたときの快情動（快感：正の強化）の神経機構である

ICSS行動の最も起こりやすい視床下部外側野は，動機づけ行動の起こりやすい部位でもある．ラットの視床下部外側野では，電気刺激により前部から後部へと体温調節，性，飲水，摂食および性行動の順で動機づけ行動の起こりやすい部位が配列している（図5-3A: Olds, 1976）．電気刺激により摂食行動の起こる部位で刺激強度を上げると，捕捉攻撃行動が起こる（Panksepp, 1971）．空腹が動因となり，ネコがネズミを捕らえる行動は捕捉攻撃行動のよい例

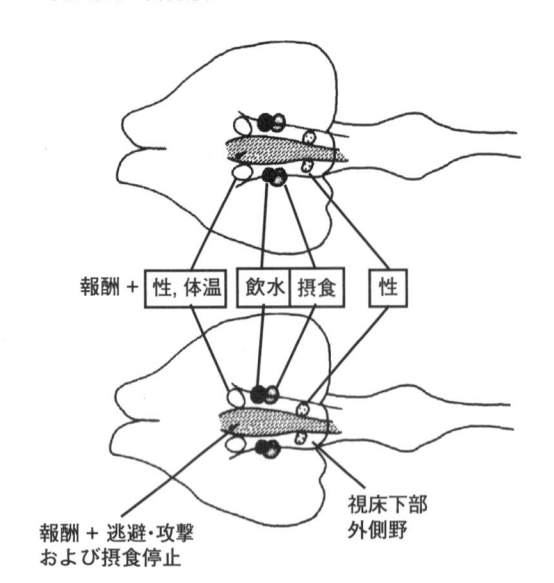

A 本能行動の誘発部位　　　　　　　B 攻撃行動の誘発部位

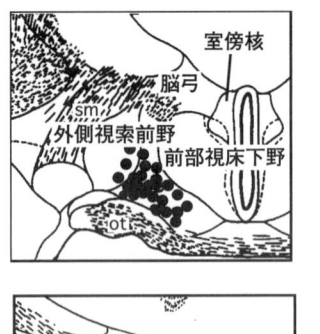

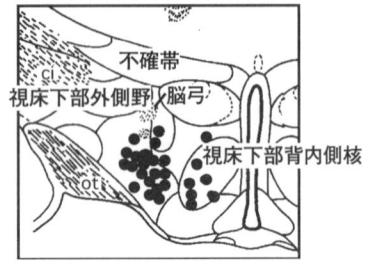

図5-3　視床下部の電気刺激による各種本能行動（A）および情動行動（B）の誘起部位（Olds, 1976[272]; Hess, 1957[144]）

視床下部外側部では前部から後部にかけて体温調節行動と性行動，飲水行動，摂食行動，性行動の順でそれぞれの行動が起こりやすい部位が配列している（Olds, 1976[49]）．しかし，各行動の誘起部位にはかなりの重複がある．攻撃行動は視床下部内側部の脳弓腹側部の領域，および腹内側核の腹側部の刺激により起こる（Roeling et al., 1994[331]）．

である．これらのことから，ICSS行動は摂食，飲水，性，体温調節行動などの動機づけ行動が満たされたときと類似の快感発現に関与する神経機構の人工的な賦活により発現すると考えられている．

ラットでは摂食や飲水行動などに影響を与える生理的欲求，たとえば空腹や渇き感などもICSS行動に影響を与え，摂食行動に関してはラット視床下部外側野摂食中枢におけるICSSの頻度は，①絶食により増加する（Margules & Olds, 1962），②胃に流動性食餌を強制的に注入して満腹状態にすると減少する（Hoebel, 1968），③血糖値を低下させて過食を引き起こすインスリンの投与により増加し，逆に血糖値を上昇させるグルカゴンの投与により減少する（Hoebel, 1969）．飲水行動に関しては，①視床下部外側野の脳弓背外側部飲水中枢におけるICSSにより飲水行動が発現し，飲水量は1時間に40mlにも及ぶ（Mogenson & Morgan, 1967），および②絶水により視床下部外側野におけるICSSの頻度が増加する（Brady & Nauta, 1955）などの報告がある．雄ラットの性行動に関しては，①後部視床下部性中枢におけるICSSにより射精が起こる（Caggiula & Hoebel, 1966），②去勢したラットの後部視床下部におけるICSSの頻度はアンドロゲン投与により増加する（Olds, 1958; Caggiula & Hoebel, 1966），③交尾し，射精した後では後部視床下部におけるICSSの頻度が低下する（Herberg, 1963）などの報告が

ある．

　これらの事実から，ICSS行動は，摂食，飲水，性行動などの動機づけ行動に伴う誘因報酬（incentive reward）（食物や水などを見たり，ニオイをかいだりなど報酬獲得の可能性があるときの快感）や完了報酬（consumatory reward）（食物や水の摂取など欲求が満たされたときの快感）など正の強化機構の人工的な賦活により発現することを示唆する．脳への電気刺激が報酬となるのは，食物や水などの自然の報酬と類似の強い効果が起こるからであると考えられている（Rolls, 1976）．

2）嫌悪系は怒りや恐れなどの不快情動（負の強化）の神経機構である

　1949年にノーベル医学生理学賞を受賞したHessは，ネコの間脳，脳幹部を系統的に電気刺激し，視床下部の刺激により自然の刺激によって誘発されるのと同様の攻撃行動あるいは防御行動が誘起されることを発見した（Hess et al., 1936; Hess, 1957）（図5-3B）．その後，これらの領域は，扁桃体から腹側扁桃体遠心路（Hilton et al 1963）あるいは分界条（Fernandes de Molina & Hunsperger, 1959）を介して視床下部前部から視床下部内側部と中脳中心灰白質へ続く連続した領域の一部であることが明らかとなった．電気刺激によって誘発されるこれらの行動は，刺激する領域と刺激の強さによって異なる．弱い刺激強度では，うなり声，頭部を下げた姿勢，瞳孔散大，立毛などが起こるが，刺激強度を上げるにつれて，うなり声が大きくなり，ヒッシング（"しっ"といううなり声）や攻撃や逃走行動を伴うようになる（Fernandes de Molina & Hunsperger, 1959）．

　これらの情動反応は視床下部では，とくに腹内側核とその周辺部で起こりやすい．ネコにペダルを押して電気ショックを回避する能動的回避行動を学習させて，視床下部の攻撃行動または逃避行動を誘起する部位（腹内側核）を電気刺激すると，ネコは直ちにペダルを押すようになる（Nakao, 1958）．これらの部位の電気刺激は，自然の刺激に誘発されて起こる怒りや恐れの情動と同様の心理状態を引き起こしていると考えられている．

3）脳内自己刺激（ICSS）行動は動機づけ行動神経機構の人工的賦活により起こる

　ICSS行動が動機づけ行動に関与する神経系を賦活することにより発現するという仮説を検証する一つの方法は，ニューロン活動（インパルス放電）の記録実験である．それではICSSが最も高い頻度で起こり，刺激により摂食行動が誘発される視床下部外側野のニューロンは，摂食行動やICSS行動に対してどのように応答するのであろうか．Oldsらはオペラント（道具的）条件づけの手法を用いたラットの学習実験で，視床下部外側野ニューロンが食物の呈示に先行する音条件刺激とその後の食物への接近行動中に促進応答（インパルス放電数の増加）を示す視床下部外側野ニューロンは，食物の摂取時には抑制応答（インパルス放電数の減少）を示すことを報告している（Hamburg, 1971; Linseman & Olds, 1973; Olds, 1973）．視床下部外側野ニューロンの抑制応答は，後部視床下部のICSS（Ito, 1971）や多幸感をもたらすモルヒネを投与しても起こる（Kerr et al., 1974）．また，筆者ら（Ono et al., 1982）は，レバー押し摂食行動

下サルの視床下部外側野にもグルコース感受性ニューロンが存在し，エンケファリンやモルヒネで抑制されることを報告している（**図5-15**）．Olds（1976）は，このような応答を示す視床下部外側野ニューロンは動因ニューロンであり，食物や水のような自然報酬や人工的なICSS報酬，さらにはモルヒネ投与による視床下部外側野ニューロンの抑制応答は動因の低減に対応するとした．そして，他の報酬系部位に存在する報酬ニューロンが動因ニューロンを抑制する機能を果たしていると考えた．

　一方，Rollsらはサルのニューロン活動の記録実験で，視床下部外側野には食物を見たときやグレープジュースを摂取したときに特異的に応答するニューロンが存在し，食物を見たときの応答の強さは，サルの好みの程度に依存して変化することを報告した（Rolls, 1976; Rolls et al., 1976, 1980）．これらのニューロンは，視床下部外側野だけでなく，他のICSS行動誘発部位，たとえば眼窩皮質，側坐核，視床背内側核などの刺激にも応答した．サルにニューロン活動の記録に用いた電極を通して電流を流せるようにしてICSSを行わせると，そのようなニューロンの存在部位で最も低い閾値（小さい電流強度）でICSS行動が起こった．また，サルが満腹状態に近づくにつれ，食物を見たときなどのニューロン応答は次第に減弱し，最終的には消失した．Rollsは，これらの実験結果から，①食物を見たときや摂取したときに応答する視床下部外側野ニューロンは報酬ニューロンである，②これらニューロンは視覚，味覚，嗅覚などの食物がもつ種々の感覚性信号を入力として受け取る，③これら入力の報酬ニューロンへの伝達は動物の動機づけ状態を反映した空腹ニューロンの活動によって調節される，④報酬ニューロンの出力は食物が食べられるか否かや，どのくらい美味しいかなど，快楽の程度を決めている，⑤ICSS行動はICSSに対する直接あるいは間接的な報酬ニューロンの応答が，快楽を生じることにより発現すると考えた（Rolls, 1976）．つまり，Oldsが食物の呈示や摂食時に応答する視床下部外側野ニューロンを動因ニューロンとして動因低減説の立場をとったのに対し，Rollsらはそれを報酬ニューロンとし，むしろ快楽説の立場をとったのである．筆者ら（Ono et al., 1979）は，サルの視床下部外側野の摂食行動（食物を見たときや食べるとき）に応答するニューロンの活動は摂食後の血中グルコース上昇により抑制され，サルはレバー押し摂食行動もしなくなることを報告している（Ono et al., 1981; Nishino et al., 1982）．このことから，報酬ニューロンは視床下部外側野（摂食中枢）のグルコース感受性ニューロンである可能性が高い．また，Rollsらの実験ではサルの眼前に大きなカメラのシャッターと口角付近に注射筒が設置してあり，種々の食物または非食物をピンセットの先に挟んで，シャッター開放後に瞬間的に呈示し，呈示物体が食物のときには注射筒の先を舐めると（リック行動により），報酬としてグレープジュースを摂取でき，非食物であればリック行動をしてもグレープジュースは摂取できない．彼らの実験では呈示食物が何であっても報酬として同じ味のグレープジュースを与えている．一方，筆者らの実験では，**5.2, d, 2**や**5.4, b, 1, 2**で述べるように，サルは見た物体が食物であればレバーを押してシャッターを開けてその食物を手で取って味わって食べ，食べられない物体であればレバーを押さない．Rollsらと筆者らの実験方法の違いは，その後の研究の展開やニューロンの応答性と食物の認知，好き嫌いの度合，物体の生物学的価値評価や意味

5.1 情動発現から行動表出の過程における神経情報処理はどのように行われるのか　93

認知などデータの解釈に大きな意味をもつことになり，無視できない．

　Olds が彼の考え方の根拠とした実験では，同一の視床下部外側野ニューロンが食物や ICSS にどのように応答するかをみていない．また，Rolls らの実験においても食物を見たときあるいは摂取したときの視床下部外側野ニューロンの応答といろいろな脳部位の ICSS により生ずる応答の方向（促進あるいは抑制）について言及していない．摂食や ICSS が視床下部外側野の動因ニューロンや報酬ニューロンを媒介として発現するという仮説は，摂食や ICSS に対してこれらのニューロンが同じ方向の応答を示すということを少なくとも前提として成り立つものである．実際，筆者らの研究によると，サルの視床下部外側野ニューロンは好きな食物を口にしたときは抑制応答を示し，嫌いで摂食を拒否するような食物を口にしたときは，逆に促進応答を示す（**5.2, d, 2** 参照）(Ono et al., 1980; Nishino et al., 1982)．すなわち，ニューロンの抑制と促進応答の違いは異なった意味をもつ可能性がある．

　そこで，筆者らは自由行動下ラットの視床下部外側野ニューロン活動を長時間記録し，摂食と ICSS 行動に対するニューロンの促進と抑制応答性について調べた (Sasaki et al., 1983, 1984)．この研究では，後部視床下部（内側前脳束）と側坐核に刺激電極を植え込み，それぞれの電極部位で高頻度と低頻度の ICSS 行動が起こること，空腹により後部視床下部の ICSS 頻度は約 30％増加するが（図 5-4Aa, b），側坐核の ICSS 頻度は変わらないことを確認した（図 5-4Ba, b）．視床下部外側野ニューロンの 30％が摂食行動に応答し，大多数は抑制応答であった（図 5-4C）．また，視床下部外側野ニューロンは空腹により ICSS 頻度の増加した後部視床下部の刺激にも摂食にも抑制応答を示した（図 5-4D）．一方，空腹により ICSS 頻度に変化のなかった側坐核の刺激は，摂食により抑制された視床下部外側野ニューロンの応答に影響しないか，あるいは逆に促進応答を示した（図 5-4E）．すなわち，摂食に関与する神経機構と明らかに相互作用する部位の ICSS 行動は視床下部外側野ニューロンに摂食行動のときと同じ応答を引き起こすのである．

　以上の結果は，いずれも ICSS 行動が摂食，飲水，性行動などの動機づけ行動と関連した神経機構を賦活することにより発現するという考えを支持する．Rolls (1976) は「脳への電気刺激が報酬となる条件は自然の報酬と似たような効果を生じさせることであろう」，そして「ある脳部位の ICSS 行動は刺激が食物や水に関連した報酬ニューロンを賦活することにより発現し，他の脳部位の ICSS 行動は刺激が他の報酬に関連した報酬ニューロンを賦活することにより発現するのであろう」と述べている．

3. 行動発現の神経伝達物質として脳内モノアミン系が考えられる

　神経伝達物質としての脳内モノアミンには，カテコラミン（ドパミン，ノルアドレナリン，アドレナリン）およびセロトニンがある．これらの神経伝達物質は脳内の特定のニューロンで合成され，脳の比較的広範な領域のニューロン活動を修飾する．これまで情動行動における脳内モノアミン系の役割について多くの研究が行われてきたが，とくに ICSS 行動や気分障害等の精神疾患との関連から興味深い知見が報告されている．

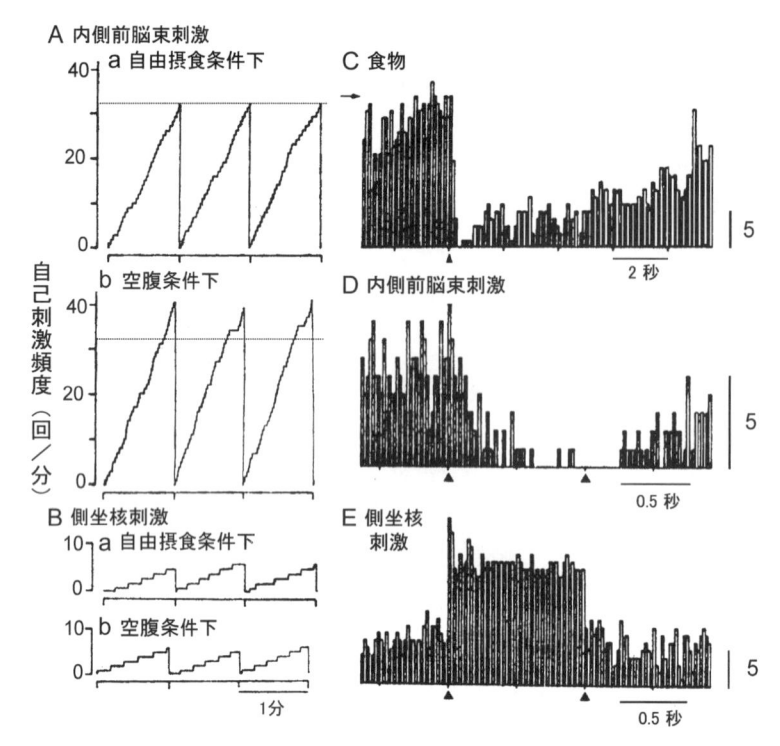

図5-4 自由摂食と空腹条件下での内側前脳束と側坐核の自己刺激（ICSS）頻度（A, B），および食物（摂食）と内側前脳束および側坐核の反復電気刺激に対する視床下部外側野ニューロンの応答（C-E）（Sasaki et al., 1983[344], 1984[343]）

Aa：自由摂食条件下での内側前脳束のICSS頻度；b：24時間絶食後の内側前脳束のICSS頻度．絶食によりICSS頻度は増大（横点線：aの自由摂食条件下のICSS頻度のレベル）．
Ba：自由摂食条件下での側坐核の自己刺激頻度．側坐核の自己刺激頻度は内側前脳束に比べ低い．Bb：24時間絶食後の側坐核の自己刺激頻度．自由摂食条件下と変わらない．
C-E：ニューロンの応答は加算ヒストグラムで示してある．C：摂食中のニューロン活動の抑制（インパルス放電頻度の減少）．▲は餌摂取時点，→は摂食行動開始前の対照期のニューロン活動レベル．このニューロンは内側前脳束自己刺激部位の反復刺激（▲-▲）により抑制され（D），側坐核自己刺激部位の反復刺激による促進（E）．

　本項では，脳内モノアミンの解剖，モノアミンの合成と放出，ICSS行動や気分障害との関連について概説し，筆者らが行ってきた情動行動におけるドパミン系の役割に関する研究について述べる．

1) 脳内モノアミン系ニューロンには脳内局在と特徴的な線維投射様式がある

　脳内モノアミン系に関する解剖学的研究は，1960年代の蛍光組織化学的手法，その後の免疫組織化学的手法の開発により飛躍的に進み，今日ではその全容がほぼ解明されている．DahlstromとFuxe（1964）による中枢モノアミン系に関する古典的研究では，脳内のモノアミンニューロン群は大文字のアルファベットA, BおよびCをつけて分類されたが，今日でも

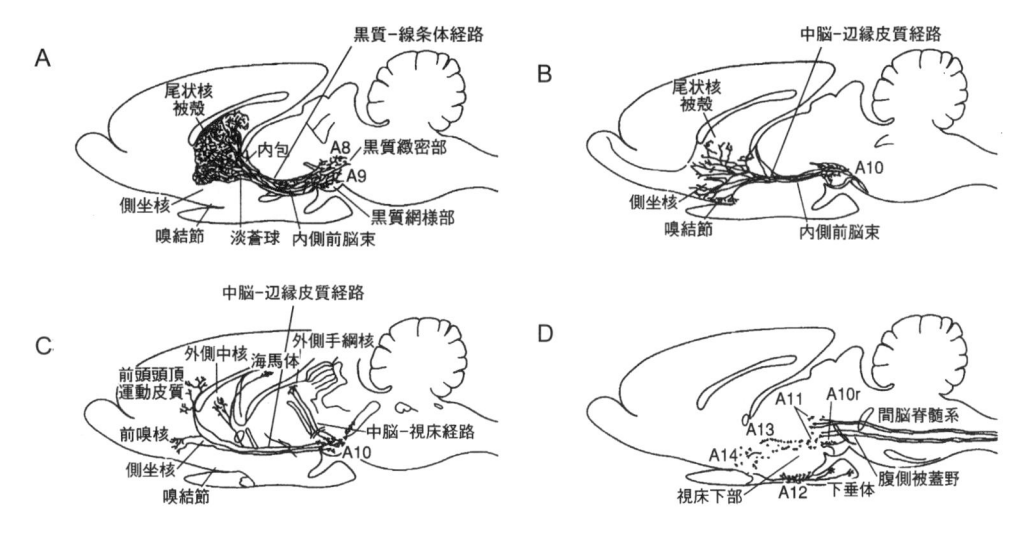

figure 5-5 ドパミンニューロンの分布と投射様式 (Longstaff, 2000[205])

この名称が引用され，ノルアドレナリン（A1-A7），ドパミン（A8-A15），セロトニン（B1-B9）およびアドレナリン（C1-C3）の各ニューロン群に分けられている．

図 5-5 には，ドパミンニューロンの分布と神経線維の投射様式を示してある．ドパミンニューロンが神経線維を投射する最大の経路は黒質（A9）-線条体経路であり，中脳の黒質ニューロンから起始し，軸索は内側前脳束を通り，主として線条体（尾状核，被核および淡蒼球）に終止する（図 5-5A）．黒質-線条体経路の障害によりパーキンソン病が起こることから，この経路の運動調節への役割が詳細に検討されてきたが，最近では，強化学習などの動機づけや情動への関与も注目されている．また，中脳-辺縁皮質経路，中脳-視床経路は主として腹側被蓋野（A10）の細胞から起始し（一部 A8, A9 を含む），側坐核（腹側線条体），嗅結節，中隔核，扁桃体，海馬体，ブローカの対角帯核，前嗅核，辺縁皮質領域などに終止する（図 5-5B, C, D）．これら領域がいずれも情動行動に重要な役割を果たしていることから，これらの経路は情動に関連する脳内の諸領域と協調して，合目的な機能を発現するための全般的な調節に関することを示している．

図 5-6 には，ノルアドレナリンニューロンの線維の分布と投射様式を示してある．Lindvall と Björklund（1983）はノルアドレナリン線維の起始核を①青斑核（A6）とその尾側部（A4），②外側被蓋群（A3, A5）と A2 および③背側延髄群（A2）に大別している．ノルアドレナリンニューロン群の中で最大の神経核は青斑核であり，その軸索は背側ノルアドレナリン束として小脳，脊髄，大脳新皮質，海馬体，扁桃体，中隔核，視床，視床下部など広範な脳領域に終止する．背側被蓋系として A2 から近傍の孤束核へ線維の投射がある．孤束核は三叉神経，顔面神経，舌咽神経，迷走神経から味覚，内臓感覚，循環動態などに関する入力を受け取り，唾液分泌，顎運動，嚥下に関する出力を送る（図 2-5 参照）．

アドレナリンニューロン群は延髄網様体にある（C1-C3）．C1 ニューロン群は延髄腹外側部

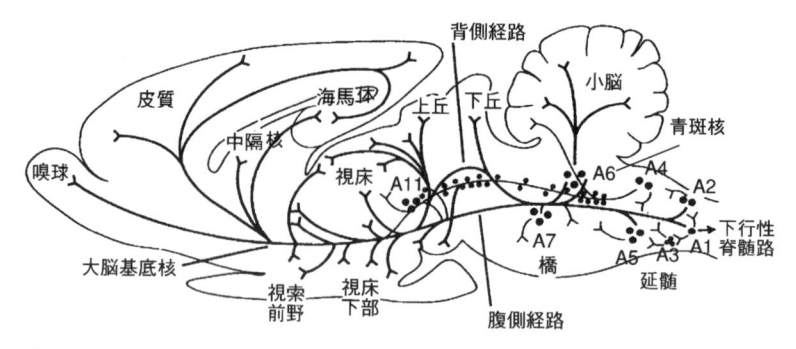

図5-6 ノルアドレナリンニューロンの分布と投射様式 (Longstaff, 2000[205])

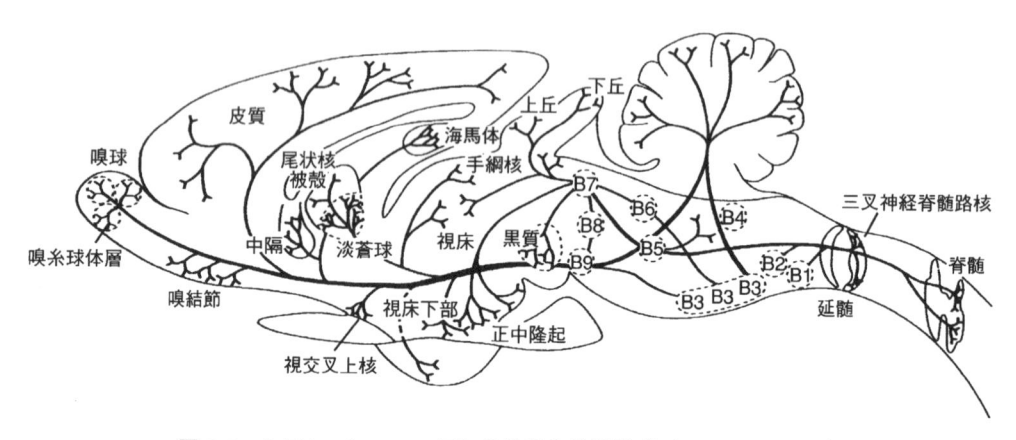

図5-7 セロトニンニューロンの分布と投射様式 (Longstaff, 2000[205])

でA1ニューロン群の吻側部に位置し，その上行神経線維は内側前脳束を通って中脳周囲灰白質，視床下部，嗅覚中枢などに，下行線維のほとんどは胸・腰椎の側角（交感神経領域）に投射している．C2ニューロン群は延髄の背内側で第4脳室底付近に位置し，背側迷走神経核や孤束核へと神経線維を投射する．

図5-7には，セロトニンニューロンの分布と神経線維の投射様式を示してある．これらニューロンの起始核は縫線核と下位脳幹の網様体にあるが，最大の核は背側縫線核（B6, B7）である．セロトニンニューロン群は便宜的に尾側群（B1-B4）と吻側群（B5-B9）に分けられる．このうち尾側群は延髄と橋尾側部で正中と傍正中領域に位置し，ほぼ終脳全体（中脳灰白質，上丘，下丘，視床，視床下部，大脳基底核，大脳辺縁系，大脳新皮質などの広範な領域）を支配する．

2）モノアミンは細胞内で合成され，神経終末まで伝播してきた活動電位により放出される

カテコラミン合成はチロシンを基質とし，チロシン水酸化酵素（tyrosine hydroxylase：TH），芳香族アミノ酸脱炭酸酵素（aromatic L-amino acid decarboxylase：AADC），ドパミンβ-水酸化酵素（dopamine β-hydroxylase, DBH），フェニルエタノールアミン N-メチル基転移酵素

(phenylethanolamine N-methyltransferase：PNMT) によって行われる．これら酵素は細胞体で産生され，軸索輸送により神経終末部に運ばれる．各ニューロンにおけるカテコラミン合成の特異性はこれら酵素の発現の相違による．ドパミンニューロンでは TH と AADC の 2 種類の酵素のみが発現しているが，ノルアドレナリンニューロンではこれらに加えて DBH が，アドレナリンニューロンではさらに PNMT が発現している．ノルアドレナリンとアドレナリンはアドレナリン受容体を介して作用を発現する．アドレナリン受容体は G タンパク共役型で α と β 受容体に大別され，各々は，さらにサブタイプに分類される．ドパミン受容体も G タンパク共役型で，Gs タンパクと共役する D1 様受容体グループは D1, D5 の各サブタイプ，Gi タンパクと共役する D2 様受容体グループは D2, D3, D4 の各サブタイプに分類される．神経終末部で合成され，分泌小胞内に蓄えられたカテコラミンは原則的にエクソサイトーシス (exocytosis：開口分泌) により放出されるが，この放出は神経終末部まで伝播してきた活動電位により終末部膜の脱分極が起こり，シナプス前神経終末部の細胞膜の電位依存性カルシウムチャネルが開き，その結果，終末部膜内へカルシウムが流入することにより起こる．シナプス間隙へ放出されたカテコラミンは，シナプス後部のニューロン膜の受容体と結合して作用を発現するが，一部はカテコラミン輸送担体 (transporter：トランスポーター) により神経終末部膜に再取り込みされる．シナプス間隙へ放出されたカテコラミンは，モノアミン酸化酵素 (monoamine oxidase：MAO) とカテコール O-メチル基転移酵素 (catechol O-methyltransferase：COMT) により分解される．このうち，MAO はミトコンドリア外膜に存在し，分泌小胞に貯蔵されていない神経終末部内のカテコラミンを酸化的脱アミノ反応により分解する．COMT には膜結合型と可溶型の 2 つのタイプがあるが，いずれも S-アデノシルメチオニン (S-adenosyl methionine) のメチル基をカテコール基の O 位の水酸基部分に転移する反応を触媒し，カテコラミンの不活性化と分解を進める．

セロトニンはトリプトファンを基質としてトリプトファン水酸化酵素と AADC により合成される．セロトニンニューロンでもカテコラミンニューロンと類似した過程を経て合成されたセロトニンが放出される．セロトニン受容体は，現在少なくとも 18 種類に分類されているが，とくに 3 種類のサブタイプ (5HT1, 5HT2, 5HT3) についてよく研究されている．5HT1 受容体は G タンパク共役型でセロトニンの結合によりアデニル酸シクラーゼ活性が抑制され，cAMP (cyclic AMP) 合成が減少する．5HT2 受容体も G タンパク共役型であるが，セロトニンが結合すると，ホスホリパーゼ C 系が活性化する．5HT3 受容体はイオンチャネルとカップルしており，セロトニンの結合によりイオンチャネルの開閉が起こる．シナプス間隙に放出されたセロトニンはセロトニントランスポーターを介して再取り込みされ，カテコラミンの場合と同様に MAO による酸化的脱アミノ反応で分解される．

3) 脳内モノアミン系は快情動の発現に重要な役割を果たしている
i) ドパミンは快情動の発現，強化学習や予測に関与する
　ヒトも動物も，快感や喜び（快情動）を感じるものには近づく（接近行動：快情動行動）．

脳内にはこの快情動に関わる領域（報酬系）が存在し，ドパミンが重要な役割を果たしている．脳内報酬系に関する研究は，Olds と Milner による ICSS 行動の発見を契機として大きく進展した（**5.1, a, 2** 参照）．ICSS 行動とは，マウス，ラット，サルなどの動物をレバーのついたスキナー箱に入れたり，サルをモンキーチェアに座らせて，レバーを押せば脳内のある特定部位（報酬系）に電気刺激を与えるようにすると，自らレバー押しを繰り返して自分の脳に電気刺激を与え続ける行動である．電気刺激が刺激電極先端近傍の特定の脳領域を賦活し，快感を生み出すと解釈されている．ICSS 行動を誘発できる脳領域はかなり広範であるが，とくに内側前脳束は誘発閾値の低い部位である．内側前脳束は種々の快情動行動に関わる上行性と下行性の投射線維からなる神経束であり，この内側前脳束が通過する視床下部外側野は，ICSS 行動が最も起こりやすい部位である（図 5-1）．Gallistel らは 2DG オートラジオグラフィー法（2-deoxyglucose autography）を用いて，内側前脳束での ICSS 行動により活動の変化する領域を調べ，腹側被蓋野が 2DG の取り込みが最も高い領域（代謝活動が高い領域）の一つであることを見出した（Gallistel, 1983; Yadin et al., 1983）．上述のように，腹側被蓋野は側坐核や大脳新皮質など中脳-辺縁皮質系諸領域へ強いドパミン線維を投射する起始核である（**図 5-5**）．ICSS 行動へのドパミン系の関与については，①腹側被蓋野自体の刺激でも ICSS 行動が起こり，側坐核におけるドパミン放出が顕著に増加する，②腹側被蓋野のドパミン含有細胞の選択的な破壊により線維投射を受ける大脳新皮質の前頭前溝皮質の刺激による ICSS 行動が抑制される，③側坐核に D2 受容体拮抗薬を注入すると，内側前脳束刺激による ICSS 行動が抑制される，④ドパミン放出を促進するアンフェタミンは黒質刺激による ICSS 行動を促進するが，黒質-線条体系の破壊により促進作用がなくなることなどの報告がある（Wise & Rompre, 1989; Fiorino et al., 1993; Mora, 1978; Mogenson et al., 1979; Clavier & Fibiger, 1977; Fray et al., 1983）．

電気刺激の代わりに薬物の自己投与を用いてドパミンの報酬系への関与を調べた研究も多い．たとえば，ラットやサルではドパミン作動薬やドパミン再取り込み阻害薬により顕著な自己投与行動が起こる（Bergman et al., 1989; Howell & Byrd, 1991; Roberts, 1993）．ドパミン作動薬を側坐核に直接投与すると，そのとき動物がいた居場所を強く好むようになる（場所嗜好性）（White et al., 1991）．このことも腹側被蓋野から側坐核へのドパミン入力が，快情動の発現に重要であることを強く示唆する．中脳-辺縁皮質経路や黒質-線条体経路が，強化学習や報酬予測に重要な役割を果たすことを示すニューロンレベルの知見もある（Schultz et al., 1993）．

ii) ノルアドレナリンは快情動に関与し，不足によりうつ病や不安などが起こる

ノルアドレナリンはドパミンよりも前から ICSS 行動に関与することが指摘されており，①ノルアドレナリン線維の投射経路やその起始細胞のある青斑核の刺激により ICSS 行動が起こる，②内側前脳束後部の刺激による ICSS 行動時に視床下部や扁桃体でのノルアドレナリン放出が増加する，③アンフェタミンはドパミンだけでなく，ノルアドレナリンの放出も促進し，青斑核刺激による ICSS 行動が亢進する，④ノルアドレナリン合成酵素である DBH 阻害薬を投与してノルアドレナリンを枯渇させると，ICSS 行動が抑制されるなどの報告がある（Ritter & Stein, 1973; Stein & Wise, 1969; Stein, 1962, 1964; Wise & Stein, 1969）．

ノルアドレナリン系の情動への関与は，うつ病をはじめとする精神病や神経系疾患の側面からも強く示唆されてきた．うつ病患者では，ノルアドレナリン代謝，ノルアドレナリン拮抗薬に対する受容体の感受性，受容体刺激に対する内分泌反応などが変化している．また，うつ病治療のノルアドレナリン系への影響についても，①動物では抗うつ薬の急性投与により青斑核ニューロンの活動とノルアドレナリン合成が減少し，慢性投与によりクロニジン（α2作動薬）に対する反応性が弱まる，②大脳新皮質や大脳辺縁系におけるα受容体数が減少することなどが報告されている（Brown et al., 1994; Feldman et al., 1996; Peroutka & Snyder, 1979）．ヒトでは，クロニジンの投与によりノルアドレナリンの代謝産物である3-メトキシ-4-ヒドロキシフェニルグリコール（3-methoxy-4-hydroxyphenylglycol），成長ホルモン，コルチゾールなどの血中レベル，心拍数や自律神経活動に強い影響が現れるが，抗うつ薬投与により，このクロニジンの効果は抑制され，電気ショック療法や断眠によるうつ病の治療でもα2受容体やβ受容体を介した反応が変化する（Murphy et al., 1987）．さらに，ノルアドレナリン系がストレスによる不安などの情動変化に関与しているとの知見もある（Tanaka et al, 1990）．

iii) **セロトニンは攻撃性，衝動性，痛覚過敏，不安の制御に関与する**

　セロトニン系の情動における役割については，痛みとの関連，動機づけ行動や情動行動，報酬，精神疾患などの観点から調べられてきたが，とくにうつ病との関連が詳細に調べられている．自殺念慮のあるうつ病患者では，セロトニン代謝産物である5-ヒドロキシインドール酢酸（5-hydroxy indole acetic acid：5HIAA）の脳脊髄液中の濃度が低い（Asberg et al., 1976; Golden et al., 1991; Moller et al., 1983a）．死後脳でもセロトニンや5HIAAの濃度が低く，セロトニントランスポーターへのイミプラミンの結合が減少している（Shaw et al., 1967; Nordstrom & Asberg, 1992）．うつ病患者では血中トリプトファンの濃度が低下し，血中トリプトファンレベルと中性アミノ酸の比が大きくなればうつ病スコアは小さくなるという負の相関がある（Moller et al., 1983b）．抗うつ薬による治療で寛解状態にあるうつ病患者で血中トリプトファンが減少すると，治療を継続しているにもかかわらずうつ症状が再燃する（Delgado et al., 1990）．うつ病患者の血小板のセロトニンに対する結合能は変化しないが，取り込みは減少している（Poirier et al., 1986）．また，種々のうつ病治療薬により血中セロトニンレベルが増加する（Feldman et al., 1996）．これらの知見は，うつ病患者の脳内セロトニン活性の低下は治療により回復することを意味する．うつ病患者では，特徴的な気分の落ち込みに加え，痛覚閾値，食欲や性的関心の低下，睡眠障害などの症状を呈するが，いずれも脳内セロトニンを枯渇させる処置をした動物でも見られる変化である．

　セロトニンと攻撃性の関連についても多くの知見がある．脳内セロトニン活性と攻撃行動とはセロトニン活性が増加すれば攻撃行動は減少するという負の相関を示すが（Miczek et al., 1989; Olivier & Mos, 1992），これには少なくとも5HT1B/2C受容体が関与する（Kurk, 1991; Mos et al., 1992）．この知見に一致して，5HT1B受容体ノックアウトマウスでは攻撃性が亢進している（Saudou et al., 1994）．アカゲザルの攻撃性と脳脊髄液中の5HIAA濃度との間にも，脳脊髄液中の5HIAA濃度と高リスク取り行動との間にも負の相関がある（Higley et al., 1992;

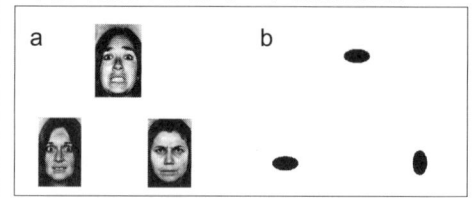

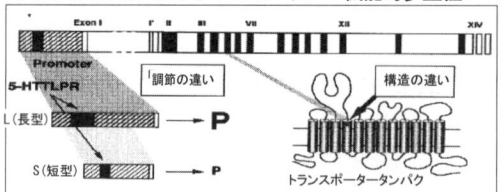

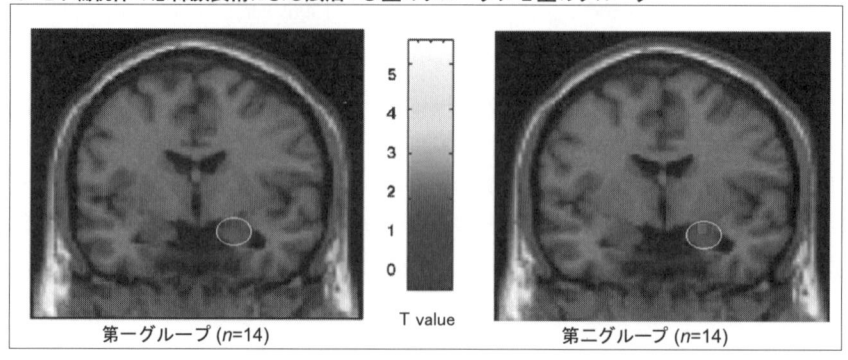

図 5-8 ヒトのセロトニントランスポーターの機能的多型性と恐怖表情に対する扁桃体の応答性のfMRI画像（Hariri et al., 2002[136]）.
A：トランスポーター遺伝子プロモータ（P）の大きいL（長型）グループと小さいS（短型）グループ．Sグループのほうがセロトニントランスポータータンパクの発現が少ない．
B：恐怖反応テスト．Ba：恐怖表情のマッチングテスト，Bb：楕円形のマッチングテスト．
C：fMRI画像．2つのグループとも，第一グループ（S型）の右扁桃体の活動が第二グループ（L型）に比べ有意に上昇している．S型のヒトのほうが恐怖表情に過敏に反応していることを示している．

Mehlman et al., 1994). ヒトでも脳脊髄液中の5HIAA濃度と攻撃性，衝動性，痛覚刺激への過敏な反応，不安などとの間に負の相関がある（Brown & Linnoila, 1990; Golden et al., 1991). 近年，MAO-Aの遺伝子に突然変異のある家系で，この変異のある男性血縁者の尿中5HIAAは著しく減少しており，それに伴う衝動性，攻撃行動が増加することが報告されたが，これはMAO-Aノックアウトマウスで見られる攻撃行動の増加と一致する（Cases et al., 1995). また，Haririら（2002）はヒトのセロトニントランスポーター遺伝子のプロモーター領域に関する機能多型と機能的磁気共鳴画像法（fMRI）で測定した恐怖表情刺激への反応性について興味深い報告をしている．この報告によると，プロモーターの対立遺伝子としては短型（short：S）と長型（long：L）があるが（**図 5-8A**），少なくとも片方がS型を有する個体ではセロトニントランスポーターの発現が低く，そのためシナプス間隙にあるセロトニン濃度が高いと考えられる．このようなS型を有するヒトは，L型のヒトに比べ，行動学的に不安や恐怖がより強く，fMRI上で恐怖表情刺激に対する右扁桃体の活動が2倍以上高い（**図 5-8C**）．

5.2 視床下部の役割は何か

　視床下部は，基本的生命現象である摂食，飲水，性行動，体温調節などの本能と，快，不快情動行動とそれに伴う自律神経および内分泌反応など生命維持に不可欠な機能を有する．これら本能や情動行動の動機づけから行動遂行は身体内の代謝産物やホルモン濃度の変動などの内部環境と，視覚，聴覚，嗅覚，味覚，体性感覚系からの外部環境情報の適切な処理に基づくものである．視床下部には前述したように様々な本能および情動行動の統合中枢があり，これら行動の神経機構に重要な役割を果たすために必要な，①脳内での位置，②内部構造，③組織学的な特徴などの解剖学的な条件が備わっている．また，視床下部はいずれの本能および情動行動においても関与する情報は異なっても，基本的には内外環境情報の処理による神経機構は同じであると考えられる．ここでは，筆者らが主として研究してきた本能行動の一つである摂食行動の神経機構について，破壊や刺激実験，内部および外部環境情報の処理に関する研究結果に基づき解説する．

a. 視床下部外側野（腹内側核のレベル）および内側領域（腹内側核）の損傷や刺激により摂食行動の抑制と促進が起こる

　ラットやネコの両側の視床下部外側野を破壊すると，まったく食べたり飲んだりしない無食症（aphagia）と無飲症（adipsia），痩せが起こり，強制的に胃内チューブにより栄養を補給しないと死んでしまう（Brobeck, 1946; Anand & Brobeck, 1951a）．一方，腹内側核やその少し外側を破壊すると摂食や飲水行動が異常に促進し，過食症（hyperphagia）や肥満（obesity）が起こる（Brobeck, 1946）．逆に，視床下部外側野を刺激すると，満腹状態で眠っているときでも摂食行動を開始し，摂食量は増加する．一方，腹内側核を刺激すると，空腹状態で夢中で食べているときでも摂食行動は停止し，摂食量は減少する（Larsson, 1954; Millner, 1963）．これらの実験から，視床下部外側野は摂食行動の開始と促進をする摂食中枢（feeding center）であり，逆に腹内側核は摂食行動の停止と抑制をする満腹中枢（satiety center）であるという二元中枢説（dual center theory）が提唱された（Anand & Brobeck, 1951b）．図 5-9A, B には，ネコの視床下部外側野または腹内側核の破壊または刺激による摂食行動や感覚刺激への反応性などの要約を示してある．しかし，これら古典的な破壊および刺激実験では，視床下部外側野や腹内側核内を通過する神経線維を破壊あるいは刺激している可能性が指摘されていた．これらの疑問を解決するために，細胞体だけを破壊するカイニン酸やイボテン酸，あるいは NMDA（N-methyl-D-aspartate, N-メチル-D-アスパラギン酸）を用いた破壊実験（Shimizu et al., 1987; Clark et al., 1984）や細胞体だけを興奮させる興奮性アミノ酸であるカイニン酸，NMDA，AMPA（α-amino-3-hydroxy-5-methyl-4-isoxazole propionate, α-アミノ-3-ヒドロキシ-5-メチル-4-イソキサゾルプロピオン酸）を用いた刺激実験が行われ（Stanley et al., 1993），古典的な破壊にお

A

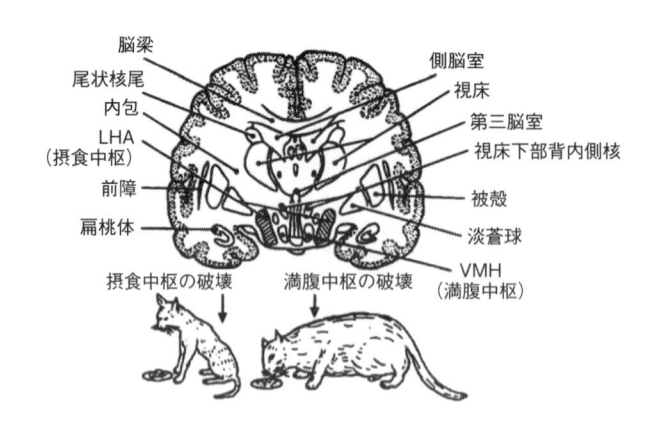

脳梁
尾状核尾
内包
LHA（摂食中枢）
前障
扁桃体
側脳室
視床
第三脳室
視床下部背内側核
被殻
淡蒼球
VMH（満腹中枢）

摂食中枢の破壊　満腹中枢の破壊

B

	視床下部外側野 （摂食中枢）	腹内側核 （満腹中枢）
破壊	無食，無飲，痩せ，感覚無視	多食，肥満，全身運動低下
刺激	摂食開始，摂食促進，行動促進	摂食停止，摂食抑制，行動抑制

図 5-9　視床下部外側野（摂食中枢）および腹内側核（満腹中枢）の破壊または刺激の摂食に及ぼす効果

ける摂食行動の変化は，視床下部外側野や腹内側核を通過する線維ではなく，細胞の破壊や刺激によることが明らかになった．

b. 視床下部の外側野（摂食中枢）と腹内側核（満腹中枢）は内部環境情報処理を行う

1. 摂食行動に関与する内部環境情報

空腹時の内部環境情報としては，血中のグルコース，インスリンなどの濃度減少や遊離脂肪酸，アドレナリン，ノルアドレナリン，グルカゴン，副腎皮質刺激ホルモン（adrenocorticotropic hormone：ACTH），成長ホルモンなどの濃度上昇，胃の空腹収縮などがある．一方，満腹時の内部環境情報としては，血中の各物質の濃度が空腹時と逆方向に変化することや，食物が消化吸収されるときのエネルギー代謝の上昇（特異動的作用）による体温上昇，胃壁の伸展による幽門部付近（胃から十二指腸への出口）の動き受容器の刺激などがある．すなわち，空腹および満腹感は，空腹および満腹時に血中の代謝産物やホルモン濃度が相互に因果関係をもちながら変動するという内部環境情報に基づき発生する．

ヒトも動物も，摂食の不足により空腹感が発生して摂食行動を開始する．そして，十分に食

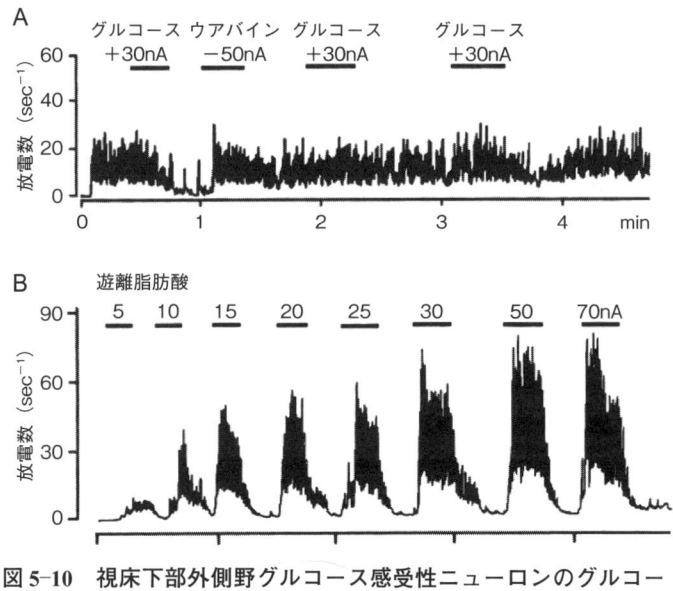

図 5-10 視床下部外側野グルコース感受性ニューロンのグルコース，ウアバインおよび遊離脂肪酸に対する応答性（Oomura, 1976[299]）を改変）

べると，満腹感が発生して摂食行動を停止する．

2. 視床下部外側野および腹内側核における内部環境情報処理

多連ガラス微小電極法（**図 5-16; 5.2, d, 1** 参照）を用いて，インパルス放電を記録中のニューロン膜にグルコース，遊離脂肪酸，インスリンなどの各種身体内在物質を微少量投与することにより，ラットの視床下部外側野と腹内側核における化学受容ニューロンの存在が実証され，それぞれグルコース感受性ニューロン，およびグルコース受容ニューロンと名付けられた（Oomura et al., 1969, 1974）．以下はこれらの研究の要約である．

視床下部外側野ニューロンの約 30％は，グルコースに特異的に抑制応答を示すグルコース感受性ニューロンである．**図 5-10** では，縦軸にインパルス放電数/sec，横軸には実線の期間に各電流強度でグルコース，ウアバインおよび遊離脂肪酸を投与したときのニューロン活動の経時的変化を示してある．グルコースによる抑制作用はウアバインや代謝阻害薬であるアザイド（NaN$_3$）により消失し（Oomura, 1976）（**図 5-10A**），膜抵抗の変化を伴わないので，Na ポンプが活性化され，細胞内からの Na イオンの追い出しが促進されることによる（Oomura et al., 1974）．一方，遊離脂肪酸やインスリンはグルコース感受性ニューロンの活動を促進する（Oomura, 1976）（**図 5-10B**）．さらに，グルカゴンもグルコース感受性ニューロンの活動を抑制する．

視床下部腹内側核ニューロンの約 30％は，視床下部外側野グルコース感受性ニューロンとは逆に，グルコースに特異的に促進応答を示すグルコース受容ニューロンである（**図 5-11**）

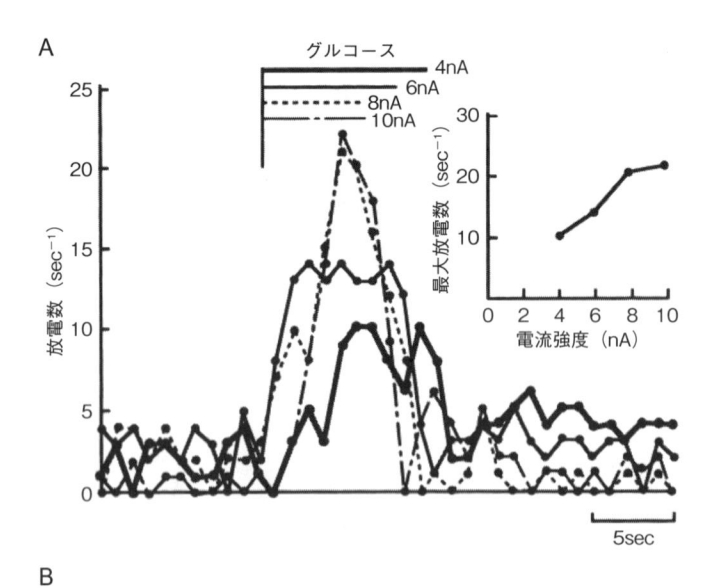

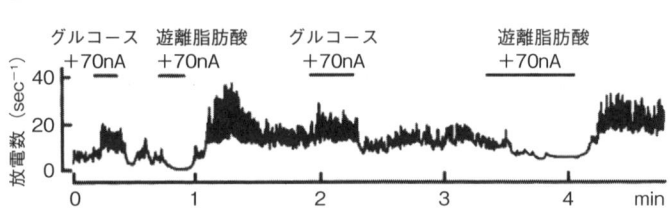

図 5-11 視床下部腹内側核グルコース受容ニューロンのグルコース，遊離脂肪酸に対する応答性（Oomura, 1976[299]）を改変）

(Oomura et al., 1969).このグルコースによる促進応答はグルコースと受容部位との結合によって起こり，用量依存的で濃度が大きくなると飽和する（**図 5-11A**）．また，グルコースの促進作用は K コンダクタンスの減少による膜抵抗の増大を伴う脱分極によるものである．一方，遊離脂肪酸はグルコース受容ニューロンの活動を抑制する（**図 5-11B**）（Oomura, 1976）．このように，グルコース受容ニューロンに対する体内の各物質の作用は，視床下部外側野のグルコース感受性ニューロンの場合と逆になっている．サルでも多連ガラス微小電極法により，レバー押し摂食行動下で視床下部外側野におけるグルコース感受性ニューロンの存在が実証されている（**図 5-15A**）(Ono et al., 1982)．また，多連ガラス微小電極法により微少量投与した血中の空腹や満腹関連物質がニューロン活動（インパルス放電）に変化を起こす閾値濃度が生理学的範囲であるか否かが問題となる．そこで，**図 5-11A** に示したグルコース受容ニューロンについて，Carslow & Jaeger（1959）の固体における熱伝導式から Curtis ら（1960）が計算したのと同様の方法でニューロン膜表面での閾値濃度を計算してみた．

計算式

$$C = \frac{8.25 \times 10^{-6} ni}{ZDr} \, erfc \, \frac{r \times 10^{-4}}{2\sqrt{Dt}} \qquad \cdots\cdots (1)$$

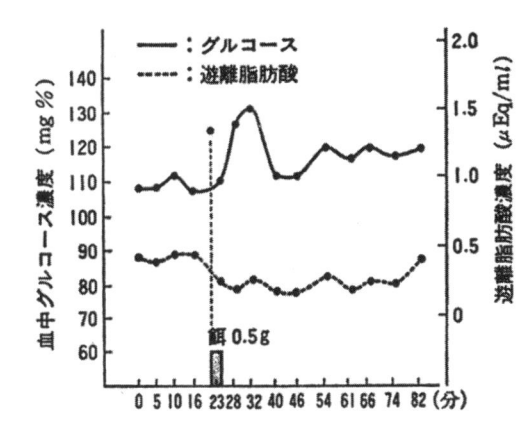

図5-12 摂食前後の血中グルコースおよび遊離脂肪酸濃度の変化（Steffens, 1969[368]）

無麻酔無拘束ラットの右心房から留置カテーテルで採血．摂食（餌，0.5g）開始2分以内でのグルコース濃度の上昇と遊離脂肪酸濃度の低下がみられる．

$r \times 10^{-4} < 2\sqrt{Dt}$ のとき

$$C = \frac{8.25 \times 10^{-6} ni}{ZDr}\left(1 - \frac{5.85 \times 10^{-5} r}{\sqrt{Dt}} + \frac{1.61 \times 10^{-9} r^2}{Dt}\right) \cdots\cdots\cdots (2)$$

式（2）において C：ニューロン膜表面の推定閾値濃度（M/l），i：最小電流強度（current intensity：閾値電流強度），t：最小電流強度での通電開始から最大応答に達するまでの時間（duration），r：電極先端とニューロン膜表面の距離（distance），n：グルコースの輸送率（transport number），D：グルコースの拡散係数（diffusion coefficient），Z：グルコースの原子価（valency）と仮定する．

図5-11A から t：4×10^{-9}A，t：5sec，r：10μm（記録しているインパルス放電が1mV以上である），n：0.5 mole/coul×96500，D：0.82×10^{-5} cm^2/sec であり（大村ら，1969），Z：1 と仮定すると，C（グルコース作用の閾値濃度）は2mMとなる．一方，ラットの血中グルコース濃度の正常値は約3.6mMであり，強い空腹状態で摂食を開始すると，血中グルコース濃度は2〜3分で上昇し，5.5mMから9mMとなり，40分以上持続する（**図5-12**）（Steffens, 1969）．これらのことから，筆者らの多連ガラス微小電極法による実験で得られたグルコース受容ニューロンに対するグルコースの作用は生理学的範囲での血糖上昇により起こっていることがわかる．Wayner ら（1973, 1974）により，視床下部外側野，不確帯領域（飲水中枢）にはアンギオテンシンにより活動の促進するニューロンの存在が報告されている．さらに，視床下部外側野や腹内側核をはじめ視床下部の他部位には空腹や満腹関連物質以外の様々な身体内在物質などの濃度変動を分析し，監視する身体内在物質複合化学受容器の性質をもつ多チャンネル型複合化学受容器ニューロンが存在し，各種の本能や情動行動の動因や動機づけのための内部環境情報処理を司ると考えられる．

3. 視床下部腹内側核グルコース受容ニューロンの形態

視床下部外側野と腹内側核に存在するグルコース応答ニューロンも含めて，視床下部や脳幹の種々の受容器ニューロン，たとえば温度，浸透圧または CO_2 受容ニューロンなども，解剖

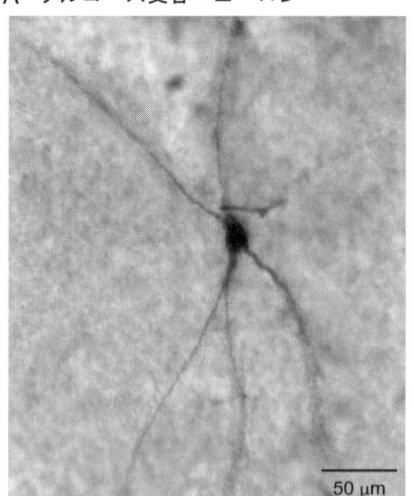

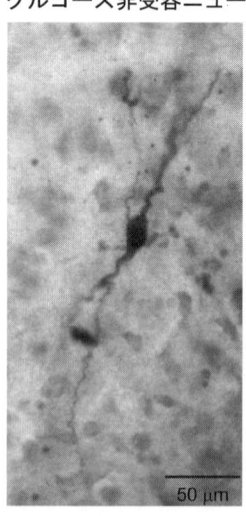

A　グルコース受容ニューロン　　B　グルコース非受容ニューロン

図5-13　ラット脳切片の満腹中枢であきらかにされたグルコース受容および非受容ニューロンの形態（Ono et al., 1982[287]）
グルコース受容ニューロン（A），非受容ニューロン（B）の顕微鏡写真（スケールは50μm）．グルコース受容ニューロンで車輪のスポークのように樹状突起を出すいわゆる車輪様ニューロン．グルコース非受容ニューロンで樹状突起が主として2方向に出ている．

学的には実体証明のない"まぼろし"の細胞であった．筆者ら（1982）はラットの前額断脳切片の視床下部腹内側核ニューロン活動を記録し，グルコース受容および非受容ニューロンを同定し，それらニューロンの細胞内に西洋ワサビ過酸化酵素（horseradish peroxidase）を注入してその形態および分布を明らかにした．**図5-13**には，グルコース受容ニューロン（**A**）と非受容ニューロン（**B**）の顕微鏡写真を示してある．この顕微鏡写真から，グルコース受容ニューロンは**2.1, d, 1, 2**で述べた視床下部の前額断面で周囲へ放射状に樹状突起を出す車輪様ニューロンのいずれかであることがわかる．これとは対照的に，グルコース非受容ニューロンの半数以上は前額断面では主として樹状突起を2方向に出すニューロンに属する．いずれのニューロンの樹状突起も前額断面上で少なくとも400～600μmにも広がっている．また，グルコース受容ニューロンは腹内側核の背側に分布し，グルコース非受容ニューロンは腹内側核全体に分布する傾向があった．

4.　空腹感と満腹感の発生機構

摂食後，時間の経過とともに血中のグルコースおよびインスリンの濃度は減少し，カテコラミン，グルカゴンなどの上昇によって遊離脂肪酸の濃度も上昇する．この遊離脂肪酸の濃度上昇によって視床下部外側野のグルコース感受性ニューロンの活動は非常に促進される（**図5-10, 5-14Aa**）．一方，遊離脂肪酸は腹内側核グルコース受容ニューロンの活動を抑制する．さ

```
視床下部外側野（摂食中枢）          腹内側核（満腹中枢）
グルコース感受性ニューロン活動      グルコース受容ニューロン活動

A    a                              b
空腹時  ||||||||||||||||||||        ||||||

B    a                              b
満腹時  ||||||                      ||||||||||||||||||||
```

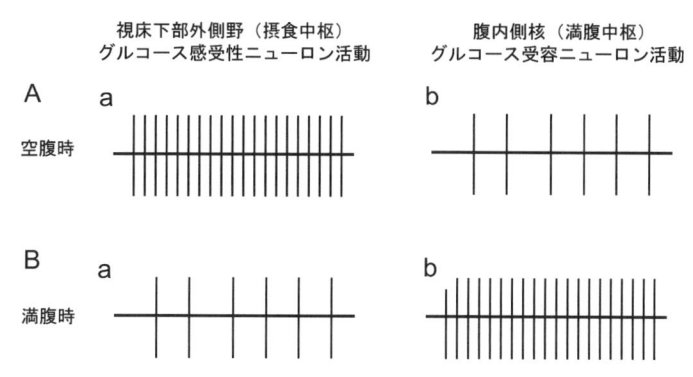

図 5-14　空腹時および満腹時における視床下部外側野（摂食中枢）と腹内側核（満腹中枢）ニューロン活動の模式図
Aa：摂食中枢グルコース感受性ニューロン活動の上昇，b：満腹中枢グルコース受容ニューロン活動の低下．Ba, b：逆に摂食中枢グルコース感受性ニューロン活動の低下と満腹中枢グルコース受容ニューロン活動の上昇．

らには，血中グルコース濃度の減少によってグルコース感受性ニューロンの活動は促進される（**図 5-11, 5-14Ab**）．このようにして，グルコース感受性ニューロンの活動はますます促進され（**図 5-14Aa**），グルコース受容ニューロンの活動はますます抑制される（**図 5-14Ab**）．その結果，強い空腹感が発生する（**図 5-11B, 5-14**）．

また，グルコース濃度の上昇に伴って，インスリン濃度も約 $30\mu IU/mL$ から $80\mu IU/mL$ に上昇する．これらグルコース濃度とインスリン濃度の上昇により，血中遊離脂肪酸の濃度は減少する．グルコース濃度の上昇によってグルコース受容ニューロンの活動性は高まり（**図 5-11A, 5-14Bb**），グルコース感受性ニューロンの活動は抑制される（**図 5-11B, 5-14Ba**）．したがって，空腹時とは逆に腹内側核グルコース受容ニューロンの活動はますます促進され，視床下部外側野グルコース感受性ニューロンの活動はますます抑制される．こうして満腹感が発生し，摂食行動は停止する．**図 5-14** には，このような空腹感および満腹感の発生機構を，非常に単純化して模式的に示してある．

今まで述べたことから，視床下部外側野グルコース感受性ニューロンおよび腹内側核グルコース受容ニューロンは，血中のグルコース，遊離脂肪酸，インスリンなどの代謝産物やホルモンの濃度変動という内部環境情報を受容し，インパルスの頻度に変換して空腹感および満腹感は発生して摂食行動を制御すると考えられる．

5. 空腹感を満たすための合目的な摂食行動の遂行には何が必要であるか

5.2, b, 4 で述べたように，空腹および満腹感は視床下部外側野（摂食中枢）と腹内側核（満腹中枢）の多チャンネル型複合化学受容器の性質をもつグルコース感受性とグルコース受容ニューロンを中心とする局所マイクロ神経回路を形成するニューロン集団の活動がシーソーのよ

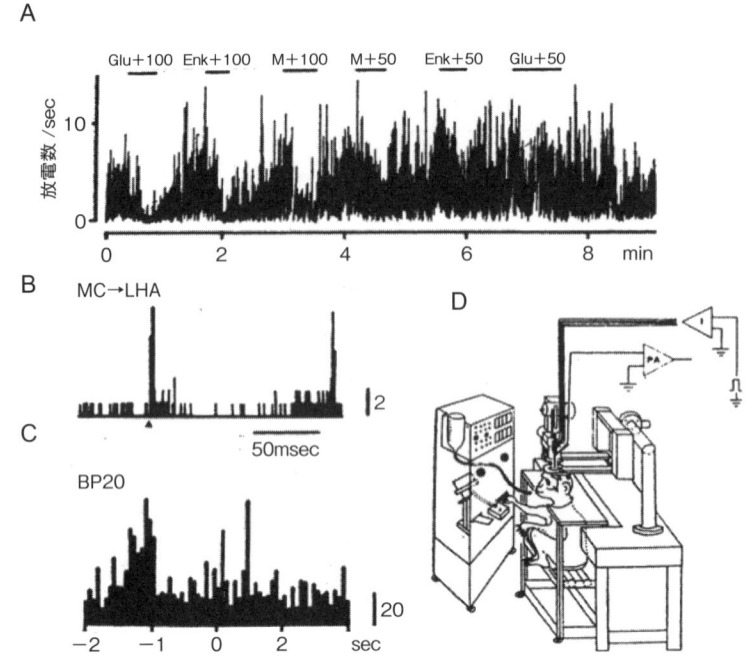

図 5-15　サル視床下部外側野ニューロンの刺激に対する応答性（Ono et al., 1982[287]）
A：グルコース（Glu：100nA, 50nA），エンケファリン（Enk：100nA, 50nA），モルフィン（M：100nA, 50nA），B：レバー押し（BP），C：第一次運動野（手腕領域）刺激，D：実験のセットアップ．

うに一方が高くなれば，他方が低くなることによって発生することは実験的に説明できる．しかし，内部環境情報処理により空腹感や満腹感が発生しただけで合目的性をもった統合された摂食行動の遂行はできない．摂食行動には心理的因子や外部環境情報が大きく影響するし，食物をとって食べるという運動行動などの過程もある．したがって，空腹感を満たすための摂食行動には視床下部外側野と腹内側核だけでなく，より高次の大脳辺縁系や大脳新皮質，さらには運動系の中枢の関与が不可欠である．図 5-15 には，レバー押し摂食行動下サルの視床下部外側野のグルコース，エンケファリン，モルフィンにより抑制されるグルコース感受性ニューロンの例が示してある（Ono et al., 1982）．このニューロンはレバー押し前の 2～1sec 間と第一次運動野刺激に短潜時（1～2msec）で促進応答を示しているので，内部環境情報処理だけでなく，運動系にも関与することを示唆する．

c. 摂食行動の遂行には様々な心理的因子や外部環境情報の統合が必要である

前述（**5.2, a, b**）の本能行動の一つである摂食調節は，生体の恒常性を保つうえで極めて重

要な機能である．健康なヒトや動物では極端に太ったり痩せたりすることはない．これは，いかなる動物も筋肉労働，成長や組織の再生および熱として消費するエネルギー量に等しいエネルギー源を外界から摂取してエネルギー出納の平衡を保っているからである．したがって，ヒトを含めてすべての動物はいろいろな必要性に適応して摂食を行う．そのような必要性は，仕事の量，年齢，性，食習慣，嗜好，健康状態，食物の栄養価，気分，感情，季節，天候，空気の乾湿などの外界条件，さらには雰囲気に至るまで多くの因子によって左右される．この摂食の短期調節（short-term regulation）は長期調節（long-term regulation）と重複している．長期調節は摂食の一時的な誤差を修正し，正常体重への回復を保証する．強制摂食によって肥満した動物を正常条件下に戻すと，対照動物より摂食量は少ない．しかし，動物が強制摂食前の対照の体重に回復するにつれて摂食量は徐々に増加する．逆に，絶食後は一時的に摂食量が増加して体重を回復する．

これら摂食行動の遂行には，心理的因子と外部環境情報もかかわっている．心配事や不安，不愉快なことなどがあると，たとえ空腹感があっても摂食は抑制される．逆に，快適な環境や愉快な雰囲気では摂食は促進される．したがって，摂食に影響を及ぼす因子としては，このような情動的な問題，食物の入手しやすさ，食習慣，宗教的な考え方などがあげられる．そして，摂食に影響を及ぼす外部環境情報として外観やおいしそうな匂い，食事に関連のある音などにより食物を期待できる環境を知る．また，食物を前にしたら，まず見て，おいしいかどうか，温かいか，冷たいか，柔らかいかどうかなどを知ろうとする．さらに，注意深い人は味見をして風味や匂い，温度，硬さなどを確かめる．これらのことはすべての特殊感覚（視覚，嗅覚，味覚，聴覚）系や体性感覚（触覚，圧覚，温覚，冷覚，痛覚）系を介する外部感覚情報が摂食行動に重要であることを示している．すなわち，これらの外部感覚情報は食物の存在場所，食物と非食物の区別，消化の良否や栄養価，さらには味の認知などに重要である．

d. 視床下部外側野ニューロン活動（インパルス放電頻度）は情動行動の表出と直接に関連して変化する

1. **ラット視床下部外側野には報酬（正の強化）と嫌悪（負の強化）刺激の予告音と正または負の強化刺激に識別的に応答するニューロンがある**

これまで述べた電気刺激や破壊実験は視床下部が動機づけ行動や情動行動に重要な役割を果たしていることを示している．筆者らは独自の実験システムを開発して，ラット視床下部外側野をはじめ脳内各部位ニューロンの報酬および嫌悪刺激とそれぞれを予告する音，光，匂い，体性感覚刺激に対する応答性や，多連微小電極法によりニューロン膜に微少量投与した薬物の作用について詳細な解析を行った（Ono et al., 1985, 1986a, b, 1992; Nakamura & Ono, 1986; Uwano et al., 1995; Yonemori et al., 2000）．筆者らの実験システムでは，ラットにそれぞれグルコース，ICSSなどの報酬（快刺激）および尾部痛覚刺激または電気ショックなどの嫌悪刺激を意味する予告音（聴覚刺激）や他の感覚刺激の弁別を学習させた（**図 5-16, 5-23A**）．**図 5-16A**には

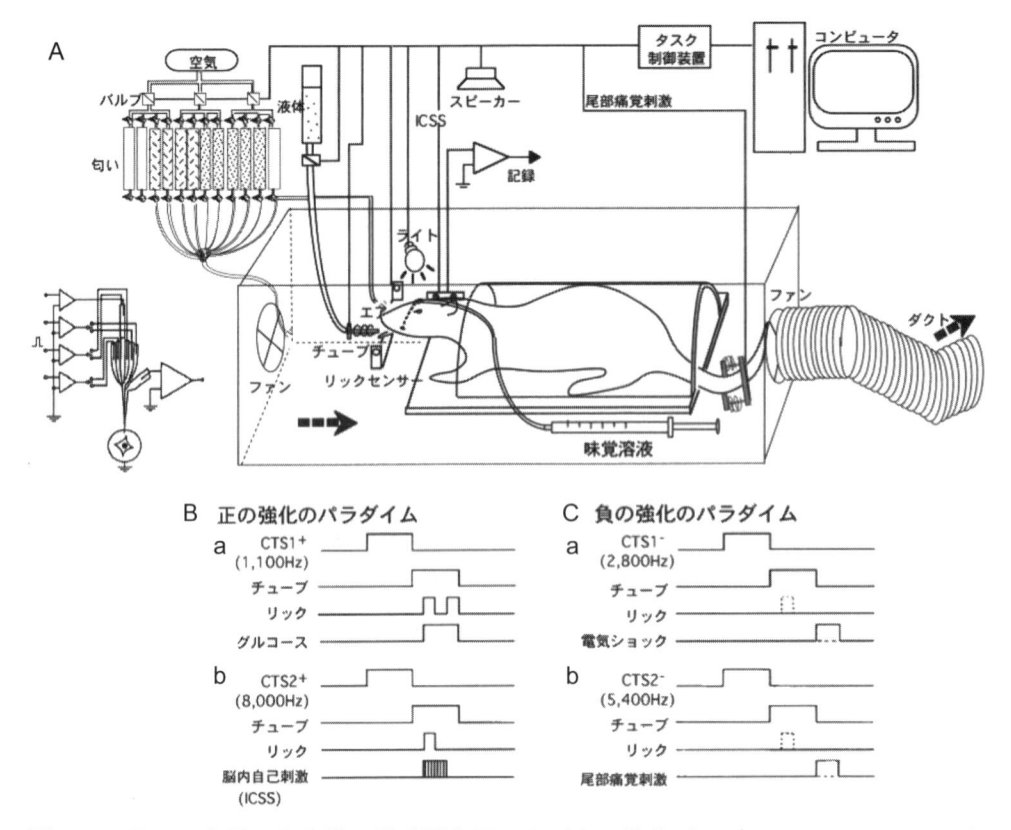

図5-16 ラットを用いた実験の模式図と正および負の強化パラダイム (Ono et al., 1985[279], 1986a[283], b[294] 1992[284]; Nakamura et al., 1986[245])

A：報酬としてグルコース溶液またはICSSを，嫌悪刺激として耳への電気ショックや尾部への痛み刺激を用いた．また，報酬または嫌悪刺激と連合した予告刺激の呈示装置として，ラット頭部周辺にスピーカー（聴覚刺激），匂い刺激装置，ライト（豆電球の点灯：視覚刺激），エアパフ用チューブ（体性感覚刺激）を設置した．

B：正の強化パラダイム．2秒間の予告音（CTS1$^+$，CTS2$^+$）に続いてチューブが2秒間，ラットの口の前に出る．この間にラットがチューブをなめる（リック行動）とグルコース溶液（a）またはICSS（b）が得られる．

C：負の強化パラダイム．2秒間の予告音（CTS1$^-$，CTS2$^-$）に続いてBと同様に，ラットの口の前にチューブが2秒間出る．この間にラットがチューブをなめる（点線）と電気ショック（a）や尾部への痛み刺激（b）を回避することができる（点線）．しかし2秒以内にチューブをなめない（実線）と，その後電気ショックあるいは痛み刺激が与えられる（実線）．

実験装置の概略を示してある．ラットの頭部を無痛的に脳定位固定装置に固定し，その周囲には感覚刺激呈示装置としてスピーカー，光（白色光：豆電球の点灯），エアパフ用チューブ（体性感覚刺激：空気を顔に吹きつける）および匂い呈示装置を設置してある．また，味覚刺激をするためにカニューレをラットの口腔内に埋め込んであり，味覚溶液を注射器から口腔内に注入した．一方，ラットの口部前方にはチューブを設置してあり，チューブを駆動して口直

前まで突き出したときにラットがチューブを舌を出して舐めると（リック行動），グルコースやICSSのような報酬（快刺激）を獲得できるようになっている．さらに，匂い刺激を用いたときはこれら装置全体をプラスチック製のケージに入れ，ファンで新鮮な空気が絶えず循環するようにして刺激後の匂いをケージ外へ排出するようにしてある．図5-16BとCには4種類の予告音を用いた課題が示してある．正の強化刺激（報酬）としてグルコース溶液やICSSを，負の強化刺激（罰刺激）として耳への電気ショックや尾部痛覚刺激を与えるようにしてある．ラットはそれぞれの強化刺激に対する予告音を認知し，その終了時にリック行動を行ってグルコースやICSS報酬（快刺激）は獲得し，嫌悪刺激（罰：不快刺激）である尾部痛覚刺激や電気ショックは回避する．報酬獲得行動ではラットはほぼ100%正しく行動するが，回避行動では弱い嫌悪刺激を用いているので，実際の回避率は30%程度である．この実験課題では，ラットがリック行動を行ったときには，報酬獲得時の快情動と嫌悪刺激を受けたときの不快情動がラットの行動に対して正の強化刺激となっている．逆にラットが回避しないときには，嫌悪刺激を受けたときの不快情動は負の強化刺激になっている．ここで述べる実験では，ラットが嫌悪刺激を回避すると視床下部ニューロンの応答が減弱するので，回避しない程度の弱い刺激強度を用いており，嫌悪刺激は負の強化刺激になっている．

　視床下部外側野の応答したニューロンの65%は，報酬と嫌悪刺激に対する応答が逆方向の報酬-嫌悪刺激識別ニューロンであった．図5-17には報酬-嫌悪刺激識別ニューロンの応答例を示してある．このニューロンは，正の強化刺激であるグルコースとICSSには抑制応答（インパルス放電頻度の減少）を示し（**Aa**, **Ba**），負の強化刺激である尾部痛覚刺激と電気刺激ショックには促進応答（インパルス放電頻度の増加）をする（**C**, **Da**）．このニューロンは，報酬であればグルコースにもICSSにも同様に抑制応答を示し，嫌悪刺激であれば逆方向の促進応答をすることを示している．これら強化刺激の予告音（cue tone stimulus：CTS）に対しても，それぞれの正と負の強化刺激それ自体に対する応答と同方向の応答をする．図5-17**Ab**, **Bb**は，グルコースとICSSの予告音に抑制応答，図5-17**C**, **Db**, **c**は尾部痛覚刺激と電気刺激ショックの予告音に対する促進応答のそれぞれラスター表示と加算ヒストグラムである．これらのことより，この正と負の強化刺激を識別するニューロンは，予告音の正と負の強化刺激の連合記憶に関与すると考えられる．このニューロンの予告音への応答は，ラットに予告音後の正と負の強化刺激の連合学習，消去および再学習を行わせると，可塑的に変化する．予告音に対する条件づけ応答が成立した後，予告音だけを呈示しても正の強化刺激を与えない消去学習を行うと，予告音への抑制応答は速やかに減少し，リック行動も消失する（**Ac**）．このように，ラットのリック行動と予告音への応答との間には高い相関があり，予告音への応答があるときにはラットはリック行動を行っている．これらのことより，視床下部外側野ニューロンは正または負の強化刺激とそれらを予告する信号の認知記憶に基づく動機づけ行動または情動行動の表出と強化に関与すると考えられる．図5-18には，各応答ニューロンの視床下部外側野における分布を示してある．視床下部腹内側核レベルの視床下部外側野には，報酬と嫌悪刺激に逆方向に応答する報酬と嫌悪刺激識別ニューロンが局在し，腹内側核前端のレベルより前方の外側視

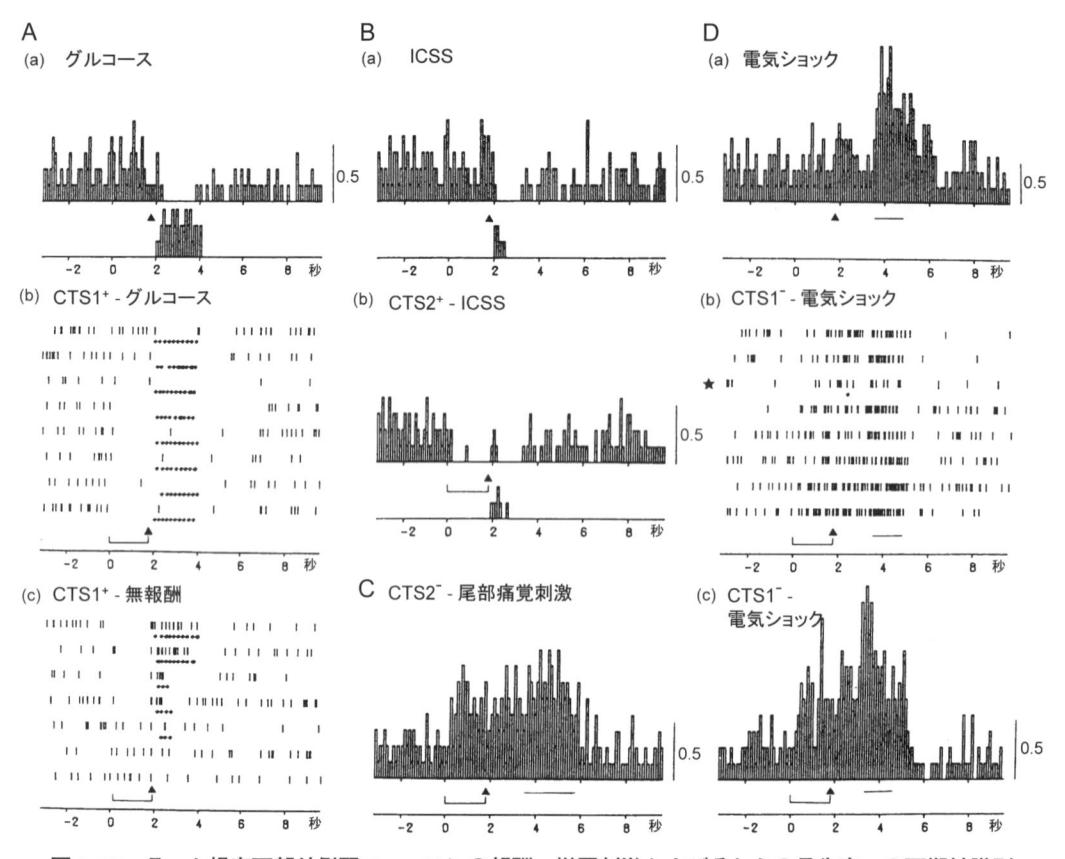

図 5-17 ラット視床下部外側野ニューロンの報酬，嫌悪刺激およびそれらの予告音への可塑性識別応答（A, B, C, D：同一ニューロンからの記録）（Ono et al., 1985[279], 1986a[283], b[294], 1992[280]; Nakamura et al., 1986[245]）

Aa：グルコース摂取への抑制性応答，b：予告音（CTS1⁺）をグルコースと連合させたときの予告音に対する条件づけ抑制応答の速やかな獲得，c：グルコースと予告音との関係を解消したときの予告音に対する抑制性応答の速やかな消失（ニューロン応答の消失）とリック行動の停止（行動の消失）．
Ba：ICSS への抑制性応答，b：ICSS 予告音（CTS2⁺）への抑制応答．
C：尾部痛覚刺激とその予告音（CTS2⁻）に対するグルコースや ICSS への応答とは逆方向の促進性応答．
Da：予告音のない電気ショックへの促進応答，b, c：電気ショックと予告音（CTS1⁻）を連合したときの予告音への促進応答．Db の★の試行：チューブのリックにより電気ショックを回避したときの予告音（CTS1⁻）へのニューロン応答の減弱．
Aa, Ba, Da を除いて，時間軸上の 0：予告音の開始時点，└──┘：予告音の呈示期間，▲：チューブを口直前に近づけた時点，――：電気ショックまたは尾部痛覚刺激の期間．ヒストグラム：（上）ニューロン応答の 5 または 7 回加算，（下）チューブリック信号の 5 または 7 回加算．ラスター：各試行におけるニューロン応答．ラスターの下の黒丸：チューブリック時点．

索前野-前部視床下部には，両刺激に同方向に応答する報酬と嫌悪刺激非識別ニューロンが局在する．

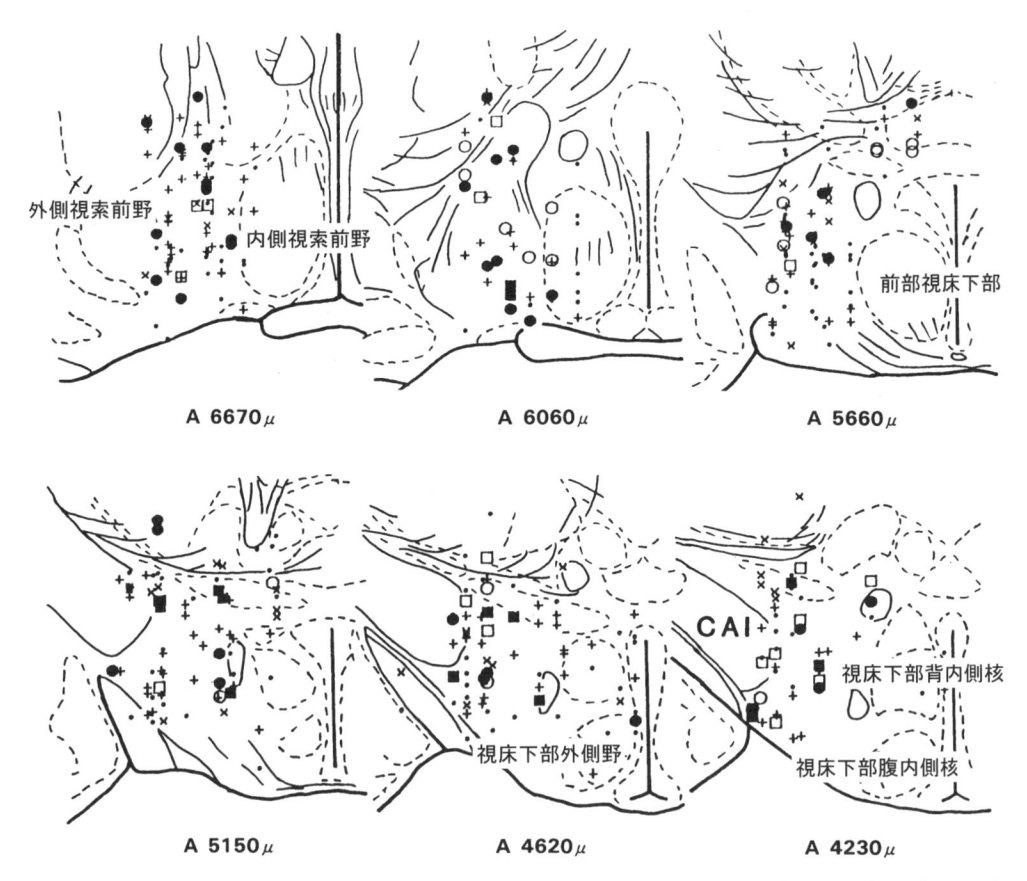

5.2 視床下部の役割は何か 113

図 5-18 報酬あるいは嫌悪刺激応答ニューロンの記録部位 (Ono et al., 1985[279], 1986a[283], b[294] 1992[280]; Nakamura et al., 1986[245])

■：報酬に促進，嫌悪刺激に抑制応答を示したニューロン，□：報酬に抑制，嫌悪刺激に促進応答をしたニューロン，●：報酬および嫌悪刺激に抑制応答したニューロン，○：報酬および嫌悪刺激に促進応答をしたニューロン，＋：報酬あるいは嫌悪刺激のどちらにも応答しなかったニューロン，×：嫌悪刺激だけに特異的に応答したニューロン，・：報酬あるいは嫌悪刺激のどちらにも応答しなかったニューロン．各前額断面図下の数字は Konig と Klippel の脳地図に基づく，吻側-尾側方向での座標．

2. サル視床下部外側野における好きな食物（正の強化）と嫌いな食物（負の強化）には識別的に，非食物（無強化）刺激には応答しないニューロンがある

　筆者らはサルで食物や非食物を呈示し，食物であればレバーを押して食物を取って食べ味わい，非食物であればレバーを押さない視覚認知行動や食物またはジュースなどの報酬や耳介への電気刺激を意味する音の認知行動を行わせ，視床下部外側野ニューロンの応答性を解析した（図 5-19）（Ono et al., 1980, 1981; Nishino et al., 1982）．この実験では，空腹状態のサルを 2 枚のシャッター（W1：不透明；W2：透明）とレバーの付いたパネルの前のモンキーチェアに座らせる（Aa）．食物の認知によるレバー押し摂食行動では，W2 後方のステージまたは回転台

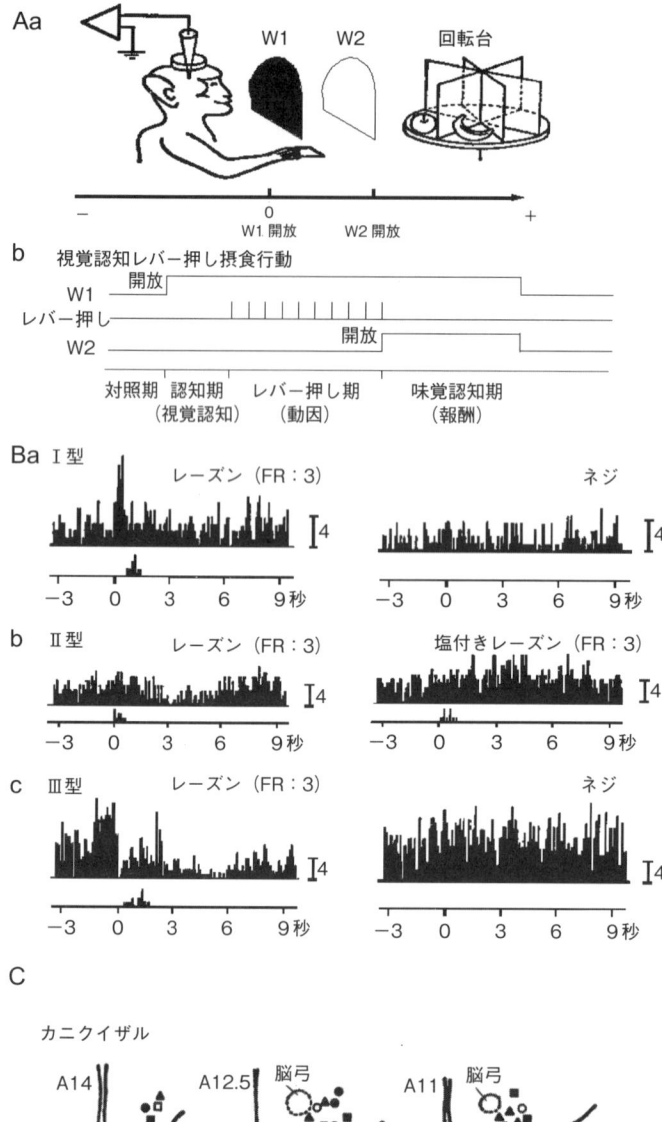

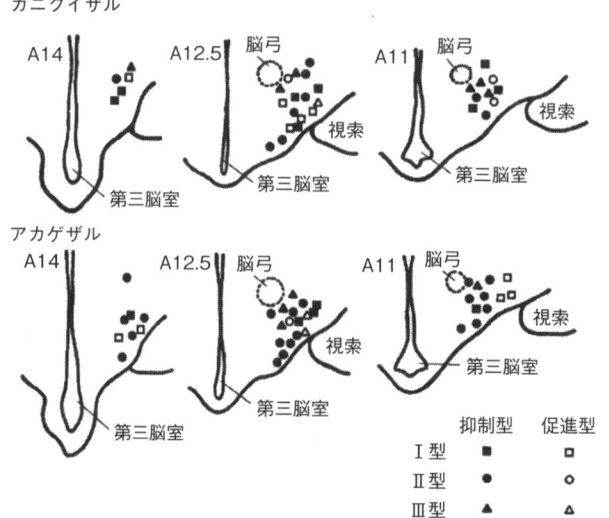

図 5-19 サル視床下部外側野ニューロンの応答性（Ono et al., 1980[289], 1981[290]; Nishino et al., 1982[262]）

A：サルを用いた各種感覚刺激呈示装置およびレバー押し摂食行動の概要を示す模式図.
a：サルを2枚のシャッター（W1：不透明，W2：透明）を備えた窓およびレバー付きパネルの前に置く．水またはジュースはサルの口角付近に設置したチューブから与える．電気ショックは両耳介部に置いた電極間に通電して与える，
b：レバー押し視覚認知行動の①認知期，②レバー押し（動因）期，③報酬獲得（摂取）の各期を示す模式図.

B：サル視床下部外側野のI，IIおよびIII型ニューロンの食物（左）と非食物または塩付きレーズン（右）の視覚認知によるレバー押し行動の各期におけるニューロン応答性（Ono et al., 1981[290]; Nishino et al., 1982[262]の改変）．ヒストグラム上：ニューロンの応答の3回加算．縦軸：インパルス放電数/ビン，ビン幅は1.5msec．ヒストグラム下：レバー押し信号の3回加算．縦軸：レバー押し信号数/ビン，横軸：時間（秒），0：刺激呈示時点，−：刺激呈示前.

C：各型ニューロンの視床下部内分布（上：カニクイザル；下：アカゲザル）．それぞれ前額断面で左から右の順に尾側へ移行.

上に各種の食物（スイカ，リンゴなど）または非食物（ネジ，ヘビやクモのモデルなど）を載せる．W2 を任意の時間に開けて，W2 後方のステージまたは回転台上に様々な物体を見せる．サルは見た物体が食物であればレバーを押して W2 を開け，見た食物をとって食べ，非食物であればレバーを押さない（**Ab**）．これらレバー押し感覚認知課題は，①対照期（W1 開放による物体または音の呈示前の期間），②視覚認知期（W1 開放後の食物の視覚認知，食物を意味する音の聴覚呈示開始から最初のレバーを押すまでの期間），③レバー押し期（動因期：食物を獲得するためにレバーを押す期間），および④摂取期（W2 または W1 と W2 の同時開放期から食物をとって口に入れ，食べる期間，以後味覚認知期と略）に分けることができる（**Ab** 一番下）．また多連微小電極を用いると，グルコース感受性も調べることができる．視床下部外側野ニューロンの 30% は，レバー押し摂食行動のいずれかの時期に促進または抑制応答をする．これらニューロンは，応答様式によって I 型（視覚認知期にだけ応答），II 型（味覚認知期にだけ応答），III 型（視覚認知期，動因期および味覚認知期のすべてに応答）に分類される．I，II，および III 型には抑制応答と逆の促進応答を示すニューロンがある．**図 5-19B** には，各型ニューロンの好きな食物または嫌いな食物に対する応答を示してある．食物と非食物の視覚認知には食物を見たときには応答するが，非食物には応答しない I 型（**Ba**）および視覚認知期，レバー押し期および味覚認知期に応答する III 型ニューロンが（**Bc**），食物獲得動因にはレバー押し期に応答する III 型ニューロンが（**Bc**），味覚認知には食物の摂取期に応答する II 型（**Bb**）および III 型ニューロンが関与すると考えられる．II 型と III 型ニューロンの過半数は，好きな食物（甘いスイカ・干しブドウなど）への味覚認知応答が嫌いな食物（塩をつけたスイカ・干しブドウなど）に対しては逆転する．II と III 型ニューロンの味覚認知応答は食物を口に入れた時点から起こる．**Bb** にはサルの好きな干しブドウの味覚認知期には抑制応答を示し（左），最も嫌いな塩をつけた干しブドウの摂取期には促進応答に逆転する II 型味覚認知ニューロンの応答例を示してある（右）．この摂取期応答は，味覚や嗅覚，体性感覚などの口腔内感覚を介して食物の好き嫌いの認知に関与するのであろう．**図 5-19C** には，カニクイザルとアカゲザルの視床下部外側野における I, II および III 型ニューロンの分布を示してある．

図 5-20 には，血糖値を高くしたときの視床下部外側野ニューロンのクッキーに対する応答性の変化を示してある．**図 5-20A** には矢印の時点でグルコース静注あるいはサル用固形試料を摂食させたときの血糖値の変化を，**B** にはこのときの II 型ニューロンのクッキーに対する応答性の変化を示してある．**Ba** はグルコース静注前の応答で，抑制性応答が認められる．**Bb** はグルコース静注後の血糖値が高いときの応答で，ニューロンのインパルス放電頻度が減少するとともに，クッキーに対する抑制応答も消失している．しかし，**Bc** のグルコース静注 50 分後では，血糖値が低下するとともにインパルス放電頻度もグルコース静注前のレベル（**Ba**）に回復している．このようにサルの視床下部外側野にもグルコース感受性ニューロンが存在し（Ono et al., 1982），摂食やグルコース静注により血糖値が上昇すると，視床下部外側野ニューロンの活動は抑制され（インパルス放電頻度の減少），レバー押し摂食行動に対する応答も消失する．このときレバー押しも散漫になる．これらのことより，サルでも視床下部外側野は内

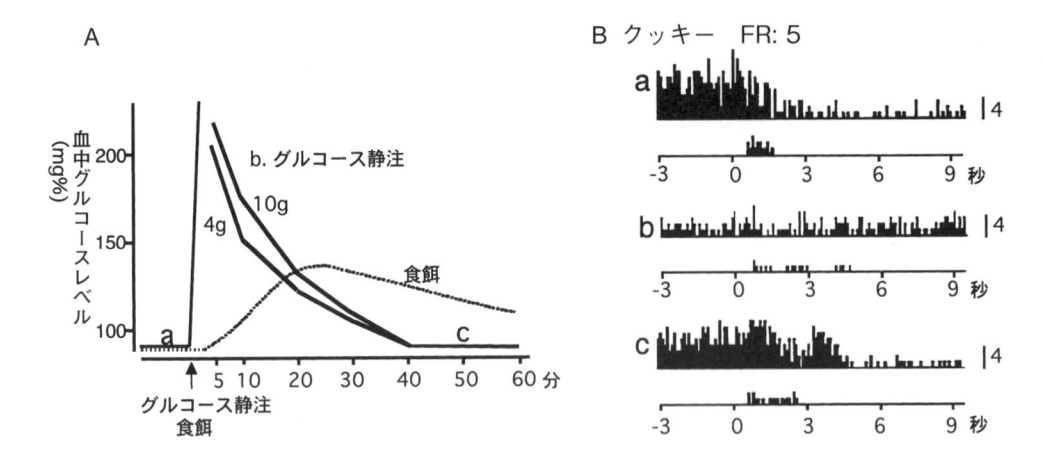

図 5-20 血糖上昇時の視床下部外側野（摂食中枢）タイプⅡ型ニューロンの報酬期応答の変化（Ono et al., 1980[289], 1981[290]; Nishino et al., 1982[262]）
A：グルコース静注後（実線：4, 10g）またはサル用固形飼料摂食後（点線）の血糖値の変化.
B：グルコース（10g）静注後のタイプⅡニューロンの報酬期応答の変化. a：静注前（血糖値 90mg%）の応答, b：静注 10 分後（同, 175mg%）の応答, c：50 分後（同, 90mg%）の応答（A の a, b, c の血糖値での記録）.

部環境だけでなく，外部環境情報も統合して，食欲の発生，それを満たすための食物認知，食物獲得動因，食べるといった一連の行動の遂行に関与すると考えられる．

また，サルでも多くの刺激（10〜20種類）に対する視床下部外側野ニューロンの応答性を調べた（Fukuda et al., 1986）．サル視床下部外側野のニューロンも学習により報酬性であればすべての物体に特異的に応答するようになる．**図 5-21** にはそのようなニューロンの応答例を示してある．このニューロンは，学習行動の初期には報酬物体であるクッキー（**A, D-1**）に抑制応答を示し，注射器（**B, D-2**）には応答しない．しかし，このクッキーへの視覚応答は，レバーを押してもシャッターが開かず，クッキーを獲得できない状況下（**C, D-3**：消去学習）やレバーを押せばクッキーのかわりに食塩水を与えられる状況下（**D-4**：逆転学習）では数回の試行で消失する．逆に，非食物である木製円柱をジュースと連合させると，数回の試行で応答が出現する（**D-5**）．これらの学習に基づく非食物への視覚応答も，消去または逆転（木製円柱を食塩水と連合する）学習をサルに行わせると消失する（**D-6, 7**）．このように，視床下部外側野ニューロンは扁桃体の選択応答型ニューロンとは異なり（**5.4, b, 2** 参照），報酬物体であれば食物か非食物かに関係なく，すべての報酬性物体に同様の応答を示すのが特徴である．

5.2, d, 1 とここで述べたラットとサルの視床下部外側野ニューロンの応答性と行動の研究から，視床下部は正（報酬）と負（嫌悪刺激：罰）の強化刺激を認知し，快または不快情動行動のいずれかの行動を起こすスイッチを入れたり，切ったりする役割を果たしていることを示している．視床下部外側野は，扁桃体など他の脳部位で処理された高次の複雑な情報を圧縮し，

5.2 視床下部の役割は何か

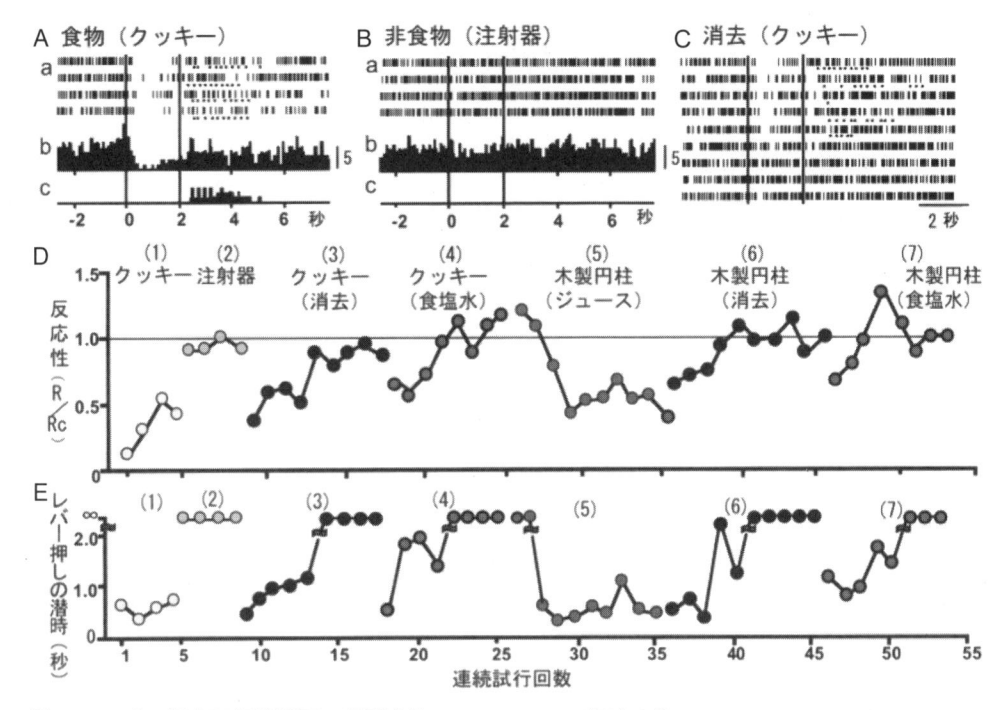

図5-21 サル視床下部外側野の報酬応答ニューロンの可塑性応答（Fukuda et al., 1986[107]）

A, B, C：課題遂行中のニューロン応答のラスター表示（a），ラスター表示の加算ヒストグラム（b），レバー押しの加算ヒストグラム（c）．クッキーを見ている期間（2秒間）に抑制応答（インパルス放電頻度の減少）（A），注射器を見たときには無応答（B），レバー押しを完了してもシャッターが開かず食物を獲得できない状況下におけるニューロンの抑制応答の消失（消去）と，それに伴うレバー押し行動の停止（消去）（C）．

D, E：食物，非食物を連続試行で呈示したときのニューロン応答性（D）とレバー押し行動の潜時（E）との関係．（1）：クッキーを見たときの抑制応答，（2）：注射器を見ても無応答，（3）：レバー押しを完了してもシャッターが開かず食物を獲得できない状況下における抑制応答の消失（消去）とレバー押し行動の停止（消去），（4）：クッキーを，食塩水を意味する一種の手掛かり刺激として呈示する状況下における抑制応答の数回の試行での消失（消去）とそれに伴うレバー押し行動の停止（逆転学習による消去），（5）：円柱をジュースと連合させると，数回の試行で呈示円柱への抑制応答とレバー押し行動の出現，（6）：木製円柱とジュースの連合を解消したときの抑制応答の消失（消去）とレバー押し行動の停止（消去），（7）：ジュースと連合していた木製円柱を食塩水と連合させたときの抑制応答とレバー押し行動の停止（逆点学習による消去）．Dの縦軸：ニューロンの応答性（R/Rc），Rc：物体呈示前の2秒間のインパルス放電頻度，R：物体呈示期のインパルス放電頻度），抑制応答ではR/Rcが1.0以下．Eの縦軸：最初のレバー押しまでの潜時（秒），D, Eの横軸：試行順序，∞：レバー押し行動の停止（消去）．

単純にして行動に結びつける，言い換えれば出力として情動行動の表出に関与するのである．筆者らが情動行動の研究を出力側に近い視床下部から着手したことが，次の研究を可能にした点で幸運であったといえる．

3. ネコ視床下部外側野（摂食中枢）と腹内側核（満腹中枢）ニューロン活動は相反的である

5.2, a, b, 4で述べたように，摂食行動に対して視床下部外側野は促進的に，視床下部腹内側核は抑制的に作用する中枢であり，両中枢の活動は相反的である．この相反関係を明らかにするため，無拘束状態のネコから視床下部ニューロン活動（インパルス放電）を記録し，種々の行動状態下でのインパルス放電を比較した（図5-22A）（Oomura et al., 1969a）．その結果，視床下部外側野ニューロンの大部分は空腹下で徐波睡眠中にはインパルス放電頻度が低く，2～6インパルス数/secであるが，覚醒や警戒，餌を探す，さらには摂食に際して顕著にインパルス放電頻度が増加して6～20インパルス数/secに増加する（図5-22B）．覚醒状態のときは餌をケージ内に入れてもネコはすぐには食べない．まず餌に近づいて匂いをかぎ，そして食べ始める．この食べ始めるまでの餌を探している期間にインパルス放電頻度が最も増加し，警戒がその次で，摂食はそれらに次ぐインパルス放電頻度を示している．いったん餌を食べ始めると，摂食中でもそれほど顕著なインパルス放電頻度の変化はない．このように，多くの視床下部外側野ニューロンでは，行動の移行期にインパルス放電頻度が一時的に上昇する．

一方，視床下部腹内側核では，多数のニューロンの徐波睡眠中のインパルス放電頻度は3～10インパルス数/secであるが，覚醒，警戒，餌を探すあるいは摂食により顕著にインパルス放電頻度が減少する（図5-22C）．これらの変化は視床下部外側野と同様に行動の移行期に最も顕著に認められる．

このように，視床下部外側野ニューロンの活動は警戒および餌を探す状態で最も高く，摂食中はむしろ低いことから，視床下部外側野のインパルス放電は覚醒の水準，言い換えると，大脳新皮質の意識水準に対応して変化している．これは視床下部外側野は解剖学的には中脳網様体の上行性賦活系が視床下部まで延びてきたものであることから当然と考えられる（Morgane & Stern, 1972）．しかし，中脳網様体と異なり，視床下部外側野は摂食という特殊な機能を備えているので，満腹状態では中脳網様体と同様の活動はしない．満腹状態では視床下部外側野ニューロンの活動が睡眠や覚醒時に変化しないので，同領域は空腹感を発生させる空腹-動機づけ系（hunger-motivating system）と考えるほうが妥当である．

e. 視床下部におけるニューロン応答に関与する神経伝達物質は何か？

1. 視床下部外側野の報酬と嫌悪刺激伝達物質はカテコラミンとアセチルコリンか？

5.1, a, 3で述べたように，視床下部外側野にはカテコラミン系の入力があり，報酬系や嫌悪系における重要性が示唆されている．報酬系では，ノルアドレナリンは最初に可能性が指摘され，①起始細胞のある青斑核やその上行路でICSSが起こる（Stein, 1968; Crow et al., 1972），②内側前脳束後部のICSS行動により視床下部や扁桃体でノルアドレナリンの遊離が増加する（Stein et al., 1967; Stein & Wise, 1969），③ノルアドレナリンの放出を促進するアンフェタミン

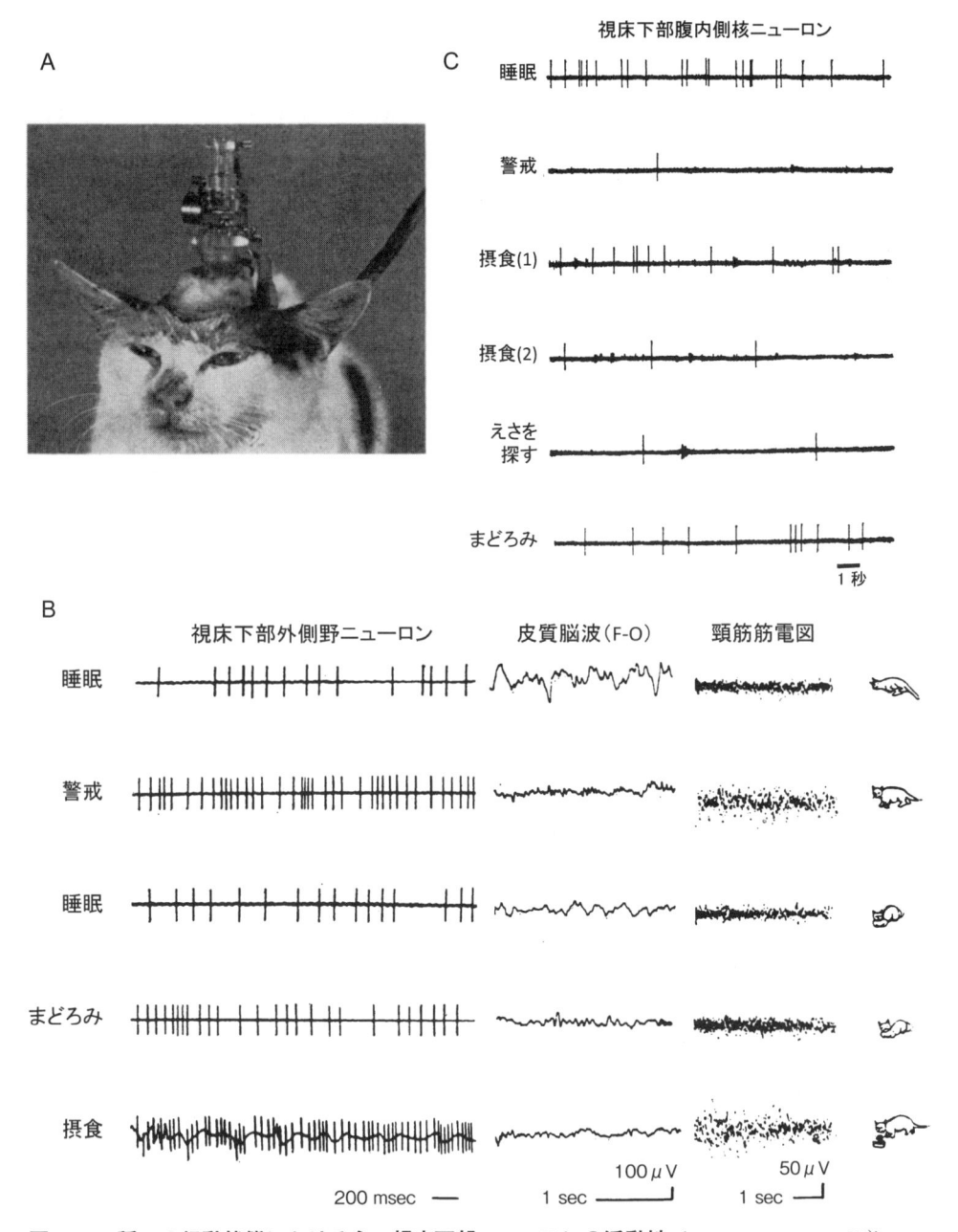

5.2 視床下部の役割は何か 119

図 5-22 種々の行動状態におけるネコ視床下部ニューロンの活動性（Oomura et al., 1969a[304]）
A：慢性実験に用いた単一ニューロン活動記録用微小電極誘導装置.
B：視床下部外側野ニューロンの活動性. 左の列から順にインパルス放電頻度の変化, 皮質脳波（前頭-後頭誘導), 筋電図（頸筋), ネコの状態の略図を示す. 睡眠に比較して警戒や摂食でインパルス放電数が顕著に増加.
C：視床下部腹内側核ニューロンの活動性. 睡眠に比較して, 警戒, 餌を探す, あるいは摂食状態でインパルス放電数の顕著な減少.

は青斑核でのICSS行動を増強する（Ritter & Stein, 1973），④ノルアドレナリン合成酵素の一つであるドパミン-β-水酸化酵素（dopamine-β-hydroxylase：DBH）の阻害剤を投与すると，ノルアドレナリンの枯渇とICSS行動の抑制がみられる（Wise et al., 1969）ことなどからICSS行動との関連が強い．一方，ドパミンの関与も指摘されており，①腹側被蓋野ドパミン含有細胞の選択的な破壊により線維投射を受ける大脳新皮質の前頭前溝皮質（sulcal prefrontal cortex）でのICSS行動が抑制される（Clavier et al., 1977），②腹側被蓋野からドパミン線維投射を受ける側坐核にドパミン拮抗薬であるスピロペリドールを注入すると，内側前脳束におけるICSS行動が抑制される（Mora et al., 1979），③ドパミン放出を促進させるアンフェタミンは黒質でのICSS行動を促進するが，黒質-線条体路を破壊すると，アンフェタミンによるICSS行動の促進が起こらない（Clavier et al., 1977）ことなどからドパミンも報酬系と関連する．しかし，これらの仮説に対する反証もある．たとえばノルアドレナリンやドパミン含有細胞またはその投射線維を破壊してもICSS行動が起こることがある．青斑核におけるICSS行動はその近傍にある橋結合腕傍核の味覚領域を刺激しているからだという報告もある．その他，モルヒネやエンケファリンなどのオピオイドやニューロテンシンなどが報酬関連物質として報告されている．

嫌悪系では，アセチルコリン作動性物質の関与が指摘されている（Stein, 1973）．ラットではペダルを押して報酬を獲得できるオペラント条件づけで報酬だけでなく，嫌悪刺激も同時に与えると，ラットのペダル押しICSSが抑制される．このときアセチルコリン作動薬であるカルバコールやアセチルコリン分解酵素を阻害するフィゾスチグミンを室周系の一つである視床下部腹内側核に注入すると，嫌悪刺激を伴うときのペダル押しICSSの抑制の程度が強まる．逆にアセチルコリンのムスカリン拮抗薬であるアトロピンを注入すると，抑制の程度が低下する．また，電気ショックや寒冷ストレスにより脳内のアセチルコリンの代謝回転が上昇する．これらのことは少なくとも視床下部腹内側核では嫌悪系にアセチルコリン作動性シナプスが関与することを示唆する．

2. ラット視床下部外側野の情動表出と自律神経反応に相関するニューロン応答の伝達物質はドパミンまたはノルアドレナリンか？

5.2, d, 1で述べたラット用実験システム（図5-16, 5-23A）を用いて，報酬-嫌悪刺激識別ニューロン膜に多連微小電極法により電気的に微少量投与して神経伝達物質であるドパミン，ノルアドレナリン，アセチルコリンおよびこれら伝達物質の遮断薬の作用を解析した（Ono et al., 1992）．この研究によると，視床下部外側野ニューロン活動に対してドパミンとノルアドレナリンは主に抑制性に，アセチルコリンは促進性に作用する．これらドパミンとノルアドレナリンのニューロン活動に及ぼす作用は正の強化刺激に対する抑制応答と，アセチルコリンの作用は負の強化刺激に対する促進応答と一致する．

図5-24には，ラット視床下部外側野の報酬刺激には抑制応答を，嫌悪刺激には促進応答をするニューロンの神経伝達物質に対する応答性を示してある（図5-17と同一ニューロン）．こ

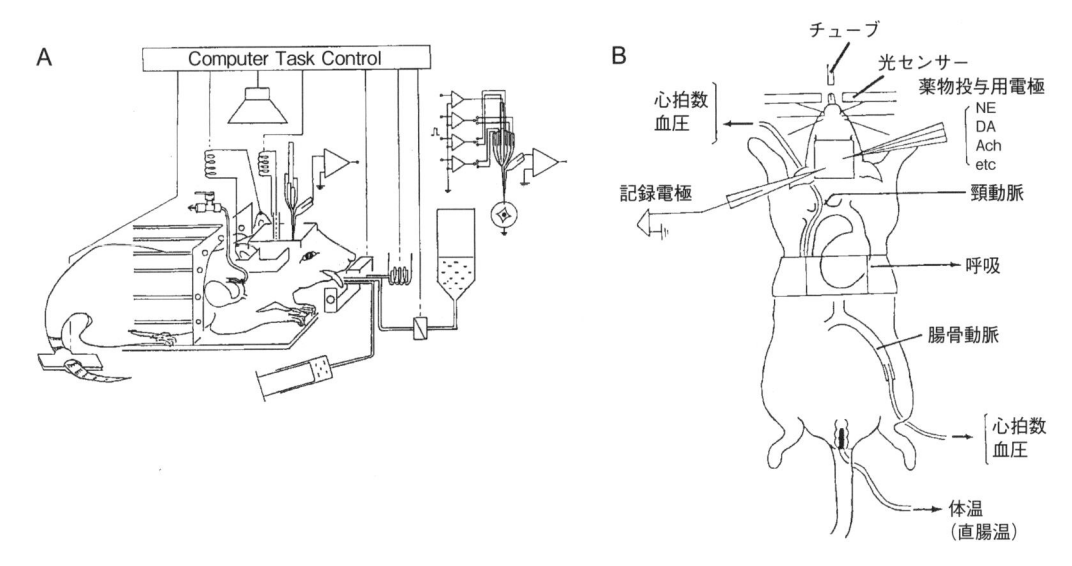

5.2 視床下部の役割は何か 121

図 5-23 ラットを用いたニューロン活動記録実験（A）と自律神経活動の同時記録実験（B）の模式図（Ono et al., 1985[279], 1986a[283], b[294], 1992[284]; Nakamura et al., 1986[245]）

のニューロンの活動は，ドパミンやノルアドレナリンにより抑制され，この抑制作用はドパミン D_2 受容体拮抗薬であるスピペロンにより遮断されるので，ドパミンの抑制作用は D_2 受容体を介するものである．ノルアドレナリンの抑制作用はα受容体拮抗薬であるフェノキシベンザミンでは遮断されない．この図には示してないが，このニューロンに対するノルアドレナリンの抑制作用はβ受容体拮抗薬であるプロプラノロールによって遮断されるので，β受容体を介するものである．一方，このニューロンの活動はアセチルコリンにより促進され，この促進作用はアトロピンによって遮断されるので，ムスカリン性受容体を介するものである．これらのことより，視床下部外側野の報酬−嫌悪刺激識別ニューロンは複数の神経伝達物質に対して感受性を有し，ドパミンやノルアドレナリンは報酬刺激への抑制応答に，アセチルコリンは嫌悪刺激への促進応答に関与する神経伝達物質であると考えられる．

f. 視床下部室傍核ニューロン活動（インパルス放電頻度）は情動の表出（行動）とそれに伴う自律神経反応と密接に関連して変化する

　視床下部の室傍核は，①主に下垂体後葉へ線維を投射し，抗利尿ホルモン（antidiuretic hormone：ADH，別名 vasopressin：バゾプレッシン）やオキシトシンの分泌に関与する大細胞部と，②背内側延髄（孤束核，迷走神経背側運動核），腹側延髄および脊髄中間質外側核に線維を直接に投射し，自律神経反応の調節に関与する小細胞部からなる（Ono et al., 1978; Hosoya & Matsusita, 1979）．また，室傍核は扁桃体をはじめとする大脳辺縁系，視床下部外側野や腹内側核から線維投射を受けている．このように，室傍核は情動反応における情動表出（ホルモン

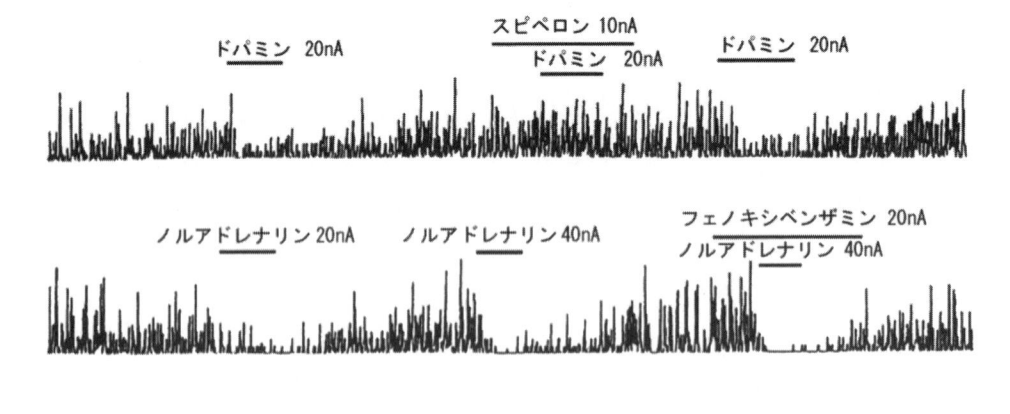

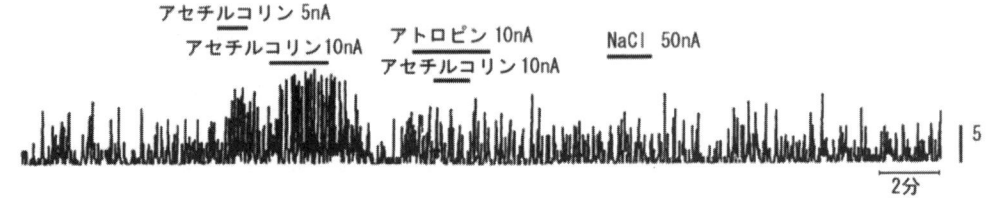

図 5-24　視床下部外側野ニューロンに対するノルアドレナリン，ドパミン，およびアセチルコリンの作用（すべて同一ニューロンからの記録）（Ono et al., 1992[284]）

多連微小電極法により投与した薬物のニューロン活動に対する作用．ドパミンおよびノルアドレナリンにより抑制，アセチルコリンにより促進．スピペロンの前投与によりドパミンによるニューロン活動の抑制作用を遮断．アトロピンの前投与はアセチルコリンによるニューロン活動の促進作用を遮断．

分泌，自律神経反応）に関与する．筆者らは独自の実験システムを用いて多連微小ガラス電極法により音弁別報酬獲得（快情動）と嫌悪刺激回避学習（不快情動）行動下ラットの室傍核ニューロンの活動，血圧，心拍数および直腸温を同時記録し，室傍核ニューロン応答と自律神経反応との相関，ノルアドレナリンやノルアドレナリン拮抗薬の作用を調べた（**図 5-16**）(Nakamura et al., 1992)．血圧と心拍数記録用のカテーテルは総頸動脈から挿入し，下行大動脈に留置した（**図 5-23B**）．

1. ラット視床下部室傍核ニューロン応答は情動表出とそれに伴う自律神経反応に相関する

音弁別学習行動下ラットでは，報酬と嫌悪刺激予告音の開始時点から徐々に血圧は上昇し，心拍数も増加し，いずれも報酬または嫌悪刺激時に最大値に達する（**図 5-25Aa, Ba, C, D**）．血圧の最大値は 150〜160mmHg であり，予告音開始前の 130mmHg よりも 20〜40mmHg ほど上昇する．30%の室傍核ニューロンは，報酬または嫌悪刺激予告音の開始後から徐々に活動が上昇し，報酬獲得または嫌悪刺激回避時に最大となる促進応答を示し，血圧上昇反応と非常に高い正の相関がある．これら室傍核ニューロンは，視床下部外側野の報酬−嫌悪刺激識別ニューロンとは異なり，報酬刺激にも嫌悪刺激にも同様の促進応答を示している．

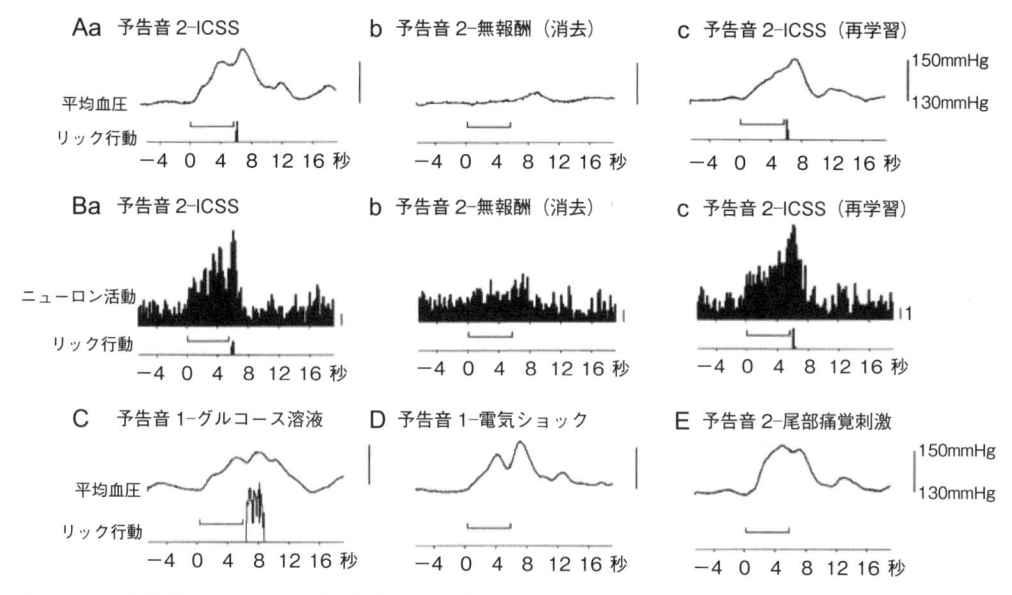

図 5-25 室傍核ニューロンの消去学習や再学習による応答性の変化と血圧変動の相関（Ono et al., 1992[284]）

A, B：予告音 2-ICSS 連合課題．a：予告音に対する血圧上昇反応とニューロンの促進応答，b：予告音と ICSS の連合解消（消去）により予告音に対する血圧上昇反応，ニューロン促進応答，およびリック行動はいずれも消失，c：予告音と ICSS の再連合により，消去前（a）と同様の反応．
C：グルコース溶液獲得．
D：電気ショック回避．
E：尾部痛覚刺激回避行動中の血圧上昇反応．

　このような予告音への自律神経反応（血圧上昇反応）は，感覚刺激（予告音）の単なる喚起（覚醒）効果による反応ではない．予告音と報酬刺激あるいは嫌悪刺激との関係を解消する消去学習を行うと，予告音を呈示しても血圧上昇反応は起こらなくなる（**図 5-25Ab**）．予告音への血圧上昇反応は，予告音がそれに続く刺激が快または不快を意味するときだけに起こる．このような自律神経反応は，学習性情動反応（4.4 を参照）の一種であるといえる．同様に室傍核ニューロンの予告音への応答も消去学習によって消失し，再連合学習により再び消去学習前と同様の促進応答を示すようになる．**図 5-25B** には，血圧上昇反応と高い正の相関を有する室傍核ニューロンの消去学習や再連合学習による応答性の変化を示してある．**Ba** の音弁別学習成立後では報酬（ICSS）予告音の開始時から始まり，報酬時に最大値に達するニューロンの促進応答と血圧上昇反応を示しているが，**Bb** の消去学習後にはこのようなニューロンの促進応答と血圧上昇反応はほとんど消失し（**Ab**），リック行動も停止する．**Bc** の再連合学習後にはニューロンの促進応答，血圧上昇反応およびリック行動は **Ba** の消去学習前のレベルに回復している（**Bc**）．**図 5-25C, D, E** には同時に記録した音弁別学習後のグルコース獲得と電気ショック，尾部痛覚刺激回避行動中の血圧上昇反応を示してある．この血圧上昇反応とその

ときのニューロン応答は消去学習により消失し，再連合学習により回復する．

2. ラット視床下部室傍核ニューロンの情動表出と血圧上昇に高い相関のある応答の伝達物質はノルアドレナリンか？

　室傍核ニューロンは，延髄のA1，A2，A6のノルアドレナリン含有ニューロンから線維投射を受けている．視床下部外側野では，ノルアドレナリンは報酬関連物質として作用するが，ノルアドレナリンやα受容体作動薬の局所注入により血圧上昇反応が起こることから，室傍核は情動発現時の自律神経反応と関連しているといえる．室傍核におけるノルアドレナリンの作用を調べるため前項の5.2, d, 1と同様の実験システムを用いて多連ガラス微小電極法によりノルアドレナリンとその拮抗薬を投与し，血圧上昇反応関連ニューロンに対する効果を明らかにしている（Nakamura et al., 1992）．この研究から，室傍核ニューロンの20％はノルアドレナリンに対して促進性に応答することが明らかになり，これらのノルアドレナリン促進応答ニューロンの75％は，報酬獲得と嫌悪刺激回避行動中の非特異的な血圧上昇反応に高い相関のある促進応答をする．図5-26には，ノルアドレナリンに対して促進応答を示し，報酬獲得または嫌悪刺激回避行動中は血圧上昇関連応答をする室傍核ニューロンの例を示してある．このニューロンは予告音を報酬または嫌悪刺激と連合させると，いずれの予告音に対しても漸増する促進応答をしている（図5-26Ea, Fa, G, H）．この予告音期の促進応答はα_1受容体拮抗薬（プラゾシン）により消失（遮断）するが（Eb, Fb），α_2受容体拮抗薬（ヨヒンビン：Ec）やβ受容体拮抗薬（プロプラノロール：Ed）では有意に変化しない．このニューロンのインパルス放電は典型的な群発型放電を示し（I），ノルアドレナリンやNaイオンに促進性に応答する．このことは，これら血圧上昇関連ニューロンが抗利尿ホルモン分泌ニューロンである可能性を強く示唆する．この群発型放電を示すニューロンに対する促進応答はプラゾシンにより消失するが，ヨヒンビンやプロプラノロールは効果がない．このニューロンの予告音に対する促進応答はα_1受容体作動性であることを示している．

g. 視床下部ニューロン活動（インパルス放電頻度）はストレス負荷により変化する

1. 視床下部はストレス反応発現時の生体反応に中心的な役割を果たしている

　生理学的には個体生存の基本原則はホメオスタシス（個体を構成する各細胞を取り巻く内部環境の恒常性維持）にある．視床下部は下垂体を介して内分泌系を，下位脳幹を介して自律神経系や体性神経系を制御しており，とくに自律神経系では上位中枢（head ganglion）として全内臓の調節に関与し，生体のホメオスタシス維持に重要な役割を果たしている．一方，様々なストレッサーはホメオスタシスを乱す外乱として位置づけることが可能であり，視床下部はストレッサーに対する生体の反応（ストレス反応）形成に中心的な役割を果たしている．

　それでは，生体は様々なストレッサーにどのように反応するのであろうか．最終的には，ホ

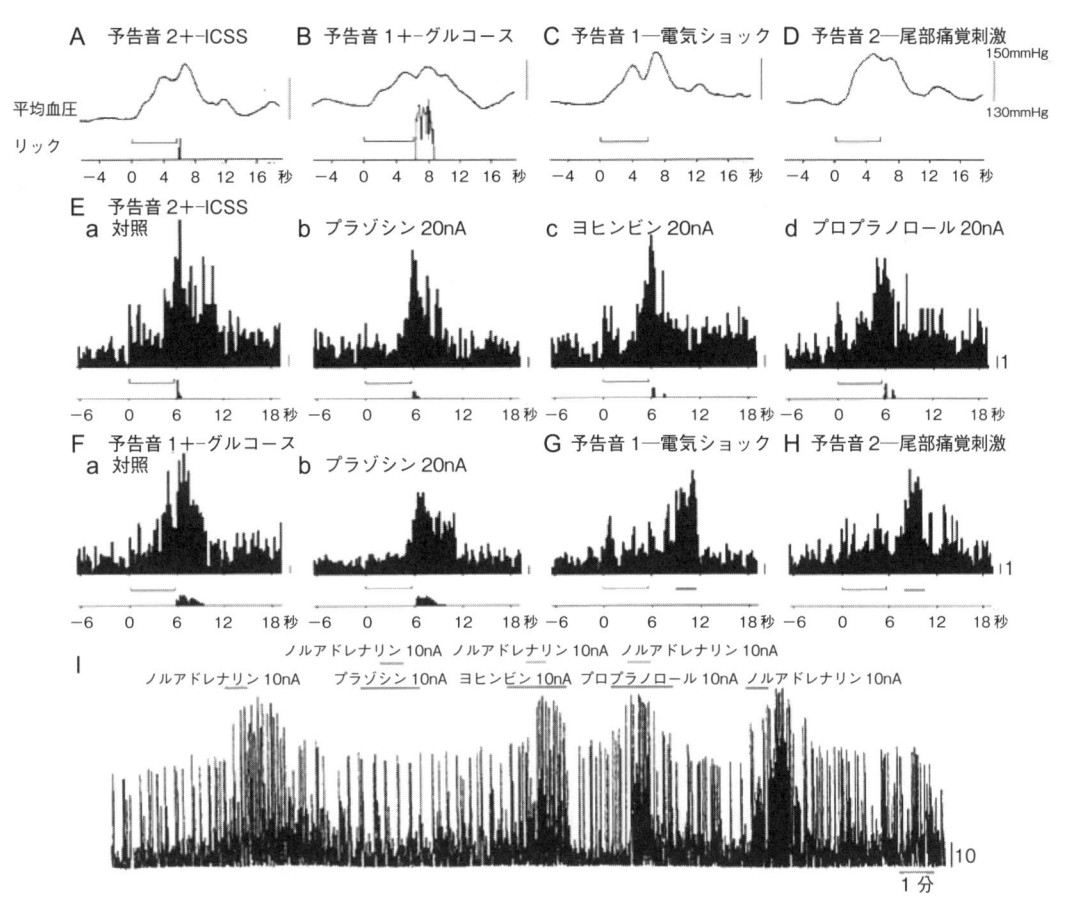

図 5-26 ラット音認知行動遂行に伴う自律神経反応の表出に関与する室傍核ニューロンの薬物感受性（すべて同一ニューロンから記録）(Nakamura et al., 1992[243])

A：ICSS 獲得，B：グルコース獲得，C：電気ショック回避，D：尾部痛覚刺激回避行動中の血圧上昇反応．
E：予告音-ICSS 連合課題におけるニューロンの促進応答に対するアドレナリン拮抗薬の作用．a：薬物投与前の試行で予告音期と ICSS 期に促進応答，b：プラゾシン（20nA）による予告音期の促進応答の遮断（消失），c：$\alpha 2$ 受容体拮抗薬であるヨヒンビン（20nA）は予告音期の促進応答には無効，d：β 受容体拮抗薬であるプロプラノロール（20nA）は予告音期の促進応答には無効．
F：予告音 1-グルコース連合課題におけるニューロンの促進応答に対するノルアドレナリン拮抗薬の作用．a：薬物投与前の試行で予告音期とグルコース摂取期に促進応答，b：$\alpha 1$ 受容体拮抗薬であるプラゾシン（20nA）により予告音期の促進応答の遮断．
G：予告音 1-電気ショック連合課題で予告音と電気ショックに促進応答．H：予告音 2-尾部痛覚刺激連合課題における予告音期と尾部痛覚刺激期に促進応答．
ヒストグラム上：ニューロン応答の加算，ヒストグラム下：リック信号の加算，時間軸上の 0：予告音の開始時点，ヒストグラム下の下線：予告音の呈示期時間．
I：群発型インパルス放電へのノルアドレナリンとその拮抗薬の作用．ノルアドレナリン（10nA）による群発型インパルス放電頻度の増加（促進応答）とプラゾシン（10nA）によるノルアドレナリンに対する促進応答の消失．ヨヒンビン（10nA）やプロプラノロール（10nA）はノルアドレナリンに対する促進応答に無効．

メオスタシス維持に重要な視床下部がストレス反応形成に関与するが，ストレッサーの種類により視床下部への情報伝達経路が異なる．一つは身体的ストレスであり，空気中の酸素分圧低下や出血による血圧低下など呼吸循環系の異常を中心として生体のホメオスタシスに直接影響を与えるストレスである．このようなストレスに関する情報は，下位脳幹を介して直接視床下部に伝達される．もう一つは高次処理依存的ストレッサーとよばれ，それ自体はホメオスタシスに直接的な影響を与えないが，将来的に影響があることを予告するストレッサーである．ヒトや動物では猛獣の姿を見ただけで血圧上昇やホルモン分泌が起こり，ストレス反応が惹起される．すなわち，視覚情報自体はホメオスタシスに影響を与えないが，将来的には猛獣に襲われて傷害を受ける可能性があるからである．このため，感覚情報自体だけでなく，認知や記憶など刺激に付随した様々な情報も合わせて連合的に処理する，より高度な情報処理が必要とされ，まず大脳新皮質や大脳辺縁系（扁桃体）で処理され，ついでその処理結果が視床下部に伝達され，圧縮（単純化）されると考えられる．

Cannon（1927, 1929）やHess（1936）らは，情動と視床下部との対応関係を初めて明らかにした．Cannonらは，①視床下部-脳幹と大脳新皮質，大脳基底核および視床との間で離断した犬は非常に怒りやすくなり，些細な刺激でも怒り反応を誘発するが，②視床下部とそれ以下の脳幹との間で離断すると，怒り反応が誘発されないこと，および③視床下部を電気刺激すると，怒り反応時に観察される交感神経系の興奮状態と同等の状態が誘発されることから，視床下部が情動表出の中枢であることを報告している．この怒り反応は，怒り誘発の閾値が低く，相手構わず起こるので，"見せかけの怒り"とよばれた．一方，Hess（1936）もネコの視床下部の電気刺激により怒りや恐れの情動表出を伴う攻撃行動や防御行動が誘発されることを報告している．これらのことから，視床下部にはストレス反応を含めて生存（ホメオスタシス維持）のための様々な情動表出プログラムが存在し，視床下部に大脳辺縁系から指令が伝達されると，生存のための特定のプログラムが遂行されると考えられる（**5.4 参照**）．

2. ラット視床下部の外側と内側のニューロン活動（インパルス放電頻度）はストレス負荷により異なる変化をする

視床下部は，感染時に末梢血の免疫物質（サイトカイン）が直接作用して起こる発熱の制御に中心的な役割を果たすなど，脳-免疫相関の座として注目されている．筆者らは，身体的ストレスをラットに負荷すると，免疫サイトカインが視床下部で最も高濃度に産生され，これら免疫サイトカインが中枢神経系でストレスメディエーターとして様々なストレス反応の形成に重要な役割を果たしていることを明らかにした（Tagoh et al., 1995; Kondoh et al., 1996; Tanebe et al., 2000; Tamura et al., 2000）．身体的ストレッサーとして，ラットをタイマーによる自動温度管理が可能な特殊インキュベーター内で飼育し，明期は環境温を24℃から-3℃に周期的に変化させ（1周期，2時間；合計4サイクル），暗期は-3℃に維持する反復寒冷ストレスを与えた．このような反復寒冷ストレス負荷により，①ラットの摂食量は増加するが，体重増加率は低下する（Kondoh et al., 1996），②通常は飲まない苦い味のヒスチジン溶液を多量摂取するよ

A IL-1β mRNA産生

視床下部外側野 / 視床下部腹内側核 / 大脳皮質

a; vs. 大脳皮質
*; vs. 対照
$p<0.05$

ストレス負荷期間（日）

B

C 自発インパルス放電頻度
a 視床下部外側野　　b 視床下部腹内側核

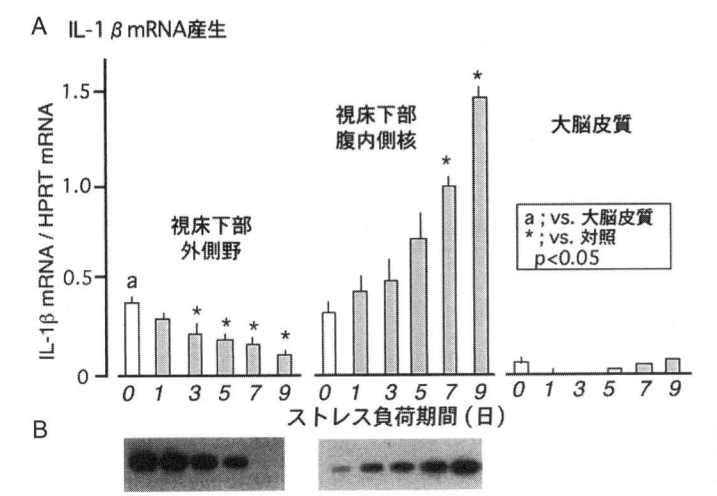

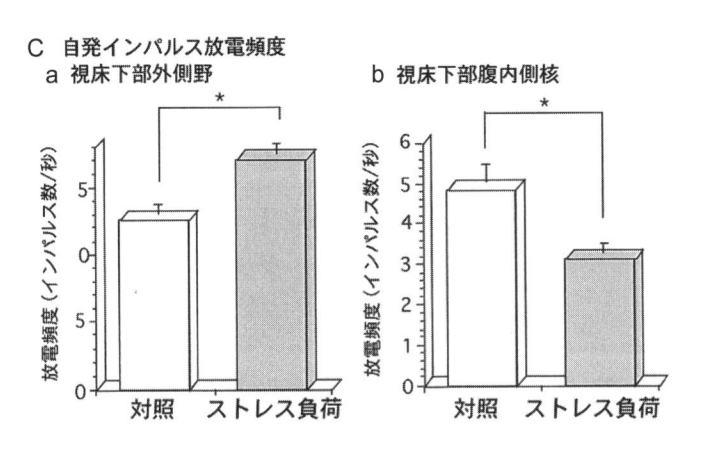

対照　ストレス負荷

図 5-27　ラットの反復寒冷ストレスと IL-1β mRNA 発現量（Tanebe et al., 2000[391]; Tamura et al., 2000[385]; Kondoh et al., 1996[189]）
A：各領域における IL-1β mRNA 産生量の変化.
B：RT-PCR 法により増幅した IL-1β mRNA のノザンブロッド（マウス視床下部, Tagoh et al., 1995[382]）.
C：視床下部外側野（a）および視床下部腹内側核（b）におけるインパルス放電頻度の変化.

うになる（Kondoh et al., 1996），③無排卵など雌ラットの性周期が乱れるなどのストレス反応が現れる（Tanebe et al., 2000）.

　図 5-27A には，ストレス負荷後，直ちにラットの脳を摘出し，視床下部内の各領域，とくに視床下部外側野と視床下部腹内側核および大脳新皮質を切り出して，サイトカインの一種である IL-1β の mRNA 発現量を RT-PCR（reverse transcription polymerase chain reaction：逆転写ポリメラーゼ連鎖反応）法を用いて測定した結果を示してある（Tanebe et al., 2000）．図 5-27B には，マウスで同様の実験を行ったときの視床下部外側野と視床下部腹内側核におけるノザンブロットの結果を示してある（Tagoh et al., 1995）．ラット，マウスとも IL-1βmRNA の発現は大脳新皮質に比較して視床下部で高レベルに認められ，ストレスにより視床下部腹内側核では IL-1βmRNA の産生が増加し，視床下部外側野では逆に減少する．図には示していないが，ストレスを9日間で中止すると，IL-1β もストレス負荷後の経時的変化と丁度鏡像的に変化してストレス開始前のレベルに回復する．図 5-27C には，同様のストレスを2週間以上負荷したときのラット視床下部外側野と腹内側核ニューロンのインパルス放電頻度を示してある

(Tamura et al., 2000)．IL-1βmRNA の発現とは対照的に，視床下部外側野ニューロンの活動は上昇し（インパルス放電頻度の増加），腹内側核ニューロン活動は低下している（インパルス放電頻度の減少）．このことは，ストレスにより摂食中枢である視床下部外側野のニューロン活動が増加し，逆に満腹中枢である腹内側核のニューロン活動が低下したことを意味しており，ストレスによる摂食量の増加は，この視床下部における摂食調節機構の異常によるものであることを示している．近年，IL-1β は抑制的な神経調節物質であることが報告されており（Kuriyama et al., 1990; Plata-Salaman et al., 1988），視床下部外側野ニューロンの活動は，IL-1β の減少により上昇し，視床下部内側核ニューロンの活動は IL-1β の増加により低下すると考えられる．これらのことは，反復寒冷ストレスによる摂食異常が視床下部におけるサイトカイン産生の変化によるものであることを示している．

さらに，ラットの反復寒冷ストレス負荷実験により，①内側視索前野における IL-1β 産生は性周期形成に中心的な役割を果たしている内側視索前野における性腺刺激ホルモン放出ホルモン（gonadotropin releasing hormone：GnRH）の産生と負の相関関係にある，②視床下部内側部における IL-1β 産生はバゾプレッシンや副腎皮質刺激ホルモン放出ホルモンの産生と関連していることなどが明らかにされている（Tanebe et al., 2000）．これらのことは，身体的ストレスを負荷すると，下位脳幹からの入力だけでなく，末梢血からの直接入力や視床下部における免疫サイトカイン産生もストレス反応形成に重要な役割を果たすことを示している．

図 5-28 には，同様の反復寒冷ストレスを 2 週間以上負荷したときのラット視床下部外側野ニューロンの報酬獲得課題に対する応答を示してある（Tamura et al., 2000）．**図 5-28A** は，ストレスを負荷していない対照ラットの視床下部外側野ニューロンの応答で，予告音の呈示後，ラットは口直前に突き出されたチューブのリック行動により，うま味物質であるグルタミン酸溶液（monosodium-L-glutamate：MSG，うま味溶液）を摂取している．この視床下部外側野ニューロンは，予告音とうま味溶液に同様の抑制応答を示している（**a**）．予告音だけを与えてうまみ溶液を与えない消去学習を行うと，予告音に対する抑制応答が完全に消失し，リック行動もしなくなっている（**b, c**）．再び，予告音の後にうま味溶液を与える再学習を行うと，再び予告音とリック行動によるうま味溶液の摂取期に抑制応答をしている（**d**）．**図 5-28B** は，ラットにストレス負荷を与えると，最初の消去学習前には正常ラットと同様に抑制応答をしている（**a**）．しかし，消去学習を行っても抑制応答は消失せず，逆に増強している（**b, c**）．再び，予告音にうまみ溶液を連合させる再学習を行うと，消去学習前の抑制応答が回復している（**d**）．このように，ストレス負荷ラット視床下部外側野ニューロンは，対照ラットでは認められない異常応答をする．これらのことから，様々なストレスによる種々の異常行動は視床下部ニューロンの感覚刺激に対する応答性の変化により起こることが示唆される．

一方，ラットの反復寒冷ストレス負荷により，電気ショックに対する回避行動の潜時が短縮することが明らかになった（**図 5-29A**）（Kawanishi et al., 1997）．この電気ショックの痛みに対する回避行動の亢進が，中枢性，あるいは末梢性の変化によるものか明らかにするため，ラットを用いて伏在神経の C 線維からインパルス放電を記録し，機械的刺激および温度刺激に対

5.2 視床下部の役割は何か

A 対照

a 消去前(対照)

b 消去-1

c 消去-2

d 再学習

B ストレス負荷

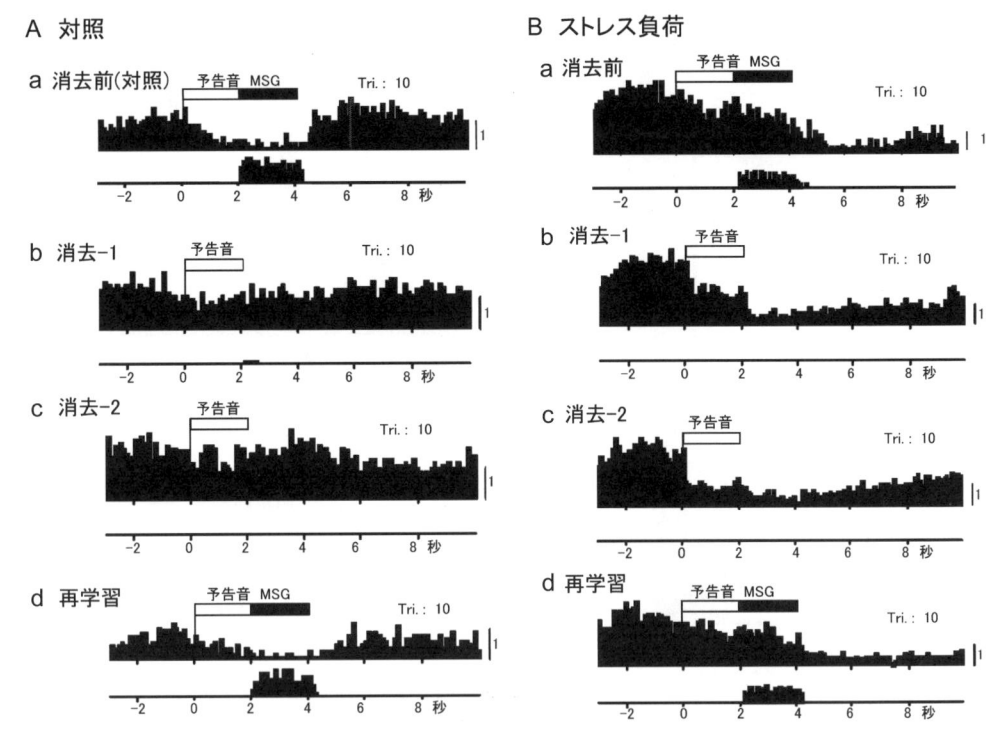

a 消去前

b 消去-1

c 消去-2

d 再学習

図 5-28 ラットの視床下部外側野ニューロン応答に及ぼすストレス負荷の影響 (Tamura et al., 2000[385])
A：対照ラットから記録した視床下部外側野ニューロンの予告音とグルタミン酸溶液報酬への抑制応答とリック行動の消去学習による消失.
B：ストレスを負荷したラットから記録した視床下部外側野ニューロンの予告音とグルタミン酸溶液報酬への抑制応答とリック行動の消去学習による増強とリック行動の無変化.
MSG：グルタミン酸Na，Tri：試行回数.

する反応を解析した．その結果，機械的刺激および温度刺激に対する閾値は，反復寒冷ストレスをラットに負荷しても対照と比較して変化がないことが明らかになった（**図 5-29B, C**）．これらのことから，回避行動の亢進は，中枢性の変化によることが示唆される．先に述べたストレス負荷による視床下部内における変化が関与していると推察される．

h. 視床下部ニューロン活動（インパルス放電頻度）は日周リズムを呈する

ヒトをはじめとする昼行性動物は，昼間（明期）に活動し，1日に必要な摂食量の大半を摂取する．逆に，ラットに代表される夜行性動物の活動は夜間（暗期）に集中し，1日摂食量の80%以上がこの期間に摂取される（西尾と中川，1980）．このような動物の睡眠・覚醒や摂食の日周リズム発現に最も重要な部位として，視床下部の視交叉上核が知られている（Turek, 1985）．ラットでは，視交叉上核の破壊により摂食の日周リズムは消失するが，多食や肥満は起こらない．視交叉上核を破壊しないかぎりは，恒常暗の条件下で動物を飼育しても上記の日

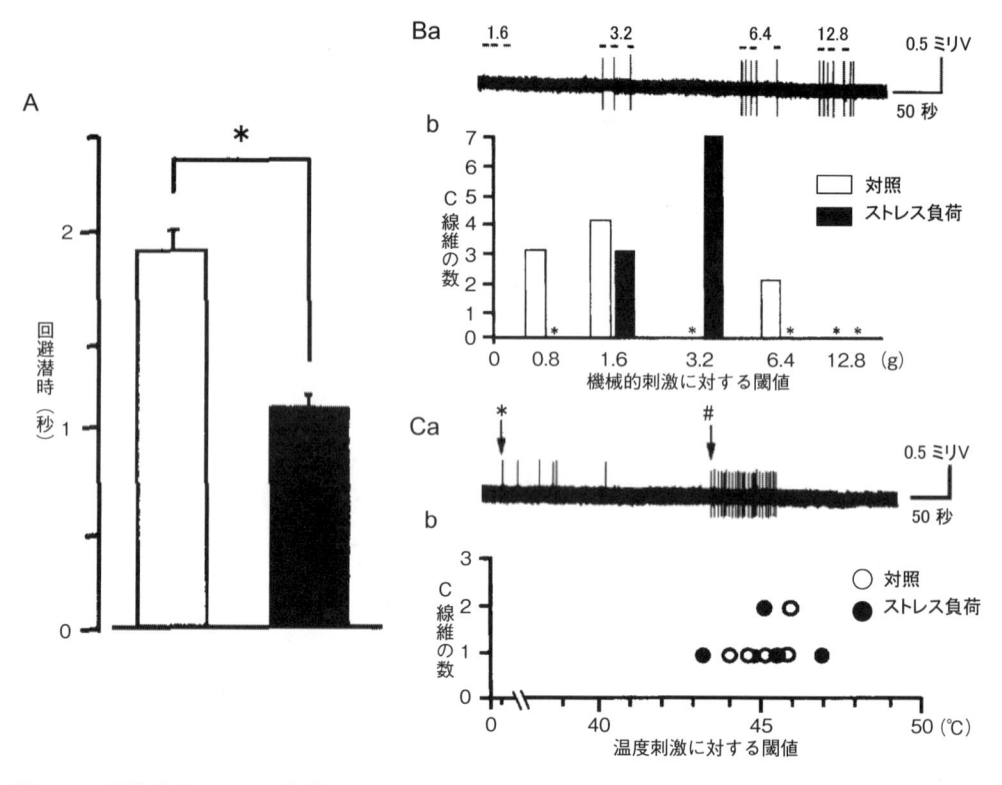

図5-29 反復寒冷ストレス負荷による回避行動の変化とC線維の応答性（Kawanishi et al., 1997[175]）
A：電気ショックに対する回避行動の潜時.
B：機械刺激に対するC線維の応答. a：C線維にナイロン線維で機械的刺激を加えたときの大伏在神経のインパルス放電, 横線上の数字：刺激強度（g）, このC線維は3.2gでインパルス放電が起こっている.
b：対照とストレス負荷群の機械刺激に対する閾値.
C：温度刺激に対するC線維の応答. a：29から60℃まで温度を次第に上昇させたときの大伏在神経のインパルス放電. ＊と＃は, それぞれ別の神経線維（＃はC線維）であり, C線維は46℃（＃下の矢印）でインパルス放電が起こっている. b：対照とストレス負荷群の温度刺激に対する閾値.

周リズムはほぼ24時間周期で保たれ, さらに視交叉上核以外の脳部位を破壊しても, 種々の日周リズムの消失は起こらない. 以上から視交叉上核は動物の行動と生理機能に対し, circadian pacemaker, または体内時計（マスタークロック）としての役割を果たすことが示唆される. このような機能的特性を有する視交叉上核から視床下部外側野および視床下部腹内側核への経路が摂食リズムにどのように関与するかを調べるために, これらの経路の切断実験が行われた（Nakagawa et al., 1979）. その結果, 片側経路の切断によっては摂食リズムの完全な消失は起こらず, 両側切断によって完全に消失することが明らかになった. 一方, 川村ら（1989）は, ラットの視交叉上核を破壊すると, 日周リズムが消失し, その後このラットに視交叉上核を移植すると, 日周リズムが回復することを明らかにした一連の研究により, 視交叉上核が日周リズムのマスタークロックであることを確定した. これらの事実は, 視交叉上核が

ほぼ明暗周期に同期した日周リズム活動性を示し，視床下部外側野および視床下部腹内側核を介して摂食リズムの形成に関与していることを示唆する．

それでは，視床下部外側野および腹内側核の複合化学感受性ニューロンをはじめとするニューロンはどのような日周リズム活動性を示し，実際の摂食にはどのように応答するのだろうか．自由行動下のラットの視床下部外側野および視床下部腹内側核から単一ニューロン活動を30日以上にわたり連続記録し，睡眠，覚醒，摂食時の活動変化，日周リズムを調べた実験から次のことが明らかになっている（Ono et al., 1986a, b; Ono et al., 1987a, b）．①視床下部外側野および視床下部腹内側核ニューロンは，睡眠・覚醒の脳波変化に依存した日周リズムを示すニューロン（脳波依存・日周リズム型），脳波に依存しないが日周リズムを示すニューロン（非脳波依存・日周リズム型），脳波に依存せず日周リズムも示さないニューロンの3型に分類される，②視床下部外側野および視床下部腹内側核ニューロンの摂食関連ニューロンの多くは脳波依存・日周リズム型であり（図5-30A, B），視床下部外側野ニューロンは1個の餌摂取に対して抑制応答を示すが，視床下部腹内側核ニューロンは摂食期間を通じて一様に抑制される（図5-31）．③②の視床下部外側野ニューロンの中にはノルアドレナリンの脳室内投与によって活動が抑制されるニューロンがある，④視床下部腹内側核でグルコースに応答したニューロンは非脳波依存・日周リズム型であり，暗期に活動が上昇する（図5-30C）．この日周リズムは24時間の絶食によっても変化しない，⑤④のニューロン活動（インパルス放電頻度）は摂食直前に活動が一過性に低下するがすぐに上昇し，この上昇の過程で摂食が始まる．摂食開始後ニューロン活動は，徐々に上昇を続け，摂食停止後もしばらくその高活動性を維持するというパターンを示し，さらにこの型のニューロンは，グルコースの脳室内投与によっても活動が増加した（図5-32）．また，*in vivo* Voltametory法により視床下部外側野ニューロン活動上昇とセロトニン代謝産物の濃度上昇が報告された（青柳と大村，1988）．これらの結果は，視床下部外側野ニューロンは，1個の餌を摂取したときの外部感覚刺激（味覚や嗅覚など）に応答し，睡眠・覚醒リズムに依存した摂食行動の発現に関与し，視床下部腹内側核ニューロンは，一連の餌摂取に伴う内因性物質の濃度変化などの内部環境変化を検知し，さらに視床下部外側野と同様の摂食リズム発現に関与していることを示している．

5.3 視床の役割は何か

視床の機能は，その複雑な核構成と線維連絡の様式から多種多様であることは明らかである（図2-13参照）．それらの機能は概して次のように要約できる．①大脳新皮質全体に働きかけて意識レベルの調節を行う．②嗅覚以外の身体内体外の種々の感覚受容器からの感覚情報を処理して，その情報を直ちに下位中枢への命令として送るか，またはさらに大脳新皮質へ伝えて感覚を生じさせるか否かを決定する．すなわち，感覚情報の中継所であると同時に，体性感覚，視覚，聴覚などの感覚情報が大脳新皮質へいく最終通用門の守衛の役割を果たしている．この通用門である視床を通過できれば大脳新皮質の連合野を活動させて意識を呼び起こし，感覚を

視床下部外側野

視床下部腹内側核

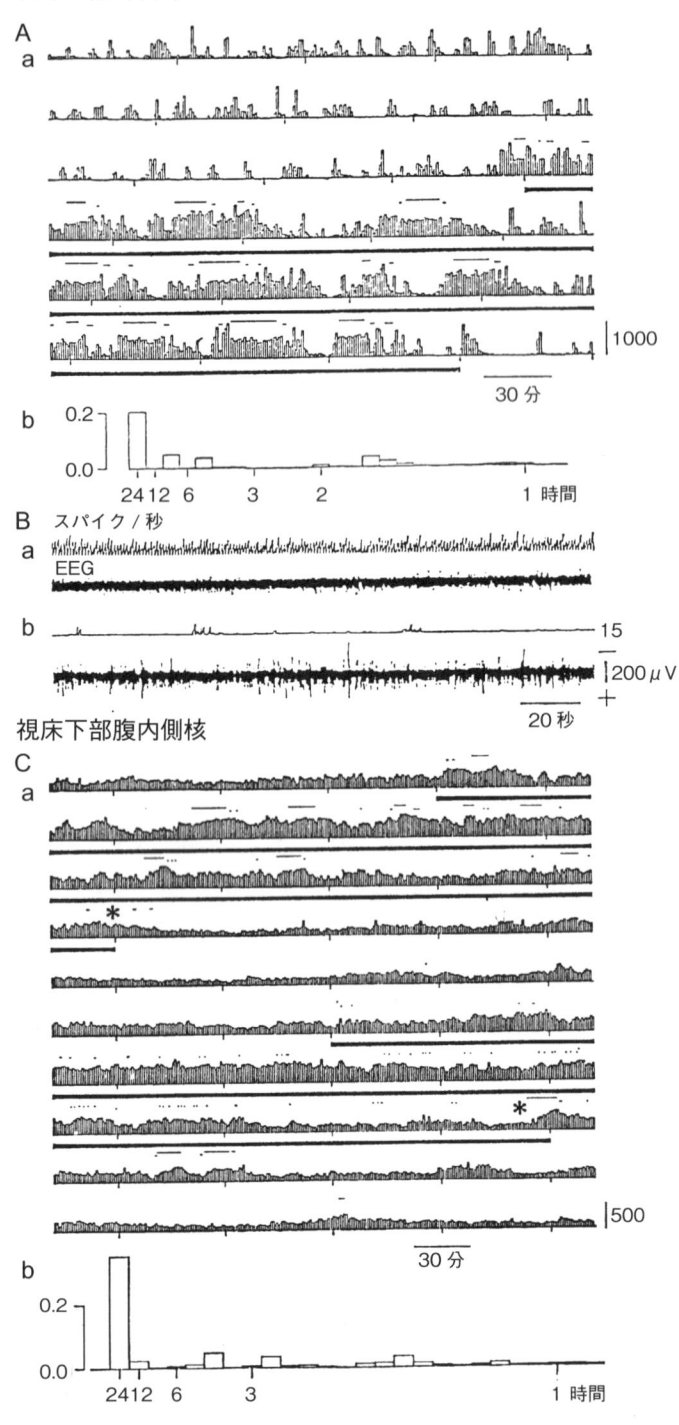

図5-30 脳波依存・日周リズム型視床下部外側野（A, B），および非脳波依存・日周リズム型視床下部腹内側核（C）ニューロンの日周リズム活動性

A：25時間にわたる視床下部外側野ニューロンの自発インパルス放電頻度（活動）を示すヒストグラム（a：ビン幅，1分）とパワースペクトラム（b）．ヒストグラム下の太い実践は暗期，ヒストグラム上の細い実線は摂食（上）および飲水期間（下）を示す．
B：覚醒時（a）と徐波睡眠時（b）の脳波（下）とニューロン活動（上）．視床下部外側野ニューロンの多数は，覚醒時にニューロン活動が上昇，徐波睡眠時に低下し，脳波に依存した日周リズム活動を示す．
C：50時間にわたる視床下部腹内側核ニューロンの自発インパルス放電を示すヒストグラム（a）とパワースペクトラム（b）．＊—＊は絶食期間を示す．視床下部腹内側核グルコース応答ニューロンは暗期にニューロン活動が上昇，明期に低下し，明暗周期に依存した日周リズム活動を示し，絶食の影響を受けない．他の説明はA, Bと同じ．

A 視床下部外側野

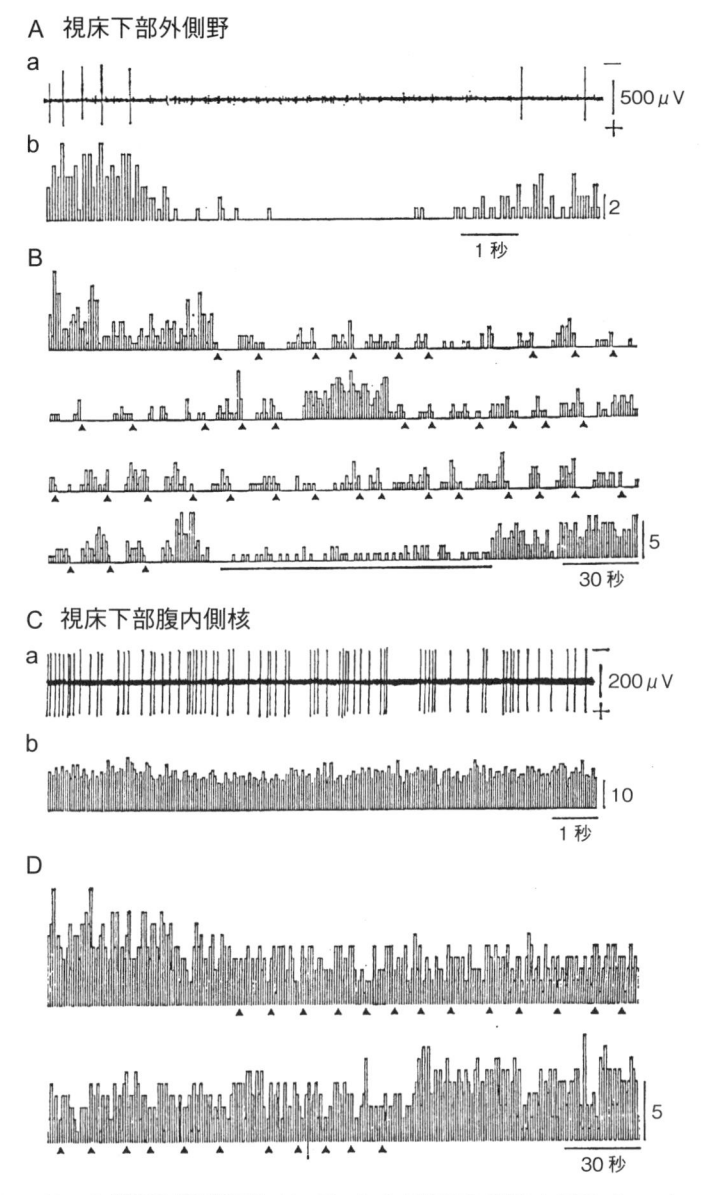

a

b

1秒

B

30秒

C 視床下部腹内側核

a

b

1秒

D

30秒

図5-31 ラット視床下部外側野（A, B）および視床下部腹内側核（C, D）ニューロンの摂食に対する応答

A：1個の餌摂取に対する視床下部外側野ニューロン応答の実際の記録（a）と加算ヒストグラム（b：ビン幅，50ミリ秒）．▲は餌摂取時点．ニューロン活動は1個の餌摂取中抑制される．

B：一連の餌摂取中の視床下部外側野ニューロン活動を示すヒストグラム（ビン幅，1秒）．

C：1個の餌摂取に対する視床下部腹内側核ニューロンの実際の記録（a）と加算ヒストグラム（b）．視床下部腹内側核ニューロンは1個の餌摂取に対して応答しない．

D：一連の餌摂取中の視床下部腹内側核ニューロンのインパルス放電頻度を示すヒストグラム．視床下部腹内側核ニューロンは個々の餌摂取に対しては応答しないが，一連の餌摂取期間中，インパルス放電が抑制される．

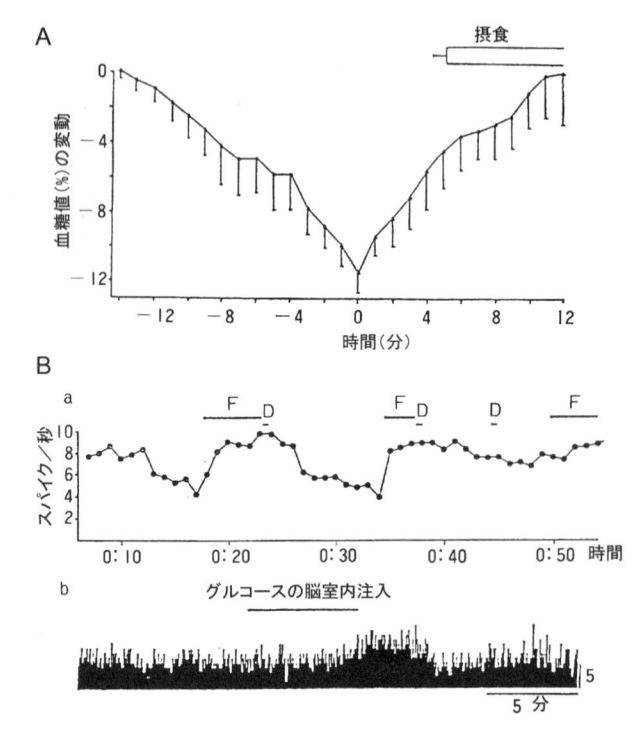

図5-32 ラット視床下部腹側核ニューロン活動に対する摂食およびグルコースの作用

A：摂食開始前後の血糖値の変動（Campfield et al., 1985[52]）．血糖値は摂食開始前から徐々に低下し，最低値となった後回復する過程で摂食行動開始．摂食開始後約4分から摂食による血糖値の上昇．
Ba：自由行動下ラットの摂食および飲水行動時の視床下部腹内側核ニューロンインパルス放電頻度（活動）の変化．ニューロン活動は摂食前に最低値を示し，ニューロン活動の上昇する過程で摂食行動開始．摂食行動後ニューロン活動はさらに上昇．グラフ上のF，Dはそれぞれ摂食および飲水期間．b：側脳室内グルコース投与による視床下部腹側核ニューロン活動の促進．

認知させる．③感覚の識別，分離，判断には大脳新皮質が重要であるが，視床自身も協調中枢であると同時に統合中枢としての機能をもっている．すなわち，ここでは，熱い，冷たいといった感覚の認知まではいかないが，感覚の根底をなす一般的な快，不快，不安，恐怖といった定義しにくい感覚を起こすことができる．痛みの感覚は，視床の後外腹側核にはほとんど送られず，旧脊髄視床路を通って髄板内核（中心内側核，中心外側核，束傍核）および後視床核群（視床枕，内外膝状体の一部）に伝えられる．したがって，除痛法として中心内側核や外側中心核の破壊が行われることがある．④視床と錐体外路系の中枢である小脳および大脳基底核間には相互の線維連絡があり，下位からの感覚情報は視床から錐体外路系へ送られる．また，感覚情報は視床から視床下部へも送られる．すなわち，視床と錐体外路系および視床下部反射弓が形成され，この視床を介する反射弓により防御反射，恐怖反射，または痛みの表情を示すような精神反射とよぶべき反射運動が起こる．⑤大脳新皮質運動野と小脳間には視床を介して構成される複雑な神経回路は熟練運動などの運動調節に重要な役割を果たしている（**図5-33**）．

a. 視床感覚中継核

1. 感覚入力という物理情報から意味情報への変換が行われる

外界の様々な感覚刺激は耳，目，皮膚などの末梢感覚器官から不断に入ってくるが，ヒトや動物はこれらの物理情報を一様に知覚，認知しているわけではない．意識的にも無意識的にも

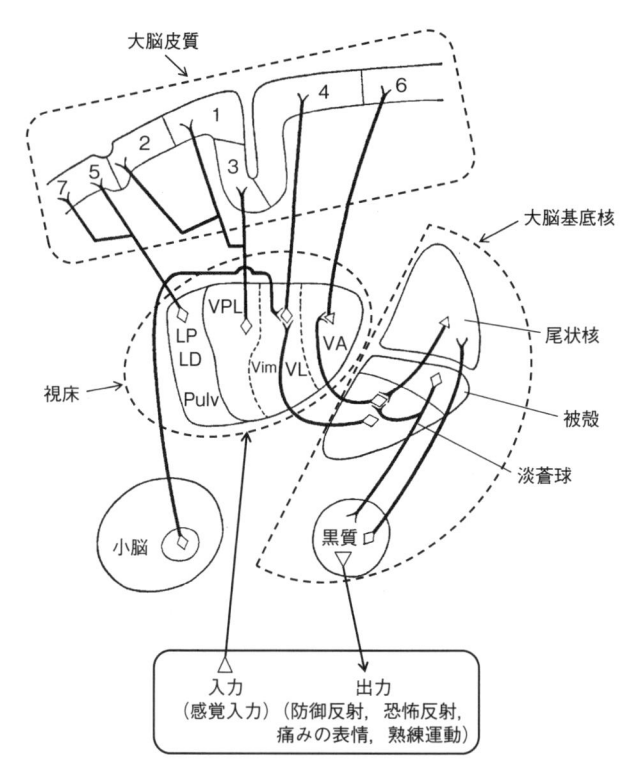

図 5-33 視床と錐体外路系（小脳−大脳基底核）−大脳皮質運動領野の連絡経路（大村と小野，1981 より改変[444]）
LP：後外側核，LD：背外側核，Pulv：視床枕，VPL：後外腹側核，Vim：中間腹側核（VL の後部），VL：外側腹側核，VA：前外側腹側核．

生物学的に意味のある情報を選択して行動する．そのような物理情報から意味情報への変換は，脳内のどこでどのように行われているのだろうか．これまで，大脳辺縁系の扁桃体が感覚刺激の生物学的価値評価や意味認知に基づき，快，不快情動を担っていることを述べてきた（Ono et al., 1995; Robbins & Everitt, 1996）．

一般に，感覚伝導路では，主経路と副経路が並列に走行しており，それぞれ大脳新皮質の第一次と第二次感覚野へ投射している．視床でも主経路（特殊感覚中継核）と副経路（視床後外側核，内側膝状体帯部領域など）の領域に分化しており，感覚副経路の視床諸核からは第二次感覚野だけでなく，扁桃体へも線維を投射している．筆者らは，感覚副経路の視床諸核から扁桃体への直接経路（Bordi & LeDoux, 1994; Winer & Morest, 1983）の存在に着目して，感覚副経路の視床諸核における，物理情報から意味情報への変換の起源を探った（Komura et al., 2001, 2003）．

2. ラット視床には物理情報を意味情報へ符号化するニューロンがある

物理情報としては聴覚刺激と視覚刺激という 2 種類の感覚刺激を，意味情報としては報酬の有無という 2 種類の情報を組み合わせて，ラットに 4 種類の課題を識別するように学習させた．これらの課題を学習したラット視床ニューロンの各課題に対する応答性を解析した．ラットは純音や光（豆電球の点灯）といった感覚刺激を 2 秒間呈示され，1 秒後に口直前に突き出され

A 物理情報を符号化する感覚型ニューロン（聴覚系）

B 意味情報を符号化する認知型ニューロン（聴覚系）

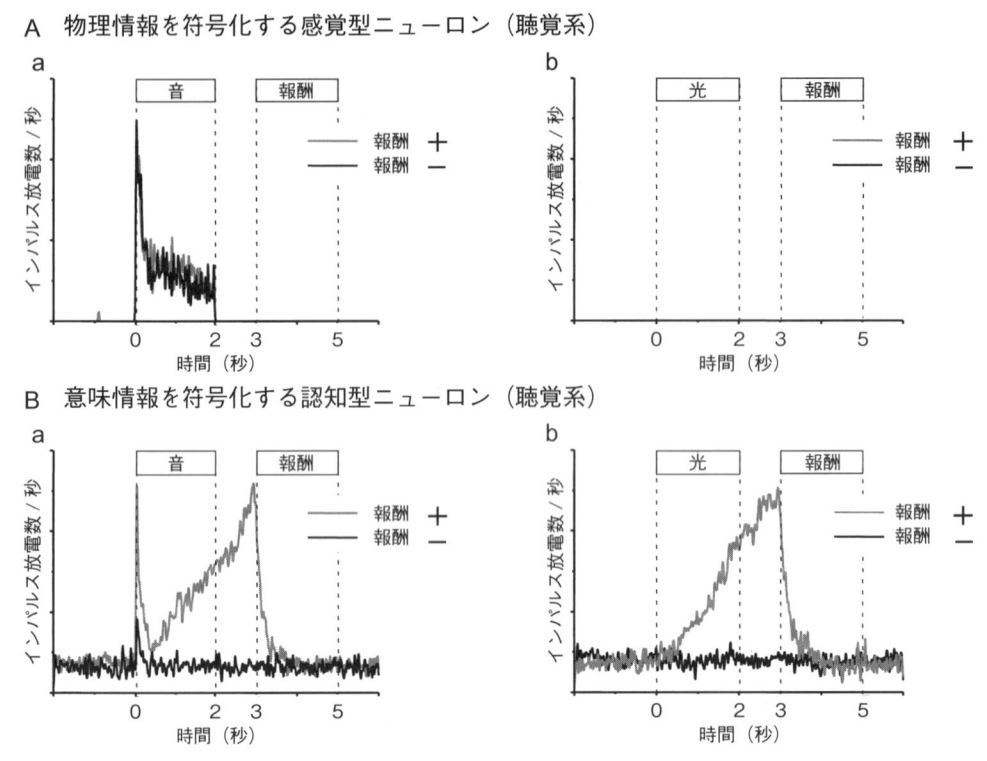

図5-34　ラットの聴覚系視床領域から記録された代表的なニューロン応答例（Komura et al., 2001[186]）
上が感覚型ニューロンの応答例，下が認知型ニューロンの応答例．

たチューブのリック行動により報酬が得られる課題を遂行する．報酬には自然報酬としてショ糖溶液を，人工報酬としてICSSを用いた．このような感覚刺激と報酬の連合課題をラットが行っているときに聴覚や視覚情報を中継する視床領域からニューロン活動を記録した．

　総数593個のニューロンのうち377個（63.6％）が応答した．これらニューロンは応答性により，大きく分けて2つのタイプに分類できた（**図5-34**）．第一のタイプは192個（32.4％）で，従来より報告されている物理情報を符号化するニューロンで，音（聴覚刺激）または光（視覚刺激）のどちらか一方の感覚刺激の呈示期にだけ，特定の感覚種に特異的に応答し，報酬との連合の有無に影響されなかった（感覚型ニューロン）．**図5-34A**にはこのタイプのニューロン応答例を示してあり，聴覚刺激には応答するが（**Aa**），視覚刺激には応答しない（**Ab**）．聴覚刺激に関しては，報酬と連合した聴覚刺激と連合しない聴覚刺激に同様に応答する（**Aa**）．これらのニューロンは，視床の主経路に相当する諸核（特殊感覚中継核）に存在していた．第二のタイプは185個（31.2％）で，報酬という意味情報を符号化（encoding）するニューロンであった．このニューロンは感覚刺激の呈示後，短潜時で出現する一過性の初期応答とそれに続く応答強度［インパルス放電頻度（インパルス数/sec）増加の度合］が徐々に増大して報酬

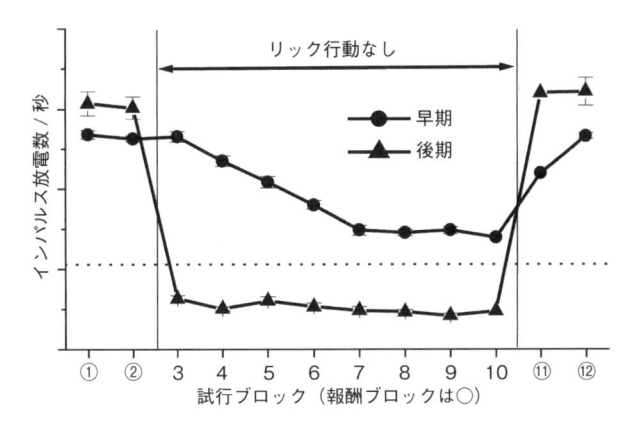

図5-35 ラットの聴覚系視床領域ニューロンの消去学習と再学習期間中の応答強度（インパルス放電頻度：インパルス数／秒）の変化
(Komura et al., 2001[186])
感覚刺激（音：聴覚刺激）と報酬の連合，消去，および再連合したときのニューロン応答の早期成分と後期成分の変化が異なっている．点線（…）は連合学習をしていない無報酬のときの応答レベル．

の得られる直前でピークに達する後期応答の2相性応答をする（認知型ニューロン）．初期応答は視覚または聴覚特異的で，過去の学習経験により応答強度が変化する．後期応答は感覚種を問わず，報酬を得られるという状況のときだけみられる．**図5-34B**にはこのタイプのニューロン応答例を示してある．このニューロンは報酬と連合した聴覚刺激に2相性に応答しているが（**Ba**），報酬と連合した視覚刺激には後期応答だけの1相性の応答をしている（**Bb**）．この初期応答から後期応答への移行は，感覚種特異的な入力を報酬という意味で統一していく過程（transmodal process）を反映していると考えられる．これら第二のタイプのニューロンは，副経路（視床後外側核，内側膝状体帯部領域など）に相当する視床領域に存在する．

3. ラット視床には報酬予測に対する前向きまたは後ろ向きの情報処理を担うニューロンがある

前項の**5.3, a, 2**で述べた2相性のニューロン応答が，それぞれどのような情報を担っているかを詳細に調べるため，報酬のパラメーターを操作して応答性を解析した．まず，感覚刺激と報酬の連合を解消（消去学習）あるいは再連合（再学習）したときに，これらニューロンの応答性がどのように変化するか分析した（**図5-35**）．初期応答は消去学習中に徐々に減弱していくが，完全に消失することはなく，無報酬の感覚刺激に対する応答レベル（点線）よりも有意に大きい．この応答は再学習により速やかに消去学習前の応答レベルに回復する．これらのことより初期応答は現在だけでなく，過去の報酬体験の記憶を担っていると考えられる（後ろ向きの情報処理，retrospective processing）．一方，後期応答は報酬獲得行動に応じて速やかに変化し，消去学習により完全に消失する．

これら視床ニューロンの応答は，水の代わりにショ糖およびその倍量のショ糖を与えて報酬価を高くすると，後期応答だけ応答ピークが増大し（**図5-36A**），報酬を獲得できるタイミングを感覚刺激呈示終了1秒後に与える状況から終了直後や2秒後に与える状況に変えると，後期応答のピークだけがそれに応じて報酬獲得時点まで遅延する（**図5-36B**）．また初期応答はこのような報酬価や報酬獲得のタイミングを操作しても変化しない．これらのことより，後期

A 報酬価の効果

B 報酬獲得タイミングの効果

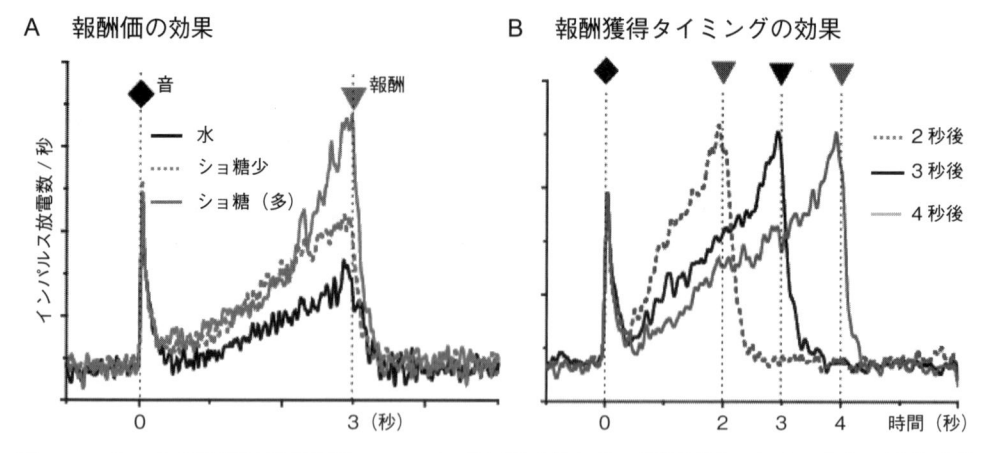

図5-36 ラットの聴覚系視床領域ニューロンの早期成分の後，報酬呈示に向けて次第に活動が増大（Komura et al., 2001[186]）
報酬価（左）と報酬タイミング（右）により，後期成分のピークの高さ（大きさ）と時点が変化している．

応答は報酬がいつ，どのくらい得られるのかという前向きの情報処理（prospective processing）を符号化していると考えられる．

4. 視床は感覚情報を処理して生物学的に重要な情報を選別して大脳新皮質へ送るフィルターである

　従来，系統発生学的に古い視床は単に現在の感覚情報を大脳新皮質へ中継する機能しかもたないとみなされてきた．しかし，前項の**5.3, a, 3**で述べた視床ニューロンの応答性は，感覚情報処理のより初期段階に位置する視床レベルのニューロンが現在の情報だけでなく，動物の生存に不可欠な過去の経験に基づく未来の予測情報を反映していることを示している（Komura et al., 2001, 2003）．ラットの古典的恐怖条件づけでも視床内副経路に相当する領域での短潜時のニューロン応答強度が，過去の経験に応じて変化するという報告もある（LeDoux, 2000; Weinberger, 1993）．これらのことから視床は報酬性であれ，嫌悪性であれ，生物学的に重要な感覚情報を選別して，大脳新皮質領域に伝達するフィルターの役割を果たすと考えられる．

b. 視床背内側核は情動機能と関連が深い

1. 視床背内側核損傷により情動発現，学習および記憶の障害が起こる

　視床背内側核は扁桃体，視床下部外側野，眼窩皮質，前脳基底部など情動と関連の深い脳領域と密接な線維連絡をしている（Aggleton & Mishkin, 1984; Groenewegen, 1988）．視床背内側核の障害は，慢性アルコール中毒患者の記憶障害，失見当識（disorientation：時間，場所，周囲の人物，現在の状況を正しく認識できない），作話（confabulation：現実に存在しないことをあ

たかも存在しているかのように話す）を呈するコルサコフ症候群として知られている（Victor et al., 1971; Mair et al., 1979）．このコルサコフ症候群は，アルコール依存症による栄養不足やビタミン欠乏症（ビタミンB_1などの不足）によって発症し，外転神経麻痺（眼筋麻痺）や運動障害（歩行困難），眼球運動障害，譫妄（delirium：うわごと，幻覚などを伴う一時的精神錯乱），錯乱，興奮などの意識障害，意欲減退の抑うつ状態などを呈するウェルニッケ症候群の後に発症することが多く，まとめてウェルニッケ-コルサコフ症候群とよばれることもある．

一方，これらコルサコフ症候群は種々の情動障害を伴う（Schulman, 1957; Victor et al., 1971）．ヒトやサルでは視床背内側核の障害により，Klüver-Bucy症候群によく似た症候がみられる（Schulman, 1957; Butter & Snyder, 1972; Waring & Means, 1976）．サルでは視床背内側核の破壊により扁桃体と同様に刺激と報酬の連合学習課題が障害される（Gaffan et al., 1993）．さらに，ヒトのうつ病患者では視床背内側核の前内側部で脳血流が増加している（Drevets, 1995）．これらのことより，情動発現における視床背内側核の機能は扁桃体と密接に関連していると考えられる．

2. ラット視床背内側核には報酬と連合した感覚刺激の認知に関与するニューロンがある

筆者らは，視床背内側核の感覚刺激の認知と情動発現における役割をニューロンレベルで明らかにするため，ラット視床背内側核の感覚刺激（条件刺激）-報酬または嫌悪刺激（非条件刺激）の連合に基づく報酬獲得または嫌悪刺激回避行動中のニューロン応答性を解析した（Oyoshi et al., 1996）．ラットはそれぞれ視覚，聴覚，体性感覚または嗅覚条件刺激の終了時に口直前に突き出されたチューブのリック行動により，ショ糖溶液やICSSのような報酬（快刺激）は獲得でき，電気ショックのような嫌悪刺激（不快刺激）は回避できる．その結果，総数510個の視床背内側核ニューロンのうち97個（19％）が，①報酬と連合したすべての感覚条件刺激に応答する多種感覚応答型ニューロンであり，②条件刺激と報酬の連合を解消する消去学習および条件刺激と報酬を再び連合させる再学習課題に対して可塑的に応答することが明らかになった．図5-37には条件刺激関連応答ニューロンの例を示してある．このニューロンは，ショ糖溶液と連合した音1（2,860Hz：Aa），ICSSと連合した光1（右眼直前の豆電球の点灯：Ba）に促進応答をするが，無報酬である音2（530Hz：Ab）と光2（左眼直前の豆電球の点灯：Bb）に対しては応答しない．さらに，このニューロンは，ショ糖溶液を意味する音2と光2の同時呈示による構成連合刺激（Ca）には促進応答をするが，無報酬を意味する音1と光1の同時呈示による構成連合刺激（Cb）には応答しない．このように，視床背内側核ニューロンは感覚刺激の物理的性質に関係なく，報酬性を意味するすべての感覚刺激に応答する．また，条件-非条件刺激間に遅延期を置く遅延連合課題をテストした視床背内側核ニューロンの多くは，遅延期間中にも応答する．一方，少数ではあるが，報酬連合課題中の舌運動（リック行動）に関連して応答するニューロンもあった（行動関連応答ニューロン）．

図5-38には，これら応答ニューロンの記録部位を，行動関連ニューロン（△）および条件

A 要素(聴覚)刺激　B 要素(視覚)刺激　C 構成連合刺激

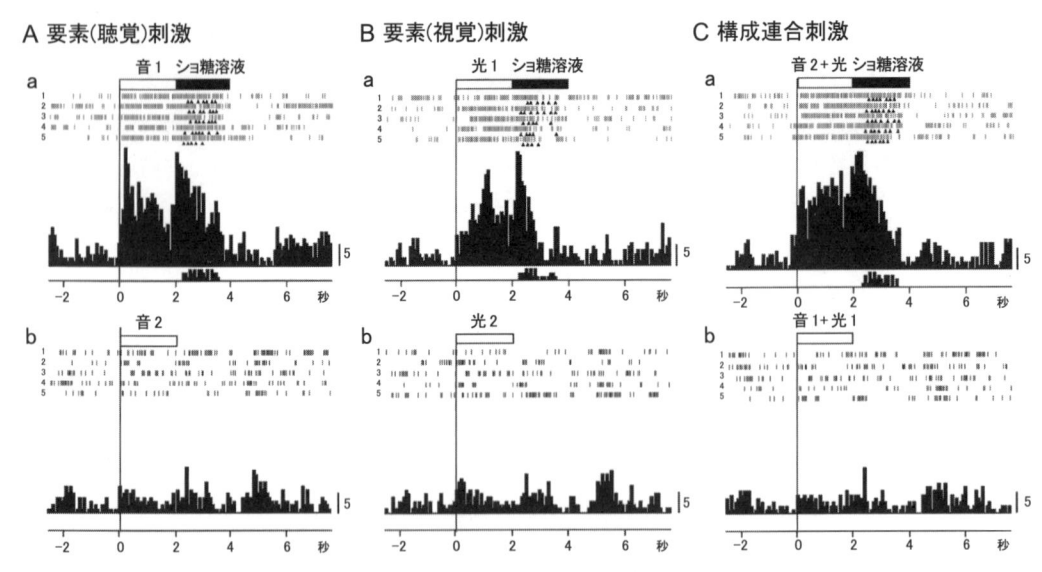

図 5-37　ラット視床背内側核ニューロンの応答性（Oyoshi et al., 1996[308]）
A：要素（聴覚）刺激に対する応答，B：要素（視覚）刺激に対する応答，C：構成連合刺激に対する応答．ラスター下の三角：リック信号，ヒストグラム上：ニューロン応答（ラスター表示）の加算ヒストグラム，ヒストグラム下：リック信号の加算ヒストグラム，時間軸上のゼロ：条件刺激の開始時点．音1，2：2860と530Hzの純音，光1，2：右と左眼の前に置いた白色灯の点灯，報酬：ショ糖溶液．このニューロンは感覚条件刺激の物理的特性に関係なく，報酬性を意味する感覚条件刺激に応答．

刺激関連応答ニューロンに分け，さらに条件刺激関連応答ニューロンは各種連合課題に対する応答潜時が300ミリ秒より短いニューロン（●）と300ミリ秒より長いニューロン（○）の2群に分けて示してある．条件刺激関連応答ニューロンの多くは視床背内側核の吻側内側部に存在したが，とくに300ミリ秒より短い応答潜時を有する条件刺激関連応答ニューロンは，感覚刺激の価値評価と意味認知に重要な扁桃体基底外側核から線維投射を受ける視床背内側核の内側部に局在し，その潜時も扁桃体基底外側核ニューロンの潜時よりも長い．これらのことは，視床背内側核は扁桃体から入力を受け，報酬と連合した感覚刺激の認知ならびに感覚刺激と報酬の連合学習に関与していることを示している．一方，300ミリ秒以上の長い応答潜時を有する条件刺激関連応答ニューロンは視床背内側核全体に広く分布していた．また，行動関連ニューロン（△）は主に視床背内側核の外側部に存在した．

3. 視床背内側核は報酬または非報酬に関する空間および非空間情報の作動記憶に関与する

大脳新皮質の背外側前頭前皮質は作動記憶（working memory：ワーキングメモリ）に重要な役割を担うと考えられ，遅延期間中に応答するニューロンが存在する（Fuster, 1973; Fuster & Alexander, 1971; Kubota et al., 1974; Niki, 1974）．最近，サルを用いた神経生理学的研究により，作動記憶においても背外側前頭前皮質における機能的局在の存在が報告されている．サル前頭

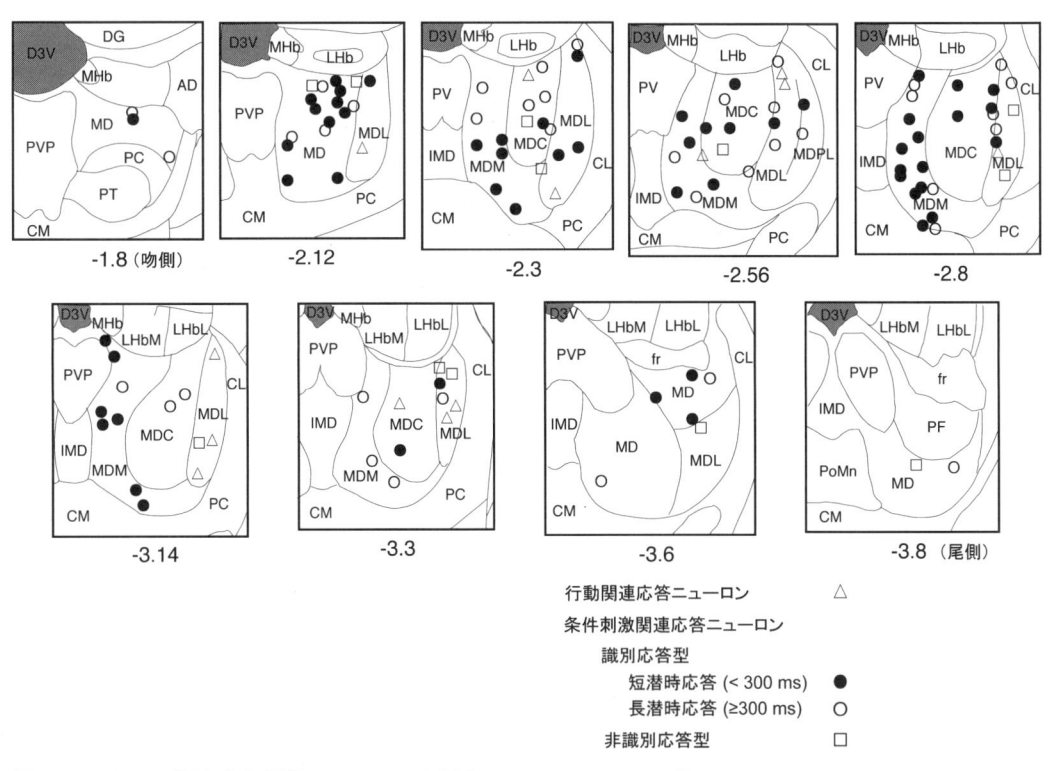

図 5-38　ラット視床背内側核ニューロンの局在（Oyoshi et al., 1996[308]）
条件刺激関連応答ニューロンの多くは，視床背内側核の吻側内側部に存在したが，とくに300ミリ秒より短い応答潜時を有する条件刺激関連応答ニューロンは，視床背内側核の内側部に局在.
AD：視床前背側核，CM：視床正中中心核，CL：視床中心外側核，D3V：第3脳室背側部，DG：歯状回，fr：反屈束，IMD：中間視床背内側核，LHb：外側手綱核，LHbL：l外側手綱核外側部，LHbM：外側手綱核内側部，MD：視床背内側核，MDC：視床背内側核中心部，MDL：視床背内側核外側部，MDM：視床背内側核内側部，MDPL：視床背内側核傍髄板部，MHb：内側手綱，PC：視床傍中心核，PF：視床束傍核，PT：視床ヒモ傍核，PV：視床室傍核，PVP：視床室傍核後部．

葉では頭頂葉から入力を受ける背外側前頭前皮質（主に9野）は空間的情報の作動記憶に，下側頭葉から入力を受ける腹側外側前頭前皮質（主に10野）は物体の物理的性状など非空間的情報の作動記憶に関与することが示唆されている（Wilson et al., 1993）．一方，サル眼窩皮質には遅延期に応答するかどうかは確かめられていないが，報酬物体に応答するニューロンが存在する（Rolls & Baylis, 1994）．**5.3, b, 2** で述べた遅延期に応答する視床背内側核ニューロンはすべて多種感覚応答型識別的応答ニューロンであり，しかも光刺激の左右の位置に関係なく応答する．これらニューロンは，報酬に関連した短期記憶情報の保持に関与することを示している．これらのことより，解剖学的に密接な線維連絡を有し，基底外側辺縁神経回路を構成する扁桃体基底外側核-視床背内側核内側部-眼窩皮質系は，刺激-報酬間の連合に関する短期記憶システムとしても機能していると考えられる（**図2-17**; **2.1, e**; **2.2** 参照）．

5.4 大脳辺縁系（扁桃体）の役割は何か

　大脳辺縁系は大脳新皮質から間脳へ至る階層構造の中間の位置にあり，すべての動物に共通な本能，情動，原始的な感覚や記憶，自律・内分泌機能などに関係するというのが一般的な見解である．しかし，大脳辺縁系の最も重要な機能を一口に言えば，情動の発現と，その行動表現としての情動行動の遂行に関与する．すでに述べたように，ヒトも動物も快感や喜びを感じるものには近づこうとする接近行動を，不快感や怒り，恐れや悲しみを与えるものには攻撃または逃避行動として情動（喜怒哀楽）を表現する．これら接近行動および攻撃や逃避行動は情動行動のよい例である．すなわち，ヒトや動物は，情動系によって外界の事物や事象が自分にとってどのような意味をもつのか，報酬か罰か，有益か危険かなどをすばやく判断し，それに基づいてどのような行動を起こすべきかを決定しているといえる．その結果，外界の状況に応じた臨機応変の行動ができるのであり，植物やロボットとは違うといわれる所以である．

a. 扁桃体は情動発現の中心的な機能を担う

1. 扁桃体の刺激により快・不快行動が，破壊により Klüver–Bucy 症候群が起こる

　扁桃体は情動と情動行動に重要な役割を果たしている．この見解は，主に脳の破壊や刺激によって起こる行動の変化やヒトの患者の臨床病理学的所見に基づいたものである．ここでは，主にこれらの歴史的な実験に基づいた所見について述べる．扁桃体の電気刺激により視床下部性情動反応（5.1, a, 2, 2）参照）によく似た情動反応が起こる．ネコで外側核吻側の刺激により，逃避行動が起こり，中心核やそれに近接した外側核後部や基底外側核の刺激により攻撃行動が起こる（図5-39；Kaada, 1972）．ヒトでは扁桃体の電気刺激により怒りや恐れの感情が起こる（Chapman et al., 1954; Heath et al., 1955）．

　1937年，Klüver と Bucy は両側の扁桃体を含む側頭葉の破壊により，①精神盲：食物と非食物の区別など周囲にある物体の意味がわからなくなる，②口唇傾向：周囲にあるものを手あたりしだいに口にもっていき，舐めたり，噛んだりする，③性行動の亢進：手術後しばらくして出現する症状で雌，雄ともに性行動の異常な亢進が起こり，同性異性を問わず異種の動物に対しても交尾行動を行う（Schreiner & Kling, 1953），④情動反応の低下：手術前には強い恐れ反応を示したヘビなどを見せてもまったく恐れ反応を示さなくなるなどの症状からなる Klüver-Bucy 症候群が起こることを報告した（Klüver & Bucy, 1939）．また，敵に対しても何の反応もなく近づいていき，攻撃され傷つけられる．このような動物を群の中に放つと，群の一員として振る舞うことができず集団生活ができなくなる．この Klüver-Bucy 症候群は，側頭葉だけでなく，扁桃体，海馬体，鉤など広範囲の障害によるものであった．その後もいろいろな動物を用いて多くの研究が行われ，扁桃体の部分破壊ではなく，両側の扁桃体全体だけを破壊しても

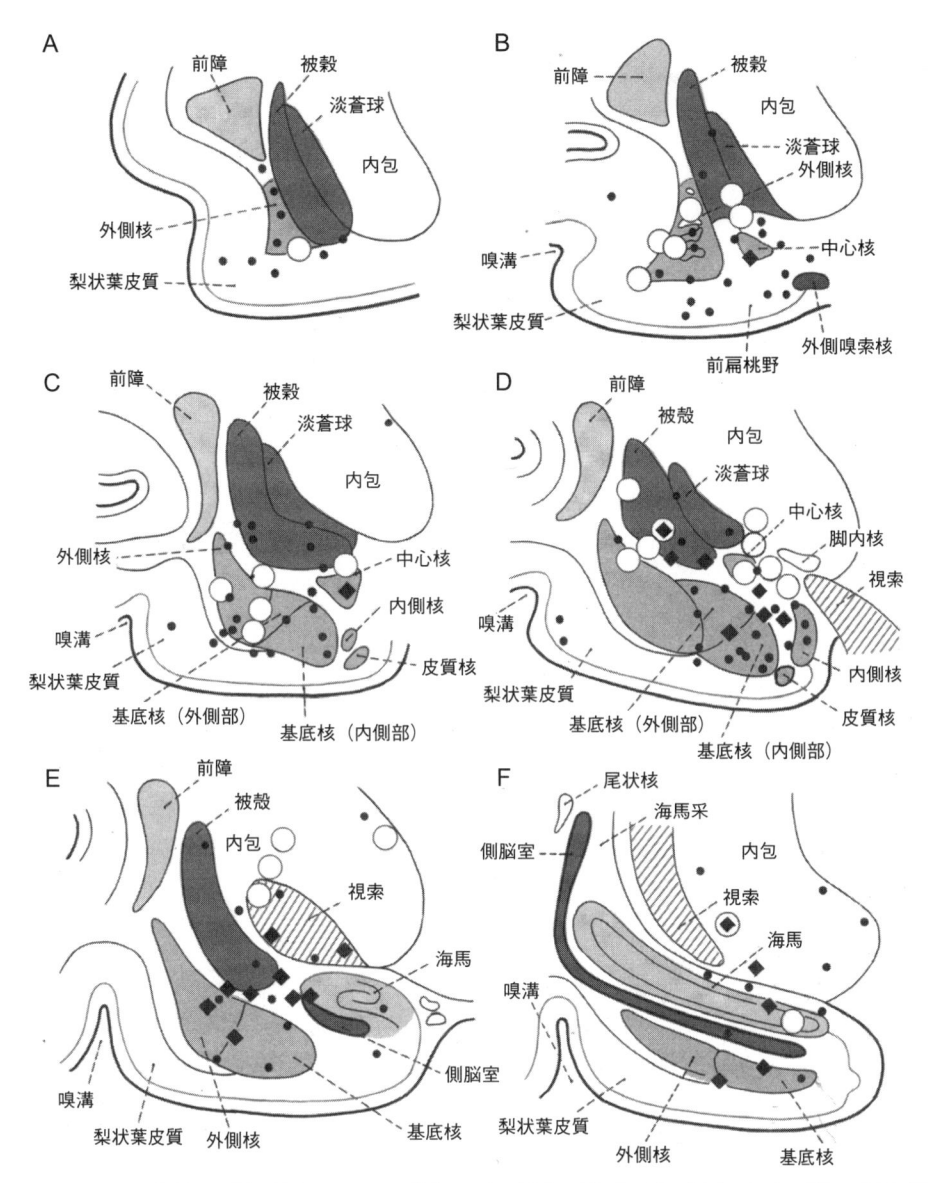

図 5-39 ネコ扁桃体の電気刺激により，防御反応（◆），逃避反応（○）およびその混合反応（◈），無反応（●）が得られた電極の位置（Kaada, 1972[171]）

この症状が現れることが明らかとなった（Gloor, 1960; Goddard, 1964）．**5.4, b, 2** で述べるサル扁桃体には生物学的に意味のある視覚・聴覚・味覚の一種または複数の感覚種に応答するニューロンや，数多くの刺激の中でもある特定の報酬性または嫌悪性の物体をみたときや音を聞いたときだけに選択的に応答するニューロンの存在することはよく一致する．

1994年にNHKライフサイエンス・スペシャル番組で驚異の小宇宙・人体II脳と心・4回目で人はなぜ愛するか［感情］を行った．このとき，この番組の担当者から筆者にテーマが難し

く番組を制作できそうにない，どうしたらよいだろうかとの相談を受けた．筆者は前述のKlüver-Bucyのサル両側扁桃体を含む側頭葉を切除したサルの症状などについて説明した．その後，直ちに担当者らがKlüverとBucyの研究室を訪れて映画のフィルムを見せてもらったが，何も見えなかったそうである．そこで，筆者らにサルの両側扁桃体の破壊をして起こる症状を再現してほしいとの依頼があった．図 5-40 にはその研究の一端を示してあり，正常のサルはヘビや恐竜のモデルを見ると飛び上がって恐れて逃げるが（**Aa, b**），両側の扁桃体を破壊しているサルは逃げるどころかヘビを頭から噛んで食べようとしている（**Ba**）．図 5-40Bb には左の **Ba** に示してあるサルの両側扁桃体破壊3か月後に撮影したMRI画像を示してある．

情動の変化は化学刺激によっても起こる．アセチルコリンかカルバコールの結晶を扁桃体の背内側部位に注入すると，ネコは攻撃的となり，他のネコや実験者を攻撃する．この攻撃性の亢進は5か月も持続し，手なづけようとしても馴れない（Girgis, 1972）．扁桃体内では基底外側核のアセチルコリンエステラーゼ活性が最も高く，注入したアセチルコリンはこの核に作用したものと考えられる．しかし，その作用が5か月も持続することを説明できる基礎的研究はまだない．

2. 扁桃体はすべての感覚情報の生物学的価値評価と意味概念の認知を行い，情動を発現する

1937年のKlüver-Bucy症候群の報告とPapezによる情動回路の提唱は，扁桃体の機能を明らかにするうえで特記すべきことであったことはすでに述べた．Klüver-Bucy症候群は感覚情報処理の観点からみると，離断症候群（disconnection syndrome）として捉えることができる．その後，Klüver-Bucy症候群は扁桃体を破壊しなくても側頭葉から扁桃体に至る視覚経路の切断により，種々の視覚認知異常や情動の変化など特有の症候が現れることが明らかになった（Horel et al., 1975; Iwai et al., 1986; Sunshine & Mishkin, 1975）．この場合，動物は視覚以外の感覚刺激には正常に反応する（Horel et al., 1975）．Downer（1961）は分離脳を用い，扁桃体における視覚情報処理が情動発現に重要であることを報告した．彼は，サルの脳の視神経交叉，脳梁および前交連を切断して左右の脳を分離し（split brain：分離脳），一側の扁桃体を破壊した．この分離脳サルは扁桃体の正常な大脳半球へ送られる視覚刺激には正常な攻撃行動を起こすが，扁桃体の破壊されている大脳半球への視覚刺激にはほとんど反応しなかった．一側の扁桃体は正常であるが，その視覚入力が完全に遮断されたとき異常行動が現れるのである．下側頭皮質から入ってきた視覚情報は，扁桃体で快または不快の情動と結びつけられ，その視覚情報の意味づけ（感覚刺激の生物学的価値評価と意味認知）が行われる．この間の情報伝達が障害されると，種々の外界刺激の情動的意味づけができなくなり，各種情動行動の異常となって現れるのである．

一方，視床の内側膝状体や大脳新皮質聴覚野を破壊して扁桃体への聴覚入力を完全に遮断すると，聴覚刺激に反応することができなくなる（Romanski & LeDoux, 1992）．扁桃体から視床下部を含む脳幹への出力経路を破壊しても同様の異常行動が現れる（Hilton & Zbrozyna, 1963）．

A 正常サル

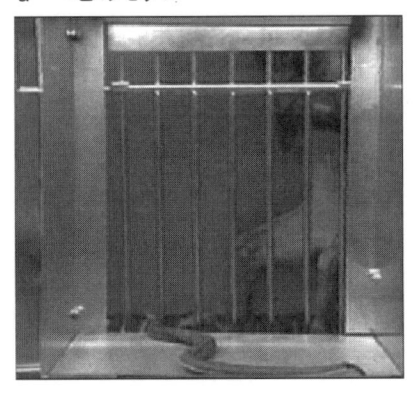

a ヘビのモデル   b 恐竜のモデル

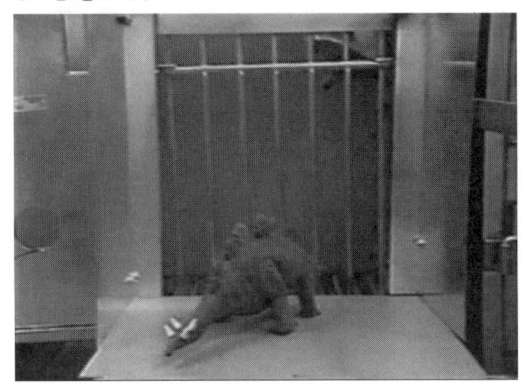

B 扁桃体損傷を有するサル

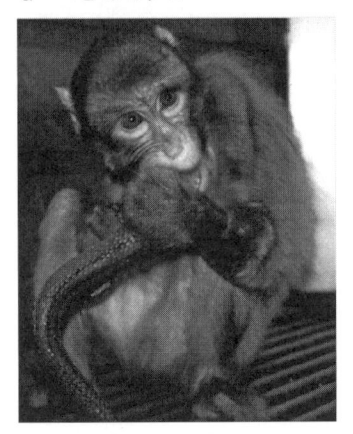

a ヘビのモデル   b 扁桃体 MRI

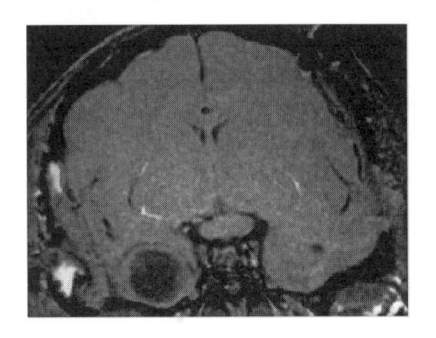

図 5-40 扁桃体を破壊したサルの異常行動（カラー口絵❶参照）
A：正常なサルのヘビ（a）と恐竜のモデル（b）に対する逃避行動．
Ba：扁桃体を破壊したサルのヘビのモデルに対する異常行動．健常なサルでは逃避行動を起こすが，このサルは，ヘビのモデルを口の中に入れて噛んでいる．b：Ba に示したサルの両側扁桃体破壊 3 か月後の MRI 画像．

以上を総合すると，Klüver-Bucy 症候群は扁桃体への感覚入力あるいは扁桃体から脳幹への出力のいずれかが遮断されたときに発現する．扁桃体に入力する経路の遮断が特定の感覚種の情報処理経路であれば，情動行動の障害はその感覚種だけに限定される．破壊が扁桃体を含めてそれ以後の経路に及ぶと，すべての感覚種において情動行動の障害が現れる．

3. ラットやサルでは扁桃体の刺激により視床下部外側野ニューロンに持続の長い抑制性シナプス後電位（IPSP）が発生する

　1960年当時，ラット，ネコ，サルおよびヒトの解剖学，破壊や刺激による行動学，ニューロン活動を記録する神経生理学的研究により，扁桃体は視床下部外側野へ抑制入力を送っていることが報告されていた（Egger, 1967）。筆者らはラット，ネコ，サルの視床下部外側野ニューロンのインパルス放電の細胞外記録や細胞内電位記録を行い，扁桃体と視床下部の機能的連絡を調べた。図5-41は麻酔下ラットと行動下サルの実験結果を示してある（Oomura et al., 1967；小野, 1969; Oomura et al., 1970; Ono et al.,1976; Oomura & Ono, 1982）。ラットでは扁桃体の刺激により潜時約10msecの誘発インパルス放電に続く約100msecのインパルス放電の抑制がみられる（**Aa**）。また，レバー押し摂食行動下サル視床下部外側野ニューロンでも扁桃体または眼窩皮質の刺激により，麻酔下ラットと同様の誘発インパルス放電に続く抑制が観察された（**Ab**）。さらに，この扁桃体-視床下部外側野間のシナプス応答を直接解析するため，麻酔下ラット視床下部外側野ニューロンの細胞内電位記録を行いながら扁桃体を電気刺激した（**Ba, b, c**）。その結果，興奮性シナプス後電位（excitatory postsynaptic potential：EPSP）に続く100msecほど持続する抑制性シナプス後電位（inhibitory postsynaptic potential：IPSP）（**Ba**）あるいはIPSPのみ（**Bb, c**）が記録された。静止電位（Er）が-50mVのときのIPSPの振幅は7.5mVであり，細胞内への過分極（内向き）注入電流量が1.1nAでIPSPの振幅がゼロ（平衡電位）となるので，短絡抵抗は6.8MΩとなる（**Bc**）。小脳プルキンエ細胞では，細胞内への外向き（脱分極）注入電流量が10nAでEPSPがゼロ（平衡電位）になり（Curtis & Eccles, 1959; Eccles et al., 1966），視床下部外側野ニューロンのIPSPをゼロにする細胞内注入電流量の約10倍である。視床下部外側野ニューロンの直径は約13μmであり，小脳プルキンエ細胞の直径は約50μmであることから表面積の比は1：15になり，この表面積の違いが注入電流量の違いになっている。このことから，IPSPを発生させるシナプス後膜の過分極電流は，起電力Es（-64mV）と短絡抵抗Rs（6.8MΩ）が直列に接続された回路で等価的に表現される（**Bc**）。一方，直径50μmの脊髄運動ニューロンの膜抵抗は1.2MΩであり（Curtis & Eccles, 1959; Eccles, 1964），膜の単位面積当たりの抵抗が同じと仮定すれば，視床下部外側野ニューロンの膜抵抗は15MΩと推定される。以上から，静止膜電位は，起電力Er（-50mV）と膜抵抗Rm（15MΩ）が直列に接続された回路で等価的に表現される（**Bc**）。これらの結果は，扁桃体は視床下部外側野に一過性の興奮性入力とそれに続く持続性の抑制入力を送っていることを示すものであり，サル扁桃体の局所冷却やラット扁桃体へのプロカイン注入による視床下部外側野ニューロンのインパルス放電頻度の増加はこの抑制入力（IPSP）の消失による脱抑制によるものと考えられる（**図5-51Bb; 5-54Aa, Ca; 5.4, b, 3; 5.4, c, 2**参照）。

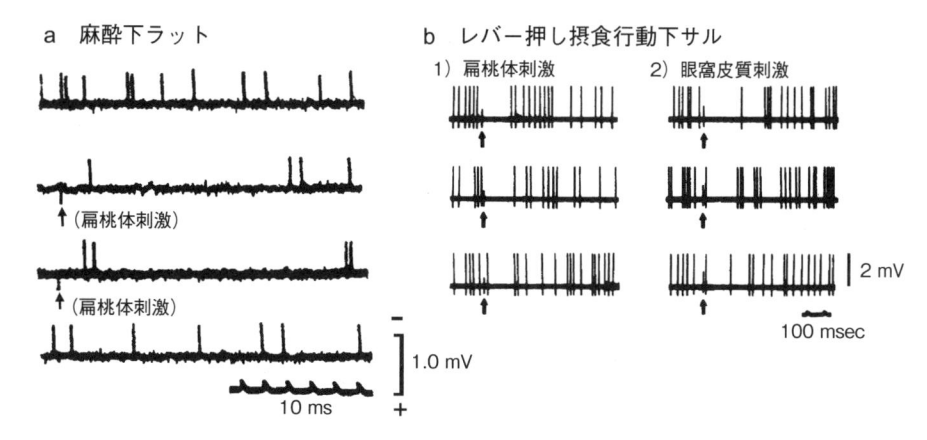

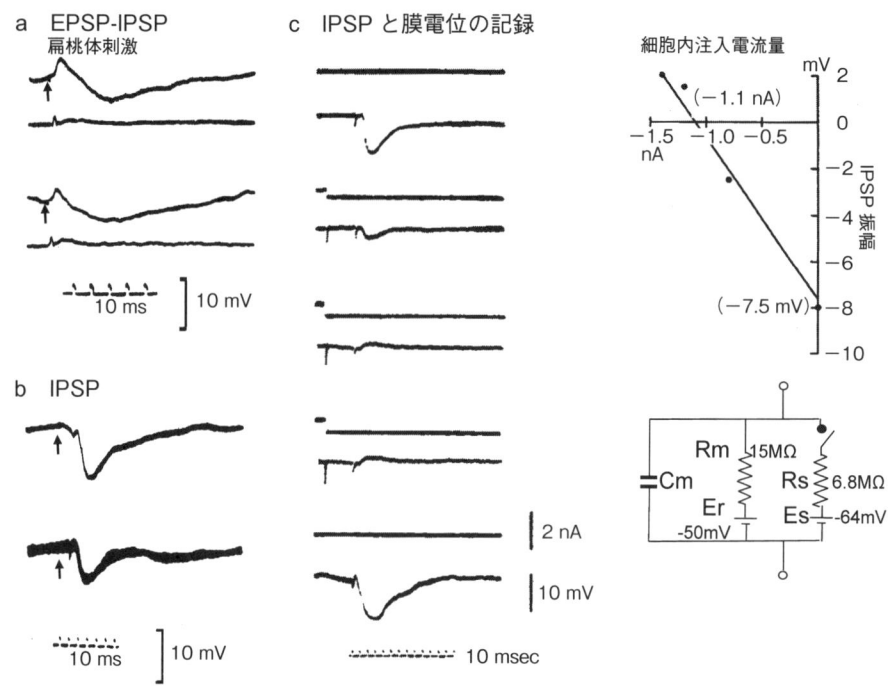

5.4 大脳辺縁系（扁桃体）の役割は何か　147

A　ラットとサル視床下部外側野ニューロンの細胞外記録実験

　a　麻酔下ラット

　　↑（扁桃体刺激）
　　↑（扁桃体刺激）

　　1.0 mV
　　10 ms

　b　レバー押し摂食行動下サル
　　1) 扁桃体刺激　　2) 眼窩皮質刺激

　　2 mV
　　100 msec

B　麻酔下ラット視床下部外側野ニューロンの細胞内記録実験

　a　EPSP-IPSP
　　扁桃体刺激

　　10 ms　　10 mV

　b　IPSP

　　10 ms　　10 mV

　c　IPSP と膜電位の記録

　　2 nA
　　10 mV
　　10 msec

細胞内注入電流量
(−1.1 nA)
−1.5　−1.0　−0.5　nA
mV 2
0
−2
−4
−6
(−7.5 mV) −8
−10
IPSP 振幅

Rm 15MΩ
Cm
Er −50mV
Rs 6.8MΩ
Es −64mV

図 5-41　ラットとサルの視床下部外側野ニューロンの扁桃体または眼窩皮質刺激による抑制
(Oomura et al., 1967[307], 1970[303]; Ono et al., 1976[293])

A：麻酔下ラット（a）とレバー押し行動下サル（b）の視床下部外側野ニューロンの細胞外記録．扁桃体または眼窩皮質の電気刺激により，潜時約 10msec の誘発放電に続く 100msec 間のインパルス放電の抑制．矢印，刺激開始時点．
B：麻酔下ラット視床下部外側野ニューロンからの細胞内記録．a：扁桃体刺激により記録された EPSP とそれに続く 100msec 程度の IPSP，a下：a上の細胞内記録直後に同一の電極で記録した細胞外記録．b：IPSP だけの細胞内記録（上：2 回，下：3 回の重ね撮り）．c 左：細胞内注入電流（過分極）による IPSP の逆転，c 右上：細胞内注入電流量と IPSP の振幅の関係，c 右下：膜の等価回路．

b. サル扁桃体には感覚情報の生物学的価値評価や意味概念の認知を担うニューロンがある

　筆者らは，サルやラット扁桃体からニューロン活動を記録し，種々の食物や非食物，報酬または嫌悪刺激（罰）と関連する種々の感覚刺激呈示と，それに基づく学習（情動）行動への応答様式を調べる研究を行っている（Ono, et al., 1980, 1981, 1983, 1988, 1992; Nishijo et al., 1988a, b; Uwano et al., 1995）．ここでは，筆者らのニューロンから行動レベルの研究により明らかになった学習・記憶に基づく感覚刺激の生物学的価値評価と意味認知，および感覚と情動の連合における扁桃体の役割について述べる．

1. サル扁桃体ニューロンの応答性解析のための特殊な研究方法を用いる

　筆者らがサルの視床下部と大脳基底核のニューロン応答性を解析するために独自に開発したサル用の実験システムについてはすでに述べた．しかし，ここで紹介するサル扁桃体の研究ではこの実験システムを改良したので，その実験システムについても述べる．

　サルには3種類の学習行動を習得させ，様々な感覚刺激に対する扁桃体ニューロンの応答性を解析した（図5-42）．この学習課題は次のように要約される．①視覚認知レバー押し摂食行動（B）：実験者が任意の時間に不透明なシャッター（W1）を開けて，サルに透明なシャッター（W2）を通して後方にある回転台上に載せたいろいろな物体を呈示する．また，実験の後半ではハーフミラー製の不透明なシャッター（W1）だけにして（W2は省く），W1後方の電球を点灯して物体を呈示した．しかし，この呈示方法を用いても結果に相違はなかった．呈示物体が見慣れた食物（クッキー，干しブドウ，リンゴ，スイカなど）であれば前もってセットされた回数（FR：1～30）だけレバーを押すと，最後のレバー押しによりW2が開き，サルはその食物を取って食べることができる．呈示物体が見慣れた非食物（ネジ，絶縁テープ，チョークなど）であればサルはレバーを押さない．呈示物体が赤，白および茶色の円柱のときにはそれぞれ一滴の水，ジュースおよび電気ショックを意味することを学習させる．サルは前もってセットされた回数だけレバーを押せば，最後のレバー押しによりW1の閉鎖と同時にそれぞれ一滴の水またはジュースを飲むことができる．呈示物体が茶色円柱のときレバーを押せば電気ショックを回避できるが，押さなければ電気ショックを受ける．②聴覚認知レバー押し行動（C）：W1を開けないで（呈示物体を見せない）ブザー音または800Hzの手掛かり音刺激中に前もってセットされた回数だけレバーを押せば，ブザー音のときはW1とW2が同時に開いて食物を食べることができ，800Hzの音のときは口角付近に設置されたチューブから一滴のジュース報酬を獲得することを学習させる．これらの感覚認知課題は，①対照期（感覚刺激呈示前），②感覚刺激の認知期（感覚刺激呈示開始から最初のレバー押しまでの期間），③レバー押し期，および④報酬摂取期または電気ショック回避期（最後のレバー押し以後）に分けられる（C）．

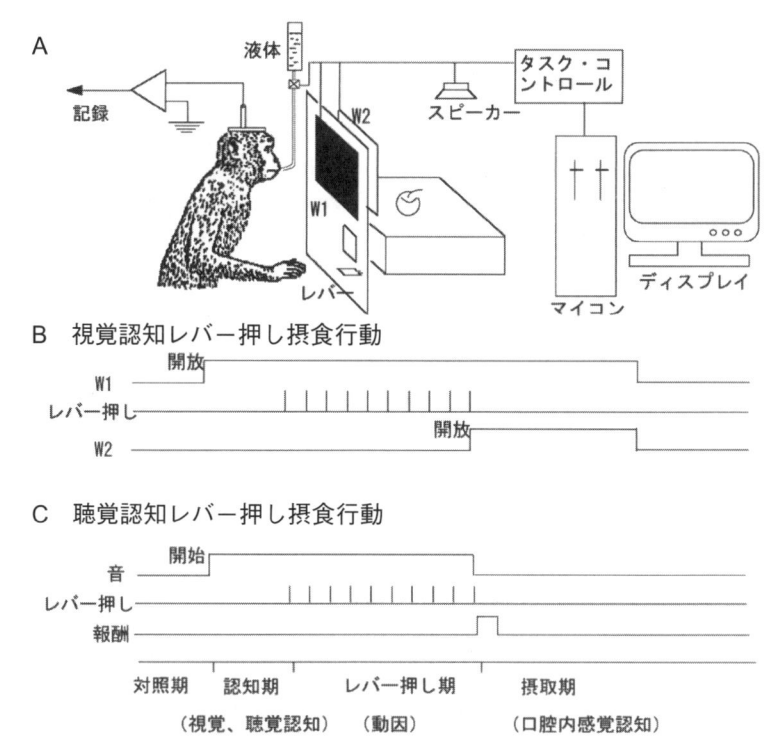

5.4 大脳辺縁系（扁桃体）の役割は何か　149

図 5-42　サルを用いた各種刺激提示装置および学習行動の概要を示す模式図（Nishijo et al., 1988a[255], b[256]）.

A：サルを慢性実験用脳定位固定装置に固定し，ハーフ・ミラー製のシャッターを備えた窓およびレバー付きパネルの前に置く．パネル後方のステージまたは回転台上の各種物体呈示はランプ点灯により，音呈示はスピーカーにより行う．水またはジュースはサルの口角付近に設置したチューブから与える．電気ショック（嫌悪刺激）は両耳介部に置いた電極間に通電して与える．
B, C：視覚認知（B）および聴覚認知（C）レバー押し行動の i) 認知期, ii) レバー押し期および iii) 報酬獲得（摂取）または電気ショック回避期の各期を示す模式図.

2. サル扁桃体には感覚刺激の生物学的価値評価や意味概念の認知に応答するニューロンがある

　扁桃体の総数 585 個のニューロンのうち 312 個（53％）が感覚刺激に何らかの応答を示し，大多数は促進応答を示した．これら応答ニューロンは応答様式により，①主に 1 種類の感覚刺激に応答する単一種感覚応答型，② 4 種類の感覚に応答する多種感覚応答型，および③特定の報酬または嫌悪物体や音だけに応答する選択応答型の 3 型に分類された（Nishijo et al., 1988a, b; Ono & Nishijo, 1992）.

　単一種感覚応答型ニューロンは，視覚（7％），聴覚（3％）および摂取（口腔内感覚：味覚）（6％）の 3 型からなる．図 5-43 には 3 型の応答例を示してある．図 5-43A は視覚応答型ニューロンの例である．このニューロンはオレンジ（**a**），電気ショックと連合した茶色円柱（**b**）

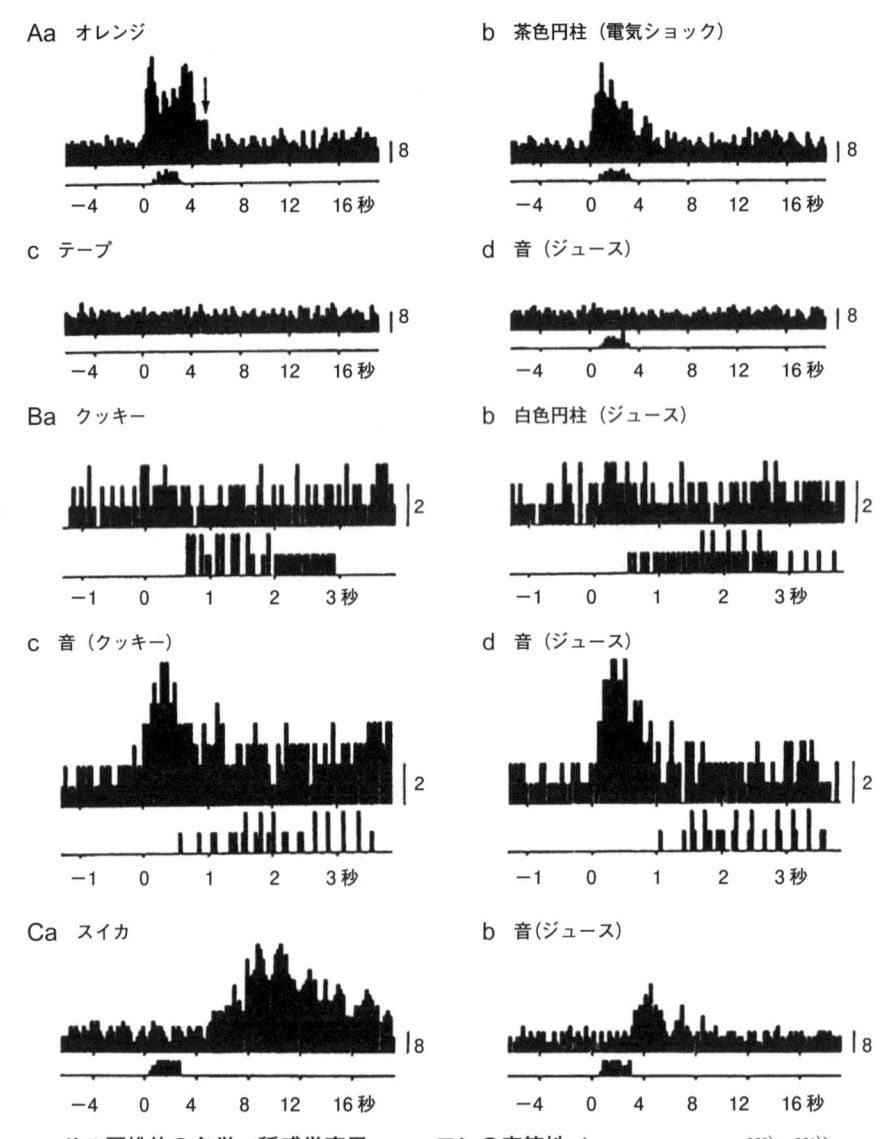

図 5-43 サル扁桃体の各単一種感覚専用ニューロンの応答性（Nishijo et al, 1988a[255], b[256]）

A：単一種視覚応答型ニューロン．オレンジ（a）または電気ショックを予告する茶色円柱（b）を見たときに促進応答（インパルス放電頻度の増加）．無意味なテープ（c）を見たときまたはジュースを意味する音（d）を聞いたときの無応答．矢印（a）はオレンジを口に入れた時点．
B：単一種聴覚応答型ニューロン．クッキー（a）またはジュースを予告する白色円柱（b）を見ても無応答．食物クッキー（c）またはジュースを予告する音（d）を聞かせたときに促進応答．
C：単一種口腔内感覚応答型ニューロン．スイカ（a）またはジュース（b）摂取期に促進応答．ヒストグラム上：ニューロンの応答の4回加算．縦軸：インパルス放電数／ビン，ビン幅はA：200ミリ秒，B：40ミリ秒，C：200ミリ秒．ヒストグラム下：レバー押し信号の4回加算．縦軸：レバー押し信号数／ビン，横軸：時間（秒），0：刺激呈示時点，－：刺激呈示前，＋：刺激呈示後．

または新奇な物体（図には示していない）を見たときには応答するが，熟知で無意味なテープ（**c**）を見ても応答しない．すなわち，このニューロンは報酬性であれ，嫌悪性であれ，視覚刺激に新奇性も含めて生物学的に意味があれば応答する．これらのニューロン応答は視覚刺激に特異的であり，他の感覚種には応答せず，オレンジを口に入れた時点で終了し（**a**：矢印），食物摂取期には応答しない．サルは聴覚認知課題でレバー押し行動を行っているが，このニューロンはジュースと連合した音刺激にもジュースの摂取時にも（**d**）応答しない．

　図5-43Bは聴覚応答型ニューロンの例であり，クッキー（**a**）やジュースと連合した白い円柱（**b**）を見ても摂取期にも応答しないが，クッキー（**c**）やジュース（**d**）と連合した音には応答する．これらは視覚応答型と同様に，聴覚刺激に生物学的意味があればよく応答するが，無意味な音には応答しない．新奇な音刺激への応答も意味がなければ数回の連続刺激により消失または顕著に減弱する．**図5-43C**には摂取（味覚）応答型ニューロンの例を示してあり，レバー押しを終了して食物を摂取したり（**a**），ジュースを飲んでいる期間だけ（**b**）に応答する．これら単一種感覚応答型ニューロンの感覚刺激への応答の大小は，刺激の報酬または嫌悪性の度合の大小と正の相関がある．好きな食物や嫌いなカエルのモデルや電気ショックを意味する茶色円柱には強く応答する．**図5-44A**には報酬物体（上から順に報酬度合が小さくなる），**図5-44B**には嫌悪物体（上から順に嫌悪度合が小さくなる），新奇物体（干しイモ）または無意味物体（絶縁テープ）への単一種視覚応答型ニューロン応答の実際の記録を示してある．**図5-44C**にはこの単一種感覚応答型ニューロンの各種の報酬（右），嫌悪（中央）および新奇物体（左）への応答強度（物体呈示後500msec間のインパルス放電頻度）を示してある．各種物体は右から左へ報酬，嫌悪の度合が大きいものから小さいものの順に示してある．新奇刺激への応答は刺激に意味がなければ数回の試行で消失するが（慣れ：habituation，**図5-44B, C**，干しイモ），刺激（干しイモ呈示）に生物学的（情動的）な意味を与えると（刺激と報酬または嫌悪刺激の連合），速やかに刺激に対する条件づけ応答を示すようになる（Nishijo et al., 1988a, b; Ono & Nishijo, 1992）．これらのニューロンは特定の図形パターン（円や四角形など）や物体の物理学的性状（外形，色，材質など）に応答しているのではなく，物体の生物学的意味の大小に比例して応答しているのである．このことから，物体の報酬性または嫌悪性の度合（生物学的価値）はインパルス放電頻度の大小にコードされると考えられる．このことは，この単一種視覚応答型ニューロンは，**3.1**で述べた感覚刺激の強さが感覚神経や視床ニューロンのインパルス放電数にコードされることと同様の情報処理を行っていることを示唆する．

　多種感覚応答型ニューロンは，一過性応答群（33％）と持続応答群（67％）に大別される．そのうち一過性応答群は，視覚（A～E），聴覚（G, I），体性感覚（F）など感覚種や生物学的意味に無関係に多種の感覚刺激に非特異的に一過性に応答する（**図5-45Aa～f**）．このようなニューロンは大脳新皮質には少なく，古皮質の大脳辺縁系に多いのが特徴である．これらニューロンは大脳新皮質の賦活や覚醒機能に関与すると考えられる．一方，**図5-45B**には持続応答群のニューロン応答例を示してあり，生物学的に意味があれば感覚の種に関係なく，多種の感覚刺激に持続的に応答し（**Ba**：報酬性の視覚と味覚に応答，**Bb**：報酬性の聴覚と味覚に応

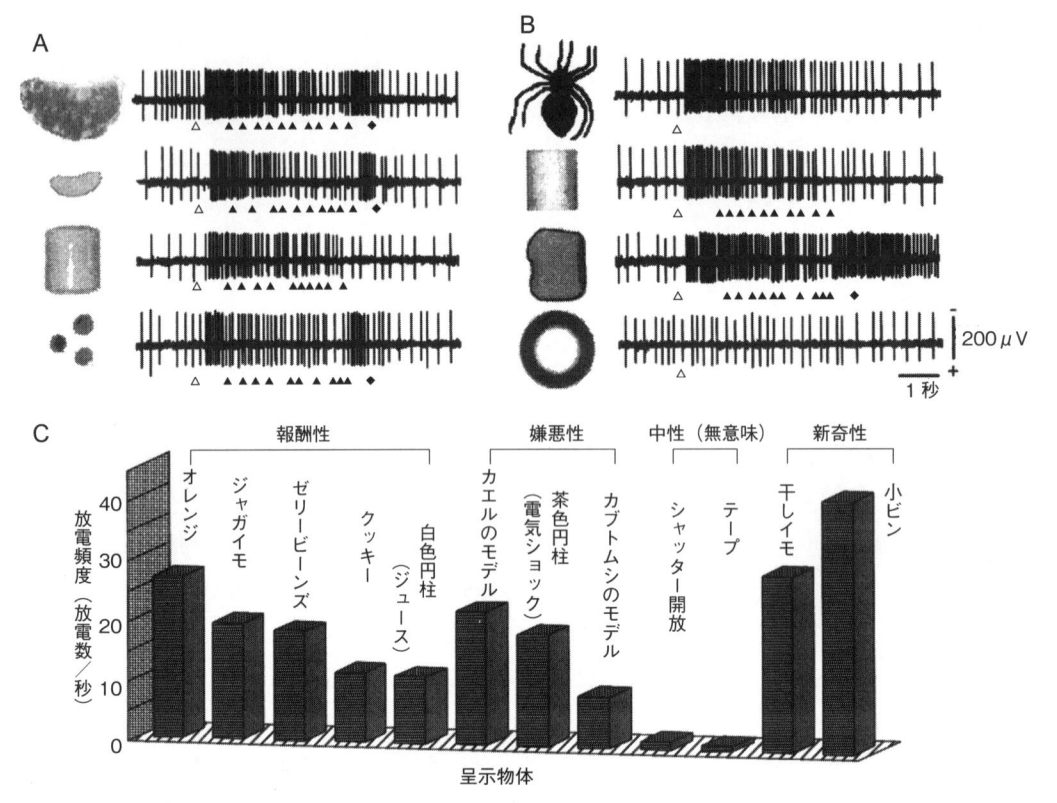

図 5-44　単一種視覚応答型ニューロンの応答特性（Nishijo et al., 1988a[255], b[256]）（カラー口絵❷参照）
A, B：報酬性物体（オレンジ，リンゴ，ジュースを意味する白色円柱，ボーロ），嫌悪物体（クモのモデル，電気ショックを意味する茶色円柱），および新奇な物体である干しイモの最初の視覚呈示期に応答している．無意味物体であることを学習している絶縁用ビニルテープには応答しない．△：視覚刺激の開始時点，▲：各レバー押し時点，◆：食物を口に入れた時点．
C：種々の報酬性および嫌悪性物体への視覚応答性（**図5-43A**と同一ニューロン）．報酬，および嫌悪物体は，それぞれ報酬性および嫌悪性の度合（好き嫌いの度合）の大きいものを左から右へ順に並べてある．ニューロン応答の大小は好き嫌いの度合と正の相関がある．ヒストグラム，各物体に対する視覚応答（各物体呈示後5秒間の平均応答強度：各呈示物体に対する平均インパルス放電頻度から平均自発インパルス放電頻度を差し引いたもの）．

答，**Bc**：嫌悪性の体性感覚に応答），熟知の生物学的に無意味なテープには応答しない（**Bd**）．
　選択応答型ニューロンでは特定の報酬物体（スイカ，干しブドウ，クッキー，ジュースと連合した白色円柱，水と連合した赤色円柱）または嫌悪物体（クモのモデル，注射器，手袋，細い棒）の1つだけに応答し，無意味な物体には応答しない．**図5-46**には，サルに総数30種類以上の感覚刺激（物体や音）を呈示したときにクモ（**A**）またはスイカ（**B**）だけに応答する選択応答型ニューロンの例を示してある．クモ選択応答ニューロンは，サルがクモをみて恐れ反応を示したときに強いインパルス放電をするが，他の物体には応答しない．一方，スイカ選択応答ニューロンはスイカだけに認知期，レバー押し期および摂取期にかけて選択的に応答す

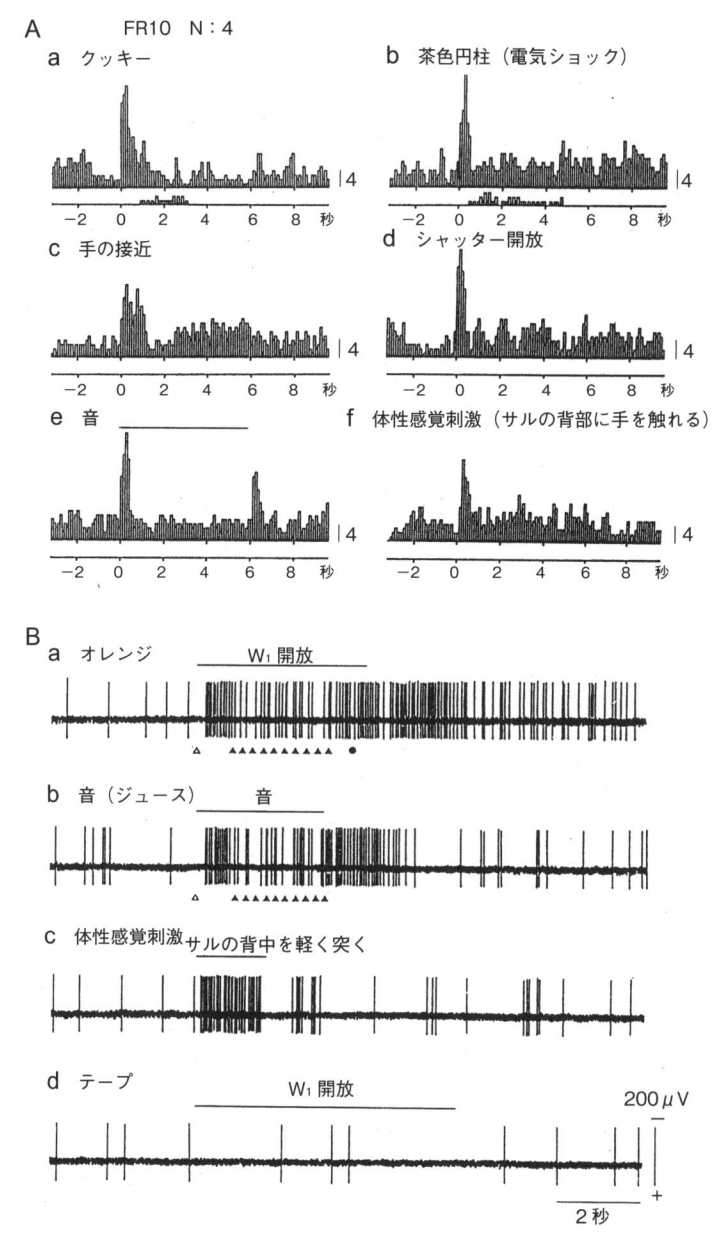

図 5-45 サル扁桃体の多種感覚応答型ニューロン（Nishijo et al., 1988a[255], b[256]）

A：サル扁桃体の多種感覚応答型ニューロン（一過性応答群）．クッキー（a），茶色円柱（b），手の接近（c），シャッター開放（d），持続音（e），体性感覚刺激（背を手で触る）（f）のすべてに一過性促進応答．ヒストグラム上：ニューロンの応答の4回加算．縦軸：インパルス数／ビン，ビン幅はA：100msec．ヒストグラム下：レバー押し信号の4回加算．縦軸：レバー押し信号数／ビン，横軸：時間（sec），0：刺激呈示時点，—：刺激呈示前，＋：刺激呈示後．

B：サル扁桃体の多種感覚応答型ニューロン（持続応答群）．オレンジの視覚認知期から摂取期（a），ジュースを予告する音の認知期から摂取期（b），およびサルの背中への接触期間（c）における持続性の促進応答．しかし無意味なテープの呈示（d）に対しては無応答．△：刺激呈示時点，▲：各レバー押し時点，●：食物が口に入った時点．

A クモ選択応答　　　　　　　　　B スイカ選択応答

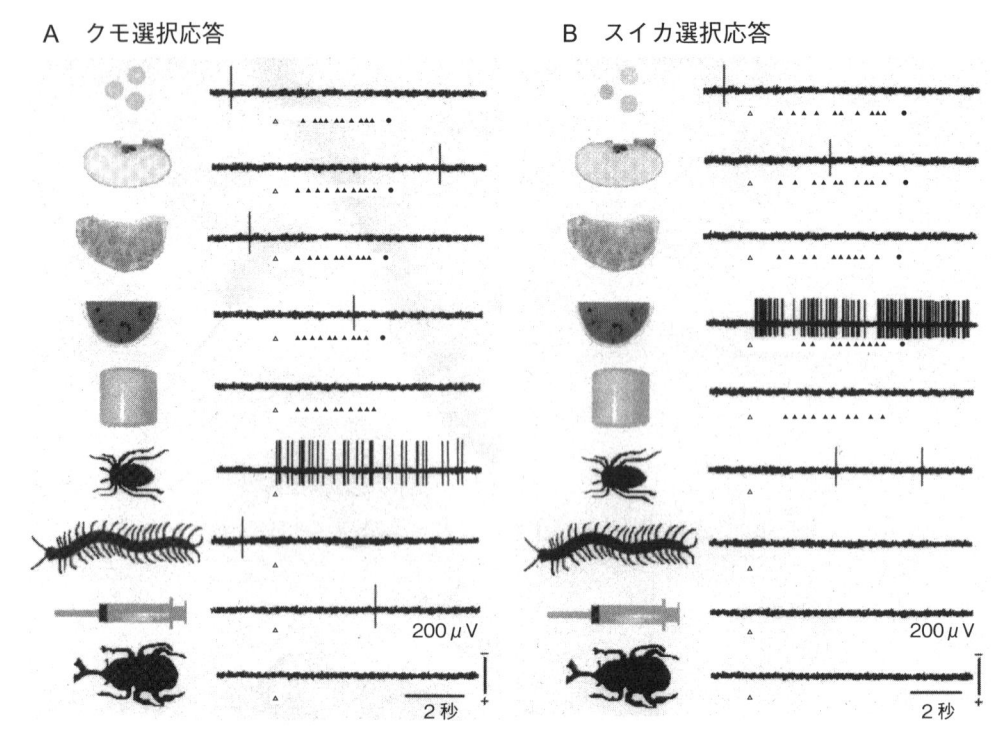

図 5-46　サル扁桃体の選択応答型ニューロン（Nishijo et al., 1988a[255], b[256]）
A：種々の報酬性および嫌悪性物体の中でクモに選択的に促進応答.
B：種々の報酬性および嫌悪性物体の中でスイカに選択的に促進応答. △：視覚刺激開始時点，▲：各レバー押し時点，●：食物を口に入れた時点.

る（**B**）．このニューロンは干しブドウやリンゴなど他の食物の認知期から摂取期にかけてはスイカと同じようにみて，レバー押しをしてとって食べているが，応答しない（**B**）．したがって，スイカのレバー押し期の応答はレバー押しによるものではない．スイカの認知期とレバー押し期の応答はスイカに視覚特異的なものであり，摂取期の応答はスイカの味覚に特異的なものである．さらにスイカの外観を変えず後面に塩をつけてスイカの意味を報酬性から嫌悪性に逆転させると，視覚応答はそれぞれ数回および1～2回の試行で消失する．スイカの味を報酬性の甘味から嫌悪性の塩味に変えて味覚入力の情動的特性を変えると，視覚応答が消失することを意味する．このことは，扁桃体ニューロンのスイカ選択応答は個々の感覚応答の単なる総和によるのではなく，視覚-味覚間の感覚連合（このニューロンではスイカに関する視覚入力-報酬性味覚入力間の連合）に基づく情動的意味（報酬性）の認知に関連していることを示している．簡単にいえば，このニューロンはスイカが報酬性であるときだけに応答するニューロンである．このようなニューロンにより，サルはスイカを見ただけで他の物体や食物とは異なり，水っぽく甘い味がする食物であると認知することが可能になるのであろう．このニューロンは視覚-味覚間の連合によるスイカの認知と快情動の発現に関与しているのである．また，

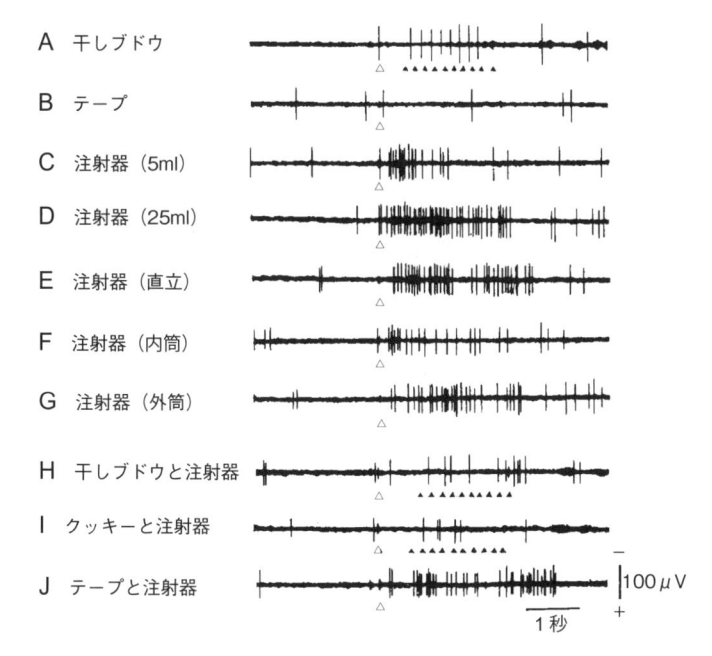

5.4 大脳辺縁系（扁桃体）の役割は何か　155

A	干しブドウ
B	テープ
C	注射器（5ml）
D	注射器（25ml）
E	注射器（直立）
F	注射器（内筒）
G	注射器（外筒）
H	干しブドウと注射器
I	クッキーと注射器
J	テープと注射器

図5-47　扁桃体前部外側核ニューロンの注射器に対する特異応答と，注射器と他の物体の同時呈示時の応答性の変化（Ono et al., 1983[278]）

A～C：シャッター（S1）のうしろのランプをつけてサルに回転台上にあるいろいろな物体を見せたとき，注射器を見たときだけニューロン活動は上昇し，他の食物や非食物を見ても活動は変化しない．
C～G：注射器に対しては，注射器の大小や置かれた方向あるいは内筒または外筒だけの呈示に関係なくニューロン活動は上昇する．
H～J：この注射器に対する特異応答は，注射器と非食物（テープ）の同時呈示では変化しないが，注射器と食物（干しブドウやクッキー）の同時呈示により消失する．
△：S1のうしろのランプ点灯時点（視覚呈示時点），▲：レバー押し時点．

　筆者らの研究室のすべてのサルが進化の過程で危険であったと思われるクモ，ムカデ，恐竜などのモデルを呈示すると逃避行動を示し，これらサルの扁桃体には呈示した嫌悪物体の1つだけに選択応答を示すニューロンもあった．これら認知ニューロンは遺伝的に受け継がれたもので，先天的に扁桃体に存在すると考えられる．一方，サルが学習や体験をする前にはまったく恐怖反応を示さなかった注射器や手袋に，実験者が感染予防のために手袋をはめて注射をすると，すぐに注射器や手袋に強い恐れや怒り反応を示すようになる．**図5-47**には，サルが注射器や手袋が痛みに関係することを学習した後，扁桃体で記録された注射器選択応答ニューロンの例を示してある（Ono et al., 1983）．このニューロンの活動は，シャッター（S1）のうしろのランプをつけてサルに回転台上にあるいろいろな物体をみせたとき，注射器をみたときだけ上昇し，他の食物や非食物をみても活動は変化しない（**A～C**）．注射器に対しては，注射器の大小や置かれた方向あるいは内筒または外筒だけの呈示に関係なくニューロン活動は上昇する

(C～G).この嫌悪物体（注射器）への応答は，注射器と食物（干しブドウやクッキー）を同時に呈示すると消失するが，注射器とテープを同時に呈示しても消失しない（H～J）．このように，扁桃体ニューロンは，特定の物体に応答するという意味では物体の物理的特性に応答しているが，それが報酬性（快情動）か嫌悪性（不快情動）かによって応答性が変化するという点で下側頭野ニューロンとは性質が異なる．すなわち，これらのニューロンは，特定物体と快または不快情動との連合に関与していると考えられる．以上の結果は，このニューロンは明らかに学習や体験により生成された認知ニューロンであることを示している．このように，扁桃体には遺伝的に先天的に受け継がれた認知ニューロンと，学習や体験により後天的に生成されたニューロンが存在することを示している．一方，スイカ，干しブドウ，ボーロなどの報酬物体の1つだけに選択応答を示すニューロンもあった．ただ，サルによって食物の好き嫌いの度合は異なるので，これはサルが過去に生活していた場所の違いによる可能性が高い．このことは，スイカや干しブドウ選択応答ニューロン，すなわち認知ニューロンは学習や体験により生成されたと考えられる．

　これらのことを要約すると，①各単一種感覚〔視，聴，口腔内感覚（味覚）応答型〕および多種感覚応答型ニューロンの応答は感覚刺激の報酬性や嫌悪性が大きいほど強いので，環境内の事物や事象の生物学的な価値評価に関与すると考えられる，②選択応答ニューロンは環境内の事物や事象の生物学的な意味概念の認知に関与すると考えられる．

　ヒトや動物は，このような扁桃体ニューロン群とこれらニューロンにより形成される神経システム（回路）により環境状況に応じた臨機応変の適応行動ができるのであり，植物やロボットとは違う所以である．

　図5-48には扁桃体内の各応答型ニューロンの局在を示してある．とくに，単一種感覚応答型ニューロンの局在は大脳皮質の各種感覚連合野-扁桃体間の線維投射様式とよく一致している．単一種視覚応答型ニューロンは下側頭皮質の視覚連合野から線維投射を受ける基底外側核群の前外側部に，聴覚応答型ニューロンは上側頭回の聴覚連合野から線維投射を受ける基底外側核群の後部に，口腔内感覚応答型ニューロンは島皮質の味覚連合野から線維投射を受ける基底外側核と基底内側核の内側部と皮質内側核群に局在していた（C）（図2-18参照）．多種感覚応答型ニューロンは扁桃体のほぼ全域に，選択応答型ニューロンは基底内側と基底外側核に分布していた（D）．

　ヒトでも同様の扁桃体ニューロンが存在し，様々な精神疾患に関係していることが示唆されている．単極性家族性純粋うつ病の脳血流を測定し，健常者と比較した研究によると，扁桃体および眼窩皮質を含む前頭葉腹側部の脳血流が増加しているが（図5-49），前頭葉腹側部の脳血流はうつ病の重症度と負の，扁桃体は正の相関があることが報告されている（Drevets, 1992）．これらのことから，単極性家族性純粋うつ病の患者では，不快情動に関係する扁桃体ニューロンの活動が亢進しており，それを解消するために二次的に前頭葉腹側部の活動が亢進することから，扁桃体および前頭葉腹側部で脳血流が増加していると考えられる．このことは，うつ病の症状からの回復過程に脳血流はまず扁桃体で低下し，それに伴って前頭皮質の脳血流

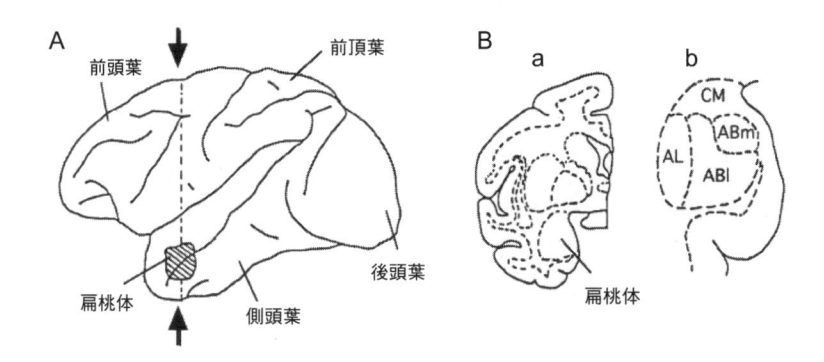

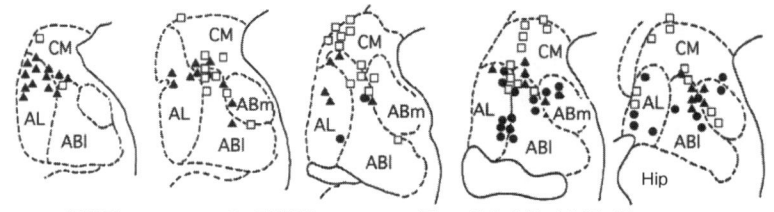

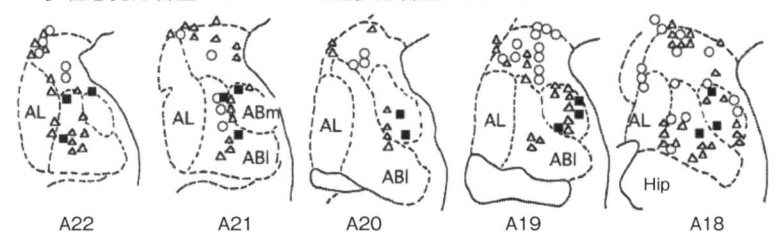

図 5-48 サルの扁桃体における各種感覚応答型ニューロンの局在（Nishijo et al., 1988a[255], b[256]）

A：サルの左大脳半球における扁桃体の位置（斜線部）．PS：主溝, AS：弓状溝, CS：中心溝, LS：外側溝, IOS：下後頭溝, IPS：頭頂間溝, ITCx：下側頭皮質, LuS：月状溝, STG：上側頭回, STS：上側頭溝．B：Aの矢印間（点線部）の前額断面．a：円筒体を含む左大脳半球の前額断面．CD：尾状核, CiS：帯状溝, GP：淡蒼球, OT：視索, PU：被殻, RS：嗅脳溝．b：aの前額断面の扁桃体部位の拡大図．CM：皮質内側核群, ABl：基底外側核, ABm：基底内側核, AL：外側核, HiP：海馬体．
C：各種感覚専用（▲：視覚, ●：聴覚, □：口腔内感覚）ニューロンの分布．
D：多種感覚万能（○：一過性万能, △：持続性万能）および選択応答型（■）ニューロンの分布．

が低下することからも裏づけられる．

3. 食物の視覚と味覚認知に関する情報処理は下側頭皮質-扁桃体-視床下部ニューロン間（神経回路）で行われる

サルの脳内で報酬物体である食物情報がどのような経路で処理されているか検討するため，

PETによるヒトの情動異常に関する研究

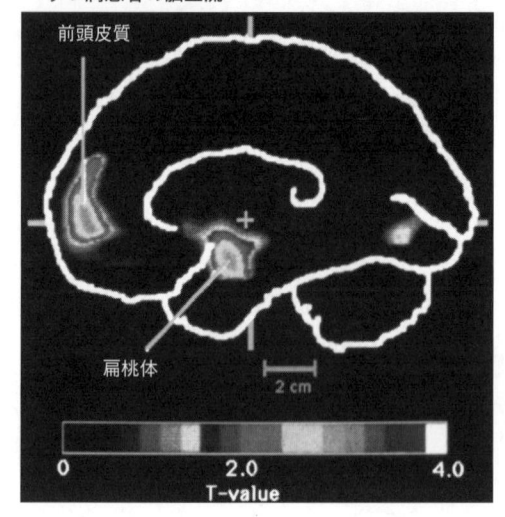

図 5-49 うつ病患者の脳血流（Drevets, 1992[86]）
うつ病症状が重いときに左側の扁桃体と前頭皮質で血流増加（活動上昇）がみられる．

扁桃体と視床下部外側野ニューロンの食物の視覚と味覚応答に対する，それぞれ左右（両側）の下側頭皮質または扁桃体の局所冷却の影響を調べた．下側頭皮質の冷却のため，その表面を冷却用プローブで覆い（**図 5-50A**），扁桃体の冷却のため，冷却用プローブを扁桃体内に埋め込み（**図 5-50B**），それぞれ−20℃の冷却用アルコール液でプローブ内を灌流した．この方法によりプローブ周囲の局所温度をシナプス伝達を障害させる20℃以下にした．**図 5-51A** には，食物（リンゴ）の視覚認知期（2本の実線で示された2秒間）と味覚認知期（レバー押し終了以後）に応答した扁桃体ニューロンの例を示してある（**Aa**）．このニューロンでは視覚の連合野である両側の下側頭皮質前部の局所冷却によりリンゴに対する視覚認知期の応答は消失するが，味覚認知期の応答は変化しない（**Ab**）．この局所冷却により消失した視覚認知期の応答は冷却停止により回復する（**Ac**）．これらのことは，扁桃体ニューロンの食物と非食物の視覚認知期の応答は下側頭皮質を通る神経経路を介するシナプス入力によって起こることを示している．味覚認知応答には影響しないので，味覚入力は下側頭皮質前部を介さない神経経路を通ってこの食物視覚認知ニューロンにシナプス結合（収束）していることを示している．**図 5-51Ba** と **Ca** には，視床下部外側野のそれぞれ視覚と味覚認知期に応答するニューロンの例を示してある．これら視床下部外側野ニューロンの視覚認知期（**Bb**）または味覚認知期の応答は，扁桃体冷却により消失または減弱している（**Cb**）．**Bb** ではインパルス放電頻度も顕著に増加している．このインパルス放電の増加は，**5.4, a, 3** で述べたラット，サルの扁桃体基底外側核刺激による視床下部外側野ニューロンの抑制がなくなったこと（脱抑制）により起こったのであると考えられる．これら応答の消失または減弱やインパルス放電頻度の増加は，冷却中止により回復する．これらのことは，これら視床下部外側野ニューロンの食物への視覚と味覚

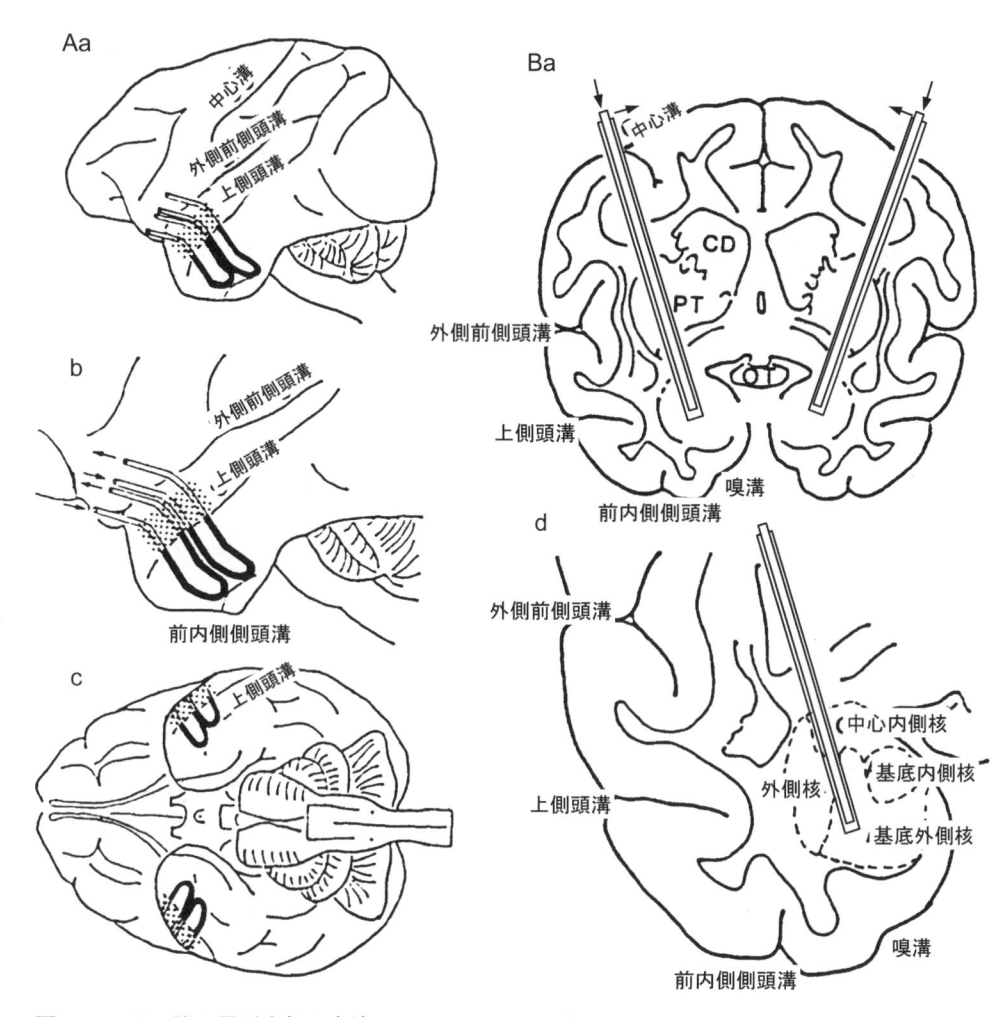

図 5-50 サル脳の局所冷却の方法（Fukuda et al., 1987[106]）
A：両側下側頭皮質前部の局所冷却．下側頭皮質前部の大脳皮質上に冷却プローブ（同心型パイプ）を埋め込んである．網部：頭骨を通過するパイプ部分，黒色部：頭骨下のパイプ部分．矢印の向き：冷却用アルコール（−20℃）の還流の向き．
B：両側扁桃体基底外側部の局所冷却．下側頭皮質の前部の大脳皮質上に冷却プローブ（同心型パイプ）を埋め込んである．矢印の向き：冷却用アルコール（−20℃）を内側のパイプから注入して外側のパイプを返しての還流の向き．

認知応答は，扁桃体を介する神経経路からのシナプス入力によって起こることを示している．これらの知見や解剖学的および行動神経科学的研究結果から，食物の視覚や味覚情報は下側頭皮質（図形または物体に関する視覚的イメージの形成）や各種感覚連合野−扁桃体（海馬体の記憶との照合により異種感覚間連合および特定の感覚刺激と情動との連合による食物の好き嫌いなど生物学的価値評価と特定の食物の意味認知）⇒視床下部外側野（食物と非食物の認知）の順で統合されていくと考えられる．とくに，視覚情報統合の神経経路は，ニューロンの視覚

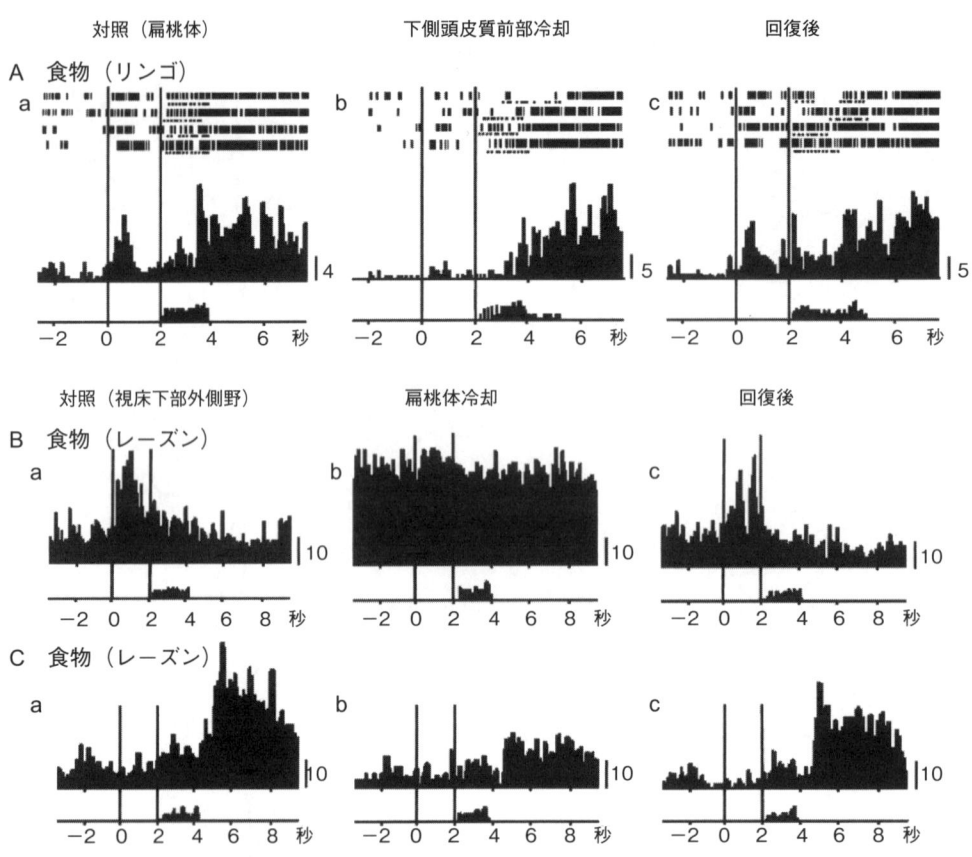

図 5-51 サルの扁桃体または視床下部外側野ニューロンの食物関連応答に対するそれぞれ下側頭皮質前部および扁桃体の局所冷却の影響（Fukuda et al., 1987[106]）

A：下側頭皮質冷却による扁桃体の食物視覚応答型ニューロンの応答性の変化．a：冷却前のリンゴの視覚認知期（0～2秒間）と摂取期（レバー押し以後）の促進応答．b：冷却中は視覚認知期の促進応答は消失するが，摂取期の促進応答は変化しない．c：冷却中止後の視覚認知期の促進応答の回復．ラスター表示：各試行におけるニューロン応答，ラスター下の黒丸：各レバー押し時点，ヒストグラム上：ラスター表示のニューロン応答の4回加算，ヒストグラム下：レバー押し信号の4回加算．
B：扁桃体冷却による視床下部外側野の食物視覚応答型ニューロンの応答性の変化．a：冷却前の干しブドウの視覚認知期（0～2秒間）の促進応答．b：冷却中のインパルス放電頻度の顕著な増加と視覚認知期応答の消失．c：冷却中止後のインパルス放電頻度と視覚認知期の促進応答の回復．
C：扁桃体冷却による視床下部外側野の食物摂取応答型ニューロンの応答性の変化．a：冷却前，干しブドウ摂取期の促進応答．b：冷却中の摂取期の促進応答の減弱．c：冷却中止後の促進応答の回復．

刺激への応答潜時が下側頭皮質（150～200ms）（視覚刺激の範疇化）→扁桃体（200～250ms）（価値評価と意味認知）→視床下部外側野（250～300ms）（行動表出）の順で大きくなることや，食物呈示から300～500msでレバー押し行動を開始することからも想定される．

c. ラット扁桃体は情動記憶および情動表出に関与する

1. 扁桃体には情動記憶の貯蔵を担うニューロンがある

　扁桃体を含む側頭葉を破壊した動物では，破壊前は恐れていた動物やヒトなどに対して何の恐れもなく接近したり，食物と非食物の識別ができなくなる（Klüver & Bucy, 1937, 1939）．このいわゆる Klüver-Bucy 症候群における情動性の低下は，扁桃体に貯蔵されていた長期記憶が失われたことによると考えられる．この可能性を検討するため，Kim らは聴覚条件刺激を用いた恐怖増強性驚愕反応を長期間（30日間）訓練し，条件づけが完全に成立して条件づけに関する記憶が長期記憶に移行した段階で扁桃体を破壊した（Kim & Davis, 1993a, b）．彼らは，訓練開始 30 日後に扁桃体を破壊しても恐怖増強性驚愕反応が障害されることから，条件づけに関する長期記憶が扁桃体に貯蔵される可能性を示唆している．また，長期訓練により記憶が長期記憶に移行してからは，NMDA 受容体の拮抗薬を扁桃体内に注入しても恐怖増強驚愕反応は障害されないが（Miserendino et al., 1990; Campeau et al., 1992; Kim & McGaugh, 1992），AMPA 受容体の拮抗薬を扁桃体あるいは扁桃体と海馬体に注入すると，恐怖増強驚愕反応の障害が起こる（Kim & Davis, 1993b; Bianchin et al., 1993）．さらに，長期増強（LTP）の誘導とその維持には，それぞれ NMDA と AMPA 受容体が関与していることから（Muller et al., 1992），長期記憶は扁桃体内の AMPA 受容体により保持されると推測される．

　筆者らは長期記憶が扁桃体で貯蔵されている可能性を神経生理学的に検討するため，感覚条件刺激（聴覚刺激，視覚刺激，体性感覚刺激）−強化刺激間の連合学習を訓練したラットならびに感覚条件刺激と強化刺激を互いに関係なく任意に呈示したラットから扁桃体ニューロン活動を記録し，それぞれの感覚条件刺激に対する応答性を比較解析した（Uwano et al., 1995）．実際には，ラットを 3 グループ（実験 I〜III）に分け，**図 5–52A** に示した組み合わせでそれぞれの感覚条件刺激と強化刺激間の連合学習訓練を行った．**図 5–52B** には，条件刺激−強化刺激間の連合学習を訓練した実験 II 群のラット扁桃体から記録した聴覚条件刺激応答ニューロンの例を示してある．このニューロンはショ糖溶液と連合した音 1（1,200Hz）または ICSS 報酬と連合した音 2（4,300Hz）に応答しているが（**a, b**），ICSS 報酬と連合した光（豆電球の点灯：視覚刺激）やエアパフ（顔面に空気を吹きつける：体性感覚刺激）には応答していない（**c, d**）．**図 5–52C** には各実験グループで各感覚条件刺激に応答したニューロンの割合を比較して示してある．この実験により，いずれの感覚条件刺激でも連合学習の訓練を行った実験群で，有意に応答ニューロンの割合が増加していることが明らかになった．これらのことは，連合学習訓練により扁桃体ニューロンの応答性が変化し，訓練後もその応答性が維持されていることを意味し，感覚条件刺激−強化刺激間の連合記憶（情動記憶）が扁桃体に長期記憶として貯蔵されていることを強く示唆する．

A 実験プロトコル

	聴覚刺激 (純音)	体性感覚 (エアパフ)	視覚刺激 (白色光)
実験 I	条件刺激	中性	中性
実験 II	条件刺激	条件刺激	条件刺激
実験 III	中性	中性	中性

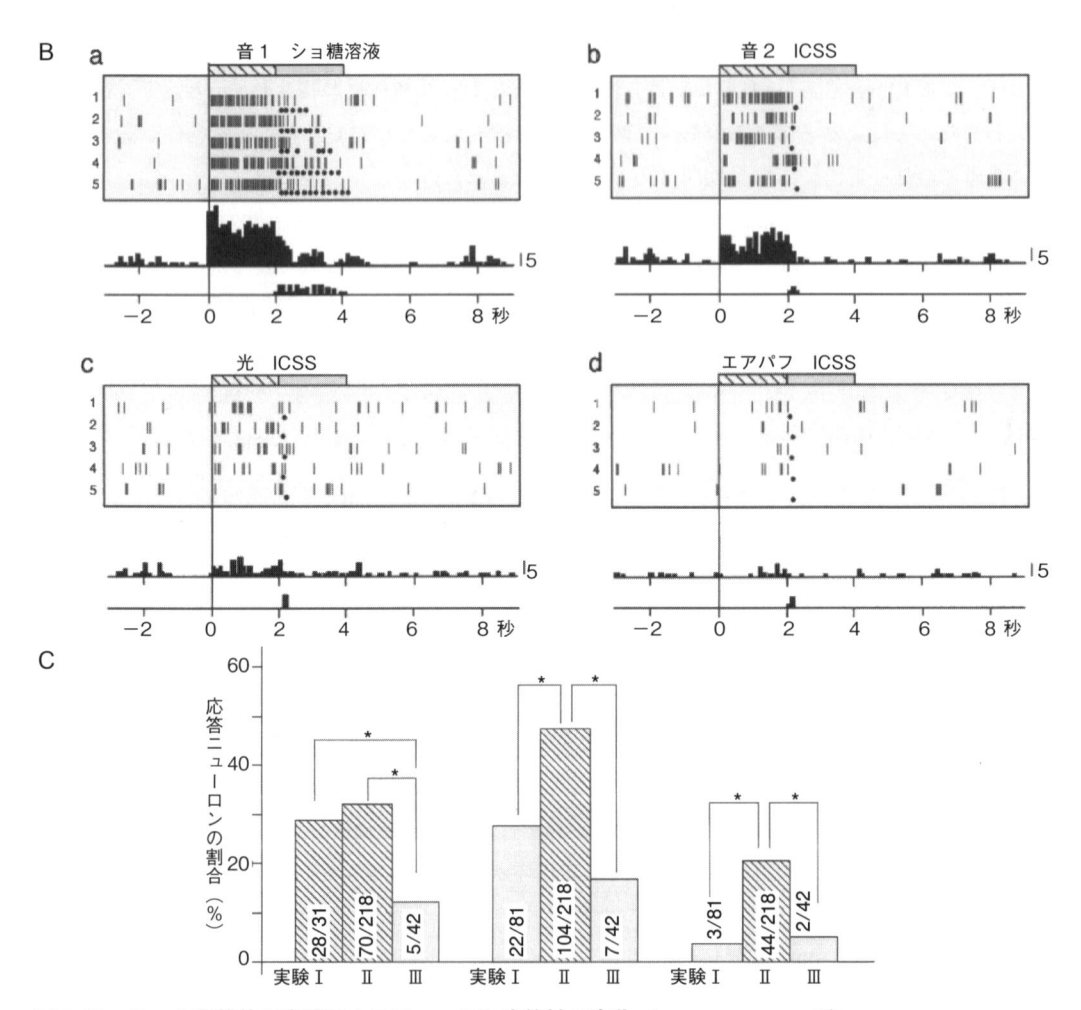

図 5-52 ラット扁桃体の学習によるニューロン応答性の変化（Uwano et al., 1995[407]）

A：感覚刺激（聴覚，視覚および体性感覚）-強化刺激（ICSS または尾部痛覚刺激）間の連合学習の組合せ．実験 I：聴覚刺激だけを連合学習，実験 II：すべての感覚刺激を連合学習，実験 III：すべての感覚刺激を強化刺激とは無関係に呈示．条件刺激：強化刺激と連合した感覚刺激，中性刺激：強化刺激とは無関係に呈示された感覚刺激．
B：実験 II における各種条件刺激に対するニューロン応答のラスター表示およびその加算ヒストグラム（a〜d は同一ニューロンからの記録）．a：音 1（1,200Hz）-ショ糖溶液の連合，b：音 2（4,300Hz）-ICSS の連合，c：光（視覚刺激）-ICSS の連合，d：エアパフ（体性感覚刺激）-ICSS．報酬（ショ糖溶液および ICSS）と連合した条件刺激に応答．ラスター下のドット：ラットのリック行動，ヒストグラム上および下：それぞれニューロンのインパルス放電頻度およびリック信号の加算ヒストグラム（100 msec/bin），時間軸上の 0：条件刺激の開始時点．
C：学習前後における扁桃体ニューロンの感覚刺激に対する応答性の変化．すべての感覚刺激において，連合学習した実験では有意にその感覚刺激に対する応答性が増加．縦軸：応答ニューロンの割合，＊：2 つの実験間で応答ニューロンの割合に有意な変化が認められる（< 0.05）．

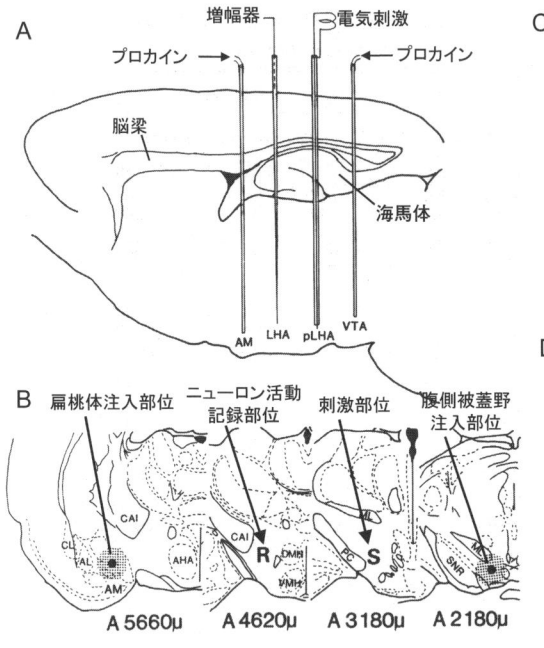

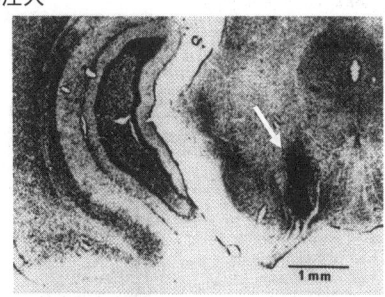

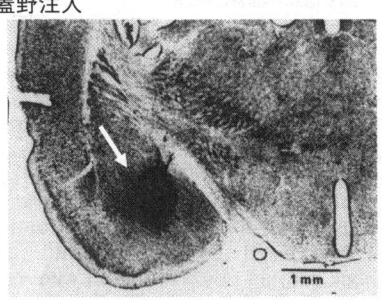

図5-53 プロカイン局所注入による扁桃体および腹側被蓋野の機能遮断がラット視床下部外側野ニューロンのインパルス放電頻度に及ぼす効果を解析した実験方法の概略（Nakamura et al., 1987[244])）

A：薬液注入用カニューレ，ICSS用刺激電極，および記録電極刺激の埋め込みの概略図．電極 AM：扁桃体，LHA：視床下部外側野，pLHA：視床下部外側野後部，VTA：腹側被蓋野．
B：Aで示された脳領域の脳地図（冠状断面）上の位置．図左から，扁桃体，視床下部外側野，視床下部外側野後部および腹側被蓋野が示されている．CL：前障，AL：扁桃体外側核，AM：扁桃体，CAI：内包，AHA：前視床下部，DMH：視床下部背内側核，VMH：視床下部腹内側核，PC：大脳脚，SNR：黒質網様部，ML：内側毛帯，R：ニューロン活動記録部位，S：電気刺激部位．
C：腹側被蓋野へトルイジンブルーを注入したときの脳薄切切片の顕微鏡写真．
D：扁桃体へトルイジンブルーを注入したときの脳薄切切片の顕微鏡写真．

2. 音の生物学的意味の弁別学習は扁桃体-視床下部ニューロン間の機能連絡（神経回路）により行われる

　前項の **5.4, c, 1** で述べたように，扁桃体には感覚条件刺激-強化刺激間の連合記憶が貯蔵されており，この記憶情報により扁桃体へ入力された感覚刺激の価値評価が行われ，この情報はさらに視床下部へ伝達される．**図 5-53** には，ラットにおける扁桃体-視床下部間の機能連関を解析したときの実験セットアップを示してある．視床下部外側野からニューロン活動を記録し，視床下部外側野後部（内側前脳束）の電気刺激（ICSS），扁桃体または腹側被蓋野へプロカイン注入したときのニューロン応答性を解析した（**A**）．**図 5-53B** には，脳地図上にこれらニューロン活動の記録部位，電気刺激部位および薬液注入部位が示されている．**図 5-53C, D** には，

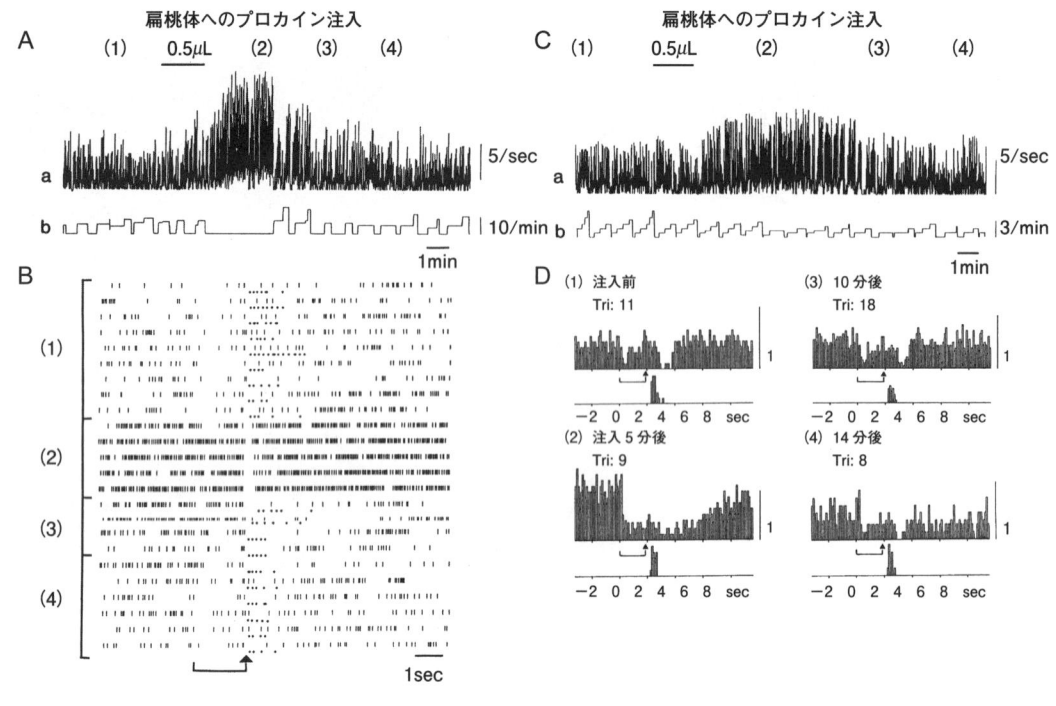

図 5-54　ラット扁桃体局所麻酔の視床下部外側野音弁別学習ニューロン応答，グルコースリック行動と ICSS リック行動に及ぼす影響（Nakamura et al., 1987[244]）
A：扁桃体への局所麻酔薬（プロカイン，5％，0.5μL）の注入による視床下部外側野ニューロン活動の上昇（a）グルコースリック行動の停止（b）．a：インパルス放電頻度ヒストグラム（インパルス放電数／秒）．b：リック行動（回数／分）．
B：(1) グルコースとその予告音（CTS1＋）への抑制応答．(2) 扁桃体の局所麻酔によるインパルス放電頻度の増加，リック行動の停止．(3), (4) グルコースとその予告音への応答およびグルコースリック行動の回復．B の (1)～(4) はそれぞれ A の (1)～(4) の時期に対応．ラスター表示：ニューロン応答，ラスター下の黒丸：リック時点，⊏⊐：予告音の呈示期間，▲：チューブを口直前に近づけた時点．
C：扁桃体への局所麻酔薬（プロカイン，5％，0.5μL）の注入による視床下部外側野ニューロン活動の上昇（a），ICSS リック行動は変化しない（b）．
D：(1) プロカイン注入前，(2) 注入 5 分後，(3) 10 分後，および (4) 14 分後のニューロン抑制応答．C の (2) ではインパルス放電頻度の上昇時にも A, B のグルコース試行とは異なり，ICSS とその予告音に抑制応答をしている．

薬液の拡散の程度を調べるため，薬液の代わりにトルイジンブルー（青色染料）を腹側被蓋野と扁桃体に注入した組織標本の写真が示されており，青色染料は扁桃体または腹側被蓋野内にほぼ限局されて注入されていることがわかる．これらの方法により，扁桃体に局所麻酔薬であるプロカインを注入すると，グルコースリック行動は数分間停止し，視床下部外側野ニューロンのインパルス放電頻度は持続的に増加してグルコース予告音にも応答しなくなる（**図 5-54A, B**）（Nakamura et al., 1987）．しかし，ICSS リック行動は停止せず，ICSS 予告音と ICSS には応答する（**図 5-54C, D**）．これは，ICSS 電極が腹側被蓋野吻側の視床下部外側野後部に

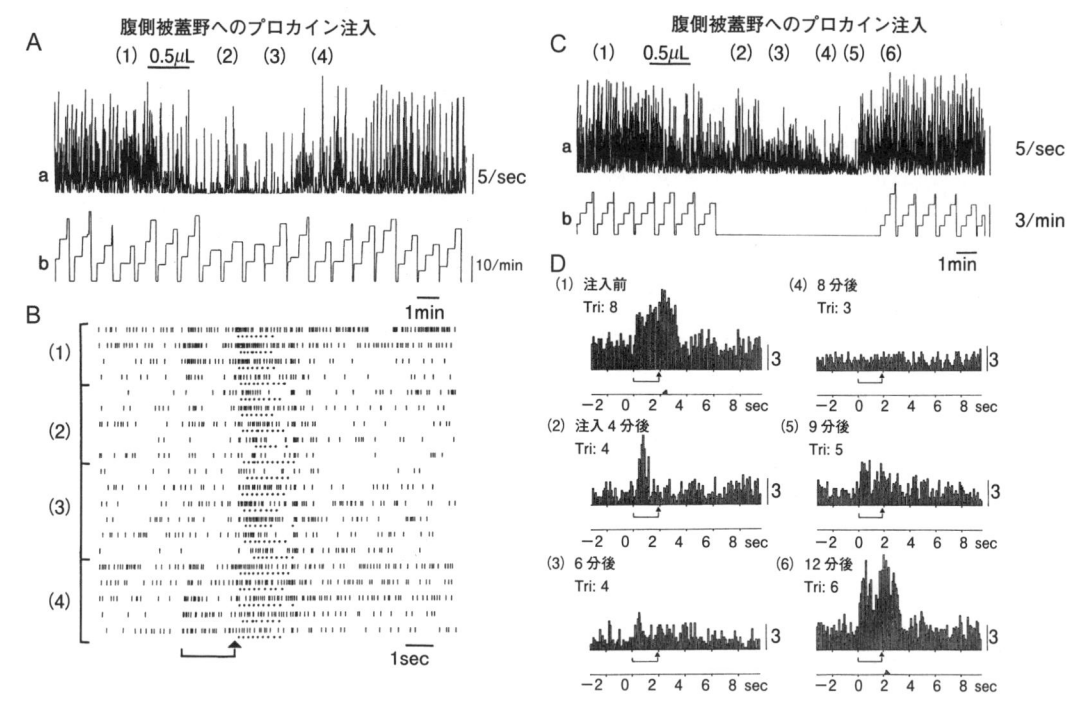

5.4 大脳辺縁系（扁桃体）の役割は何か　165

図 5-55　ラット腹側被蓋野局所麻酔の視床下部外側野音弁別学習ニューロン応答，グルコースリック行動と ICSS リック行動に及ぼす影響（Nakamura et al., 1987[244]）

A：腹側被蓋野への局所麻酔薬（プロカイン，5%，0.5μL）の注入による視床下部外側野ニューロン活動の減少（a），グルコースリック行動は変化しない（b）．a：インパルス放電頻度ヒストグラム（インパルス放電数/秒），b：リック行動（回数/分）．

B：(1) グルコースとその予告音（CTS1+：1,100Hz）への促進応答．(2), (3), (4) グルコースとその予告音への抑制応答およびグルコースリック行動の減弱．B の(1)～(4)はそれぞれ A の(1)～(4)の時期に対応．ラスター表示：ニューロン応答，ラスター下の黒丸：リック時点，⊔：予告音の呈示期間，▲：チューブを口直前に近づけた時点．

C：腹側被蓋野への局所麻酔薬（プロカイン，5%，0.5μL）の注入による視床下部外側野ニューロン活動の減少（a），ICSS リック行動の停止（b）．

D：(1) プロカイン注入前 ICSS と予告音への促進応答，(2) 注入 4 分後，(3) 6 分後，(4) 8 分後，(5) 9 分後，および (6) 12 分後におけるニューロン応答の減弱，消失．

あり，扁桃体の局所麻酔により視床下部外側野と腹側被蓋野ニューロンは影響を受けないからであろう．この場合の視床下部外側野ニューロンのインパルス放電頻度の増加も扁桃体からの抑制がなくなったことによると考えられる（図 5-41; 5.4, a, 3 参照）．一方，腹側被蓋野にプロカインを注入すると，グルコースリック行動は停止しないが（図 5-55A, B），ICSS リック行動は停止する（図 5-55C, D）．このとき，視床下部外側野ニューロンはグルコース予告音にも ICSS 予告音にも応答しなくなるが，リック行動に伴うグルコース摂取には応答する（図 5-55B, D）．

解剖学的に延髄孤束核や橋味覚野から扁桃体の中心核と視床下部外側野へは，直接または視

床と大脳新皮質を経由する味覚入力が多く投射するが，腹側被蓋野へはあまり投射しない（Norgren, 1976）．これらのことより，視床下部外側野ニューロンのグルコースとICSSの予告音への聴覚応答は，腹側被蓋野内ニューロンの軸索または通過線維の直接投射によるが，音の意味の弁別学習は，扁桃体と視床下部外側野ニューロン間の密接な相互連絡により起こることを示唆する（Nakamura et al., 1987）．

d. サルやヒトの扁桃体は非言語的（顔の向き，表情，視線，ジェスチャー，その他）コミュニケーションに重要な役割を果たしている

1. 霊長類では扁桃体の基底外側部が進化発達し，社会的認知に中心的な役割を果たしている

身体の大きさと比例関係にある延髄と大脳新皮質の体積を比較した研究によると，延髄に対する大脳新皮質の比率は食虫目（モグラなど），原猿亜目および真猿亜目の順で増大し，霊長類（原猿亜目および真猿亜目）では大脳新皮質が発達している（Barton & Aggleton, 2000）．扁桃体の基底外側部（外側核，基底内側核，基底外側核）は大脳新皮質連合野と，扁桃体の中心内側部（中心核，内側核）は視床下部や下位脳幹部と密接な解剖学的線維連絡を有している（**図 2-17B, D** 参照）．このように，扁桃体を2分割して同様の解析を行うと，扁桃体の皮質内側部では有意差はなかったが，基底外側部の延髄に対する比率は食虫目に対して原猿亜目，真猿亜目で増大し，霊長類では扁桃体基底外側部が非常に発達している（Barton & Aggleton, 2000）．

霊長類の扁桃体基底外側部の増大は何を意味しているのだろうか．同様の動物種を用いて各領域間の関連性を解析すると，霊長類（原猿亜目，真猿亜目）では扁桃体の中心内側部の体積は体重と，基底外側部の体積は大脳新皮質の体積と有意に相関していた．食虫目では扁桃体の中心内側部と基底外側部のいずれの体積も大脳新皮質の体積と有意に相関していた．また，外側膝状体は機能的に主に側頭皮質へ情報を送る小細胞系（物体認知情報処理系）と頭頂皮質へ情報を送る大細胞系（空間情報処理系）に分かれるが，霊長類の外側膝状体と扁桃体各部の大きさの関係を解析すると，扁桃体中心内側部は外側膝状体のいずれの系とも相関はなかったが，扁桃体基底外側部は小細胞系の体積と有意に相関していた．さらに，霊長類の集団の大きさと扁桃体各部の大きさの関係を解析すると，扁桃体中心内側部とは相関がなかったが，扁桃体基底外側部と社会集団の大きさには有意の相関があった．これらのことは，霊長類における社会生活の複雑性や同種個体間の生存競争が脳の進化（大脳化と扁桃体体積の増大）の大きな要因であり，網膜から外側膝状体小細胞系と側頭皮質を介して扁桃体基底外側部に至る視覚情報処理系が，表情やジェスチャーなどの複雑な社会的刺激を処理する視覚情報処理システムとして進化してきたことを示唆する．

2. 扁桃体は情動発現により社会的認知機能を司る

Darwin（1859, 1872）が想定した共通の神経系とはどのようなものであろうか．**2.1, d, e; 5.4,**

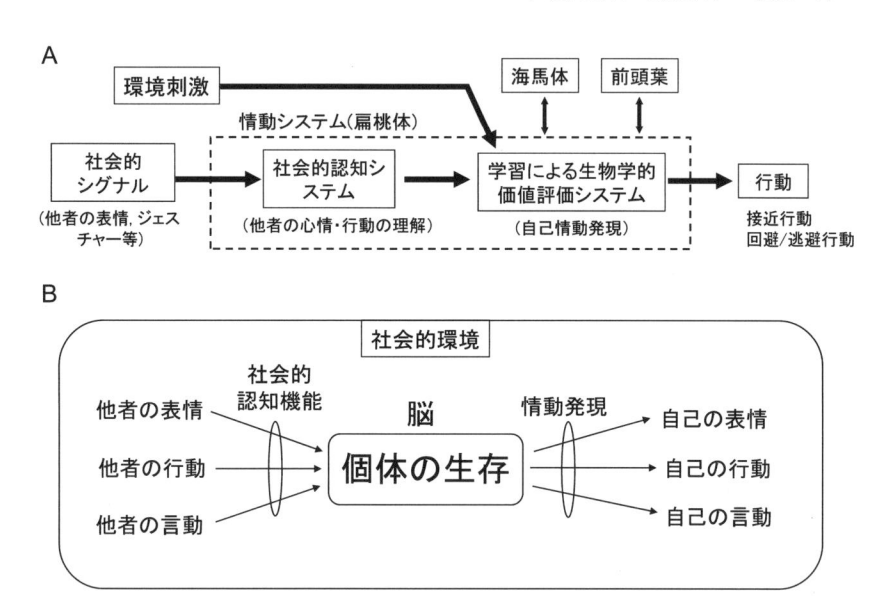

5.4 大脳辺縁系（扁桃体）の役割は何か

図 5-56 霊長類における情動の発現機構
A：扁桃体における生物学的価値評価．霊長類では，社会的シグナルの認知システムが発達している．
B：社会的認知機能と情動発現との関係を示す模式図．

b, 2 で述べたように，扁桃体は視床あるいは大脳新皮質の感覚連合野からすべての感覚種の入力を受け（感覚刺激の受容），過去の体験や記憶に基づき，これら感覚刺激が自分にとってどのような意味をもつのか，報酬（有益＝快情動）か嫌悪刺激（有害＝不快情動）かなどを学習し，生物学的価値評価を行っている（**図 5-56A**）．情動反応は毒ヘビ，トラやクマなどヒト以外の危険物に対する情動発現である．これらの危険物は，状況に関係なく，避けた方が生存していくために都合がよい．ヒトを含む霊長類は群れを形成して集団生活を行っているので，集団内における個体間の相互関係（言語的および非言語的コミュニケーション）が生存に重要になってくる．状況により相手に友好的な行動を示すこともあれば，逆に相手が攻撃行動などの敵対的行動を企てたときには自分も攻撃または防御行動を起こす必要がある．これら個体間の相互関係における相手の表情やジェスチャーならびに言動などから相手の情動（感情），意図や思考を理解し，将来起こりうる行動を予測する認知機能は，社会的認知機能（social cognition）とよばれ（Brothers, 1990），扁桃体，前頭皮質，側頭皮質などが重要な役割を果たすことが示唆されている．筆者らは，生存に重要な情動機能との関連性を念頭に社会的認知機能を「集団生活（社会生活）で生存していくために必要な認知機能の総称」と定義している．社会的認知機能と情動発現はどちらも個体の生存が基本原理であり，他者の表情，行動，言動など社会生活で得られる情報から自己の生存にとって有用な情報を認知，評価する脳の働きが社会的認知機能であり，これら社会的認知機能に基づいて自己の生存のために自己の表情，行動，言動などの反応を起こす脳内過程が情動発現であると考えられる（**図 5-56B**）．このように，社会的認知機能と情動発現は表裏一体の機能であり，後述するようにどちらも扁桃体が重

要な役割を担っていることが示唆されている．

3. 扁桃体の社会的認知機能における意義は大脳新皮質を含む重要な脳領域に適切な入力を導くことである

　社会的認知機能において，自己と他者が相互の目を直接同時に見ることは（目を合わせる：アイコンタクト，eyecontact），とくに重要な役割を果たしている．扁桃体に選択的な損傷のある患者 SM の視線を分析した結果が報告されている（Spezio et al., 2007）．患者 SM または健常被験者に対して，俳優とのインタビュー中に被験者が相手（俳優）の顔のどこを見ているか解析した．インタビューは俳優本人が直接被験者と対面するか，あるいはライブビデオ装置によりビデオ画像と音声を呈示して間接的に行った．いずれの場合も健常人は相手の目を見るが，患者 SM は相手の目を見ずに口を見る．この患者 SM は，恐れなどの表情認知が障害され，表情認知障害は患者に目を見るように訓練すると改善される（Adolphs et al., 2005）．

　顔認知障害を呈する自閉症児ではアイコンタクトが嫌悪刺激になっているため（Corden et al., 2008），アイコンタクトに扁桃体が過剰に反応し（Dalton et al., 2005），アイコンタクトが減少するので，ヒトの顔学習が障害されると推測されている．健常幼児では前項の **5.4, d, 2** で述べたようにサルの顔よりもヒトの顔を用いたほうがうまく識別できるが，自閉症児ではヒトの顔の優位性が失われ顔学習過程が障害されている（Chawarska & Volkmar, 2007）．さらに，扁桃体が重要な役割を果たしているアイコンタクトにより共有注意過程が働き，知能指数（IQ）や言語機能を含めた高次脳機能全般の発達が促進されると考えられる．ラットでは生後早期に扁桃体を破壊すると，成長してから大脳新皮質の活動性が変化する．このように，乳幼児の脳機能の発達は扁桃体系により誘導されると推察される．

　健常成人の非侵襲的，神経心理学研究によると，健常者の扁桃体はすべての顔表情や（Fitzgerald et al., 2006），無意識下に呈示された情動的刺激に応答する（Morris et al., 1998b; Whalen et al., 1998）．これら無意識下の視覚情報は網膜→上丘→視床枕→扁桃体の経路（外側膝状体外視覚系）を介して扁桃体に到達し，この線維投射系による視覚情報は網膜→外側膝状体→大脳新皮質視覚野の経路（外側膝状体視覚系）と比較して質的に粗いが，早い潜時で扁桃体に到達する（**図 5-57**）（Liddell et al., 2005）．神経解剖学的にも扁桃体から大脳新皮質へ広範な線維投射があることなどが明らかにされている（Young et al., 1994）．これらのことより，顔表情も含めて社会的認知機能に重要な視覚情報は，まず外側膝状体外投射系から扁桃体を介して大脳新皮質の社会的認知機能関連領域に前もって送られ，遅い潜時で大脳新皮質に到達する外側膝状体投射系の感覚情報処理を活性化すると考えられる．この仮説を支持する所見として，①扁桃体の活動と大脳新皮質の社会的認知機能関連領域（紡錘状回，上側頭溝など）の活動が相関している（Morris et al., 1998a; Das et al., 2005），②健常者では扁桃体の活動が高まると，恐れや怒りの表情の検出閾値が低下する（Suslow et al., 2006），③扁桃体損傷患者では情動的刺激の検出閾値が上昇する（Anderson & Phelps, 2001），④紡錘状回は一般に中性表情よりも恐れなどの表情に強く応答するが，扁桃体損傷患者では恐れの表情に対する活動増大が起こらな

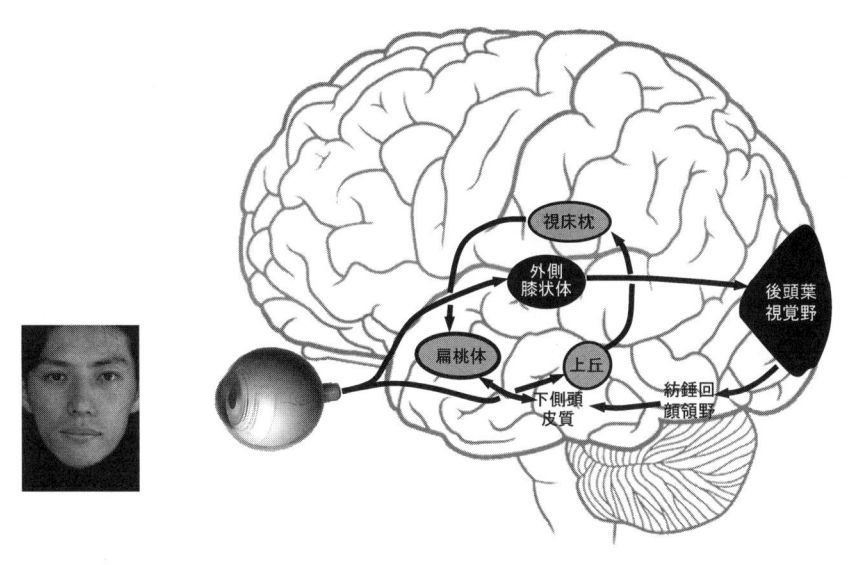

5.4 大脳辺縁系（扁桃体）の役割は何か　169

図 5-57　2 つの視覚神経経路
灰色部，膝状体外視覚系；黒色部，膝状体視覚系．

い（Vuilleumier et al., 2004）．

　筆者らは，これら扁桃体における社会的認知機能を明らかにするため，サル扁桃体ニューロンの顔刺激に対する応答性を解析している．**図 5-58A, B** には，それぞれ各顔と視線の向きに対する扁桃体ニューロンの応答性を示してある．このニューロンは正面を向いた顔で視線が左右（**a, c**）および正面（**b**）を向いている顔写真にはあまり応答していないが，頭部が向かって左を向き視線がサルに向いている顔写真に対して強い促進応答を示している（**d**）．一方，単純な図形には応答していない（**f, g**）．**図 5-58C** には，これらの刺激に対する扁桃体ニューロンの応答強度（インパルス放電頻度増加の度合）をまとめて示してある．このように，扁桃体には前部上側頭溝と同様に，特定の顔や視線の向きあるいはアイコンタクトの有無に応答するニューロンが存在していた．

　図 5-59 には，サルにヒトの様々な顔表情の写真を呈示したときの扁桃体ニューロンの応答性を示してある．このニューロンは3人の人物の顔表情の中で特定の人物（MO3：日常サルの世話をする人物）の幸せな感情を示す笑顔表情にだけ，初期の抑制応答を示している．この笑顔表情に選択的に応答するニューロンは，Nakamura ら（1992）が報告した笑顔に応答するニューロンに相当するものかもしれない．相手の情動や意図を推察する社会的認知機能にとって顔表情は重要な情報源であり，とくに目の領域は表情認知に最も重要な情報を含んでいる．このように，扁桃体にはアイコンタクト，視線方向，顔表情などに識別的に応答するニューロンが存在し，これらのニューロンが顔の目の部分など情動的に重要な刺激に注意を向けさせ，大脳新皮質の社会的認知機能を高めていると考えられる．扁桃体損傷患者ではこれらニューロンの機能障害により自閉症患者と同様に目の部分に対する固視が減少し（相手の目を見ない），

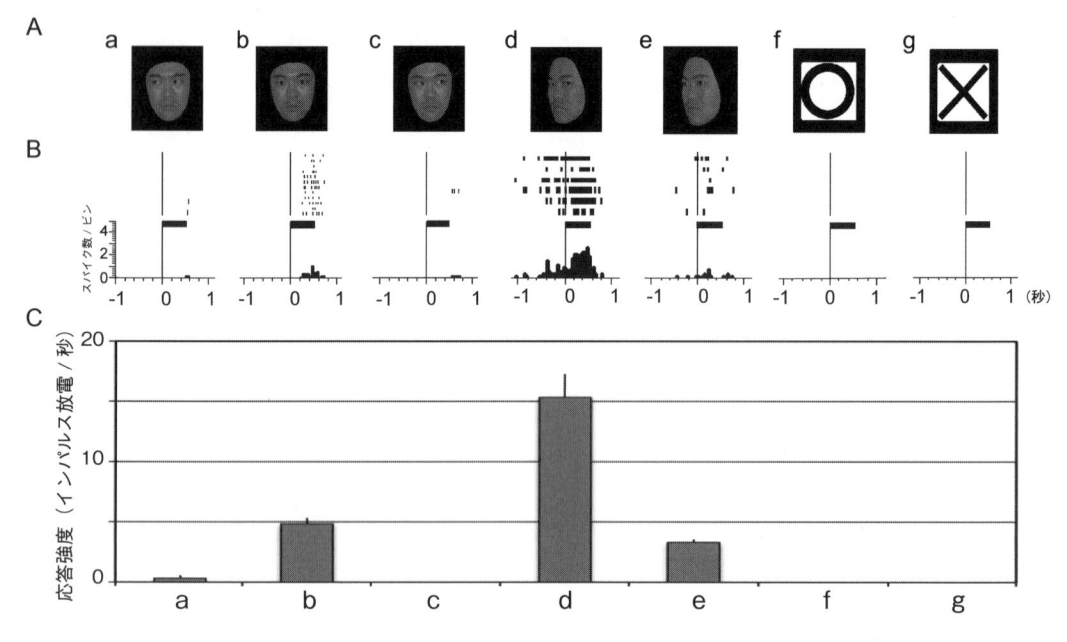

図 5-58 サル扁桃体顔ニューロンの応答性（Tazumi et al., 2010[393]）
A：正面向きの顔で左斜め向きの視線（a），正面向きの顔で正面向き視線（b），正面向きの顔で右斜め向きの視線（c），左斜め向きの顔で正面向きの視線（d），左斜め向きの顔で左斜め向き視線（e），図形（f, g）の各視覚刺激．
B：各刺激呈示に対する顔ニューロン応答がラスター表示とヒストグラム．ラスター表示上の太線は，刺激呈示期間．ラスター下のヒストグラムは，インパルス放電（ラスター表示）の加算ヒストグラム．
C：ニューロン応答の要約：各刺激（a～g）呈示に対する平均応答強度（インパルス放電頻度）．この顔ニューロンは正面向きの視線を有する斜め向きの顔に選択的に強く促進応答．

表情認知が障害されている（Adolphs et al., 2005）．これらのことから，扁桃体は少なくとも成人における顔表情の認知には必須ではなく，むしろ大脳新皮質を含む他の脳領域が重要な役割を果たしており，扁桃体の機能的意義はそれらの脳領域へ適切な入力を導くことにあると推察される．

5.5 情動は記憶によって支えられる

記憶はわれわれの生後の体験を集約し，自己や他者を認知し，適切な行動を可能にする重要な脳機能である．果物屋の店先でスイカをみてその味を思い起こし，電話の声から敬愛する父母の顔や，ありし日のことが頭に浮かぶことなどは記憶の大切な側面である．これらの思い出の記憶は，ほとんどの場合，喜怒哀楽の感情を起こさせる．

5.5 情動は記憶によって支えられる　171

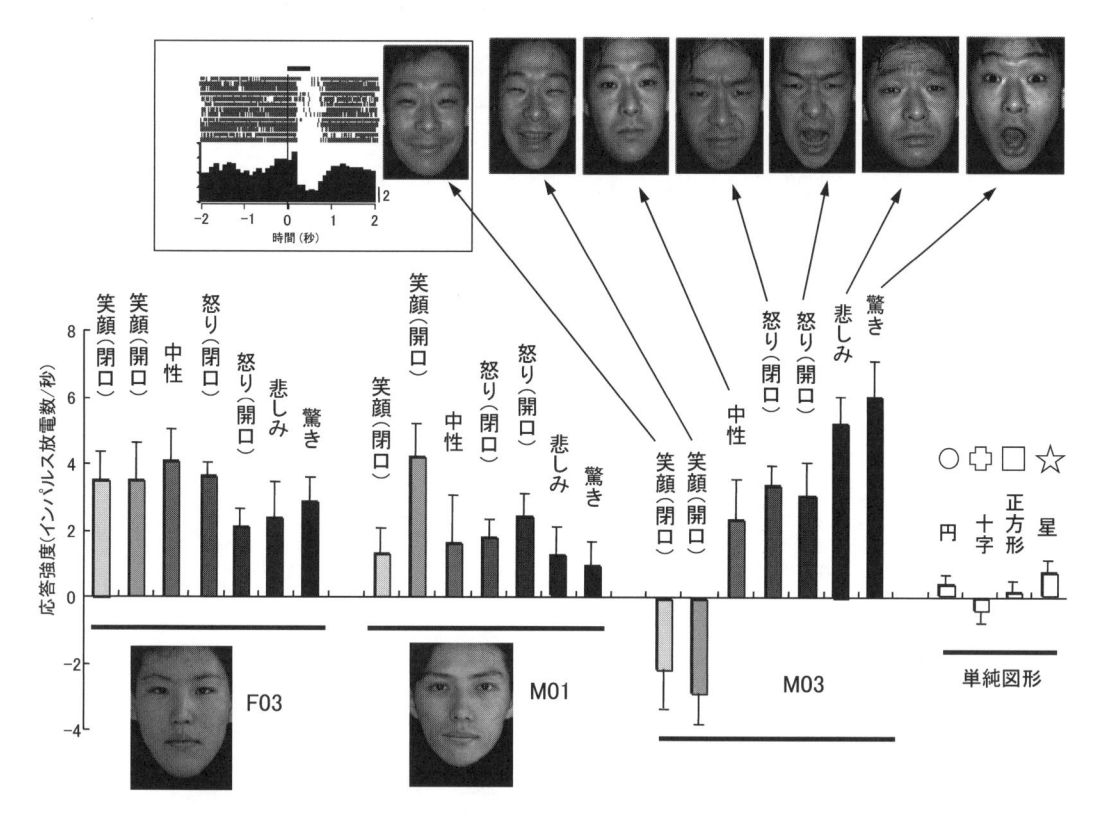

図 5-59　サル扁桃体の喜怒哀楽や驚きの顔表情に対するニューロン応答性（Tazumi et al., 2010[393]）
各刺激呈示に対する平均応答強度（インパルス応答頻度）を示す．特定人物（M03：日常サルの世話をしている人物）の幸せな感情を示す顔表情である笑顔に早期の抑制応答に続く促進応答をしている．同一の人物でも怒りや悲しみ，驚きには早期の抑制応答がなく促進応答しか示さない．未知の人物（M01, F03）に対しては早期の抑制応答はなく促進応答しか示さない．

a. 記憶に関する概説

　記憶は，一般に記銘（コード化）（外部の刺激がもつ情報を，記憶に取り込める形に変換する過程），貯蔵（保持），および検索（想起）の3つの過程からなる．これら記憶の過程を担う神経基盤が長らく不明であったが，1957年にScovilleとMilnerは，健忘症の典型例である患者HMについて報告し，側頭葉内側部にある大脳辺縁系と記憶機能との関係を明らかにした（Scoville & Milner, 1957）．脳外科医であるScovilleは，患者HMが薬では抑えることができない全身の痙攣を伴う重篤なてんかん発作に悩まされていたので，治療の目的で海馬体，海馬傍回および扁桃体など両側の側頭葉内側部を切除する手術を行った（**図 5-60A**）．術後Milnerらの心理学的な検査により，HMは術前の古い記憶は覚えているが，術後に起こった新しい出来事を記憶できないことが明らかとなった（前行健忘）．しかも，HMの記憶障害は広範囲に及

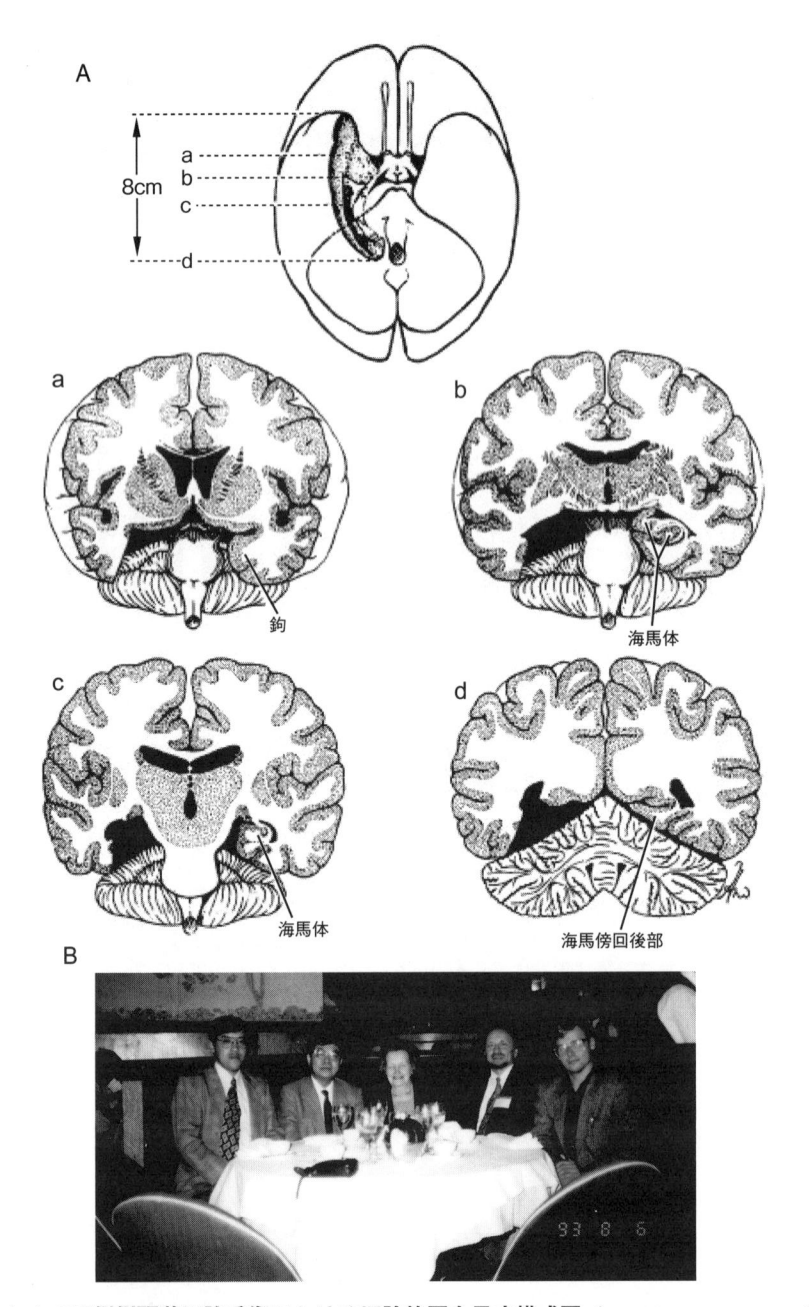

172 第5章 情動の神経行動科学

図 5-60 ヒトの両側側頭葉切除手術における切除範囲を示す模式図（Scoville & Milner, 1957[354]）と Milner 博士の写真
A：手術では，両側側頭葉の切除を行っているが，左側に切除範囲を，右側に正常な構造を示してある．
B：1993年グラスゴーで開催された国際生理学会でIBROシンポジウムを終えてMilner博士（写真中央），モスクワ大学のSudakov教授（右），P. K. Anokhinのお孫さん（右端），筆者（左），西条氏（左端）と会食したときの写真．

び，すべての感覚種にわたって障害されていた（全健忘）．しかし，HMの人格，知覚・認知機能，数字暗証能力（短期記憶）および知能指数（IQ）は正常であった．この健忘症患者HMの側頭葉内側部と記憶機能に関する報告が転機となり，記憶機能における海馬体の役割が一躍注目されることになった．**図 5-60B** は，1993年イギリスグラスゴーで開催された国際生理学会で国際脳研究機構（IBRO：International Brain Research Organization）シンポジウム—学習と記憶障害を終えてMilner博士（写真中央）と会食したときの写真である．

一方，海馬体のニューロン応答が注目されるきっかけとなったのは，O'Keefeらによる1971年のラット海馬体における場所ニューロンの報告である（O'Keefe & Dostrovsky, 1971）．彼らは，ラット海馬体には，ラットがプラットホーム上で特定の場所で特定の方向を向いているときに活動が上昇するニューロンが存在することを発見し，このニューロンを場所細胞（ニューロン）place cell と名づけた．**図 5-61A** には，この最初に報告された場所ニューロンの応答例が示してある．このニューロンの場合，ラットをプラットホームの上に乗せ，ラットが中央部でaの方向を向いているときに活動が上昇している（**図 5-61Ab-1**：振幅の大きいニューロン）．しかし，hの場所で同様の方向を向いているときには応答がない（**図 5-61Ab-2**）．以後，海馬体の記憶研究が急速に進むきっかけとなった研究である．**図 5-61B** は，2006年に筆者がユニヴァーシティ・カレッジ・ロンドンのO'Keefe博士の研究室を訪問したときの写真である．

1. 記憶の構造（分類）

記憶の構造（分類）はこれら記憶のメカニズムと密接な関連がある．現在，少なくとも記憶には，①感覚記憶，②短期記憶（一次記憶），③中間記憶，および④長期記憶（二次記憶）の4種類の過程があると考えられている．感覚（視覚や聴覚）記憶とは，俗に"残像"といわれているもので，感覚器に受容した情報をそのまま短時間保持する過程である．感覚記憶の貯蔵時間は短いが（0.1～0.5秒程度），容量はほとんど無限に近い．

通常，"記憶"といえば短期記憶と長期記憶を意味する．短期記憶は，感覚記憶から特徴抽出された情報（特徴的な図形パターンや言葉の音韻的あるいは音響的構成など）を数分程度保持する過程である．すなわち，短期記憶は，電話番号を記憶するときのようにその都度必要な情報を短時間保持するのに用いられる．一方，長期記憶は，コンピュータでいえば，ハード・ディスクに保存された情報のようなものであり，半永久的に大脳皮質に貯えられると考えられている．Tulving（1983）によると，長期記憶は，さらにエピソード記憶，意味記憶および手順記憶に分類される．エピソード記憶は，個人がいつ，どこで，何に出会ったとか，何をしたかという時間・空間的に定位された個人史的な記憶（俗にいう"思い出"）である．意味記憶はリンゴは赤いとか，鯨は哺乳動物であるとか学校で学ぶような言語や世界全般に通用する客観的，理性的な，いわゆる教科書や辞書的な知識の記憶のことである．エピソード記憶と意味記憶はまとめて陳述記憶とよばれ，意識的に思い出すことのできる記憶のことである．手順記憶は，逆に意識に上らない記憶のことで，ピアノの演奏や自転車の運転技術などの知覚-運動技能や知覚技能（鏡に映って反転した文字を読む）がこれに相当する．

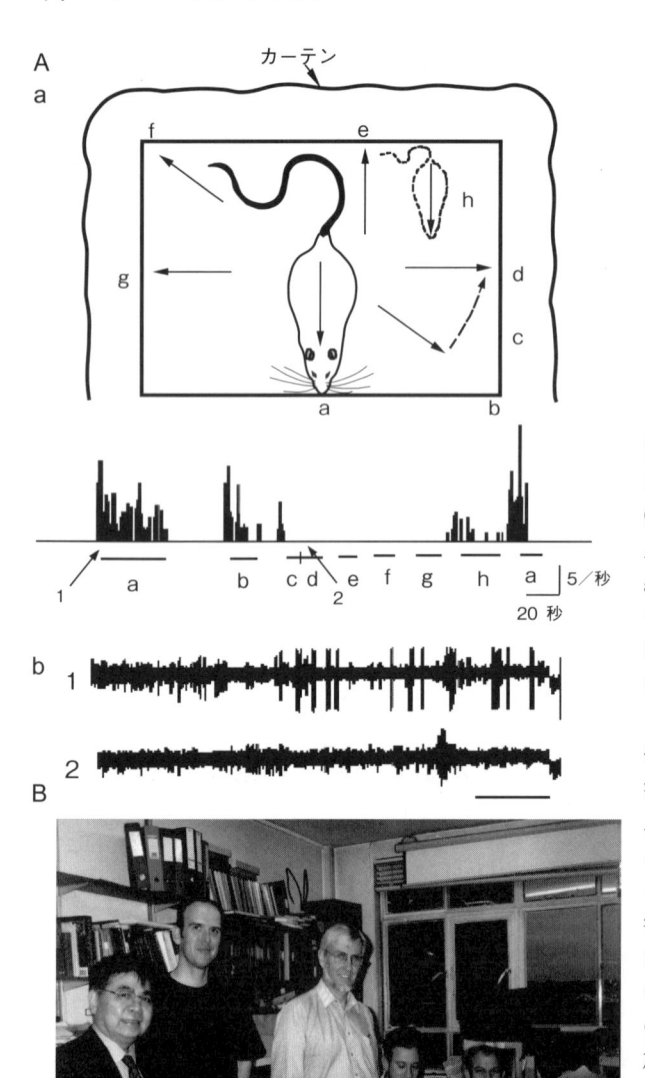

図 5-61 ラット海馬体の場所ニューロン（O'Keefe & Dostrovsky, 1971[270]）と **O'Keefe 博士の写真**

A：ラット海馬体の場所ニューロン．a：実験のセットアップ．ラットをプラットホームの上に置き，実験者が反時計方向（a→g）に回転した．矢印はラットの頭の向きを示している．a と h は，ラットの向きは同じであるが，位置が異なることに注意．b：ラット海馬体 CA1 ニューロンの場所応答．上段：A で示された各位置におけるニューロン応答．このニューロンは，ラットが a の方向を向いているときに応答しているが，h の場所で同方向を向いているときには応答がない．下段（1, 2）：ラットがそれぞれ a および d の方向を向いているときのインパルス放電．
B：筆者が O'Keefe 博士を訪問したときの写真．

2. 記憶障害の責任病巣

　一般に，健忘症（記憶障害）とは陳述記憶の障害であり，病変部位により側頭葉性健忘症と間脳性健忘症に分かれる．先に述べた患者 HM は，側頭葉性健忘症の典型例である．しかし，患者 HM では海馬体だけでなく，周囲の白質や皮質および扁桃体なども切除されていた．そのため，サルを用いて様々な破壊実験を行い，健忘症の動物モデルを作製し，責任病巣を明らかにする試みがなされている．まだ異論はあるが，サル海馬体の単独破壊により患者 HM に相当する記憶障害が起こることが報告されている（Zola-Morgan et al., 1989a, b）．一方，間脳性記憶障害の代表的な症例としては，慢性のアルコール中毒により起こるアルコール性コルサコ

フ症候群があり，主として視床背内側核や乳頭体に病変がある（Victor et al., 1971）．

近年では，核磁気共鳴イメージング（MRI：magnetic resonance imaging）や陽電子断層撮影法（PET：positron emission tomography）などの非侵襲的検査法の技術革新によりヒトの脳の大きさや高次脳機能を直接測定することが可能になってきている．Zola-Morgan らは，手術中の一過性心停止後健忘症を呈した患者 RB の脳を MRI で調べ，海馬体の CA1 領域に萎縮像を認めた．その後，彼らは患者の病理解剖により CA1 領域の神経細胞が選択的に壊死に陥っていたことを確認している（Zola-Morgan et al., 1986）．また，Squire らはアルコール性コルサコフ症候群の患者 4 人および非コルサコフ性健忘症患者 4 人（3 人は原因不明，1 人は呼吸の一過性停止による）からなるヒトの健忘症患者の脳を MRI により計測した（Squire et al., 1990）．これら健忘症患者の側頭葉，海馬傍回，海馬体，および乳頭体の大きさを正常人と比較すると，非コルサコフ性健忘症では海馬体に，コルサコフ症候群では乳頭体に高度の萎縮がみられた．一方，ヒトの視床梗塞例を MRI を用いて検討した研究によると，間脳性記憶障害は，視床背内側核，乳頭体，あるいは側頭葉からそれらの核への入力神経路である腹側扁桃体遠心路および脳弓が同時に損傷されたときに起こる（Graff-Radford et al., 1990）．以上の研究は，側頭葉性記憶障害では海馬体に，間脳性記憶障害では乳頭体や視床背内側核に何らかの病変があることを示している．

3. 長期記憶（陳述記憶）の形成とその障害（健忘症）

ヒトの健忘症では，短期記憶から陳述記憶（長期記憶）に移行する過程が障害されている．したがって，これらの患者では心の中に浮かんだ事柄を記憶に残すことができない（前行健忘）．この記憶障害を説明する仮説として，①短期記憶から長期記憶への移行には，記憶情報の固定（consolidation）が必要であり，この固定化が障害されると短期間で情報が消失する（固定化障害説），②短期記憶からの情報を長期記憶に転換するときには，後で記憶情報を検索しやすいようにある種の情報処理（符号化）が行われるが，この符号化の障害により目的の情報を多くの情報の中からうまく検索できない（符号化障害説）などが提唱されている．

Parkin と Leng は 4 枚の写真を患者に記銘させ，一定の遅延時間をおいて 16 枚の写真の中からその 4 枚の写真を選び出す課題をテストした（Parkin & Leng, 1988）．側頭葉性記憶障害では，いったん記銘した事項でも遅延時間が延長するにつれて異常に速く忘却するが，間脳性記憶障害では正常人と変わらない．このように，側頭葉性記憶障害で速い忘却率を示すのは，側頭葉内側部にある一時的な記憶貯蔵庫である海馬体が障害された結果，患者は短期記憶の能力（数分程度）を超えて記憶を貯蔵できないからである．すなわち，短期記憶からの情報は海馬体に一時的に貯蔵され，その間に記憶の固定が行われて次第に大脳皮質に移行するのであろう．一方，間脳性記憶障害で忘却率が正常人と変わらないのは，海馬体が正常に機能しているので，情報を一時的に貯蔵しておくことができるからである．

さらに，Parkin らは，前述の課題（4 枚の写真を見せてから 16 枚の写真の中からその 4 枚の写真を選び出す課題）を連続してテストする方法を考案した（Parkin et al., 1990）．この課題

では，試行回数が増えてくると，写真はすべて見慣れたものになるので，被験者は時間的文脈（新奇か，見慣れたものであるかの区別ではなく，現在試行中の課題の直前に見たという時間的文脈）に従って記憶を再生しなければならない．間脳性記憶障害では，この課題の1回目の成績は比較的よいが，2回，3回と回数を重ねるごとに成績が悪くなる．この実験結果は，間脳性記憶障害では，時間的文脈の符号化（書き込み）が障害されていることを示唆している．以上の実験結果は，間脳性記憶障害は記憶の貯蔵障害ではなく，符号化の障害によることを示している．すなわち，間脳性記憶障害では個々の事項は記憶できるが，時空間に関する文脈的符号化が障害されているので，いつ，どこでどうして覚えたのか思い出すことができない．しかし，側頭葉性および間脳性記憶障害における忘却率の違いに関しては，現在も論争中であり，明確な結論はまだ得られていない．

4. 海馬体と記憶貯蔵

一般に，側頭葉性記憶障害では，前行健忘だけでなく，ヒトでは障害発生時から遡って2〜3年間の逆行性健忘を呈する．これは，海馬体の障害により海馬体に一時的に貯えられていた情報が消失したからであると考えられる．最近，Zola-Morgan らはこの仮説をサルを用いて検討し，サルでは，記憶は約1か月間海馬体に貯えられ，この間に海馬体が損傷されると，記憶障害が起こることを報告している（Zola-Morgan & Squire, 1990）．彼らは2つの物体をサルに呈示し，その一方を選べば報酬（餌）が得られる単純識別課題を用いている．そのような2つの物体の対を100対用意し，1セット20対として，5セットを用いてそれぞれ海馬体破壊の2, 4, 8, 12, および16週前に訓練した．その後，海馬体を破壊し，2週間の回復後，5セット計100対を混合して1日50対を2日かけて再テストした．その結果，破壊直前の2および4週に覚えたセットに対してだけ記憶障害がみられた．

このような損傷前の特定の期間に限定された記憶障害は，海馬体で貯蔵される記憶容量と関連があると思われる．最近の研究によると，記憶容量の小さいラットの海馬体では，この記憶障害の受ける期間（逆行性健忘の期間）はさらに短く，約2週間程である（Kim & Fanselow, 1992）．一般に，ラットに音刺激などの条件刺激を呈示後，一定の潜時をおいて電気ショックなどの罰刺激を与える操作を繰り返す（条件づけ，conditioning）と，ラットは条件刺激を呈示しただけで，うずくまって動かなくなる"すくみ反応"を起こす．このすくみ反応は，直接条件刺激を呈示しなくても，ラットを以前条件刺激を呈示した箱に入れるなど，罰刺激を受けたときと非常によく似た状況においても起こすことができる．これは，ラットは直接の手掛かり刺激（条件刺激）がなくても，以前の記憶に基づき周囲の環境状況，自己の置かれた場所などから電気ショックがくる状況を認知できるからである（文脈的認知）．この文脈的認知に関与する記憶を調べるため，ラットを特殊な箱の中に入れて，音刺激と電気ショックを条件づけした後，1〜28日の遅延期間をおいて海馬体を破壊した．ラットをその箱に入れただけで起こるすくみ反応は，条件づけ後14日以内の遅延時間をおいて海馬体を破壊したラットで有意に障害された．一方，条件刺激に対するすくみ反応は，1〜28日の遅延期間のどの期間に海馬体

表 5-2 記憶の分類（A, B）と記憶に関連する脳領域（C, D）

A. 記憶の内容による分類

陳述記憶 顕在記憶	非陳述記憶 潜在記憶 手順の記憶（習慣）

B. 記憶の時間による分類

感覚記憶（残像）	短期記憶	中間記憶	長期記憶
0.1〜0.5 秒（例：テレビの画像が連続して見える）	数分程度	2〜3 年	半永久的

C. 記憶障害の責任病巣

	側頭性記憶障害	間脳性記憶障害
機能障害	貯蔵	書き込み
責任病巣	海馬体	視床背内側核 視床下部乳頭体

D. 海馬体における記憶貯蔵期間

ラット	2 週間
サル	1 か月
ヒト	2〜3 年

を破壊しても障害されなかった．これらのことから，電気ショックを受けたときの文脈的情報は，2週間ほど海馬体に貯蔵されると結論される．**表 5-2** には以上の記憶の概論についてまとめて示してある．

b. 海馬体は日時，場所，出来事，知識などの陳述記憶の中心的機能を司る

ヒトも含め動物では，海馬体およびその周囲皮質領域の損傷や破壊により健忘症が起こるので，これら脳領域は記憶形成の主座と考えられている．しかし，海馬体を破壊または刺激しても，扁桃体と比較して情動の表出に変化が見られない．さらに，サルを用いて刺激−報酬間連合に基づく学習課題をテストすると，扁桃体の破壊により障害されるが，海馬体を破壊しても障害されない（Jones & Mishkin, 1972）．むしろ，サルでは海馬体の破壊により空間の認知や記憶障害などの高度な精神機能が障害される（Squire et al., 1988; Gaffan & Harrison, 1989a, b; Jarrard, 1986; Parkinson et al, 1988）．これらのことから，海馬体は扁桃体のように直接情動と関係するのではなく，高度な認知機能を通して情報を扁桃体に送ることにより情動行動に関与すると考えられる．筆者らは 20 年以上にわたり，こうした観点から海馬体ニューロンによる情

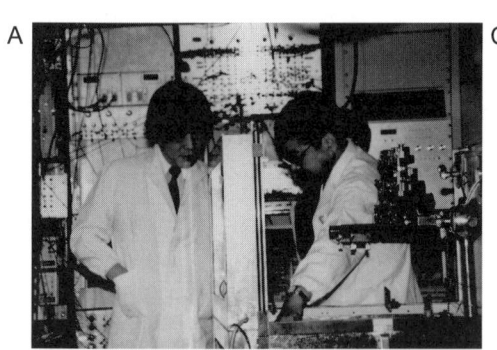

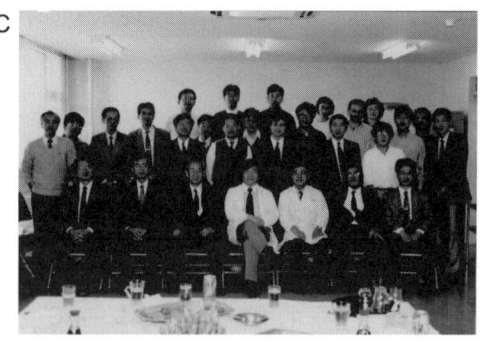

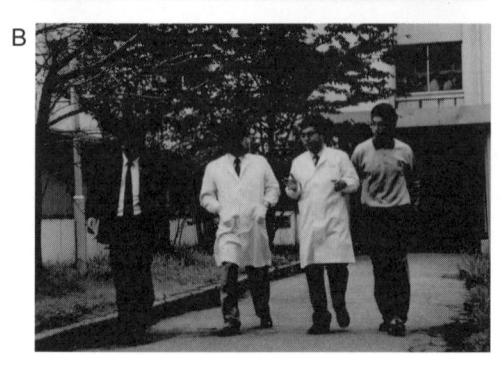

図5-62 利根川先生が筆者らの研究室を訪問されたときの写真
A：実験室内にて（サル用の自動車を用いた実験システムについて説明を受けている）．
B：大学構内の動物実験センター前にて．
C：富山医科薬科大学の筆者グループおよび関連教室のスタッフと会議室にて．

報処理様式について調べてきたが，ここではその研究成果の一端を紹介する．図5-62は，1992年に利根川進先生（現MIT教授，理化学研究所脳科学総合研究センターセンター長）が筆者らの研究室を訪問されたときのスナップ写真である．利根川先生は日本人で初めてノーベル医学生理学賞を受賞され，私たちに大きな希望を与えて下さったことは記憶に新しい．実は，その利根川先生は富山県上新川郡大沢野町（現富山市）で小学2年から中学1年までの約6年間を過ごされている．しかも来学された頃，ノーベル賞の対象となった免疫学から記憶という脳科学分野の研究へ進もうとされていると伺った．たまたま筆者らはサル用の自動車を用いて研究を行っていたので，いろいろ貴重な意見交換ができたことは幸運であった．

1. サル海馬体には感覚刺激の生物学的意味の範疇化に関連して応答するニューロンがある

筆者らは，**5.2, d, 2** や **5.4, b, 1** で述べたサル視床下部や扁桃体ニューロンの応答性の解析に用いたのとほぼ同じ実験装置を用いて，サルの海馬体とその周囲領域から総数837個のニューロンの活動を記録し（Tamura et al., 1991, 1992a），そのうち155個（19％）が視覚認知期に応答した．これらニューロンは，各呈示物体に対する視覚応答に有意差のない非選択応答型ニューロン（73個：21％）と有意差のある選択応答型ニューロン（82個：53％）に大別される．選択応答型ニューロンはさらに次の4型に分類される．

①報酬または嫌悪物体優位応答型ニューロン（34個：22％）は，報酬物体または嫌悪物体

5.5 情動は記憶によって支えられる　179

A　報酬物体優位応答型ニューロン

[棒グラフ：縦軸 インパルス放電数／秒（0〜12）、横軸 呈示物体。リンゴ 約9.5、干しブドウ 約6.2、クッキー 約9.2、赤色円柱（ジュース）約7.0、注射器 約2.8、クモのモデル 約2.0、ムカデのモデル 約1.4、白色円柱（電気ショック）約1.5、自動車のモデル（新奇）約2.6、クリップ（新奇）約2.0]

B　嫌悪物体優位応答型ニューロン

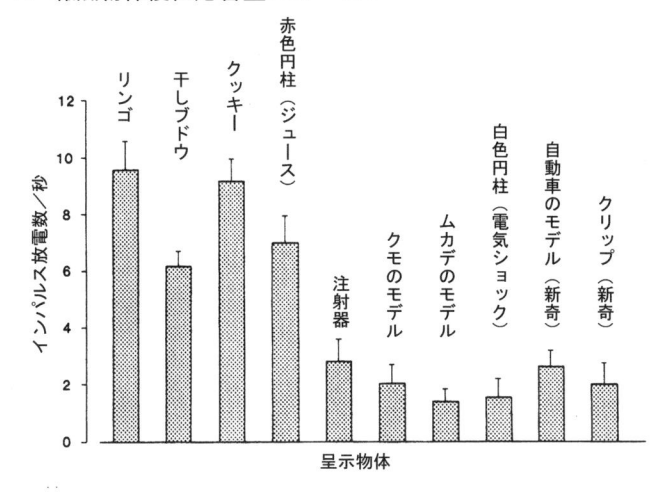

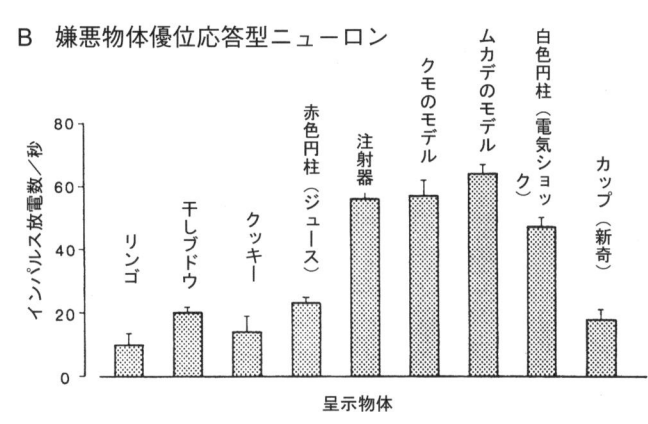

[棒グラフ：縦軸 インパルス放電数／秒（0〜80）、横軸 呈示物体。リンゴ 約10、干しブドウ 約20、クッキー 約14、赤色円柱（ジュース）約23、注射器 約56、クモのモデル 約57、ムカデのモデル 約64、白色円柱（電気ショック）約47、カップ（新奇）約18]

図 5-63　サル海馬体の報酬および嫌悪性物体優位応答型ニューロン（Tamura et al., 1992a[388]）
A：報酬性物体優位応答型ニューロン．報酬性物体（リンゴ，干しブドウ，クッキー，ジュースを意味する赤色円柱）に強く促進応答．
B：嫌悪性物体優位応答型ニューロン．嫌悪性物体（注射器，クモのモデル，ムカデのモデル，電気ショックを意味する白色円柱）に強く促進応答．ヒストグラムは，各刺激に対する平均促進応答時のインパルス放電頻度から各刺激前の平均自発インパルス放電頻度を差し引いた値．

のいずれか一方に強く応答し，他の一方には応答しないか，応答しても弱い．図 5-63 には，報酬物体（**A**），嫌悪物体（**B**）優位応答型ニューロンの応答例を示してある．図 5-63A では，報酬物体（リンゴ，干しブドウ，クッキーおよびジュースと連合した赤色円柱）には応答するが，嫌悪物体（注射器，クモのモデル，ムカデのモデル，電気ショックと連合した白色円柱）や新奇物体（ナイフ）には応答しない．このニューロンの報酬物体に対する応答の強さ（干しブドウ＞クッキー＞リンゴ）とサルの実際の嗜好性の度合い（リンゴ＞干しブドウ＞クッキー）の順は一致しない．逆に，図 5-63B のニューロンは，注射器，クモのモデル，ムカデのモデルなどの嫌悪物体に強く応答する．これら報酬または嫌悪物体優位応答型ニューロンのうち 11 個に対して，レバーを押してもリンゴやジュース（報酬）を獲得できない消去学習や白色円柱の意味を電気ショック（嫌悪刺激）からジュースに変える逆転学習を行った．その結果，テストした海馬体ニューロンの多く（9/11）は消去や逆転学習の成立後もその物体に対する応答が保たれる．図 5-64 と図 5-65 には，それぞれ報酬物体（リンゴやジュースと連合した赤色

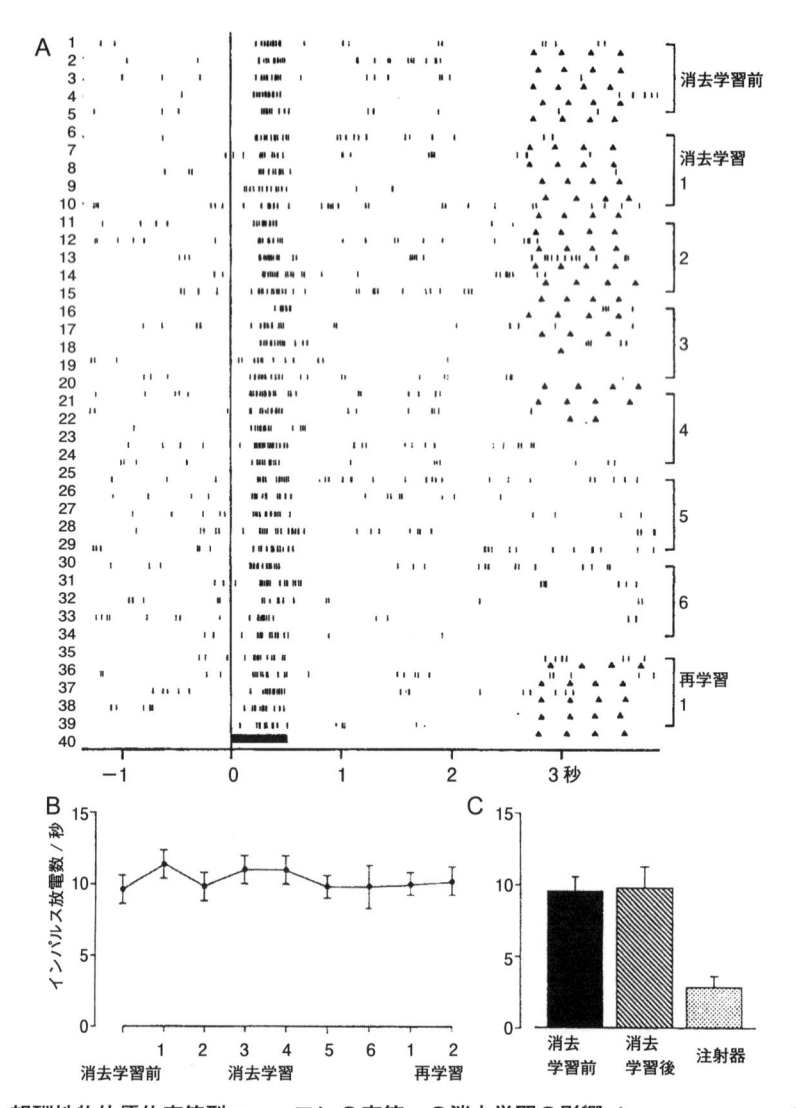

図 5-64 報酬性物体優位応答型ニューロンの応答への消去学習の影響（Tamura et al., 1992a[388]）

A：レバー押しをしてもリンゴを獲得できない状況下でリンゴを連続して呈示したとき（消去学習）のニューロン応答のラスター表示．消去学習によりレバー押し行動は停止（第4〜6ブロック）するが，このニューロンは依然としてリンゴに応答している．太い実線：刺激呈示期間（0.5秒），ラスター下の▲：各レバー押し時点，横軸：時間（秒）．

B：消去学習成立前および後のリンゴに対するニューロン応答．消去学習の成立後でもニューロン応答はほとんど変化しない（第5, 6ブロック）．各々のブロックはAにおける各ブロックに相当．縦軸：1ブロック5試行における平均応答強度，横軸：各ブロックの回数．

C：消去学習成立前および後のリンゴに対するニューロン応答と嫌悪物体（注射器）に対する応答の比較．消去学習後の応答は嫌悪物体の中で最も応答の大きかった注射器と比較しても有意に大きい．ヒストグラムは，消去学習前および後（A, Bの第6ブロック）のリンゴおよび注射器に対する平均応答強度．

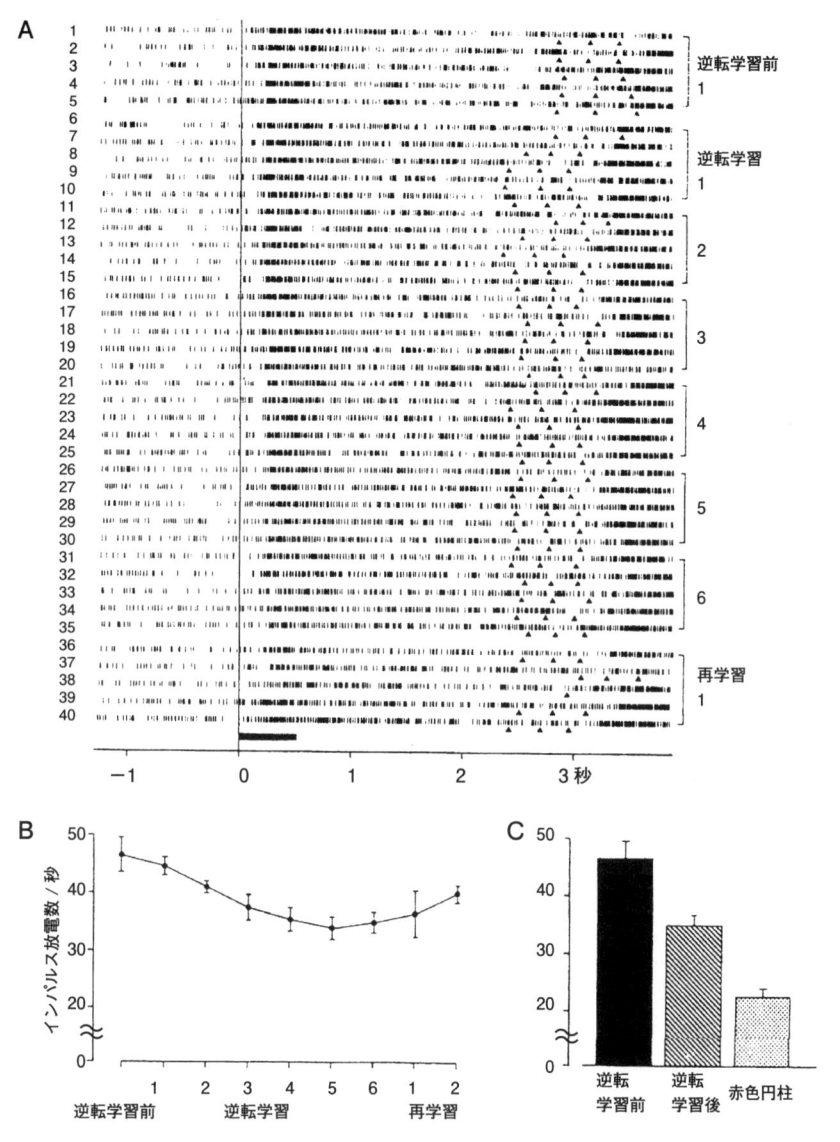

5.5 情動は記憶によって支えられる **181**

図 5-65 サル海馬体の嫌悪性物体優位応答型ニューロン応答への逆転学習の影響（Tamura et al., 1992a[388]）

A：白色円柱を見たときにレバーを押して電気ショック（嫌悪刺激）を回避する状況からレバーを押すとジュース（報酬）が獲得できる状況に変化させたとき（逆転学習）のニューロン応答のラスター表示．逆転学習成立後（第5, 6ブロック）でもこのニューロンは依然として白色円柱に応答している．横軸：時間（秒），太い実線：刺激呈示期間（0.5秒），ラスター下の▲：各レバー押し時点．
B：逆転学習成立前後の白色円柱に対するニューロン応答．逆転学習の成立後でもニューロン応答は少し減少するだけでほとんど変化しない（第5, 6ブロック）．各々のブロックはAにおける各ブロックに相当．縦軸：1ブロック5試行における平均応答強度，横軸：各ブロックの回数．
C：逆転学習成立前（白色円柱-ジュース連合）および後（白色円柱-電気ショック連合）の白色円柱と赤色円柱（赤色円柱-ジュース連合）に対するニューロン応答の比較．逆転学習により白色円柱の意味を嫌悪刺激から報酬刺激に変化させても，応答は少し減少するが依然として保たれている．さらに，逆転学習後の応答は，報酬性物体の中で最も応答の大きかった赤色円柱と比較しても有意に大きい．ヒストグラムは逆転学習前および後（A, Bの第6ブロック）の白色円柱，および赤色円柱に対する平均応答強度．

円柱）および嫌悪物体（電気ショックと連合した白色円柱）に有意に強く応答したニューロン（図5-65と図5-63Bは同じニューロンからの記録）の消去や逆転学習時の応答例を示してあるが，リンゴ，白色円柱に対する視覚応答は学習成立後（第6ブロック）もほとんど変わらないか（図5-64），わずかに減少する程度である（図5-65）．これら海馬体ニューロンの応答性は，報酬物体の意味をなくしても（図5-64），嫌悪刺激から報酬刺激に変えても（図5-65）あまり変化しない．海馬体ニューロンの応答性はこの点で扁桃体ニューロンの応答性と大きく異なり，海馬体ニューロンは感覚刺激-報酬または嫌悪刺激間の連合，すなわち情動（感覚刺激の生物学的評価または意味づけ）には直接関与しないが，過去に形成された連合を保持し必要に応じて検索し，想起することを可能にする，ある種のバックアップシステムとして機能していると考えられる．

②認知細胞類似応答型ニューロン（10個：6％）は，多くの呈示物体（25～30種）のうち，特定の物体に選択的に応答する．図5-66には，認知細胞類似応答型ニューロンの応答例を示してある．図5-66Aのニューロンは，報酬性物体の一つである干しブドウだけに強く応答し，他の呈示物体には応答しない．図5-66Bのニューロンは，新奇ではないが，比較的見慣れない物体として呈示した剃刀の箱だけに強く応答し，他の呈示物体には応答しないか，応答してもずっと弱い．これらの応答性より，認知細胞類似応答型ニューロンの応答は個々の物体の符号化とその情報表現の貯蔵を反映するものと考えられる．また，海馬体には呈示された物体の中で顔だけに，しかも顔であればすべて同様に応答するニューロンもある（Rolls & Ono, 未発表，1982）．

③新奇物体優位応答型ニューロン（4個）は，新奇物体には強く応答するが，既知物体には応答しないか，応答しても弱い．図5-67には，新奇物体優位応答型ニューロンの応答例を示してある．このニューロンは，新奇物体であるパイナップルのモデル，消しゴム，プリンのモデルには強く応答するが（Ab, B），既知物体であるリンゴや干しブドウなどにはほとんど応答しない（Aa, B）．この型のニューロンは，同一の新奇物体を連続して数回呈示すると，その物体に対する応答が顕著に減弱する（Ab, B）．新奇物体優位応答型ニューロンは，呈示物体が見慣れないものであるという新奇性の検出に関わり，既知と未知物体の認知やそれに基づく物体再認に重要な役割を果たすと考えられる．

2. サル海馬体には特定の呈示刺激に選択的に応答するニューロンがある

海馬体の総数1,047個のニューロンについて，種々の方向から種々の呈示物体や音に対する応答性を詳細に解析した（Tamura et al., 1992b; Ono et al., 1993）．これらニューロンのうち106個（10.1％）のニューロンが，ある特定の方向からの呈示物体や音刺激に特異的に応答した．

106個のニューロンのうち49個（46％）がある特定の方向からの視覚刺激に，35個（33％）が聴覚刺激に，残り22個（21％）がその両方に応答した．これらニューロンの視覚応答は，実験者がいる右方向，聴覚応答は後方からの音刺激で多く見られた（視覚応答：42/71, 59％；聴覚応答：40/57, 70％）．これら106個のニューロンのうち，39個は特定の物体や音

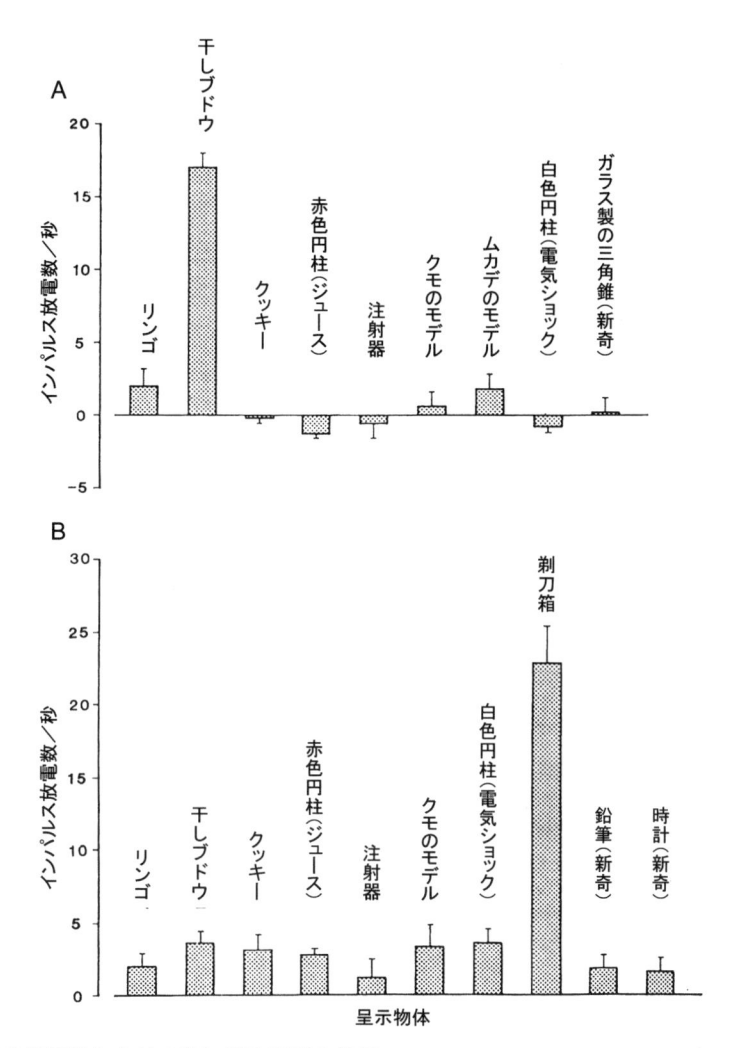

図 5-66 サル海馬体における認知細胞類似応答型ニューロン（Tamura et al., 1992a[388]）
A：干しブドウに選択的に促進応答する認知細胞類似応答型ニューロン．このニューロンは報酬性物体の一つである干しブドウだけに強く応答するが，他の呈示物体に対しては報酬性物体も含め応答しない．
B：剃刀の箱に選択的に促進応答する認知細胞類似応答型ニューロン．このニューロンは比較的見慣れない物体として呈示した剃刀の箱だけに強く応答し，他の呈示物体に対しては応答しないか，応答してもその程度はずっと弱い．
ヒストグラム：各刺激に対する促進応答時の平均インパルス放電頻度から各刺激呈示前の平均自発インパルス放電頻度を差し引いた値（平均値±標準誤差）．

だけに応答した．**図 5-68** には，特定の方向からの特定の刺激に応答したサル海馬体ニューロンの応答例を示してある．このニューロンは右前方で実験者が歩くと強い促進応答をしている（**A**）．ヒトの歩行と直接関係のないリンゴを同じ方向から見せたり，近づけたりなどしてもほとんど応答しない（**B**）．また，このニューロンはサルの向きを左や右に45°ほど回転して実験

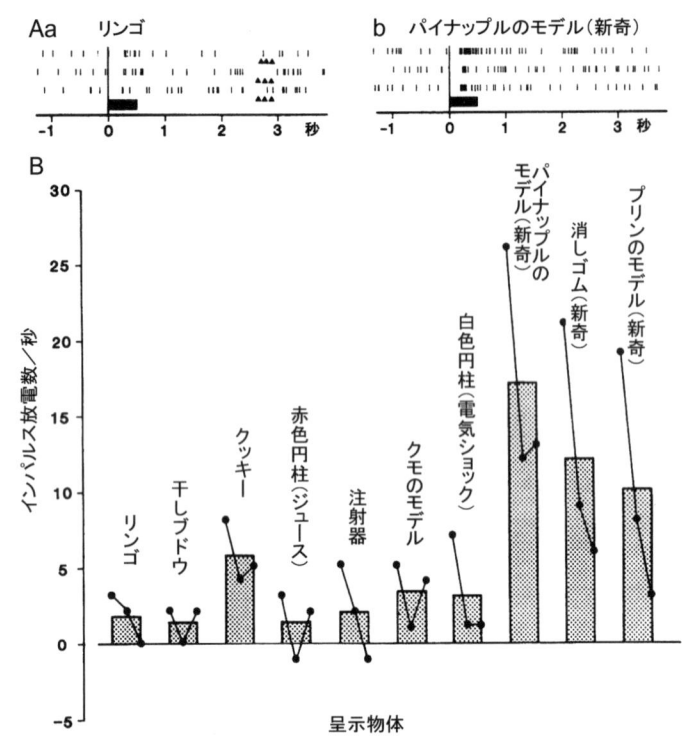

図 5-67　サル海馬体の新奇物体優位応答型ニューロン（Tamura et al., 1992a[388]）
A：既知物体（リンゴ）および新奇物体（パイナップルのモデル）への応答のラスター表示による比較．
▲：レバー押し．0の時点：物体呈示開始時点．太い横棒：物体呈示期間．
B：数種類の既知および新奇物体へのニューロン応答のヒストグラム表示による比較．線で結んだ●：3回の連続試行におけるそれぞれの応答の強さ．ヒストグラム：各刺激に対する促進応答時の平均インパルス放電頻度から各刺激呈示前の平均自発インパルス放電頻度を差し引いた値．

者がもとの場所で歩くと応答するが，サル自身にとっての右前方で歩いても応答しないので（**Cb, Cc**），実験者が実験室内の特定の場所を歩くという動作に伴う視覚刺激（ヒトの姿など）や聴覚刺激（足音など）に応答していることがわかる．サルが普段の向き（**Ca**）や右45°の向き（**Cc**）から左45°の向きにすると（**Cb**），このニューロン応答が少し弱くなっているのは実験者の動きに伴う刺激のうち視覚応答成分はなくなるが，実験者の動きに関連する音には応答するからである．このニューロン応答はサルの回転には依存せず，感覚刺激が実験室のどの場所にあるかに関係し，実験室内の特定の場所とそこからの特定の刺激を符号化しているという意味で外界中心空間（allocentric space）の認知と記憶に関与すると考えられる．

　サルの回転に伴って方向選択性が移動するニューロンも存在した．**図 5-69** にはニューロン応答の例を示してある．サルが普段の前向きのときは右前方のヒトの動きに促進応答（**A**）し，サルの向きを左や右に45°回転すると，ニューロン応答もそれに伴って回転し，常にサル自身に対して右前方から呈示した刺激に選択的に応答している（**B, C**）．このことから，このニュ

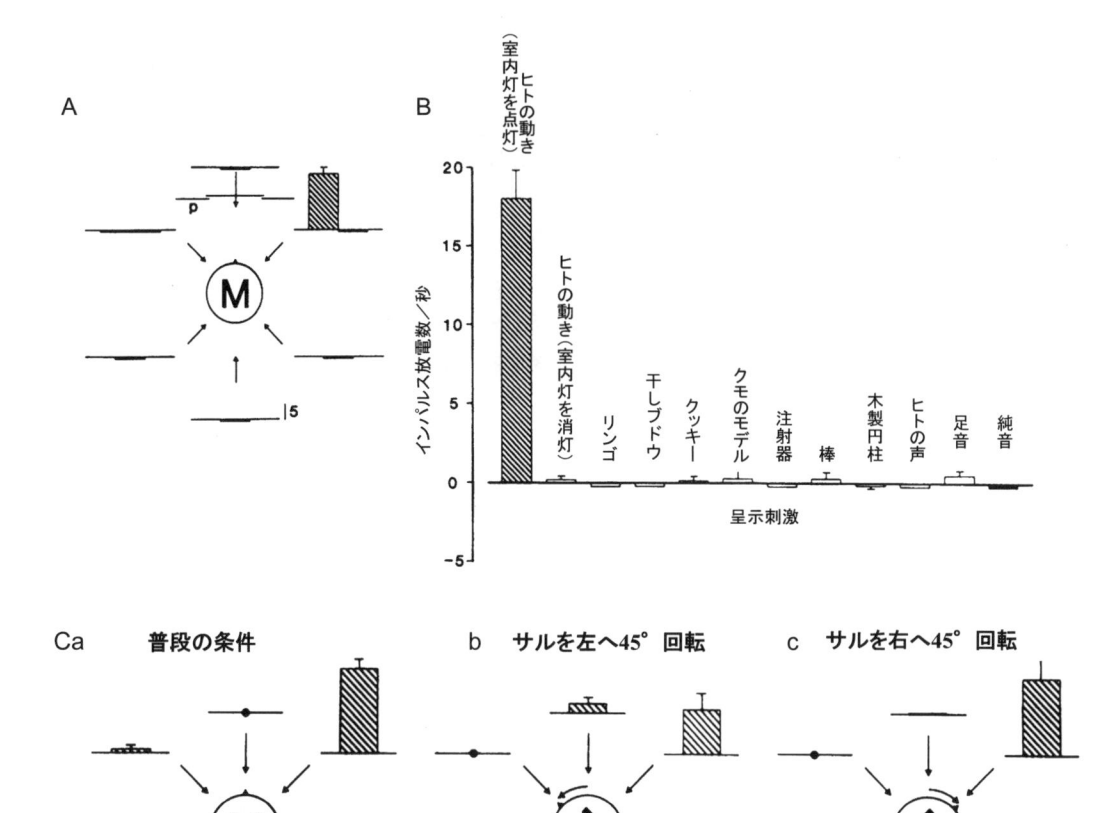

5.5 情動は記憶によって支えられる　185

図 5-68 サル海馬体の外界中心的空間の認知・記憶に関係するニューロン応答 (Tamura et al., 1992b[386])

A：海馬体ニューロンの刺激方向選択性．種々の方向からヒトが近づくと，右斜め前方で特異的に促進応答．
B：海馬体ニューロンの各種刺激呈示後の 1 秒間の平均インパルス放電数．それぞれ 16 および 12 種類の視覚および聴覚刺激をテストしたが，ヒトの動きに特異的に促進応答．
C：サルを 45°左方向に回転した場合の方向選択性．選択応答を示す方向はサルの回転に追従しない．矢印の方向：刺激の呈示方向，M：サルの位置．ヒストグラムは 3 回試行の平均インパルス放電頻度とその標準偏差．

ーロンは自己中心的空間（egocentric space）の認知と記憶に関与すると考えられる．

　これら方向選択性を示すニューロンのうち 36 個は実験室（環境）内におけるサル自身，ヒトや物体などの間の位置関係に依存した複雑な応答性を示した．**図 5-70** にはニューロンの応答例を示してあり，感覚刺激呈示装置が普段の位置にあるときには右前からの実験者の動きに強い促進応答をしている（**Aa**）．しかし，感覚刺激呈示装置をサルの視野の外まで移動すると，

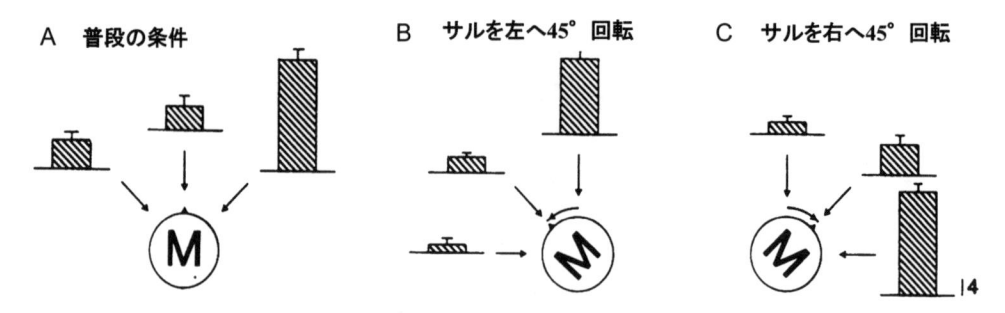

図 5-69　サル海馬体の自己中心的空間の認知・記憶に関係したサル海馬の応答様式（Tamura et al., 1992b[386]）
A～C：サルが正面を向いているとき（A），サルを45°左方向に回転した場合（B），サルを45°右方向に回転した場合の方向選択性．選択応答を示す方向はサルの回転に追従する．矢印の方向：刺激の呈示方向，M：サルの位置．ヒストグラムは3回の試行の平均インパルス放電頻度とその標準偏差．

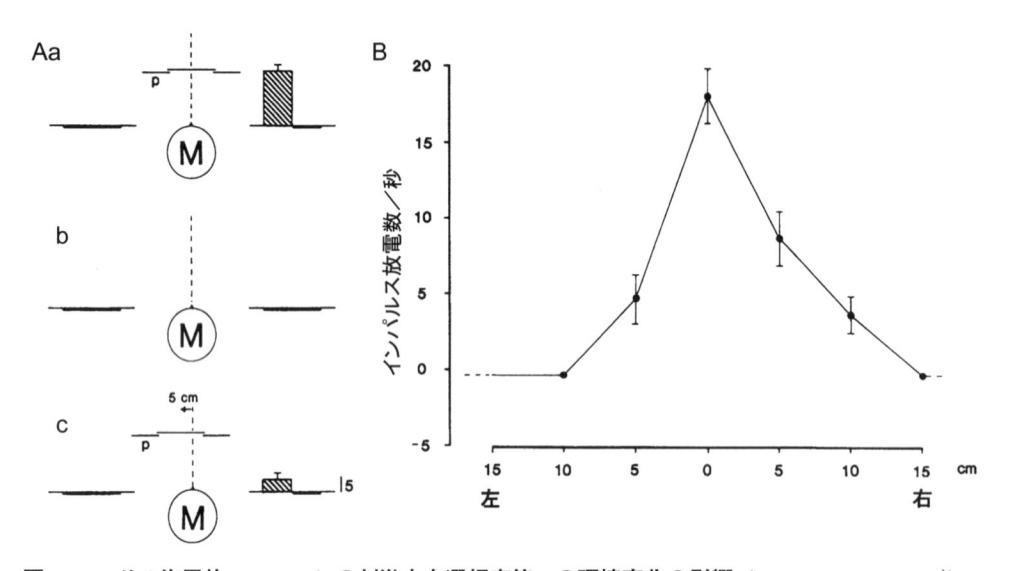

図 5-70　サル海馬体ニューロンの刺激方向選択応答への環境変化の影響（Tamura et al., 1992b[386]）
A：刺激呈示装置前面パネル位置変化の影響．a：普段の位置，b：普段の位置から右へ5cm移動，c：普段の位置から左へ5cm移動．パネル位置が普段と同じ場合には強い方向選択応答（aの斜線のヒストグラム）を示す右前方方向からのヒトの動きに対し，パネル位置をわずかに移動しただけでニューロン応答が消失（b）または大きく減弱（c）．p：パネル，M：サル．
B：パネル位置の方向選択応答への影響の定量的解析．●と誤差線：6回の刺激（ヒトの動き）呈示の平均値と標準誤差．横軸：普段の位置（0cm）からの偏移，縦軸：ニューロンの応答強度（刺激呈示時の平均インパルス放電頻度－刺激呈示前の平均自発インパルス放電頻度）．

実験者が先と同じ場所で動いても応答せず（**Ab**），刺激装置をわずかに移動しただけでも応答が著しく減弱する（**Ac, B**）．このニューロンは，サル自身と普段は目の前にある感覚刺激呈示装置とにより規定される特定の刺激（実験者の動き）の位置を符号化し，環境内での種々の刺激対象の位置の関係性についての記憶に関与していると考えられる．この種のニューロンは自分の部屋に他人が侵入し，机の上の物などを少し動かした形跡があると何となく気づいたりすることなど，日常見慣れた環境内のわずかな変化を検出することに関与しているのかもしれない．鳥が巣の状況や卵の位置などに少しでも変化があることを察知すると，直ちに巣や卵，孵を移動して危険を回避しようとするのも同様のニューロンの働きによるのであろう．

3. サル海馬体には陳述記憶，とくに思い出の記憶に不可欠な空間，場所，出来事に応答するニューロンがある

　筆者らは，サルの自己運転または実験者のコンピュータ制御による特殊駆動実験システム（サル用の一種の自動車：自動車）を開発して，サル自身の居場所や種々の方向から呈示した物体に対する海馬体ニューロンの応答性を解析し，環境内での出来事や場所の認知と記憶における海馬体の役割についての研究を展開してきた（Ono et al., 1991a, b, 1993; Nishijo et al., 1997）．この実験システムでは，サルはレバー押しにより運転して実験室内の 2.5 m×2.5 m の場所内を自由に移動できるようになっている（場所移動学習課題：**図 5-71**）．このサル用の自動車の前，右，および左壁はハーフ・ミラー製であり，内部には自動車内の環境条件設定装置（明暗，温度，背景音）および慢性実験用特殊脳固定装置が設置してある（**A**）．自動車の前面パネルには，居場所移動学習課題に用いる 5 個のレバー，各レバーの表示灯，ハーフ・ミラー製シャッター，照明灯が備えてある．さらに，この自動車はターンテーブル上に設置してあるので，+180°〜−180°まで任意の角度にサル（自動車）を回転することができ，自動車外の実験室の照明灯を点灯することにより，実験室内の任意の場所で任意の方向からサルに種々の物体を呈示することができる（**図 5-71A, C**）．居場所移動学習課題（**図 5-71B**）では，それぞれ 5 個のレバーに対応した 5 種類の試行開始予告音（0.5 秒）の後，0.7 秒間の遅延時間をおいていずれかのレバー表示灯が 0.5 秒間点灯する．つぎに，0.8 秒間の遅延時間の後，ハーフ・ミラー製シャッター前の照明灯の点灯によりシャッターを通して，リンゴやクッキーなどの食物，ジュースを意味する白色円柱，あるいは種々の非食物を呈示する．サルは，呈示物体が食物あるいはジュースを意味する白色円柱であれば，左，中央，右，および右端のいずれかのレバーを押して（物体認知），自動車をそれぞれ左，前，右，および後方に移動させ，食物であれば前面のシャッターが開放したときに獲得し，ジュースであれば口角付近のチューブから摂取できる．これら居場所移動課題では，各移動場所に対応して自動車内の環境条件が変化するよう設定してある．また，食物やジュースを獲得できる各場所は P0〜P24 の番号で示してある（**図 5-71C**）．

　サルが前述の居場所移動および物体認知課題を遂行しているときに，海馬体，海馬傍回および中隔から単一ニューロン活動（インパルス放電）を記録し，テレメーターにより遠隔送信し，

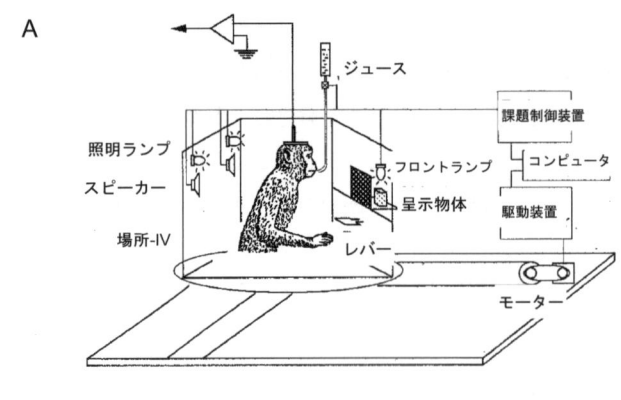

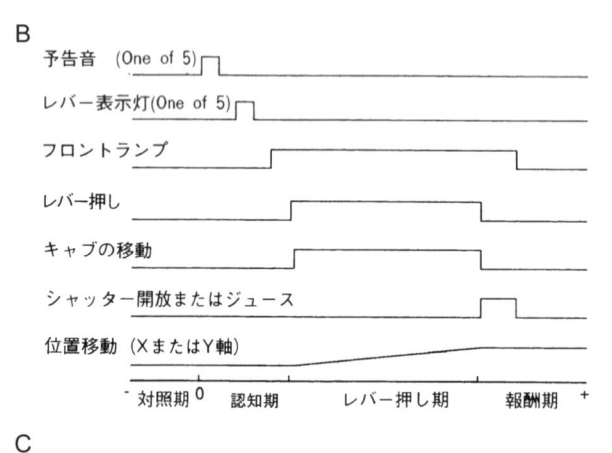

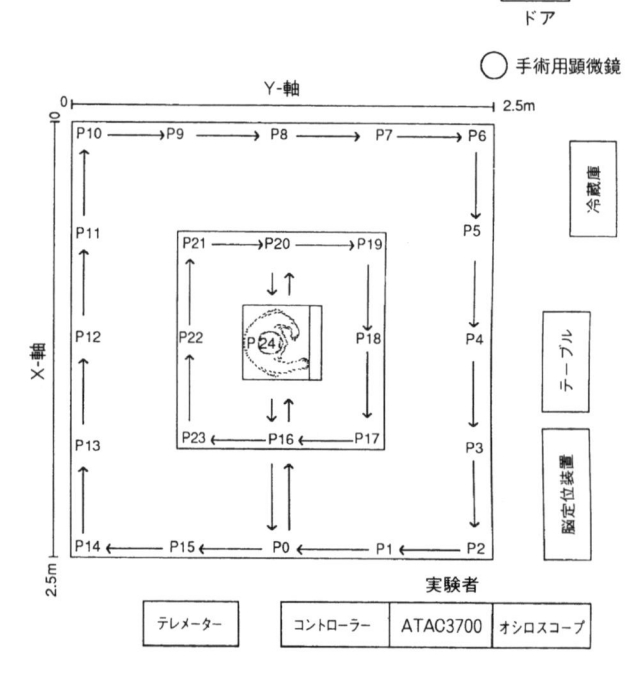

188　第5章　情動の神経行動科学

図5-71 マイコン制御特殊駆動装置（サル用の一種の自動車）を用いた単一ニューロン応答性の解析システムの概要（Ono et al., 1993[282]）

A：マイコン制御特殊駆動装置と環境条件設定装置付きサル用自動車（自動車）．自動車前面のパネルには場所移動学習課題に用いる5個のレバー，各レバーの表示灯，ハーフ・ミラー製シャッター，照明灯が備えてある．

B：場所移動学習課題の模式図．それぞれ5個のレバーに対応した5種類の試行開始予告音（0.5秒）の後，0.7秒間の遅延期間をおいていずれかのレバー表示灯が0.5秒間点灯する．つぎに0.8秒間の遅延期間の後，ハーフ・ミラー製シャッター前の照明灯（フロントランプ）の点灯によりシャッターを通して，リンゴやクッキーなどの食物，ジュースを意味する白色円柱あるいは種々の非食物を呈示する．サルは呈示物体が食物あるいはジュースを意味する白色円柱であれば，左，中央，右，および右端のいずれかのレバーを押して（物体認知）自動車をそれぞれ左，前，右，および後方に移動させ，一定時間後に一定の距離を移動したときに，食物であれば前面のシャッターが開放したときに獲得し，ジュースであれば口角付近のチューブから摂取できる．テープの場合はレバー押しをしても報酬を得ることはできないので，押さない．

C：実験室内での特殊移動装置の配置見取り図と場所移動学習課題における移動順序の一例．サルの場所はP0～24で区別．Bの居場所移動課題では1試行ごとに，それぞれ異なった番号の場所に移動し，報酬（リンゴなどの食物またはジュース）を摂取する．通常，サルは図中央に示すようにY軸（→＋）方向を向いている．

ミニコンピュータを用いてニューロンの応答性を解析した．この研究により，サル海馬体における特定の空間，場所，出来事，これらのいくつかの組み合わせに特異的に応答するニューロンの存在を明らかにした．

総数 238 個の海馬体ニューロンの活動を記録したが，79 個（33％）はサルが特定の場所を通過するときにインパルス放電頻度の増加をきたす場所応答を示した（場所ニューロン）．これら 79 個の場所ニューロンのうち 32 個（13％）は場所応答だけ，14 個（6％）は場所と方向選択応答，25 個（11％）は方向選択と課題関連応答，8 個（3％）は場所，方向選択および課題関連応答を示した．**図 5-72** には，場所ニューロンの応答例を示してある．このニューロンはサルが時計回り方向に自動車を運転すると，P6〜10 で場所応答が見られる（**A**）．実験室内の照明灯を消すと，自動車の前面と左右面の壁はハーフ・ミラー製であるので，サルは外（風景）を見ることができなくなる．この状態で場所移動学習課題を行わせると，場所応答は消失する（**B**）．このことから，このニューロンの場所応答には自動車の外の風景（種々の環境刺激の位置関係）が重要であることがわかる．この場所応答は，サルに反時計回り方向に自動車を運転させたり（**C**），サルの向きを右方向に 90°回転して自動車を運転させたりして（**D**）サルに同じ風景を異なる方向から見えるように変化させても，同様に P6〜10 で現れる．これらのことから，場所応答は自動車の外の特定の環境刺激に対するものではなく，風景（複数の環境刺激の位置関係：relational representation）に基づく自分の居場所の認知によると考えられる．サルのかわりに実験者がコンピュータで自動車を移動すると（受動的な移動），場所応答は見られなくなる（**図 5-73A, B**）．これらのことから，場所応答はある場所の風景やサルの能動的なレバー押しによる場所移動を連合的に符号化していると考えられる．

図 5-74 には，同様な場所ニューロンの応答例が示してある．このニューロンは，サルが P12〜P11，とくに P12 にいるときに最も活動が上昇している（**A**）．しかし，P0 や P12 など種々の場所で種々の方向から視覚刺激を呈示しても方向選択応答はない（**B〜D**）．また，図には示していないが，このニューロンは課題遂行中にも応答しない．すなわち，このニューロンは，主として場所の認知・記憶に関与するニューロンであると考えられる．

図 5-75 には，特定の方向から呈示された視覚刺激（物体）に応答した方向選択ニューロンの応答例を示してある．サルを種々の方向に回転して方向選択応答性を調べた結果，選択応答の方向がサルの回転に追従し，サル自身と選択応答の方向との空間的な関係は変化しなかった．**図 5-75A** には，各場所（P0〜P24）におけるニューロンの活動を示してあるが，場所応答はみられない．しかし，このニューロンは，サルが P0 および P6 にいるときに右前方の検者の動作に強く応答する（**B, C**）．また，サルが P0 にいるときにサルを 90°右方向へ回転して同様のテストをすると，方向選択性も右方向に 90°回転し，サルにとって右前方での検者の動作に強く応答している（**D**）．これらのことから，このニューロンは実験室内の刺激の呈示方向を，サル自身と刺激との相対的位置関係による相対座標（自己中心的空間座標）によりコードしていると考えられる（自己中心的空間の認知・記憶ニューロン）．

図 5-76 には，選択応答の方向がサルの回転に追従せず，むしろ刺激が実験室内の特定の場

190　第5章　情動の神経行動科学

A　レバー押しによる移動（室内灯：点灯）

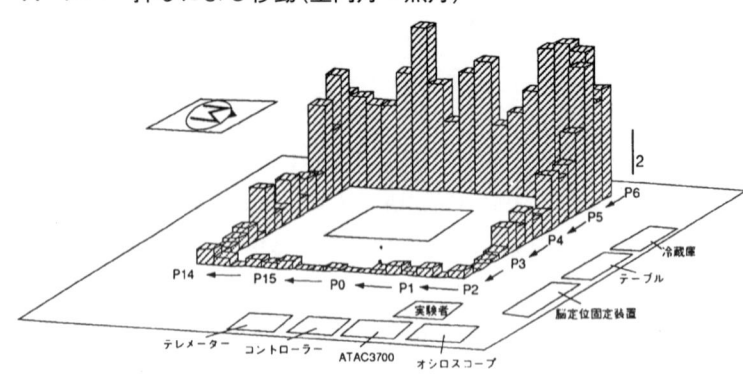

B　レバー押しによる移動（室内灯：消灯）

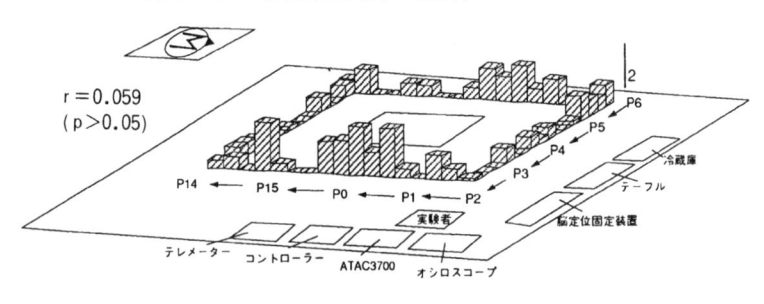

r = 0.059
(p > 0.05)

C　レバー押しによる移動（室内灯：点灯）

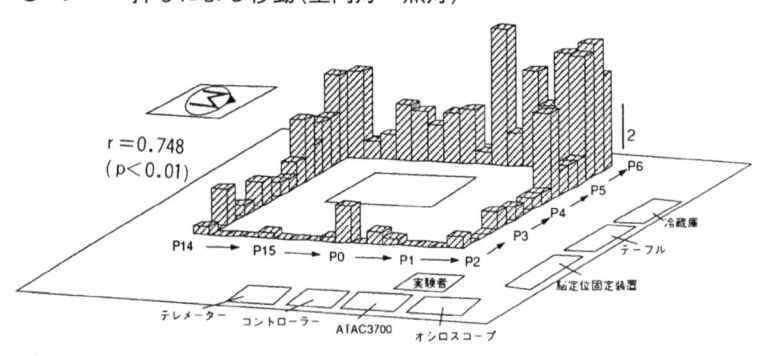

r = 0.748
(p < 0.01)

D　レバー押しによる移動（室内灯：点灯）

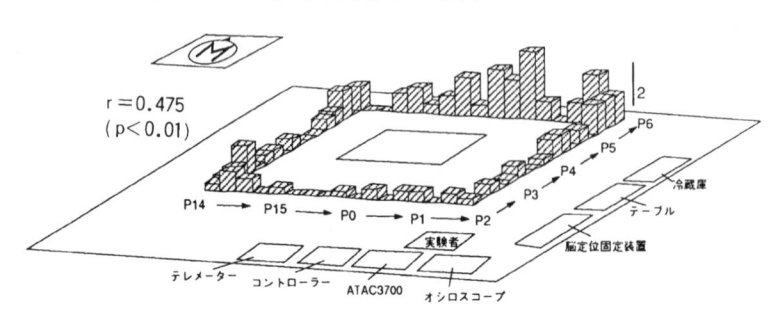

r = 0.475
(p < 0.01)

図5-72　サル海馬体の場所応答ニューロン（Ono et al., 1993[282]）
A：各場所におけるインパルス放電頻度．サルは時計回り方向に自動車を運転．P6〜10で場所応答（インパルス放電頻度の増加）がみられる．各場所におけるニューロン活動は，P0〜24の各点の間をさらに4分割して各々の分割点上に四角柱で表示してある．四角柱の高さ：各点における総インパルス放電数を各点における滞在時間で割った値（平均インパルス放電頻度：インパルス数/秒）．
B：実験室内の照明灯を消灯した条件下における場所応答の消失．
C：サルが反時計回り方向に自動車を運転したときの場所応答．Aと同様にP6〜10の付近で場所応答がみられる．
D：サルが見る風景を変化させても，A，Cと同様にP6〜10の付近で応答がみられる．
r：A（対照）の応答と各条件下の応答との相関係数．AとCおよびDの各間では場所応答に有意の相関があるが，AとBの間には有意の相関がない．→：自動車の移動方向．

5.5 情動は記憶によって支えられる

A 受動的移動（室内灯：点灯）

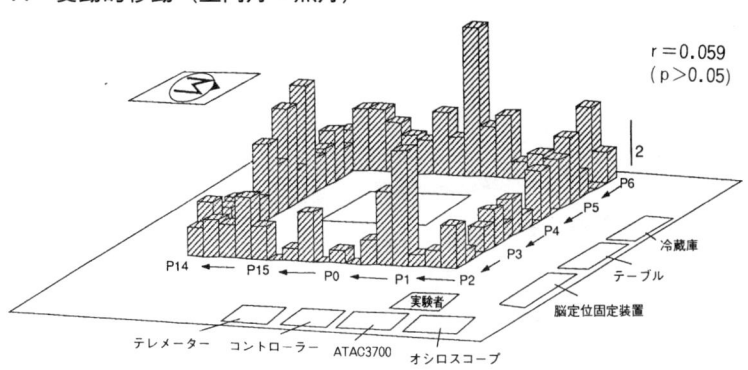

r＝0.059
(p＞0.05)

P14 ← P15 ← P0 ← P1 ← P2　P3　P4　P5　P6
冷蔵庫
テーブル
実験者　脳定位固定装置
テレメーター　コントローラー　ATAC3700　オシロスコープ

B 受動的移動（室内灯：点灯）

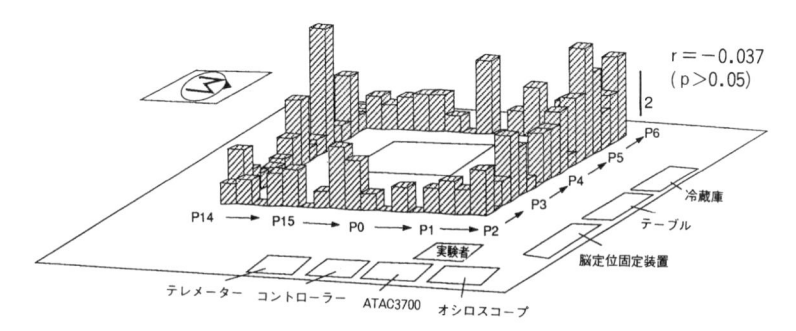

r＝−0.037
(p＞0.05)

P14 → P15 → P0 → P1 → P2　P3　P4　P5　P6
冷蔵庫
テーブル
実験者　脳定位固定装置
テレメーター　コントローラー　ATAC3700　オシロスコープ

図 5-73　実験者がサルを受動的に移動させたときの場所応答（図 5-72 と同一ニューロン）（Ono et al., 1993[282]）
A：実験者が自動車を時計回り方向に移動したときの場所応答の消失．
B：実験者が自動車を反時計回り方向に移動したときの場所応答の消失．
AおよびBいずれも，対照の場所応答（**図 5-72A**）との間に有意な相関がない．他の説明は**図 5-72** と同じ．

所で呈示したときに応答がみられたニューロンの例を示してある．**図 5-76A** には，サルが自動車により移動した各場所（P0～P24）におけるニューロン活動を示してあるが，場所応答はない．しかし，このニューロンは，サルが P0 にいるときに真正面の P2（脳定位固定装置の付近）での検者の動作に強く応答している（**B**）．サルが P20 に移動したときに同様のテストをすると，サルの右前方の P2（脳定位固定装置の付近，**図 5-71C**）での検者の動作に強く応答している（**C**）．さらに，サルが P0 に移動したときに 45°左方向に回転して同じテストをすると，やはり P2（脳定位固定装置の付近，**図 5-71C**）での検者の動作に強く応答している（**D**）．これらのことから，このニューロンはサルの居場所や刺激呈示の方向に関係なく，刺激が実験室内の特定の場所で呈示されたときに応答すると考えられる．すなわち，このニューロンは，刺激の呈示方向をサル自身と刺激との相対座標ではなく，刺激が実験室内のどの位置にあるかというサル自身と刺激との絶対的位置関係による絶対座標（外界中心的空間座標）によりコー

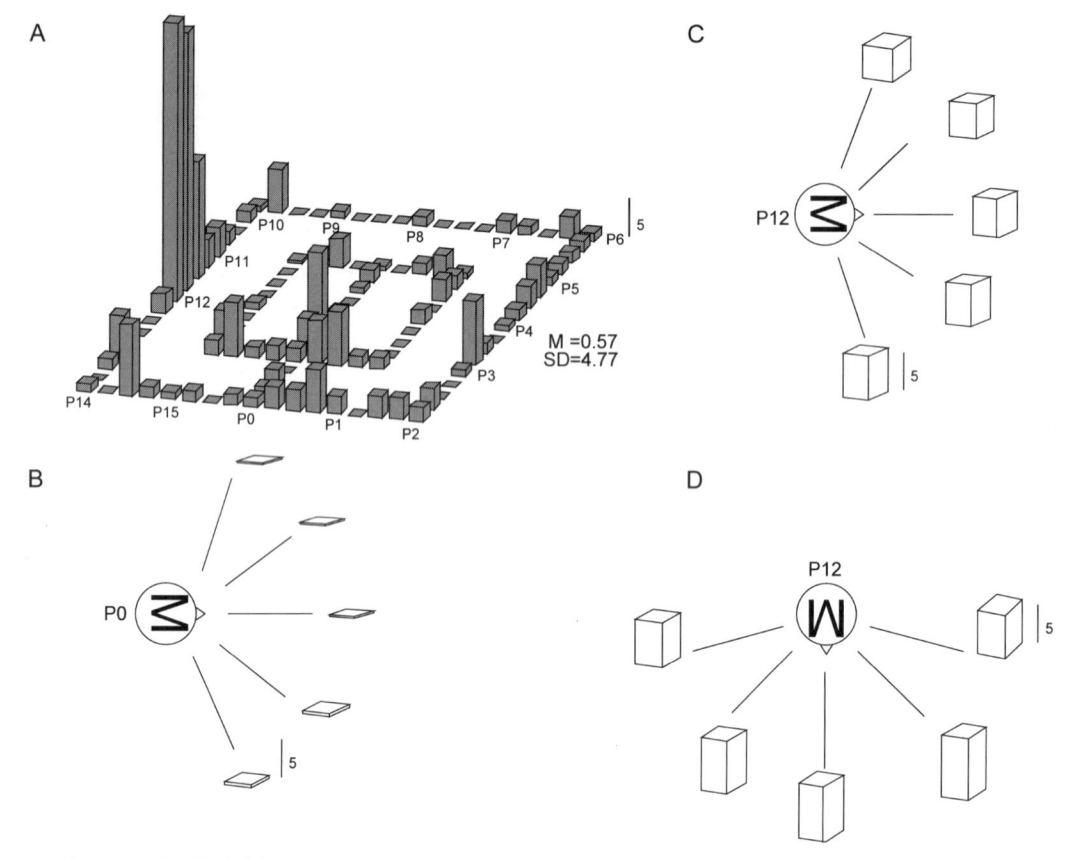

図 5-74　場所関連応答ニューロン（Ono et al., 1993[282]）
A：各場所におけるインパルス放電頻度．P11〜P12 で場所応答がみられる．他の説明は**図 5-72A** と同じ．
B〜D：P0 と P12 で，種々の方向から呈示された刺激に無応答．各方向における四角柱の高さ，各刺激呈示に対する 6 秒間の平均インパルス放電頻度（インパルス数／秒）．M：サル．

ドしていると考えられる（外界中心的空間の認知・記憶ニューロン）．

図 5-77 は，場所応答と方向選択応答の両方を示したニューロンの例である．このニューロンは P4〜P6 で場所応答を示し（**A**），サルがこの場所（P5）にいて**図 5-75** の Y 軸の＋Y 方向を向き，右前方が P2 の実験室内の脳定位固定装置の付近（**図 5-71C**）になったときだけ実験者の動作に強い方向選択応答を示している（**C**）．このことは，サルを P5 で右方向に 90°回転して P2 付近の実験者の動作を真正面にみているにもかかわらず応答しないことからもわかる（**D**）．勿論，P5 以外ではこのような方向選択応答はない（**B**）．このニューロンは，特定の場所における自己および外界中心的座標の両方に基づく特定空間の認知記憶に関与していると考えられる．

図 5-78 は，居場所と課題関連応答の両方を示したニューロンの応答例を示してある．このニューロンは P7〜11 で場所応答が見られる（**A**）．サルが P7〜11（場所フィールド内：イン

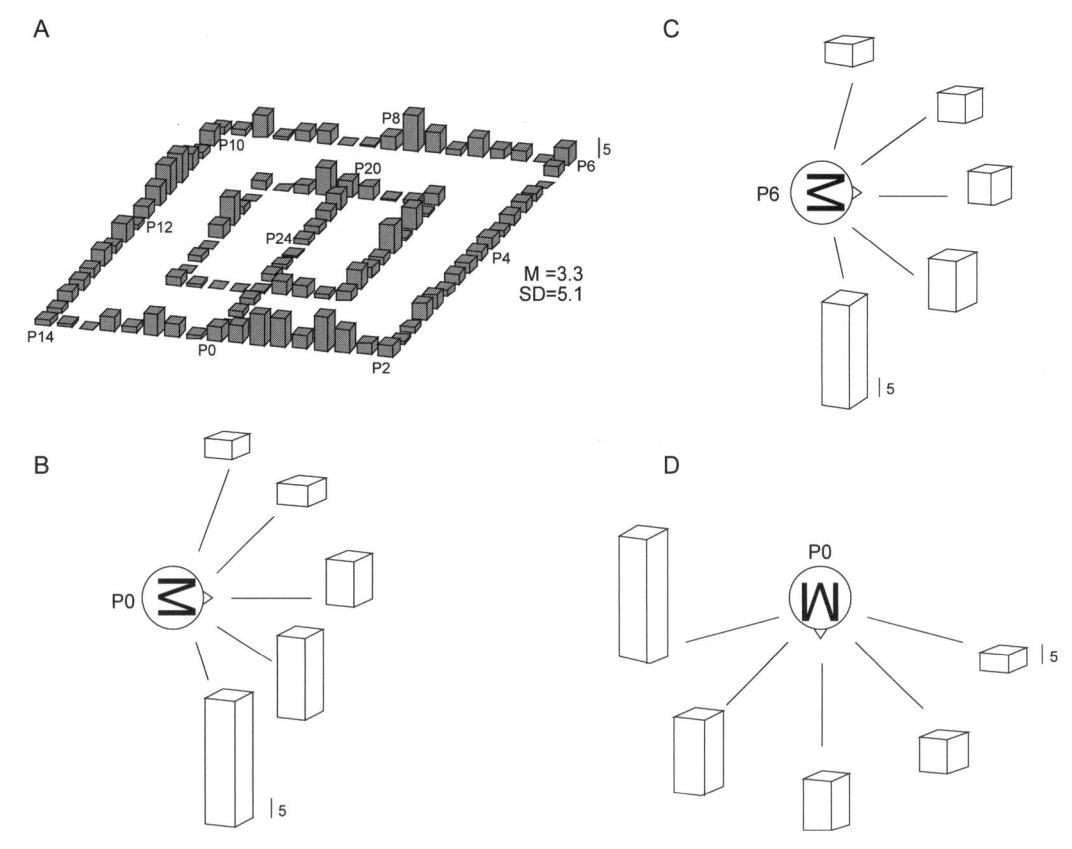

5.5 情動は記憶によって支えられる 193

図 5-75 方向選択（自己中心的空間）応答ニューロン（Ono et al., 1993[282]）
A：居場所移動課題遂行中の各場所におけるニューロン活動．場所応答性はみられない．他の説明は図 5-72A と同じ．
B〜D：方向選択応答性．B：サルが P0 にいるとき，サルの右前方での検者の動作に強く応答．C：サルが P6 にいるとき，サルの右前方での検者の動作に強く応答．D：P0 でサルを右方向へ 90°回転させると，選択応答の方向が追従し，サルの右前方での検者の動作に強く応答．このニューロンはサルの居場所や回転に関係なく，サル自身の右前方から呈示された刺激に応答．他の説明は図 5-74 と同じ．

パルス放電頻度の変化する限られた場所領域）にいるときだけ，選択的にリンゴの視覚認知期（予告音とレバー表示灯の点灯に続くリンゴの呈示）とシャッター開放後のリンゴの摂取期にも応答している．これ以外の場所ではリンゴを見て食べても応答しない（**B**）．このニューロンは P7〜11 という特定の場所に応答するだけでなく，この特定の場所でリンゴを見て食べるときに応答するのである．また，図には示してないが，このニューロンは実験室内の照明灯を消してサルに自動車の外の風景を見えないようにして自動車を運転させると，P7〜11 での場所応答だけでなく，出来事（リンゴをみて食べる）にも応答しなくなる．これらのことから，この海馬体ニューロンは陳述記憶（エピソード）のいつ（時間），どこで（場所）および誰が何がどうした（出来事）のうち，場所と出来事に関する情報の連合的な符号化に関与するエピ

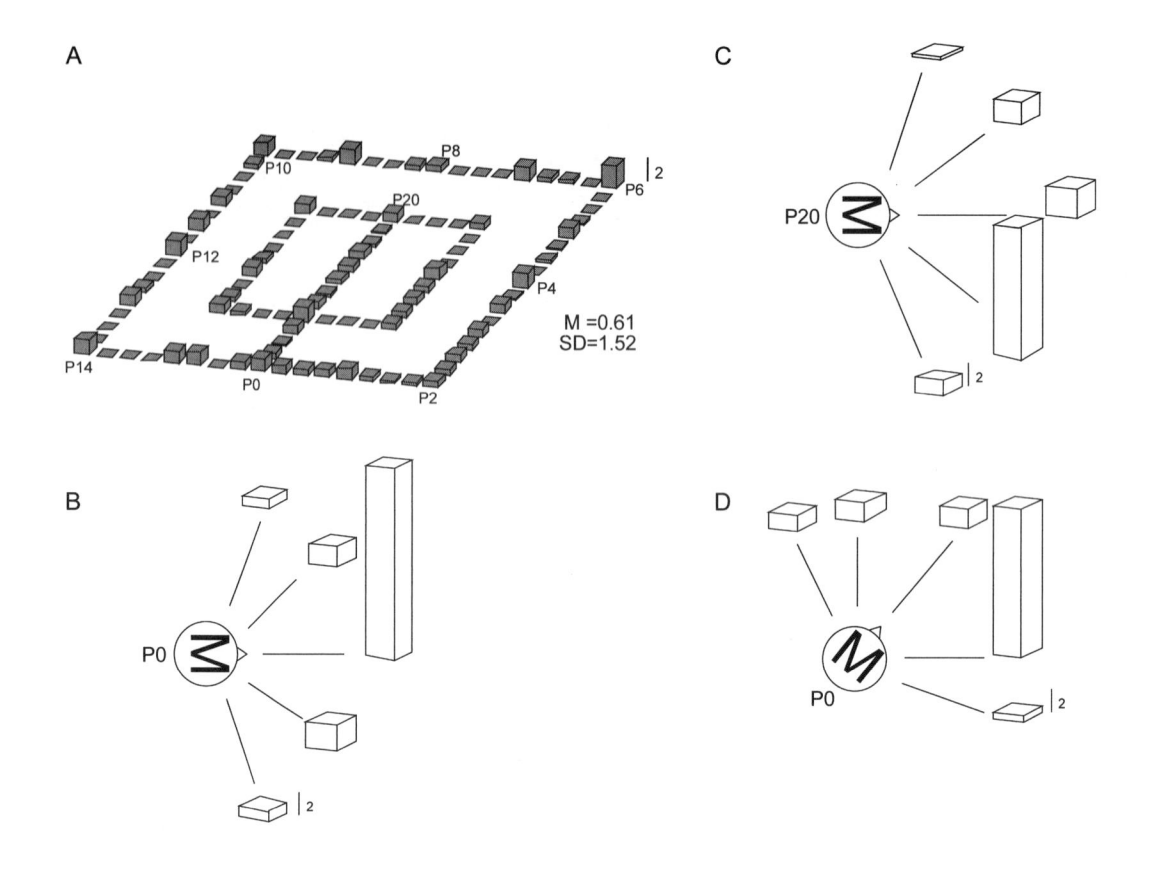

図 5-76 方向選択（外界中心的空間）応答ニューロン（Ono et al., 1993[282]）
A：居場所移動課題遂行中の各場所におけるニューロン活動．場所応答はない．他の説明は**図 5-72A** と同じ．
B〜D：方向選択応答性．B：サルが P0 にいて＋Y 方向を向いているとき，真正面の P2（脳定位固定装置の付近）の検者の動作に強く応答．C：サルが P20 にいるとき，右前方の P2（脳定位固定装置の付近）での検者の動作に応答．D：P0 でサルを 45°左方向へ回転させても選択応答の方向は追従せずに，P2（脳定位固定装置の付近）にいる検者の動作に応答．このニューロンはサルの居場所や回転方向に関係なく，P2（脳定位固定装置の付近）から呈示された刺激に応答．他の説明は**図 5-74** と同じ．

ソード記憶を担うニューロンであると考えられる．筆者は，サルによる自動車の運転速度を変えて海馬体ニューロンの時間応答性を調べられるように自動車は作製していたが，時間応答性の実験まではできていない．現時点では，サル海馬体ニューロンの時間応答性に関する説得力のある実験方法がないことと，場所と出来事への応答性だけでも長時間を要し，海馬体ニューロンが陳述記憶の時間に関与するか否かについてはデータがない．今後の研究が待たれる．

　本研究で記録された各種応答ニューロンは，海馬体内の特定の領域に局在せず混在（散在：scattered distribution）していた（**図 5-79**）．このことは，海馬体の応答ニューロンの海馬体内分布が大脳新皮質の第一次視覚皮質の線分の長さ，幅，傾きなどの特徴抽出ニューロンが規則

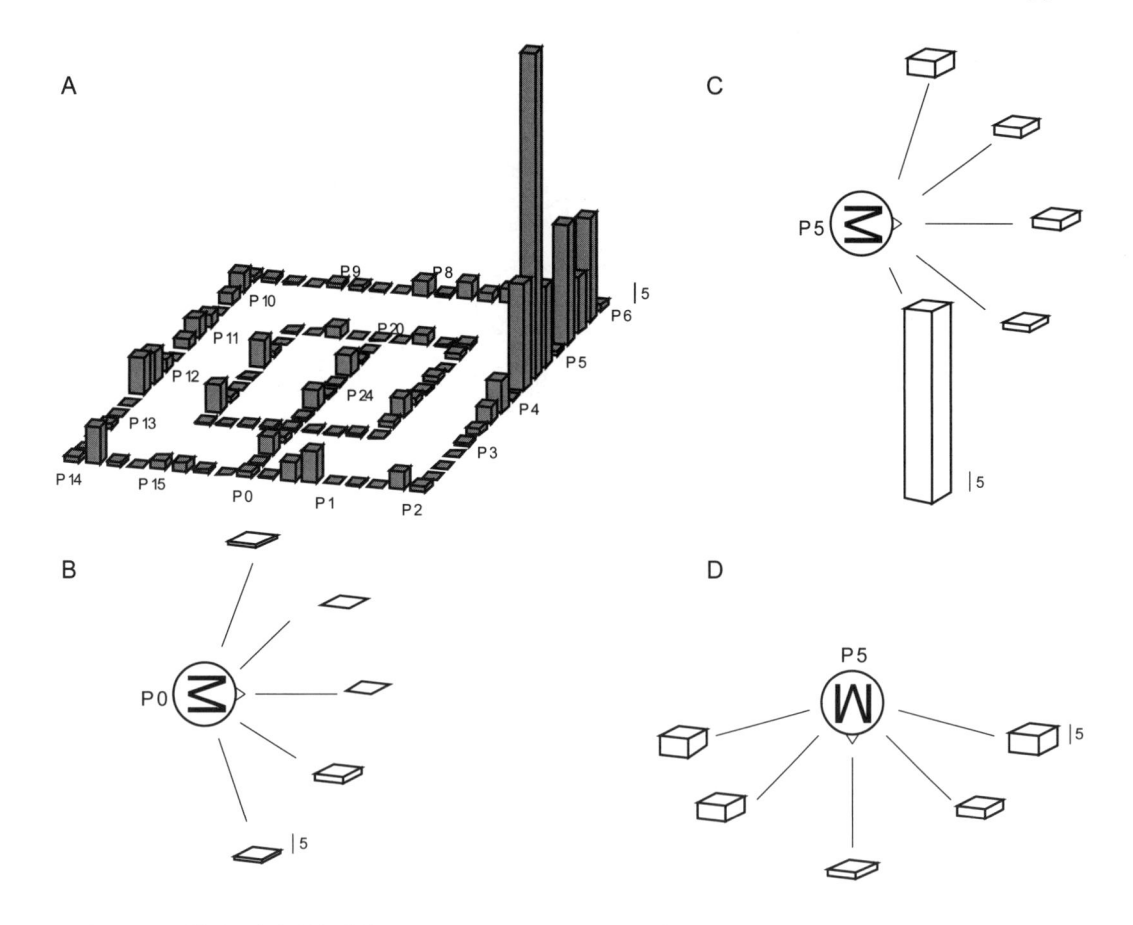

図5-77 場所・方向選択応答ニューロン（Ono et al., 1993[282]）
A：居場所移動課題遂行中の各場所におけるニューロンのインパルス放電頻度の変化．P4〜P6で場所応答がみられる．各場所におけるニューロンのインパルス放電頻度は，P0〜P24の各点の間をさらに4分割して各々の分割点上に四角柱で表示してある．四角柱の高さ，各点におけるインパルス総放電数を各点における滞在時間で割った値（平均インパルス放電頻度：インパルス数/秒）．
B〜D：方向選択応答性．サルがP5で+Y方向を向き，サルの右前方がP2（脳定位固定装置の付近）になったときだけP2付近での検者の動作に応答（C）．サルがP0で+Y方向を向いているとき（B）や，P5で90°右方向に回転して+X方向を向き，P2付近を真正面にしたときには検者の動作をみても無応答（D）．他の説明は**図5-74**と同じ．

的なコラム（columnal distribution）(Hubel & Wiesel, 1972)，トラと口唇などの複雑ではあるが，比較的単純な要素応答ニューロンがモジュール（modular distribution）やコラム状に分布しているのとは対照的である．これは，海馬体がいつ，どこで，誰が何をどうしたといった規則性のない個体によって異なる情報の統合に関することを強く示唆する．これらの大脳新皮質の第一次感覚野はコラム分布，連合野はモジュール分布，大脳辺縁系（大脳新皮質下の海馬体や扁桃体など）は散在性分布（scattered distribution）が情報処理に役立つという見解と一致する（Nelson & Bower, 1990）．

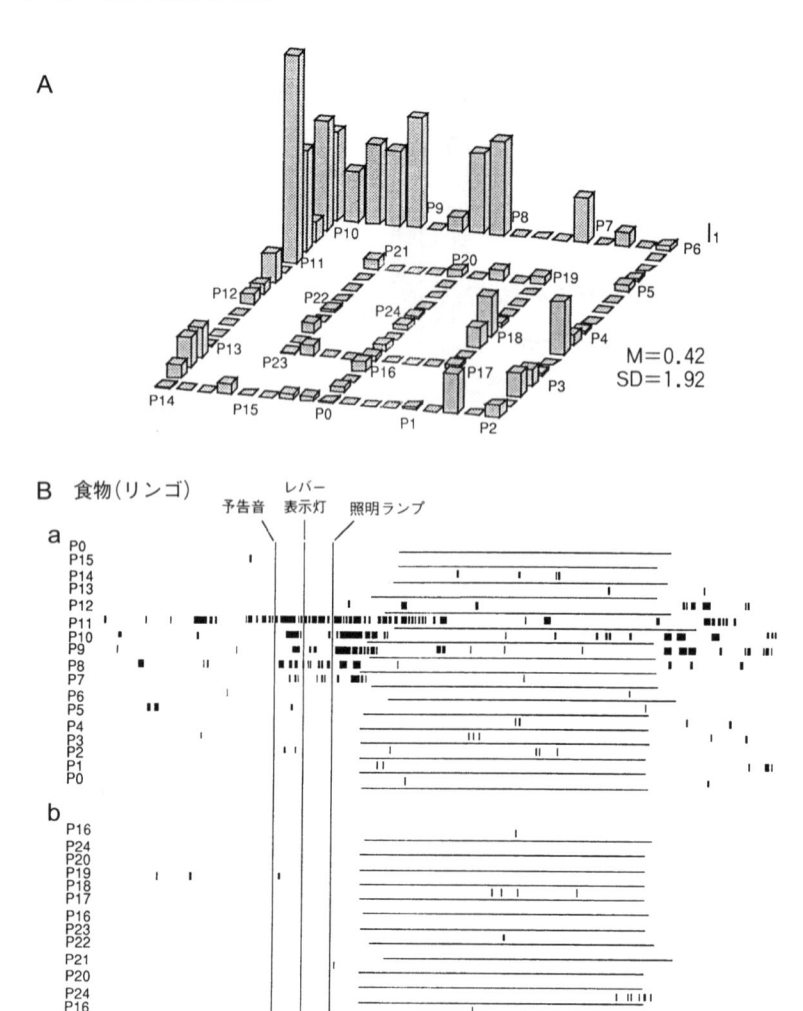

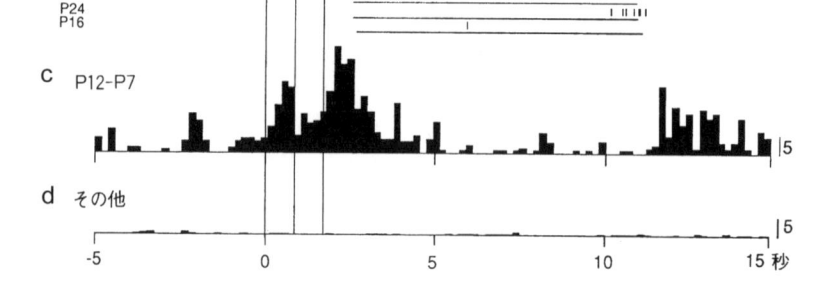

196　第5章　情動の神経行動科学

図 5-78　サル海馬体の場所・課題関連応答ニューロン（Ono et al., 1993[282]）（カラー口絵❺参照）
A：通常条件下（実験室内照明灯を点灯）で課題を試行したときの各場所におけるインパルス放電頻度．P7 から 11 で場所応答．
B：通常条件における場所移動課題に対するニューロンの応答性．a, b：それぞれ外周および内周を移動したときのニューロン応答のラスター表示．c, d：それぞれ場所移動課題を場所応答のある P7〜11，および P7〜11 以外で施行したときのラスター表示の加算ヒストグラム．サルが P7〜11 の領域にいるときだけリンゴの視覚認知期（予告音，レバー表示灯の点灯に続くリンゴの呈示）およびシャッター開放後のリンゴの摂取期に促進応答．横軸：時間，縦軸：1 試行あたりの各ビン幅（200 ミリ秒）におけるインパルス放電数．時間軸上の 0：予告音の開始時点．ラスター下の実線：レバー押し期間．

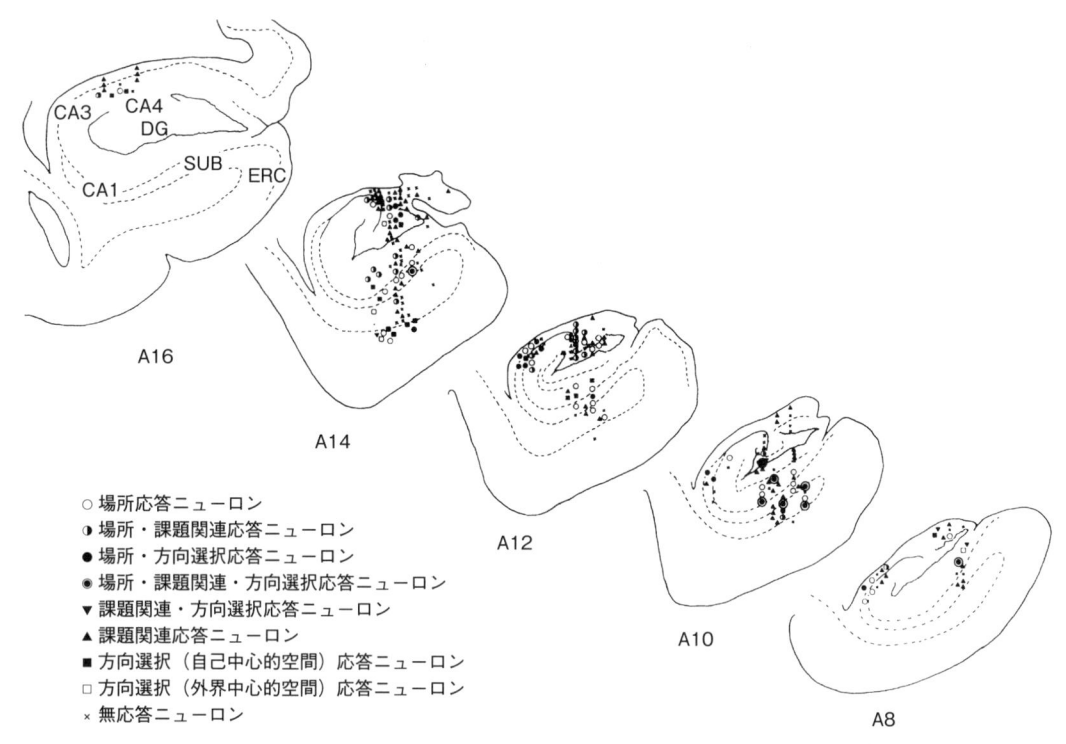

5.5 情動は記憶によって支えられる　197

図 5-79　サル海馬体および海馬傍回における各応答ニューロンの分布（Ono et al., 1993[282]）
DG：歯状回，A1-4：固有海馬 CA1-4 領域，ERC：内嗅皮質，SUB：海馬支脚．

○ 場所応答ニューロン
◑ 場所・課題関連応答ニューロン
● 場所・方向選択応答ニューロン
◉ 場所・課題関連・方向選択応答ニューロン
▽ 課題関連・方向選択応答ニューロン
▲ 課題関連応答ニューロン
■ 方向選択（自己中心的空間）応答ニューロン
□ 方向選択（外界中心的空間）応答ニューロン
× 無応答ニューロン

4. サル海馬体には場所を規定する異なる文脈の表現に関連して応答するニューロンがある

　筆者らは，前項の 5.5, b, 3 で述べた実験事実に基づき，海馬体ニューロンは単に空間内の特定の場所に選択的に応答するのではなく，その場所で動物を取り巻くそのときの特定の状況（エピソード記憶で符号化される文脈）に応答するという作業仮説を立てている．この仮説では，特定の場所で動物が受け取る種々の情報（大脳新皮質で処理される情報）の中から状況に即した意味のある情報を海馬体で処理し，海馬体ニューロンは各場所における意味のある情報の組み合わせを符号化するとしている．場所情報は文脈を規定する情報の中で最も重要な情報の一つであり，海馬体はこの場所情報と様々な事象とを関連づけて符号化すると考えられる．筆者らは，海馬体ニューロン活動への異なる文脈の影響を調べるため，前述のサル用の自動車を用いて空間的文脈（居場所）により，とるべき行動が規定される場所依存性条件反応課題（**図 5-80A**）または単純な（居場所に依存しない）条件反応課題を遂行中のサル海馬体ニューロンの応答性を解析した（Eifuku et al., 1995）．
　海馬体から記録した総数 329 個のニューロンのうち 88 個（27％）が場所依存性条件反応課題で物体呈示期に応答した．これら応答ニューロンは，特定の居場所（場所 I または場所 II），

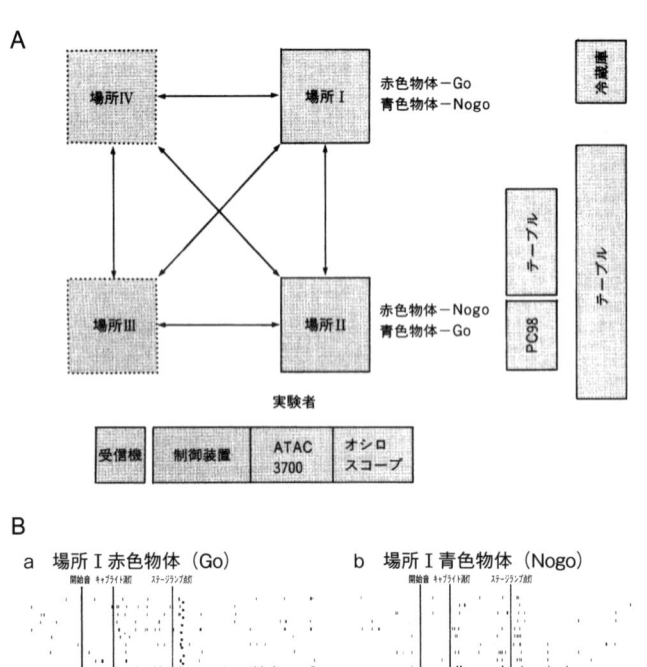

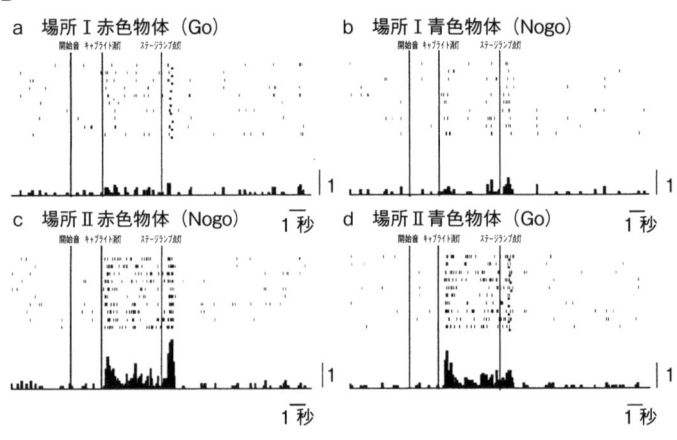

図 5-80 空間的文脈に依存する条件性反応課題の模式図（A）とサル海馬体特定組合せニューロンの応答性（B）（Eifuku et al., 1995[94]）

A：サルを自動車に乗せ，コンピュータ制御により実験室内の4つの場所（場所I〜IV）をランダムに移動し（矢印），特定の2つの場所（場所I, II）で条件性反応課題を行う．この課題は，あらかじめ赤色物体または青色物体を自動車の正面ステージ上に置く．サルが中央のレバーを押していると，4〜6秒後に開始音が1秒間呈示され，1秒の遅延時間後に自動車内のライトが3秒間消灯され（場所呈示期），サルはハーフミラー製の壁を通して自動車外（実験室内）を見ることができる．自動車内ライトの点灯1秒後にステージランプが1秒間点灯し（物体呈示期），サルはハーフミラー製のシャッターを通してステージ上の物体を見ることができる．その物体がGo反応を意味すれば2秒以内にレバーを放し，Nogo反応を意味すれば2秒以上レバーを押し続ければ正解であり，報酬としてジュースを獲得できる．場所Iでは赤色物体はGo反応，青色物体はNogo反応を，場所IIでは逆に赤色物体はNogo反応，青色物体はGo反応を意味する．
B：特定組合せニューロンの応答をラスターと加算ヒストグラムで表示．a：場所I, 赤色物体, Go反応の組合せ．b：場所I, 青色物体, Nogo反応の組合せ．c：場所II, 赤色物体, Nogo反応の組合せ．d：場所II, 青色物体, Go反応の組合せ．横軸：時間，縦軸：1試行あたりの各ビン幅（100ミリ秒）におけるインパルス放電数，aとdのラスター下の黒点：レバーを放した時点，時間軸右下の横線：時間縮尺（1秒），加算ヒストグラムの右側の縦線：応答強度縮尺（インパルス数/秒）．このニューロンは，場所呈示期には場所IIで応答し（cとd），物体呈示期には場所IIでNogoを意味する赤色物体を見たときだけ強く応答（d）．

物体（赤色物体または青色物体），行動反応（Go または Nogo）の組み合わせに識別的に応答する特定組み合わせニューロン（17 個，19.3%），居場所に関係のない行動反応（Go または Nogo）に識別的に応答する反応識別ニューロン（16 個，18.2%），居場所とは無関係に各物体に識別的に応答する物体認知ニューロン（12 個，13.6%），すべての物体，場所，行動反応の組み合わせに対して非識別的に応答する非識別ニューロン（43 個，48.9%）に分類できた．図 **5-80B** には，特定組み合わせニューロンの応答例を示してある．このニューロンは，場所依存性条件反応課題では場所 II で場所呈示期に応答し，場所 II で Nogo を意味する赤色物体を見たときだけ強く応答するが（**Bc**），場所を条件としない単純な条件性反応課題ではほとんど応答しない．このニューロンは，特定の居場所（場所 II），呈示刺激（赤色物体），行動反応（Nogo）の組み合わせの符号化（表現）に関与していると考えられる．

この実験で記録したサル海馬体ニューロンのうち，非識別ニューロン（33 個中 31 個）および反応識別ニューロン（14 個中 13 個）の大多数は，単純な条件反応課題でも同様に応答した．一方，物体識別ニューロン（12 個中 8 個）と特定組み合わせニューロン（15 個中 14 個）の大多数は単純な条件反応課題では応答が消失するか非常に減弱した．場所依存性条件反応課題に対する課題選択性の低い各応答ニューロンのうち非識別ニューロンは反応識別ニューロンよりも自発インパルス放電頻度が高く（非識別ニューロン，10.24 ± 1.21 インパルス放電数/s；反応識別ニューロン，2.88 ± 0.52 インパルス放電数/s），応答潜時が短かった（非識別ニューロン，145.68 ± 4.58 ms；反応識別ニューロン，228.75 + 8.89 ms）．一方，場所依存性条件反応課題に対する課題選択性を有していた各応答ニューロン（物体識別ニューロンおよび特定組み合わせニューロン）は，自発インパルス放電頻度が低く（物体識別ニューロン，2.58 ± 0.96 インパルス放電数/s；特定組み合わせニューロン，3.25 ± 0.72 インパルス放電数/s），応答潜時は長かった（物体識別ニューロン，293.33 ± 12.02 ms；特定組み合わせニューロン，300.67 ± 10.07ms）．さらに，非識別ニューロンは識別応答ニューロン（特定組合せニューロン，行動反応識別ニューロンおよび物体識別ニューロン）と比較して，インパルスの持続時間が短かった（220 ± 6μsec vs 274 ± 9μsec）．このことは，サル海馬体には少なくとも 2 種類の機能的に分化したニューロン群（非識別ニューロン vs 識別応答ニューロン）があることを示している．ラットの海馬体には，抑制性介在ニューロンであるシータ細胞と錐体細胞である複雑スパイク細胞が存在し，抑制性介在ニューロンは錐体細胞と比較してインパルス放電頻度が高く，インパルスの持続時間が短かいことが知られている（Ranck, 1973；Fox & Ranck 1981；McNaughton et al., 1983）．また，ラット海馬体の場所細胞は複雑スパイク細胞であり，シータ細胞は顕著な場所応答を示さないことも知られている（Kubie et al., 1990）．本実験で記録した海馬体の非識別ニューロンと識別応答ニューロンの差異は，シータ細胞と複雑スパイク細胞の電気生理学的特性の差異とよく似ていることから，非識別ニューロンは抑制性介在ニューロンであり，識別応答ニューロンは錐体細胞であると考えられる．本研究で記録された各種応答ニューロンは，前述の場所移動に伴う応答性の研究と同様に，海馬体内の特定の領域に局在せず混在していた．

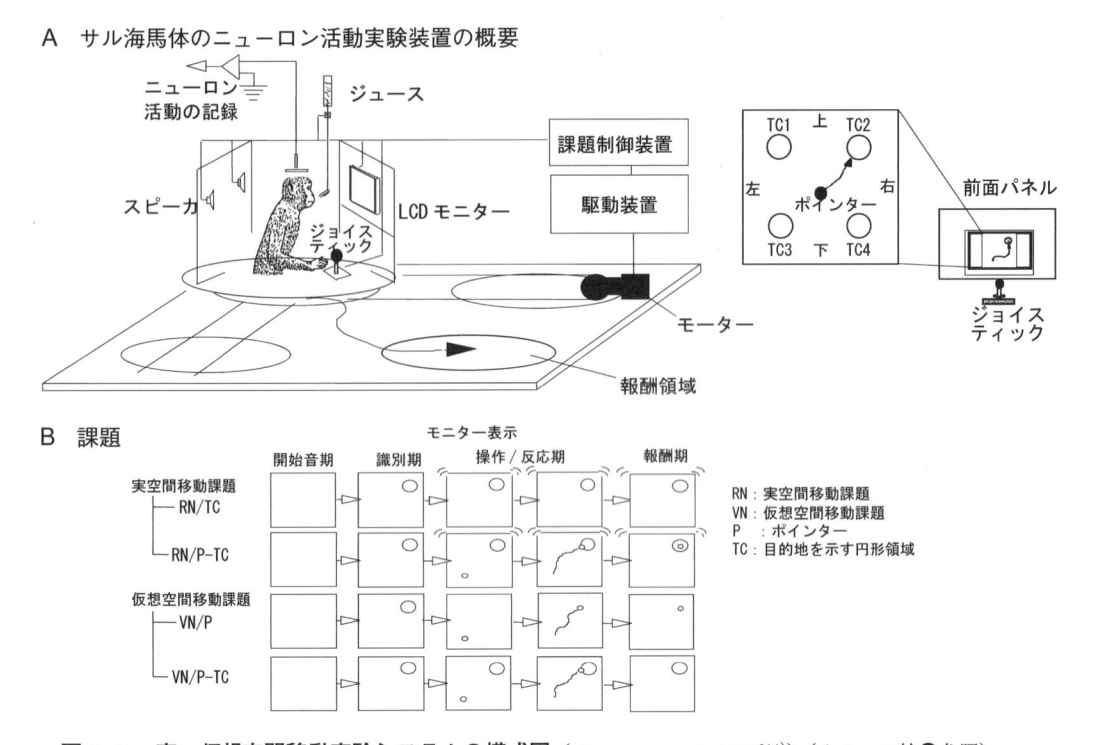

A　サル海馬体のニューロン活動実験装置の概要

B　課題

図 5-81　実・仮想空間移動実験システムの模式図（Matsumura et al., 1999[214]）（カラー口絵❹参照）

A：実験装置の概要．図 5-71 の自動車を用い，自動車の前面パネルには刺激呈示用の液晶ディスプレイが取り付けてある．液晶ディスプレイ上には，左上，左下，右上，右下のいずれかの場所に目的地（報酬領域）を示す円（target circle：TC）が現れることがある．また前面パネルのすぐ下には，ジョイスティックが取り付けてある．

B：実空間移動（real translocation：RT）課題および仮想空間移動（virtual translocation：VT）課題．各課題は，さらに液晶ディスプレイ上に赤色円（target circle：TC）（報酬領域）を呈示するかどうかに二分される．RT/TC 課題：本課題では，液晶ディスプレイ上の四隅が実空間である実験室の四隅に相当している．液晶ディスプレイ上に TC が呈示されると，サルはジョイスティックを操作することにより自動車を駆動させて報酬領域まで移動し，報酬領域に進入した時点で報酬（ジュース）を獲得する．本課題では，報酬領域を示す円は課題終了時まで提示されているが，液晶ディスプレイ上に自己の居場所を示すポインター（pointer：P）を表示しないので，サルは，実験室内の空間的手がかり刺激から自己の居場所を判断することによりディスプレイ上の円に相当する実際の目的地へ移動することが要求される．RT/P-TC 課題：基本的には，上記課題と同様であるが，自己の位置を示すポインターが液晶ディスプレイ上に表示される．VT/P 課題：自動車の位置を固定した状態で，液晶ディスプレイ上に報酬領域を 2 秒間だけ呈示する．サルはこの 2 秒間で報酬領域の場所を記憶する．その後，サルはジョイスティックを操作することにより液晶ディスプレイ上のポインターを報酬領域まで移動させ，ポインターが報酬領域に進入した時点で報酬（ジュース）を獲得する．VT/P-TC 課題：基本的には，RT/P-TC 課題と同様であるが，自動車の位置を固定した状態で課題を行う．

　筆者らは，サル海馬体ニューロンによる文脈の表現に関する研究を推進するため，サル用自動車の前面パネルに課題呈示用の実空間（2.5m×2.5m）の縮尺 1/10 の液晶ディスプレイと自動車運転用のジョイスティックを取り付けて，実空間（real space）と仮想空間（virtual space）

移動課題を学習し（図 5-81），これら異なる空間課題を遂行中のサルの海馬体からニューロン活動を記録し，課題への応答性を解析した（Matsumura et al., 1999）．サルに具体的には以下の4種類の行動課題を訓練した．実空間移動（real navigation：RN）課題と仮想空間移動（virtual navigation：VN）課題を用いる．各課題は，さらに液晶ディスプレー上に目的地（報酬領域）を示す円（target circle：TC）を呈示する RN/TC 課題と呈示しない RN/P-TC，同様に VN/TC と VN/P-TC の 4 課題である．① RN/TC 課題：液晶ディスプレイ上の 4 隅が実空間である実験室の 4 隅に相当している．液晶ディスプレイ上に TC が呈示されると，サルはジョイスティックを操作して自動車を駆動させて報酬領域まで移動し，報酬領域に進入した時点で報酬（ジュース）を獲得する．本課題では，報酬領域を示す円は課題終了時まで提示されているが，液晶ディスプレイ上に自己の居場所を示すポインター（pointer：P）を表示しないので，サルは実験室内の空間的手がかり刺激から自己の居場所を判断してディスプレイ上の円に相当する実際の目的地へ移動することを要求される．② RN/P-TC 課題：基本的には，①の RN/TC 課題と同様であるが，自己の居場所（自動車の位置）を示すポインター（pointer：P）が液晶ディスプレイ上に表示される．③ VN/P 課題：自動車の位置を固定した状態で液晶ディスプレイ上に報酬領域を 2 秒間だけ呈示する．サルはこの 2 秒間で報酬領域の場所を記憶する．その後，サルはジョイスティックを操作することにより液晶ディスプレイ上のポインターを報酬領域まで移動させ，ポインターが報酬領域に進入した時点で報酬（ジュース）を獲得する．④ VN/P-TC 課題：基本的には②の RN/P-TC 課題と同様であるが，自動車の位置を固定した状態で課題を行う．ポインターを表示しないので，RN/P-TC を仮想空間で操作することを要求される．

総数 398 個の海馬体ニューロン活動を記録したが，そのうち 166 個が実験室内の特定の場所または液晶ディスプレイ上の特定の位置でインパルス放電頻度が増加した（場所認知ニューロン）．図 5-82A には，場所認知ニューロンの例を示してあり，サルが RN/TC 課題遂行中には右前方の場所へ自動車を運転していくと応答し（**Aa**），VN/P-TC 課題遂行中には仮想空間内で再現した見えないポインターの位置を左下方へ移動させていくときにも応答する（**Ad**）．サルがこれらの課題とは文脈の異なる RN/P-TC 課題や VN/P 課題を遂行中にはほとんど応答しない（**Ab, Ac**）．場所認知ニューロンの 97％は行動課題の種類により応答性が異なり，複数の空間課題に応答するニューロンが符号化している実空間と仮想空間の場所は対応するディスプレイ上の位置にはほとんど重複がなかった．これらのことは，各課題ごとに異なる海馬体ニューロンの集団により実空間や仮想空間がコードされていることを示唆する．海馬体内に各課題あるいは各状況ごとに異なる機能的ニューロン集団が形成され，各課題内または特定の状況下における事象は，各ニューロン集団における特定のニューロンの組み合わせにより表現されると考えられる．このことは，各課題を符号化するニューロン集団により表現される複数の異なる座標系が存在し，海馬体における情報表現が複数の座標系を組み合わせた多重構造になっていることを示唆する．この見解は，Samsonovich と McNaughton（1997）が想定した海馬体における多重（チャート）構造仮説を支持する．少数のニューロンでは各課題で場所フィールドが重複していた．これらのニューロンは，多重再現機構における各マップ間の対応関係をコー

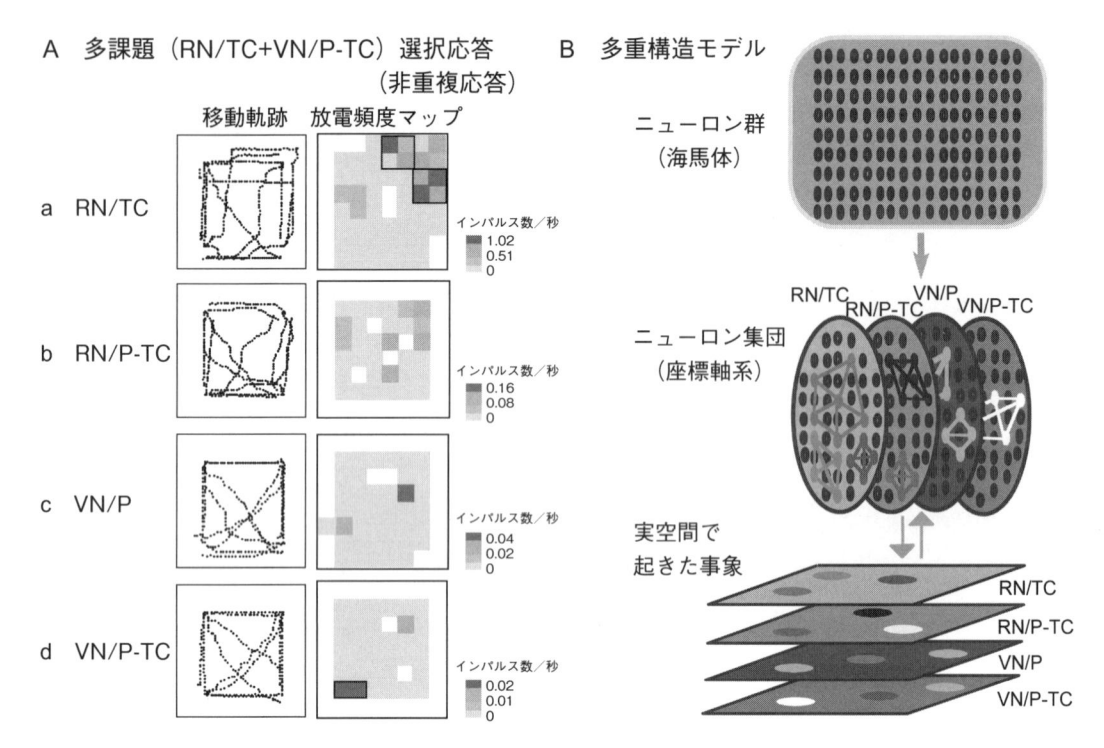

図 5-82 サル海馬体の課題文脈を符号化するニューロンと海馬記憶機構の仮説（カラー口絵❻参照）
A：多課題（RN/TC+VN/P-TC）選択応答（非重複応答）．左の枠とその内部の点：自動車の移動可能な範囲と移動軌跡．右の枠とピクセルのカラー表示：自動車の移動可能な範囲と各場所におけるニューロンのインパルス放電頻度．カラースケール：各ピクセル内の総インパルス放電数を滞在時間で割った値を 5 段階に分け，赤＞黄＞緑＞水色＞白の順で表示．
B：海馬体ニューロンによる情報表現の多重構造モデル．上段：海馬体ニューロン群の形態学的な配列のイメージ．中段：各課題ごとに海馬体内に形成される異なる機能的ニューロン集団．下段：実空間で起きた事象（各課題内における事象）．実空間内で起きた事象（下段の枠内で色分けした丸で表示）は，各ニューロン集団における特定のニューロンの組合せにより表現される（中段で事象と対応する色で結んだニューロン）．すなわち，機能的には，各課題を符号化するニューロン集団により表現される複数の異なる座標系が存在し，海馬体における情報表現が，それら複数の座標系を組み合わせた多重構造になっている．

ドしていることを示唆する（**図 5-82B**）．

5. サル海馬体でも周期性徐波（θ 波）が記録できる

げっ歯類やネコなどの動物の海馬体から脳波を記録すると，歩行時や逆説睡眠中に比較的高振幅で 5〜10 Hz の規則的な脳波（周期性徐波，θ 波）が出現する（Imamura & Kawamura, 1962; Vanderwolf, 1969）．近年，周期性徐波の位相とニューロンのインパルス放電とのタイミングが，場所の符号化やその表現に重要であるとの仮説（位相歳差仮説）が提唱されている（O'Keefe & Recce, 1993; Skaggs et al., 1996）．しかし，ヒトを含めて霊長類では海馬体の脳波に関する研究は少なく，明瞭な周期性徐波の出現に関する見解の一致も見られない．また，ヒトを対象と

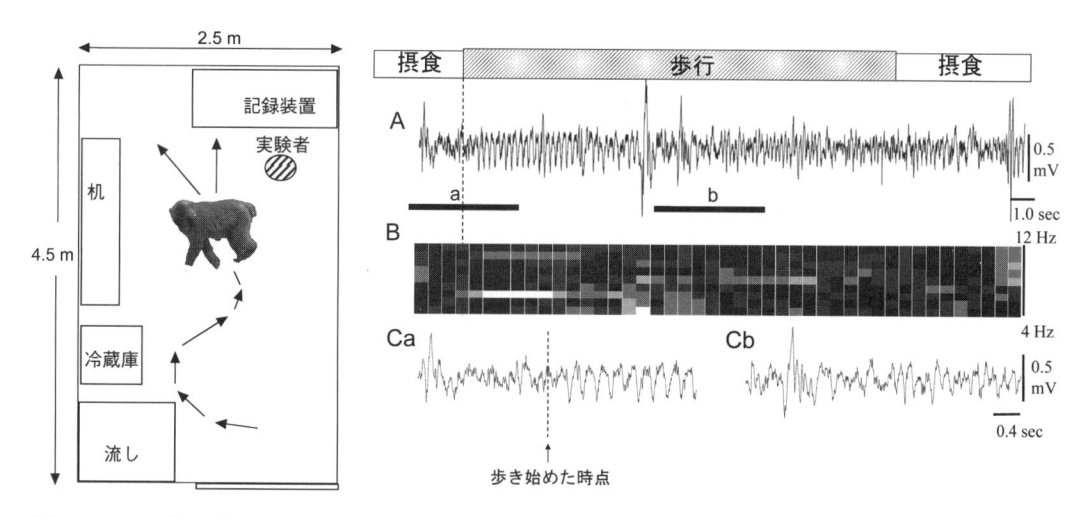

図 5-83 サル海馬体脳波-行動相関（Tamura et al., 2000[385]）
A：実際の記録脳波．点線：摂食行動（feeding）から歩行移動（locomotion）への移行時点．
B：短時間拘束フーリエ変換解析結果（各周波数帯のスペクトル振幅）のグレイスケール表示．安静時の8つのエポック（1.024秒間）の平均スペクトル振幅に対する割合を，黒＜1.0～6.0＜白の5段階で表示．
C：Aaおよび Abの横棒で示した部分の高掃引トレース．
左端の図はサルの実験室内における歩行を含む行動の例．

する実験では，てんかん患者のてんかん焦点の同定という臨床的な目的があり，倫理的側面で大きな制約があると同時に海馬体自体に障害が内在し，必ずしも生理的な反応を記録できないという問題が常につきまとっていた．従来，サルを用いた研究では，サルをモンキーチェアに拘束して頭部を固定した条件や麻酔下で海馬体脳波が記録されてきたが，周期性徐波が出現しやすいといわれる自由歩行下や睡眠時における脳波についての報告はなかった．筆者らは自由行動下サルの海馬体から脳波を記録して行動との相関を調べている．**図 5-83** には，この実験で記録した海馬体脳波の例を示してある．サルは床に置かれた餌を拾いながら歩き回り，摂食と移動を繰り返すが，立ち止まって摂食しているときの脳波は，速波が主体でその中に高振幅の不規則波が混在する（**Aa, Ca** の点線より左側の脳波）．これに対して，餌を拾うために移動し始めると，短い潜時で明瞭な規則正しい周期性徐波が一過性に出現する（**A, Ca** の点線より右側の脳波）．その後サルは移動し続けているが，周期性徐波は不規則になり（**Ab, Cb** の点線より左側の脳波），摂食のため立ち止まる直前には **A, Ca** の点線より左側の摂食時と同様に速波を主体とする脳波になっている．この知見は，霊長類に属するサルでも，げっ歯類やネコなどの動物と同様に歩行時に明瞭な周期性徐波が出現することを実証するものである．霊長類でも周期性徐波の位相とニューロンのインパルス放電とのタイミングを用いて情報を符号化し，より精緻な情報を蓄えること（エピソード記憶の形成）に寄与していることを示唆する．げっ歯類の海馬体における周期性徐波は，動物が歩行すると必ず出現し，歩行中は持続するが，サル海馬体の周期性徐波は歩行しても出現するとは限らず，一過性であるなど動物間の差異も明

らかになり，海馬体ニューロンによる情報処理様式に関して，げっ歯類などの下等動物で提唱されている位相歳差仮説は，霊長類には単純に当てはまらないのではないかと考えられる．

6. ラット海馬体には空間の文脈に関連して応答するニューロンがある

　筆者らは，ラット用に独自に開発した場所学習に関する実験システム（図5-84）を用いて，空間学習課題遂行中のラット海馬体ニューロンの応答性を調べた（Kobayashi et al., 1997）．この実験システムでは，回転可能な直径150cm，壁高45cm の円型チャンバー（オープンフィールド）の周囲と上部を黒色のカーテンで覆い，内部の天井にはオープンフィールド外の空間手掛り刺激として40W 白熱電球（視覚刺激）とホワイトノイズ発生用スピーカー（聴覚刺激）を，また中央部にはラットの位置追跡用のインターフェースを内蔵した特殊カメラを設置してある．ラットの内側前脳束と海馬体にそれぞれICSS 報酬用電極とニューロン活動記録用可動式電極を慢性的に埋め込んだ．ラットがプログラムによって設定されたオープンフィールド内の小さな円形の報酬場所内に入ると，ICSS 報酬を与える．この実験システムを用いて，ラットに任意報酬場所探索課題と場所学習課題を訓練した．任意報酬場所探索課題では一定の時間間隔で無作為にオープンフィールド内に直径72cm の報酬場所を設定し，ラットがオープンフィールド内を探索中にこの場所に入ると，ICSS 報酬を与えた．この課題は，記録した海馬体ニューロンが場所ニューロンであるかどうかを同定するために用いた．場所学習課題には場所学習課題-I と場所学習課題-II があり，場所学習課題-I では任意の報酬場所探索課題によって同定した場所細胞の場所応答野（ニューロンのインパルス放電頻度が増加する場所の範囲：place field）の内と外の2 か所に直径40cm の報酬場所を設定し，ラットが交互にこれら2 か所の報酬場所に入ると，それぞれの場所でICSS 報酬を与えた．また，ラットが自己の居場所を認知しているか否かを確認するために，報酬場所に入った後に一定の遅延時間（0.5, 1.0, 1.5 または2.0 sec）をおいて報酬を与えた．場所学習課題-II は，基本的には場所学習課題-I と同じであるが，場所学習課題-I で場所応答野内に設定した報酬場所では報酬を与えず，場所応答野外に設定した報酬場所だけで報酬を与えた．

　総数43 個の海馬体（CA1 およびCA3 領域）ニューロンのうち37 個は任意報酬場所探索課題によって場所細胞であることが同定された．場所学習課題-I を用いて，21 個の場所細胞（ニューロン）のインパルス放電頻度とラットの移動方向，移動速度および回転角度との相関を解析し，いずれの変数も任意場所探索課題と比較して有意に相関が高くなった．図5-85 には，場所細胞の応答例を示してある．このニューロンの任意報酬場所探索課題での場所応答野（place field）は6 時と9 時の場所にある（Aa）．場所学習課題-I では報酬場所を6 時の場所の場所応答野内に設定してある．ラットは，9 時の場所応答野内をほとんど通過しないので（Ba, 左の円），6 時の場所に限局して場所応答野がある（Ba, 右の円）．Ab〜d とBb〜d にはそれぞれ任意場所探索課題と場所学習課題-I におけるニューロンのインパルス放電頻度とラットの移動速度（b），移動方向（c）および回転角度（d）との関係を示してあるが，任意場所探索課題よりも場所学習課題-I でいずれの行動指標もニューロンのインパルス放電頻度との相

A 実験システム

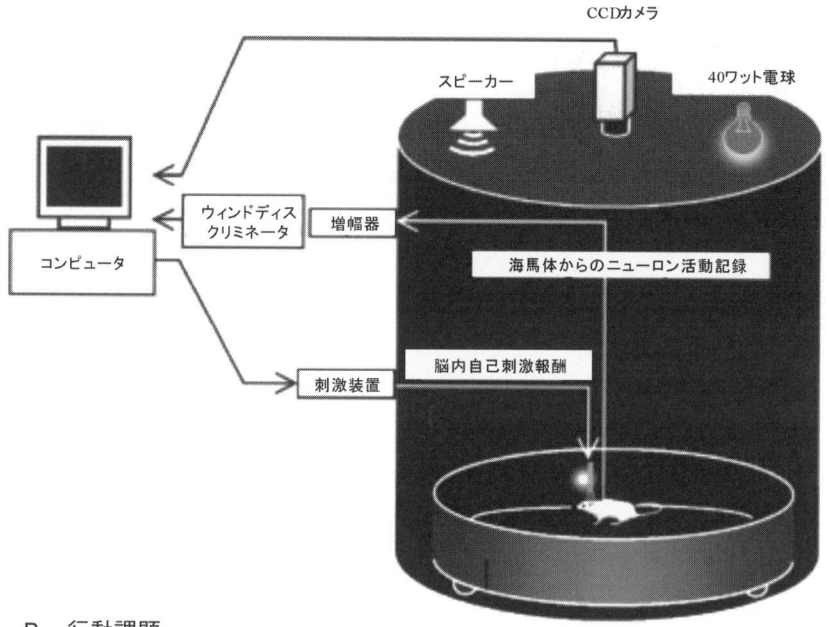

B 行動課題

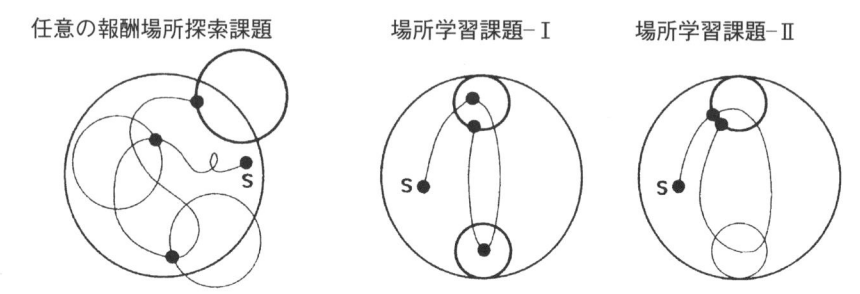

図 5-84 ラット海馬体ニューロンの実験システム（A）と行動課題（B）の模式図
(Kobayashi et al., 1997[185])
A：ラットを円形オープンフィールド内におき，ラットの位置をCCDカメラで測定．オープンフィールドの周囲を暗幕で覆い，天井に設置した電球およびスピーカーを空間的手掛かり刺激として呈示．
B：任意の報酬場所探索課題では，ラットがオープンフィールド内を動きまわり，ランダムに設定された報酬場所（直径60cm）に進入することによりICSS報酬を獲得（a）．場所学習課題-Iでは2つの報酬場所（直径40cm）間を往復運動することによりそれぞれの報酬場所でICSS報酬を獲得（b）．場所学習課題-IIでは2つの場所間を往復運動することにより一方の場所でだけICSS報酬を獲得できる．大きな円：オープンフィールド，小さな円：報酬場所，曲線：ラットの軌跡，黒丸：ICSS報酬．

関が高まっている．このことは，ニューロン活動の選択性の定量的指標であるエントロピー（図内の変数Hが0に近いほど選択性が高い）の値からも明らかである．McNaughtonら

206　第5章　情動の神経行動科学

A　任意の報酬場所探索課題

B　場所学習課題-Ⅰ

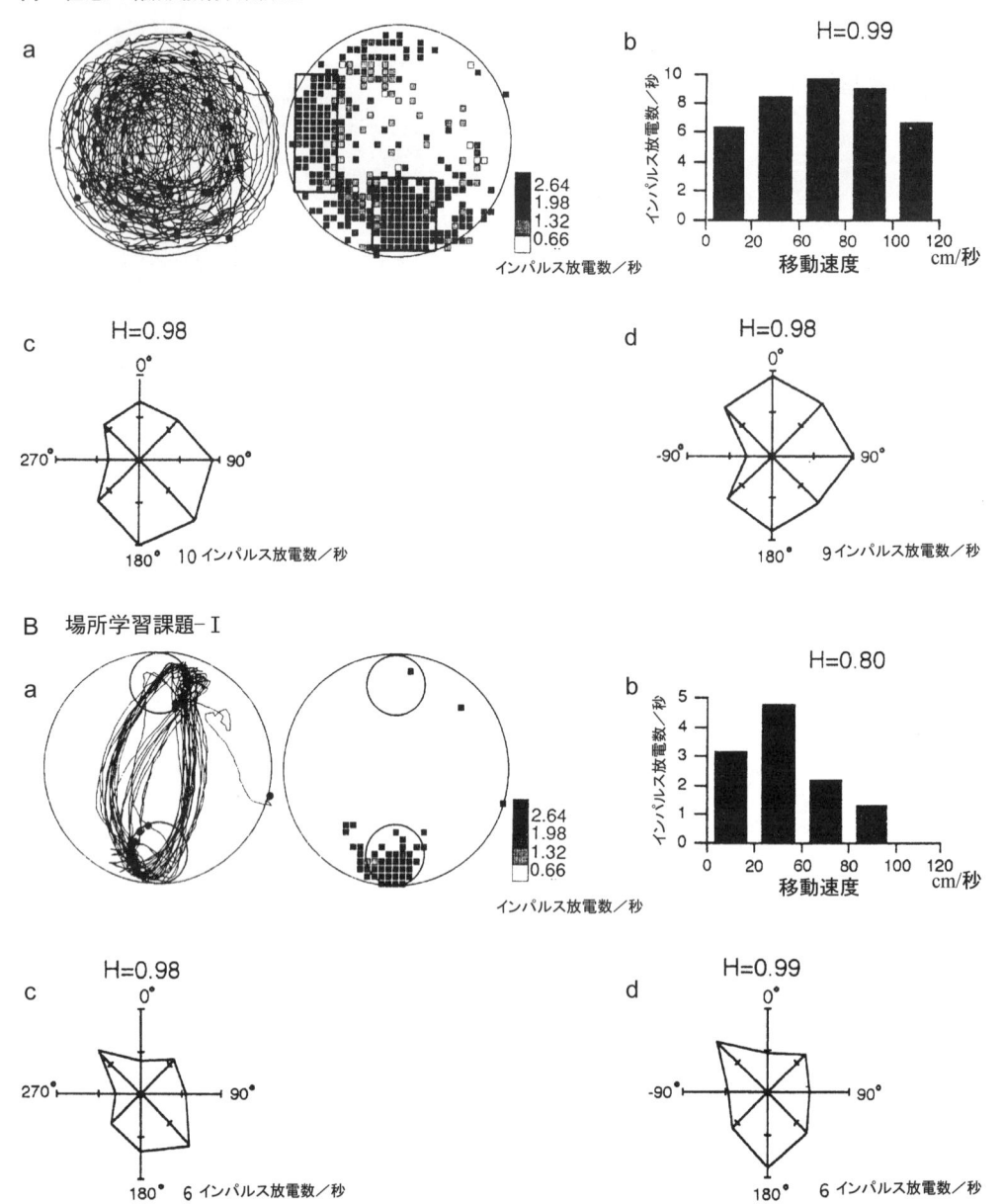

図5-85　ラットが任意の報酬場所探索課題（A）または場所学習課題-Ⅰ（B）を遂行しているときの，ニューロン活動と居場所（a），移動速度（b），移動方向（c）および回転角度（d）との相関
（Kobayashi et al., 1997[185]）
Aa, Ba：10分間におけるラットの移動軌跡（左）とニューロン活動（右）．ニューロン活動はオープンフィールドをピクセルに分割し，各ピクセルにおける総インパルス放電数を滞在時間で割った値で示してある．任意報酬場所探索課題での場所応答野（右図の四角で囲んだ領域）は6時と9時の場所にある．
H：エントロピー（0に近いほど選択性が高い）．

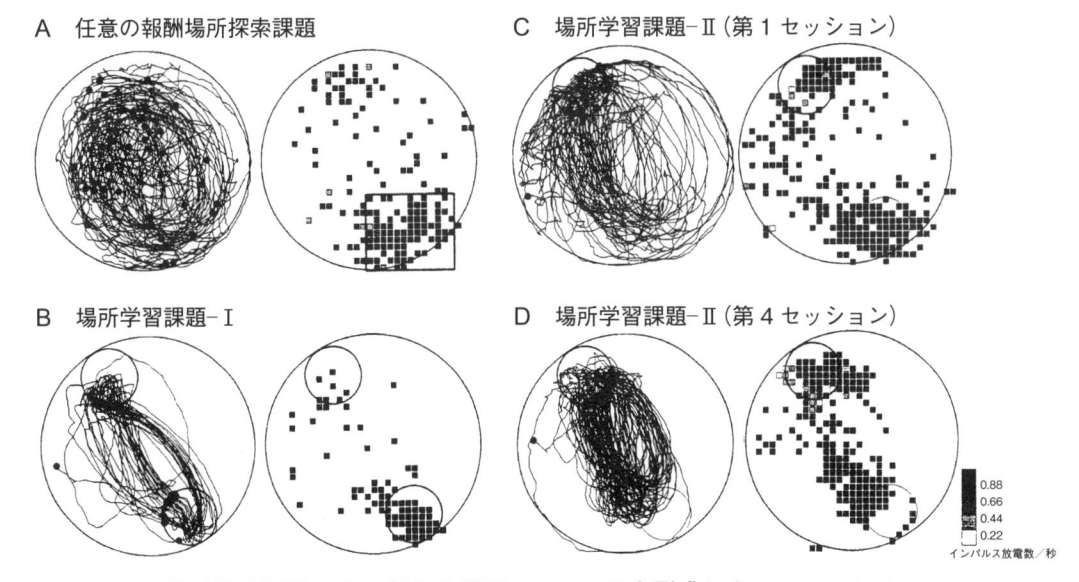

図 5-86 場所学習課題-II 中に新たな場所フィールドを形成したニューロン（Kobayashi et al., 1997[185]）

A, B：任意報酬場所探索課題（A）と場所学習課題-I（B）ではオープンフィールド内の5時のところに場所応答野．
C, D：場所学習課題-II では第1セッション目から5時の場所応答野に加えて11～12時領域にも場所応答野が認められ（C），第4セッション目になるとこの場所応答はより鮮明になった（D）．

(2006) は，「純粋に場所だけを表現しているニューロン応答の形成には空間にかかわる色々な内外環境情報，たとえば位置移動に伴う視覚，前庭感覚，固有感覚などの感覚入力の変化を処理統合する必要があり，その処理の中間層として機能するニューロンの活動には場所相関や行動相関がいろいろな程度で現れる」という考えを提唱しているが，本研究で見られた行動相関を示す場所細胞は正にこの中間層に位置するニューロンといえよう．本研究より中間層ニューロンの行動相関が課題の要求性（報酬場所という特定の場所を認知する必要性）により大きく影響されることが示されたが，このことは中間層ニューロンの空間情報処理における役割を検討するうえで極めて重要な要素と思われる．

ラットに場所学習課題-II を行わせて報酬場所での場所応答に及ぼす影響を解析した31個の場所ニューロンのうち，6個で場所応答が変化した．図 5-86 には，新たに場所応答野が形成されたニューロンの応答例を示してある．任意報酬場所探索課題と場所学習課題-I では，オープンフィールド内の5時の所に場所応答野がある（A と B）．場所学習課題-II では，第1セッション目から5時の場所応答野に加えて11～12時領域にも場所応答野が認められ（C），第4セッション目になるとこの場所応答はより鮮明になった（D）．したがって，このニューロンは，もとの場所表現は維持したまま状況（文脈）の変化に応じて居場所の表現を新たに形成する機能があると解釈できる．このようなニューロンは，文脈に応じて複数の居場所間の関係

性を符号化することに関与していると考えられる.

図5-87には，場所学習課題-IIのセッションを繰り返すと，場所応答野の位置が移動するニューロンの例を示してある．このニューロンは，任意報酬場所探索課題と場所学習課題-Iでは，オープンフィールド内の6時の領域に場所応答野がある（**A**と**B**）．場所学習課題-IIでは，第一セッション目の場所応答野は場所学習課題-Iと同じ6時の場所にあるが（**C, G**），セッションを繰り返すと，徐々にもう一方の報酬場所の方向へ移動し（**G**），第4セッション目には場所応答野の中心がオープンフィールドのほぼ中央に達した（**D, G**）．ここで行動課題を場所学習課題-Iに戻しても場所応答野はさらに移動し（**E, G**），第2および第3セッション目にはもとの場所応答野とは対側の12時の領域に移った（**F, G**）．このニューロンは，ある文脈では片方の報酬場所の領域を表現しているが，文脈が変化した場合には報酬場所の領域の表現を徐々に変化させ，最終的には他方の報酬場所の領域を表現するようになり，その後，単に以前の文脈に戻しても変化してしまった表現は最初の場所応答野には戻らないので，時間経過に伴って生じる"情報の付加/組み換え"や状況に応じた情報表現の効率化と最適化にかかわっているものと考えられる．

7. 海馬体における学習・記憶の神経機構

これまでの解剖学的所見および神経生理学的実験結果（散在性脳マップ）から学習・記憶の神経機構について考察する．海馬体は，固有海馬（＝アンモン角：CA1〜4），歯状回，海馬台からなる（**2章**参照）．海馬体は，さらにCA1〜4の各部位に分かれる．海馬体内の線維連絡は，主に一方向のニューロン連絡様式によって構成されているのが特徴である．2章で述べたように，海馬体への最も大きな入力（求心性線維）は，内嗅皮質からの投射線維である．この投射線維は貫通線維（路）とよばれ，歯状回の顆粒細胞に投射するが，一部はCA3などの錐体細胞にも投射する．歯状回の顆粒細胞の軸索は苔状線維とよばれ，サルではCA3，ラットやウサギではCA3およびCA2領域の錐体細胞の先端樹状突起の基部にシナプス結合する．CA3やCA2の錐体細胞の軸索は海馬采を経由する遠心路性線維（出力）となるが，錐体細胞の軸索側枝はシェファー側枝ともよばれ，CA3やCA1の錐体細胞のシェファー側枝は，その細胞自体の先端樹状突起にもシナプス結合している．CA1の錐体細胞の軸索には，海馬采に入り遠心性線維になるものと海馬台にまで投射する遠心性線維がある．また，CA1および海馬台から，内嗅皮質に線維投射がある．**図5-88A**には，以上の経路を模式的に示してある．この模式図からわかるように，貫通路からの海馬体への入力と海馬体ニューロンとの関係は，1対1の局在的な対応関係よりもむしろ，各入力とニューロンの先端樹状突起のシナプス結合による一種のマトリックスを形成している．

これらのことから，海馬体には内嗅皮質を介してすべての大脳皮質連合野から入力があり，そのときの事象全体（エピソード）を再現するための各連合野の活動状況に関する情報が海馬体内のシナプス神経回路に一時的に蓄えられると考えられる．神経回路はシナプスにより形成され，シナプス間の情報伝達の度合い（伝達効率）はシナプス前膜，または後膜に長期増強

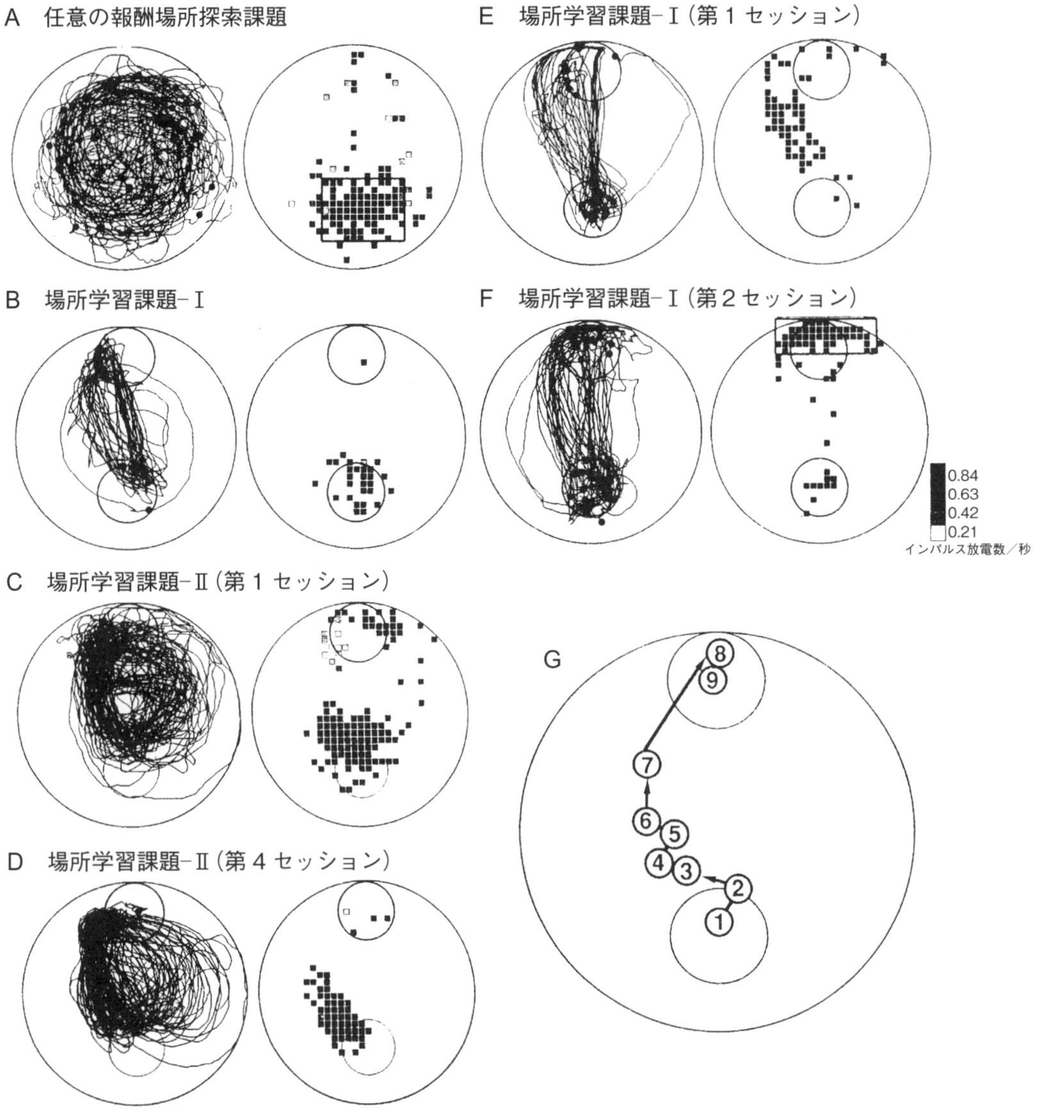

図 5-87 場所学習課題-II 中に新たな場所フィールドが徐々に移動したニューロン（Kobayashi et al., 1997[185]）

A：任意の報酬場所探索課題における場所応答野（6 時の領域）．
B：場所学習課題-I における海馬体ニューロンの応答性．
C, D：場所学習課題-II のそれぞれ第 1（C）および第 4（D）セッションにおける海馬体ニューロンの応答性．
E, F：再度場所学習課題-I に戻したときのそれぞれ第 1（E）および第 2（F）セッションにおける海馬体ニューロンの応答性．
G：場所学習に伴う場所応答野の中心の移動．1：任意の報酬場所探索課題，2：場所学習課題-I，3～6：場所学習課題-II，7～9：場所学習課題-I．

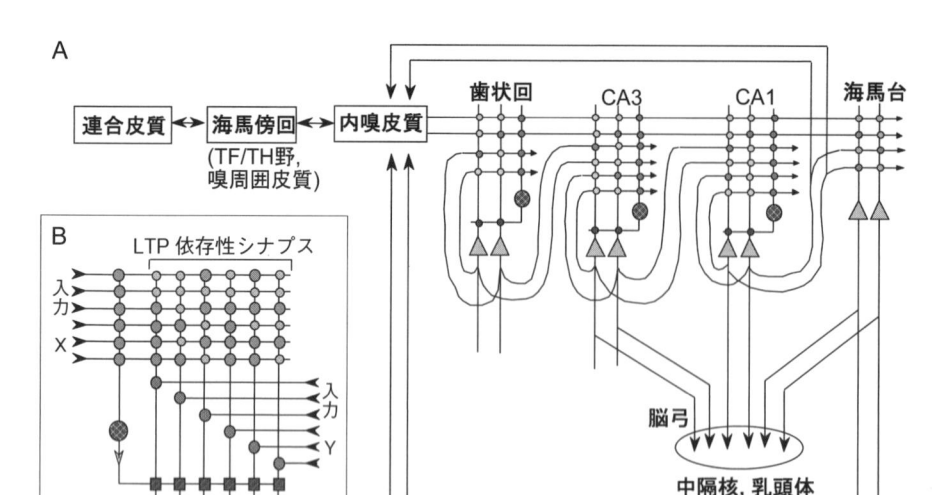

図5-88 海馬体内の線維結合様式とLTPによる記憶形成のモデル
A：海馬体内の線維結合様式を示す模式図（Rolls, 1990[333]）.
B：海馬体の線維結合様式を考慮したLTPによる記憶形成のモデル（McNaughton & Morris, 1987[217]）.

（long-term potentiation：LTP）が起こるか，あるいは長期抑圧（long-term depression：LTD）が起こることにより決定される．

　長期増強は人工的な現象であるが，海馬体では容易にこの現象が起こる．したがって，記銘過程でもこれとよく似た現象が海馬体内のシナプスで起こると考えられている．すなわち，学習・記憶は，長期増強や長期抑圧により形成・保持，あるいは消去されていくと考えられる．**図5-88B**は，以上の解剖学的および生理学的特性を考慮した神経回路モデルである．海馬体への入力として，強い脱分極とそれにより活動電位を常に生じさせる強力な入力（Y）と長期増強により錐体細胞とのシナプス伝達効率が変化する入力（X）の2つの入力が想定されている．CA3領域であれば，錐体細胞の自己の軸索側枝および他の錐体細胞の軸索側枝からの連合線維や顆粒細胞の軸索である苔状線維などが入力XやYに相当する．長期増強は，入力Xが活動したときに同時にシナプス後膜（錐体細胞）が脱分極する，すなわち入力XおよびYが同時に活動すると，入力Xとそれを受ける錐体細胞の後膜間のシナプスで起こる（活性シナプス）．入力Xのみの活動では，長期増強が起こらない（不活性シナプス）．すなわち，長期増強発生前は入力Yのみが錐体細胞に活動電位を発生させることができるのが，これら長期増強が起こったシナプス（活性シナプス）では，伝達効率の増大により入力Xのみで活動電位を発生させることができるため，入力XとYを結びつけた神経回路が形成されたと考えることができる．外界からのさまざまな情報は，入力XおよびYのさまざまなパターンに反映され，海馬体には，入力XやYの様々なパターンにより形成される活性シナプスの様々なパターンとして記憶されると推定される．

5.6 中隔核は認知や記憶などの高次情報に基づき，情動や本能行動および自律神経機能を統御する

a. 中隔核は情動と本能行動に重要な統合機能を担う

大脳辺縁系に属する中隔核（septal nuclei）は，脳弓を介して海馬体と相互に密接な線維連絡を有し，いわゆる中隔–海馬体系（septo-hippocampal system）を構成している（Amaral, 1987; Swanson et al., 1987）．

解剖学的には，中隔核は認知，記憶など高次脳機能に関与する海馬体，側頭葉嗅皮質と，情動，本能行動および自律神経機能に関与する視床下部，手綱核や中脳中心灰白質などの脳幹系を結ぶインターフェースとして重要な位置を占める（Swanson et al., 1987）．ヒトの中隔核は，神経細胞の存在しない透明中隔とともに中隔部（septal region）を構成し，他の霊長類と比較してその容積が顕著に増加する（Eccles, 1989）．

機能的には，中隔核は海馬体，視床下部と深く関連している．ヒトでは中隔核または脳弓の破壊により空間認知や記憶課題が（Gaffan et al., 1991; Botez-Marquard & Botez, 1992），ラットやサルでは様々な空間学習や条件識別課題が障害され（Mizumori et al., 1992; Numan & Quaranta Jr., 1990; Thomas & Gash, 1986），海馬体の破壊による症状と非常によく似ている（Gray, 1987）．一方，中隔核の破壊により摂食行動や飲水行動の亢進など視床下部の破壊徴候と非常によく似た障害が起こる（Harvey & Hunt, 1965; Kondo & Lorens, 1971; Lorens & Kondo, 1969; Munoz & Grossman, 1980; Stoller, 1972）．また，ラットの中隔核は電気刺激実験により，ICSS 行動の起こる部位として最初に明らかにされた脳領域であり（Olds & Milner, 1954），ヒトでは中隔核のICSS により幸福感や多幸感が得られる（Heath, 1963）．さらに，中隔核の電気刺激により血圧低下や心拍数減少など種々の自律神経反応が起こる（Malmo, 1961, 1965; Covian et al., 1964; Holdstock, 1967）．

これらのことから，中隔核は海馬体と嗅皮質および視床下部を含む脳幹と相互の密接な線維連絡により，認知や記憶などの高次情報に基づいて，情動，本能行動およびこれらと表裏一体の関係にある自律神経機能を制御していると考えられる．

b. サル中隔核は場所と物体の生物学的意味（報酬，無報酬）の統合に重要である

1. サルの中隔核ニューロン応答性解析のための特殊な研究方法を用いる

前項の **5.6, a** で述べたように，中隔核は空間的情報の処理，空間的情報と物体の意味とを統合する過程および物体の生物学的意味（報酬，無報酬）の評価に関与している可能性がある．筆者らは，中隔核が空間的情報の処理に関与しているかどうか，また空間的情報と物体の意味

とを統合する過程に関与しているかどうか，という2点を明らかにする研究を行った（Kita et al., 1995）．本研究では，サルの居場所の違いにより物体の生物学的意味（報酬，無報酬）が変わる条件課題（場所依存性物体認知課題：場所依存性 Go-Nogo 課題）と居場所の違いにかかわらず物体の生物学的意味が一定である非条件課題（場所非依存性物体認知課題）に対する応答性を同一中隔核ニューロンで解析し，中隔核における"場所認知→場所と物体の条件性認知→物体の意味認知"に関する一連の情報処理過程を調べた．

図5-89A には，本研究で用いた実験装置を示してある．本実験システムでは，慢性実験用脳定位固定装置を設置した自動車にサルを乗せ，2.5×2.5m の空間を移動可能である．自動車の前面と左右の壁はハーフミラー製で前面パネルにはレバー，ハーフミラー製シャッターおよび照明灯（フロントランプ）が，自動車の後壁には車内照明用ランプが取り付けてある．サルは自動車内の中央部に設置してある慢性実験用特殊脳定位固定装置に頭部を無痛的に固定した．サル前方部の壁はハーフミラーで構成されているため，自動車内のランプ（ランプ）を点灯しているときは車外の景色は見えないが，ランプを消灯すると車外の景色が見える．また，前方部のシャッターは二重のハーフミラーでできているので，サルはフロントランプを点灯したときだけ物体を見ることができるようになっている．図 5-89B は，実験室内の見取り図を示してある．サルは図の右側を正面にして座らせてあり，4つの場所をランダムに移動させる．サルの前方にある環境刺激群は4つのどの場所からも見えるので，居場所の認知にはこれら環境刺激間の相互の空間的位置関係が重要になる．また，本研究に用いた場所依存性 Go-Nogo 課題（後述）ではサルに4種類の物体（物体1〜4）をそれぞれ4つの場所（場所 I〜IV）で呈示し，呈示された物体の意味は居場所によって変化するように設定した．たとえば，物体1は場所 I で呈示された場合にのみ報酬を意味し，引き続きレバーを押すことによってジュースを獲得できるが，それ以外の3つの場所では無報酬を意味する．同様に物体2, 3, 4 は，それぞれ場所 II, III, および IV で呈示された場合にのみ報酬を意味するようになっている．

1) 場所依存性物体認知課題（条件性非対称性 Go/Nogo 課題：Place-dependent go/no-go task，PGN 課題）

PGN 課題では，呈示物体の報酬随伴性が場所に依存し，サルを乗せた自動車を実験室内の特定の4つの場所（場所 I〜IV）の1つに移動させ，各場所でレバー押しにより4個の物体（物体1〜4）の意味（報酬または無報酬）を識別させた．課題は，①クリック音に続く車内ランプ消灯による場所呈示期，②フロントランプ点灯による物体呈示期，および③反応期（Go または Nogo 反応）からなる（図 5-89C）．それぞれの物体は，対応する1つの場所でだけ Go 反応-報酬（レバー押しによりジュース）を獲得し，それ以外の3つの場所では Nogo 反応-無報酬（ジュースが得られないので，レバーを押さない）を意味する．このように，この課題では場所により物体の意味が異なり，一種の条件性課題となっている．

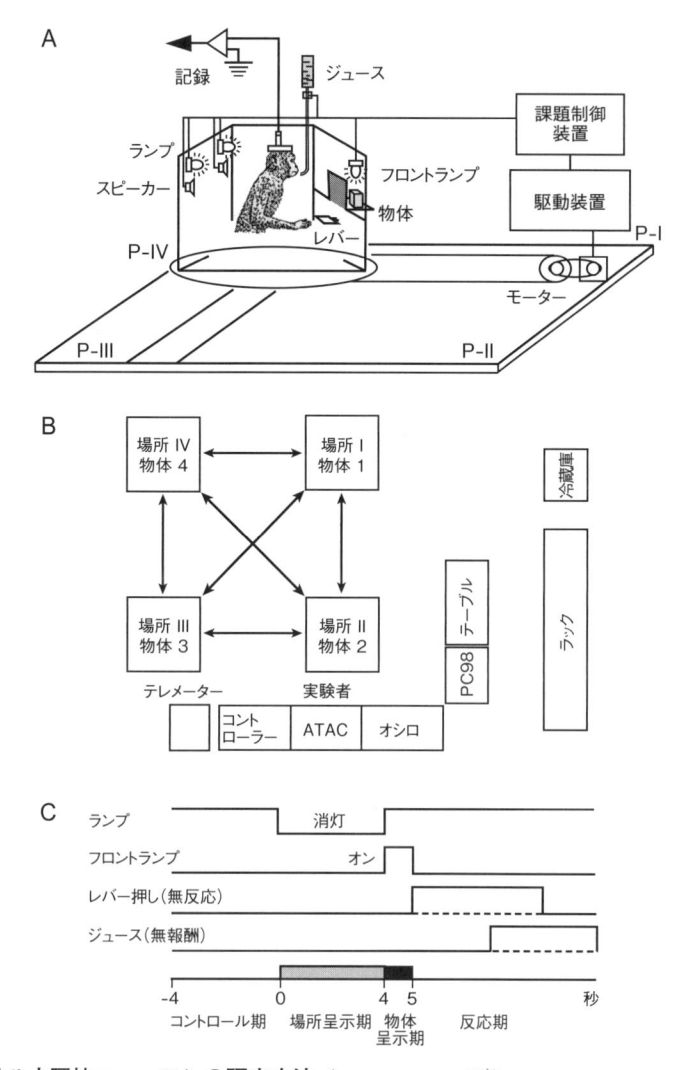

図 5-89 サル中隔核ニューロンの研究方法（Kita et al., 1995[182]）

A：サル用自動車を用いた実験のセットアップ．サルが乗った自動車を4つの場所（P-I〜IV）のうちの1つにモーターで移動させる．各場所で，物体を呈示し，サルはレバー押しによりジュースを獲得できる．

B：実験室の配置図．自動車内のサルは右方向を向いてモンキーチェアに座っている．また，4つの物体（物体1〜4）は，特定の場所で呈示されたときのみ報酬性であり，報酬性を意味するときの場所と物体の組合せが示されている．

C：場所依存性物体識別課題（条件性非対称性 Go/Nogo 課題：PGN 課題）の時間経過図．課題は，①クリック音および自動車内ランプ消灯による場所呈示期，②フロントランプ点灯による物体呈示期，および③反応期（Go または Nogo 反応）からなる．それぞれの物体は，対応する1つの場所でだけ Go 反応-報酬（レバー押しによりジュース獲得）を意味し，レバーを押すとジュースを獲得できる．

2) 場所非依存性物体認知課題（非条件性非対称性および対称性 Go/Nogo 課題：Place-independent asymmetrical go/no-go task, AGN 課題）

　PGN 課題に対するコントロール課題として2つの物体（1つは常に報酬と連合：他方は常に無報酬）を用いて，物体の報酬随伴性がサルの居場所に依存しない AGN 課題を行った．この AGN 課題は報酬随伴性が非対称性（Go 反応だけ報酬を獲得：非対称性 Go/Nogo 課題）である点では上記の PGN と同じであるが，物体の報酬随伴性がサルの居場所にかかわらず一定（非条件性）である点で異なる．したがって，この2つの課題に対する応答性を比較することによりニューロンの応答性が条件性課題に特異的であるかどうかを解析できる．

　前述の PGN と AGN の非対称性課題では常に Go 反応は報酬と，Nogo 反応は無報酬と結びついている．そのため，物体に対する応答性が Go 反応または報酬あるいは Nogo 反応または無報酬のいずれに関連しているのか解析できない．この点を詳細に解析するため，さらにサルの居場所に依存しない対称性 Go/Nogo 課題（Place-independent symmetrical go/no-go task, SGN 課題：サルが正しい反応をすれば Go でも Nogo 反応でも報酬を獲得）を行った．以上の非対称性と対称性 Go/Nogo 課題に対するニューロンの応答性を比較することにより，サルの反応（Go/Nogo 反応）あるいは報酬随伴性（報酬/無報酬）のいずれに関連しているのかを調べた．

2. サル中隔核には空間的手掛かりから刺激の位置関係に応答するニューロンがある

1) 場所呈示期に応答するニューロンがある

　中隔核から記録した総数430個のニューロンのうち129個（30％）が場所呈示期に応答した．これら場所呈示期に応答したニューロンのうち58個（45％）は場所に識別的に応答した．**図5-90** には，場所呈示期に特定の場所に選択的に応答した中隔核ニューロンの例を示してある（**A**）．**図5-90A** 上には，各場所において自動車内のサルの位置から見える実験室内の手掛かり刺激の写真，下には各場所において場所呈示期に合わせて作成したニューロン応答の加算ヒストグラムが示してある．サルは各場所におけるこの空間的手掛かり刺激の位置関係から自己の居場所を判断していることになる．このニューロンは，Go と Nogo 試行のいずれにも場所 III で促進応答を示している（**A, B**）．次に4個の場所識別ニューロンについて環境刺激の変化（自動車前方にあるテーブルの移動）が場所識別性応答に及ぼす影響を調べた．その結果，2個はテーブル移動により一過性に場所呈示期の応答が減弱するが，その後サルが新しい環境を学習するにつれて回復する．残り2個はテーブルを移動しても応答は変化しない．これらのことから，中隔核ニューロンは特定の手掛かり刺激に応答しているのではなく，多くの空間的手掛かり刺激の位置関係に応答することを示している．これら58個の場所認知ニューロンは，海馬体から入力を受ける外側中隔核の中央部〜尾側に多く分布していた（**図5-93**）．

2) 場所と物体呈示期に応答するニューロンがある

　場所認知応答ニューロンのうち8個は場所呈示期に応答する場所でだけ物体呈示期にも応答

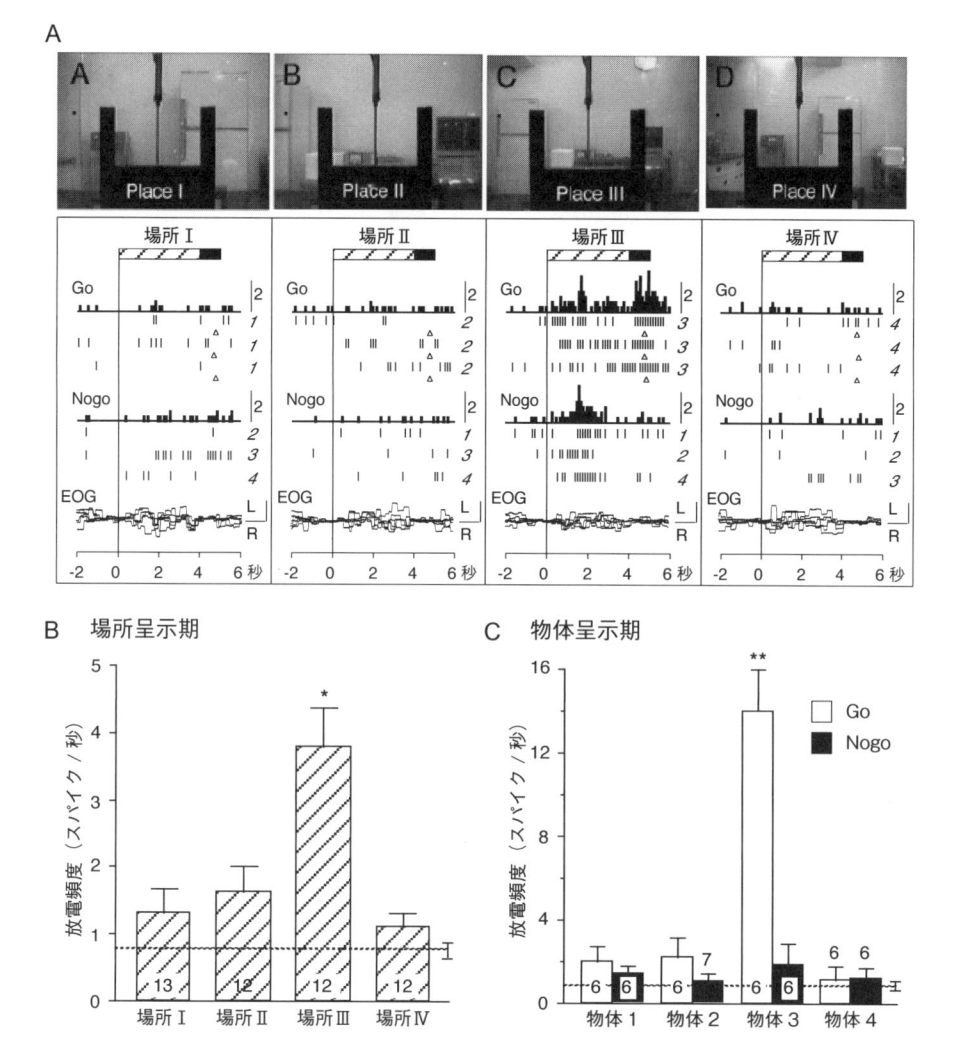

5.6 中隔核は認知や記憶などの高次情報に基づき，情動や本能行動および自律神経機能を統御する　　215

図5-90　サル中隔核の場所呈示期および物体呈示期に識別的応答を示したニューロン
(Kita et al., 1995[182])

A：各場所（場所I〜IV）でPGN課題を施行したときのニューロン活動のラスター表示およびその加算ヒストグラム．加算ヒストグラムは，GoおよびNogo試行に分けて加算してある．ヒストグラム上の写真：各場所でサルが見ている自動車外の空間的手掛かり刺激，ラスター表示の右の数字：物体の番号，EOG：眼球電位図，L：左方向，R：右方向．
B：場所呈示期におけるニューロンのインパルス放電頻度．このニューロンでは場所IIIにおいてインパルス放電頻度が増加．
C：物体呈示期におけるニューロンの平均インパルス放電頻度．このニューロンの活動は，場所IIIにおいて物体3が呈示したときに（Go試行）増加しているが，物体3を他の場所で呈示した場合（Nogo試行）には増加しない．ヒストグラム：物体呈示期のGo/報酬（白色ヒストグラム）およびNogo/無報酬（黒色ヒストグラム）反応における平均ニューロン活動．＊：$p<0.05$，＊＊：$p<0.01$．

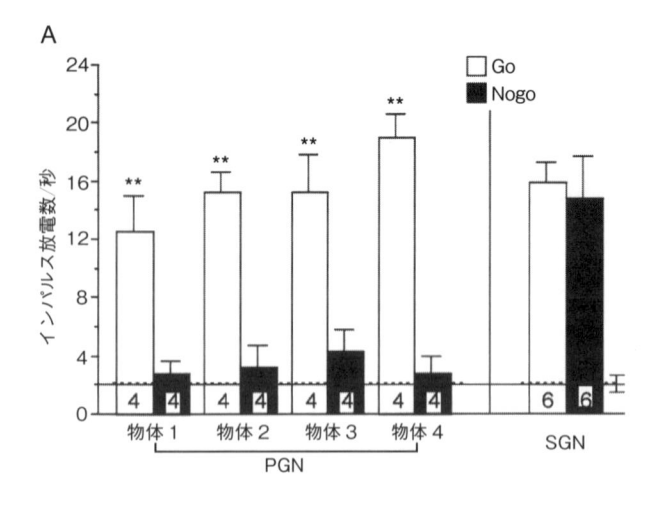

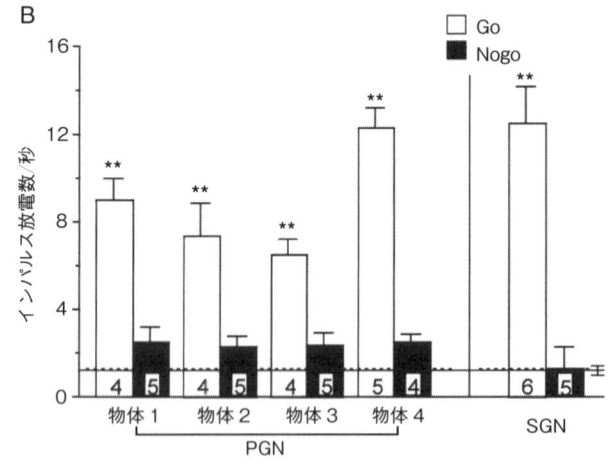

図 5-91 サル中隔核の Go/報酬選択型条件性課題非特異的ニューロン（A, B は異なるニューロン）（Kita et al., 1995[182]）
A, B：Go/報酬選択型条件性課題非特異的ニューロンは SGN 課題に対する応答性から，さらに報酬物体関連ニューロン（A），および Go 反応関連ニューロン（B）に分類された．なお，図に示されていないが，これら 2 つのニューロンは，AGN 課題に対しても同様の Go/報酬選択型応答．ヒストグラム：物体呈示期の Go（白色ヒストグラム）および Nogo（黒色ヒストグラム）反応におけるニューロンの平均インパルス放電頻度．＊＊：$p < 0.01$.

する．この 8 個のニューロンの物体呈示期の応答は，場所と物体呈示の順序を逆にすると消失した．これらのことから，このニューロンは場所と物体の連合に関与すると考えられる．

　一方，物体呈示期に応答する 176 個のニューロンのうち 88 個（50％）は各物体の意味（報酬/無報酬）の違いに識別的に応答した．これら 88 個のニューロンは，①Go 試行で報酬性物体に応答する Go/報酬選択応答型，および②Nogo 試行で無報酬性物体に応答する Nogo/無報酬選択応答型に分類された．前述のニューロンは物体呈示期には Go/報酬選択応答を示している（**図 5-90C**）．さらに，これら Go/報酬選択応答型と Nogo/無報酬選択応答型ニューロンについて，物体の報酬随伴性がサルの居場所に依存しない AGN 課題をテストした．これら Go/報酬選択応答型と Nogo/無報酬選択応答型ニューロンのうち 53 個（60％）（総数 430 個のニューロンの約 13％）が AGN 課題には応答せず，PGN 課題だけに識別的に応答した．さらに，これらのニューロンは図には示していないが，AGN 課題に応答しない条件性課題特異的ニューロンであった．これらのことから，これら条件性課題特異的ニューロンは単純な物体の報酬

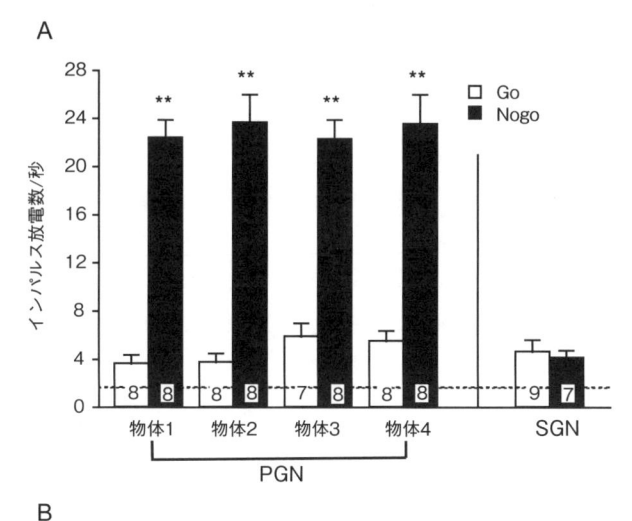

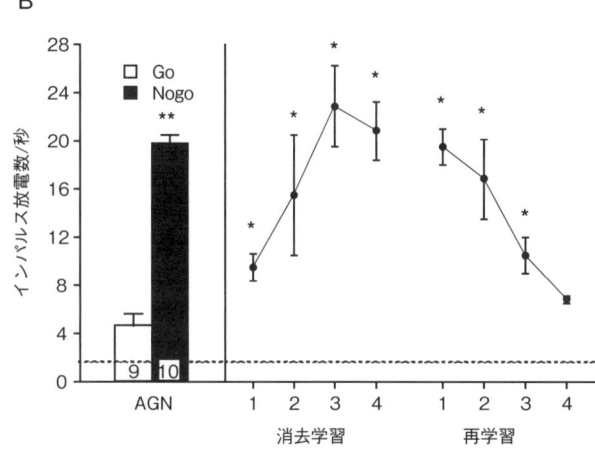

5.6 中隔核は認知や記憶などの高次情報に基づき，情動や本能行動および自律神経機能を統御する 217

図5-92 サル中隔核の Nogo/ 無報酬選択型条件性課題非特異的ニューロン（A, B は同一ニューロン）（Kita et al., 1995[182]）

A, B：物体呈示期における平均ニューロン活動を示してある．このニューロンは，PGN および AGN 課題には同様に応答する（Nogo/ 無報酬選択型応答を示す）が，SGN 課題には応答しないことから無報酬関連ニューロンに分類された．ヒストグラム：物体呈示期のGo（白色ヒストグラム）および Nogo（黒色ヒストグラム）反応における平均ニューロン活動，折れ線グラフ：AGN 課題における報酬性物体を用いて消去および再学習したときのニューロンの平均インパルス放電頻度．$*：p<0.05，**：p<0.01$．

随伴性ではなく，特定の場所で特定の物体が報酬を意味するという条件性課題を特異的に符号化していることを示している．

残り35個（40%）（総数430個のニューロンの約7%）は，PGN と AGN 課題に同様に応答し（条件性課題非特異的ニューロン），Go/ 報酬選択応答型と Nogo/ 無報酬選択応答型の2型に分類された．**図5-91A, B** には，2個の Go/ 報酬選択応答型ニューロンの例を示してある．これら2個のニューロンは PGN 課題では物体に関係なく，それぞれの物体が Go/ 報酬を意味する場合に応答している．これら2個のニューロンは図には示していないが，AGN 課題にも同様に応答する．一方，**図5-92** には Nogo/ 無報酬選択応答型ニューロンの例が示してあり，PGN と AGN 課題では物体に関係なく，物体が Nogo/ 無報酬を意味する場合に応答している．これらのニューロンは条件性課題（PGN 課題）と非条件性課題（AGN 課題）のいずれにも同様に応答することから，①物体呈示期の応答は条件性課題に関係はないが，②PGN および AGN 課題ではいずれも報酬性物体には必ず Go 反応を伴うことから物体呈示期の応答が物体

の報酬随伴性（報酬，または無報酬）あるいは行動随伴性（Go，またはNogo反応）のいずれに関連しているか不明である．この点を明らかにするため，さらにGoとNogo反応のいずれも報酬を伴うSGN課題をテストした．これらGo/報酬選択応答型ニューロンは，報酬関連ニューロンとGo関連ニューロンに明らかに分かれた．**図5-91A**に示してあるニューロンは，PGN課題ではGo/報酬を意味する物体には応答しているが，SGN課題ではGo, Nogo反応に関係なく物体が報酬を意味するときに応答している．このニューロンは，物体が報酬を意味するときに応答している報酬関連ニューロンであると考えられる．一方，**図5-91B**に示してあるニューロンは，PGN課題ではGo/報酬を意味する物体に応答し，SGN課題では報酬性でGo反応を意味する物体に応答するが，報酬性でNogo反応を意味する物体に応答していない．このニューロンは，物体がGo反応を意味するときに応答しているGo関連ニューロンであると考えられる．**図5-92**に示してあるニューロンは，PGNとAGN課題ではNogo/無報酬を意味する物体に応答しているが，SGN課題ではGoとNogo反応に関係なく報酬を意味する物体には応答しない（**A, B**）．このニューロンは，物体が無報酬を意味するときに応答する無報酬関連ニューロンであると考えられる．さらに，このニューロンはAGN課題に用いた報酬性物体を用い，サルがレバーを押しても報酬を与えない消去学習をテストすると，この物体に次第に応答するようになる．この後，物体に報酬を連合させる再学習を行うと，応答が次第に減弱する（**B**）．これらのことは，このニューロンは物体が無報酬であることを符号化していることを示している．**図5-93**には中隔核内における各応答ニューロンの局在を示してあり，ニューロンの多くは海馬体から線維投射を受ける外側中隔核に存在していた．

3. 中隔核では場所による物体の生物学的意味の違いに関する情報処理が行われる

外側中隔核へは海馬体からの入力線維が多くを占め（Raisman, 1966a, b, 1969; Meibach & Siegel, 1977; Swanson & Cowan, 1977, 1979），外側中隔核の中間外側中隔核（外側中隔核の内側部）が最も多い（Staiger & Nurnberger, 1989）．また，内嗅皮質からの入力線維も主に中間外側中隔核に終わり（Alonso & Kohler, 1984），これらのシナプス結合はグルタミン酸を介して伝達される（Joels & Urban, 1984a, b; Stevens & Cotman, 1986）．これら神経解剖学的所見に一致して，場所に識別的に応答する中隔核ニューロンは主に外側中隔核の内側部に存在していた（**図5-93**）．

総数430個の中隔核ニューロンのうち56個（13％）は条件課題の物体呈示期にだけ，その意味に応じて識別的に応答した．このような条件課題特異的ニューロンは，本研究により初めて見出され，このことは中隔核が条件性場所-物体識別課題の遂行に重要な役割を果たしていることを強く示唆する．この種の条件課題は，中隔-海馬体系の破壊だけでなく，中隔核に線維を投射する大脳新皮質の背外側前頭前皮質主溝領域の破壊でも障害され（Gaffan & Harrsion, 1989a, b），主溝領域と中隔核との機能的連関の関与も想定される．一方，中隔核ニューロンの30個（7％）は物体の意味に対して選択的に応答する（報酬と無報酬関連ニューロン，Go反応関連ニューロン）．これらニューロンの呈示物体に対する応答性は，物体の意味を報酬→無

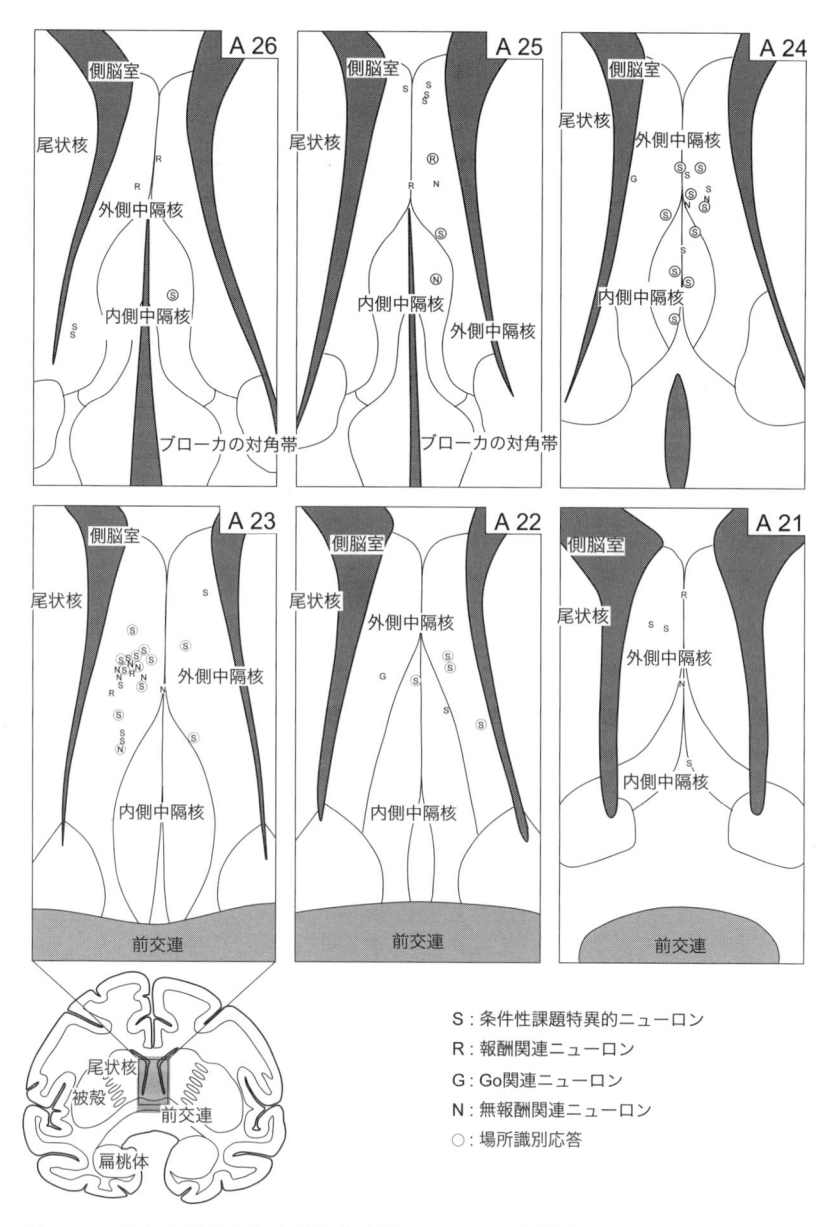

5.6 中隔核は認知や記憶などの高次情報に基づき，情動や本能行動および自律神経機能を統御する　219

図5-93　サル中隔核内における各応答ニューロンの局在（Kita et al., 1995[182]）
多くのニューロンは，海馬体から入力を受ける外側中隔核に存在している．○で囲んだニューロン，場所識別応答を示したニューロン．

S：条件性課題特異的ニューロン
R：報酬関連ニューロン
G：Go関連ニューロン
N：無報酬関連ニューロン
○：場所識別応答

報酬（消去）→報酬（再学習）に変えると，物体の報酬随伴性に従って可塑的に変化することからも確認された．

　本研究の結果は，中隔核が居場所の認知→居場所の違いによって変わる物体の意味の認知という一連の過程を統合するうえで，重要な役割を果たしていることを示唆する．すなわち，本

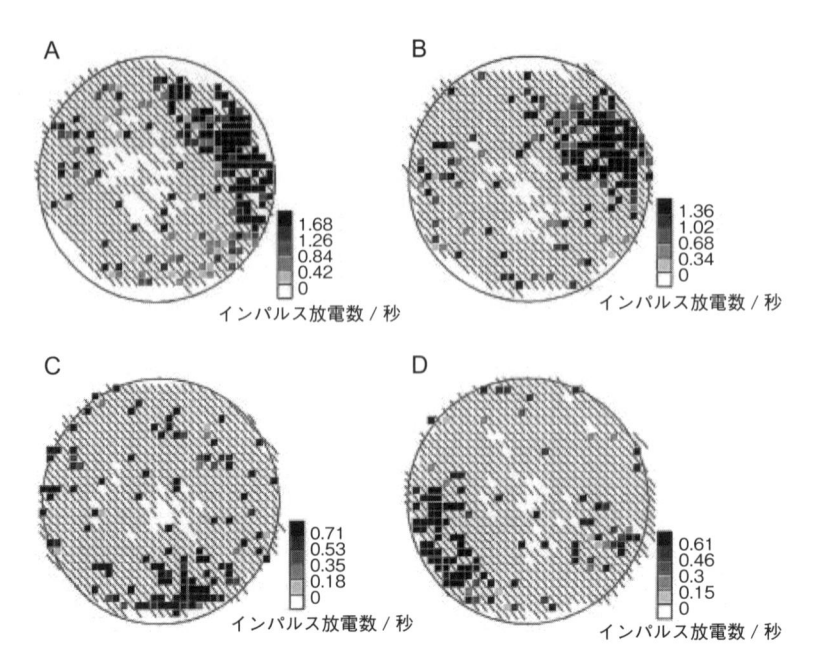

図 5-94　ラット外側中隔核場所関連ニューロンの応答性（Takamura et al, 2006[383]）
A〜D：場所関連ニューロン活動のピクセルマップ．各マップの右下のグレースケールは平均インパルス放電頻度（インパルス数/秒）を示す．ラットは，普段の条件（A），オープンフィールド外の空間手がかり刺激（白熱電球の点灯とホワイトノイズ）を180°回転した条件（B），オープンフィールドを時計方向に90°（C）および180°（D）回転した条件で報酬場所探索課題を遂行．活動マップ内のスラッシュ（/）で示したピクセル，ラットが滞在中にニューロン活動が生じなかったピクセル．行動課題中にラットが一度も滞在しなかったピクセルは白色で表示．このニューロンでは，普段の条件ではラットがオープンフィールド内の1時から3時の部位に来るとインパルス放電頻度が増加（場所応答）する．この場所応答は，オープンフィールド外の空間手掛かり刺激位置を180°回転しても変わらないが，オープンフィールド自体を90°または180°回転するとそれに追従して位置が変化する．

研究で明らかにされた各応答ニューロンは，海馬体，内嗅皮質，扁桃体などから認知，記憶，情動に関する種々の情報を受け，外側中隔核内亜核間の線維連絡により情報を統合し，報酬獲得行動に重要な役割を果たす視床下部を制御していると考えられる．

4. ラット外側中隔核にもサルと同様の空間情報や報酬情報の変化に関連して応答するニューロンがある

筆者らは，**5.5, b, 6** で述べた独自に開発した場所学習の解析システム（**図 5-84**）を用いて，ラットの外側中隔核からニューロン活動を記録し，報酬場所探索課題遂行中の応答性を調べた（Takamura et al., 2006）．

総数193個のニューロンのうち81個（42%）は場所応答を示し（場所関連ニューロン），残りの112個（58%）は場所応答をしなかった．**図 5-94** には，場所関連ニューロンの応答例を

5.6 中隔核は認知や記憶などの高次情報に基づき，情動や本能行動および自律神経機能を統御する

A 場所関連ニューロン　　**B 場所非関連ニューロン**

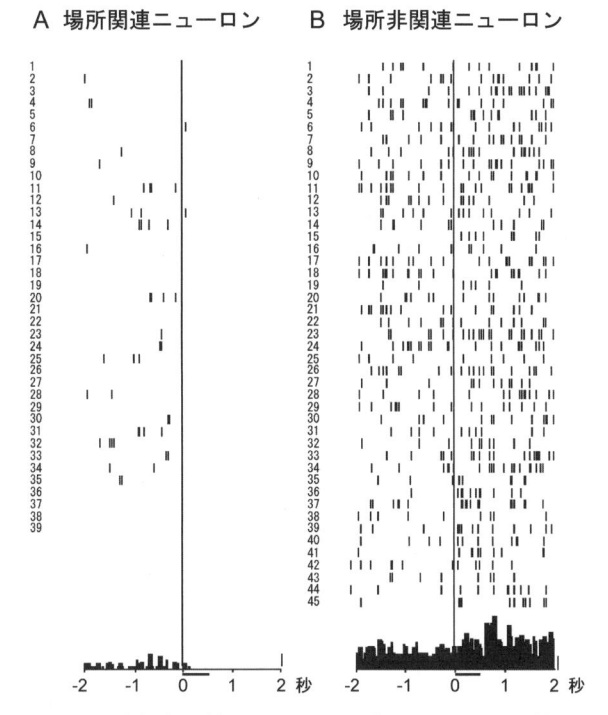

図5-95　ラット外側中隔核ニューロン活動へのICSSの影響（Takamura et al., 2006[383]）
A, B：場所関連ニューロンと場所非関連ニューロンの活動のラスターとヒストグラム表示．この場所関連ニューロンでは，ICSS報酬から活動が減少し，ICSS報酬獲得後も抑制が持続している．場所非関連ニューロンでは，ICSS報酬直後に一過性に活動が増加している．横軸：時間，0〜0.5秒（時間軸の下の横棒部分）：ICSS報酬獲得期間，ラスター表示左側の番号：報酬場所探索課題遂行中にICSS報酬を獲得した系列番号，ヒストグラムのビン幅：50ミリ秒，各ヒストグラム右側の縦線：平均インパルス放電頻度縮尺（2.5インパルス数／秒）．

示してある．このニューロンはオープンフィールド内で1時から3時の領域で場所応答を示し（**A**），場所応答野の領域はオープンフィールド外の空間手掛り刺激（電球からの視覚刺激やスピーカーからの聴覚刺激）位置を180°回転しても変わらないが（**B**），オープンフィールド自体を90°または180°回転すると，それに追従して場所応答野の領域が変わる（**C, D**）．このことから，このニューロンはオープンフィールド内の空間手がかり（チャンバー内の視覚，嗅覚，触覚刺激など）に基づく居場所の符号化（表現）にかかわっていると考えられる．本実験では，23個の場所関連ニューロンに対してオープンフィールド内外の空間手掛り刺激位置の影響を調べたが，17個はオープンフィールドの内部，5個は外部，1個は内部と外部の両方の刺激に依存して場所応答野の領域が変わった．また，193個の外側中隔核ニューロンのうち86個（45％）がICSS報酬に応答した．このうち，31個（16％）は場所関連ニューロン，55個

（29％）は場所非関連ニューロンであった．図 5-95 には，ICSS 報酬に応答した場所関連ニューロン（**A**）と場所非関連ニューロン（**B**）の例を示してある．図 5-95A の場所関連ニューロンは，ICSS 報酬中にインパルス放電がほとんどなくなり（抑制応答），ICSS 報酬後も抑制が持続している．図 5-95B の場所非関連ニューロンは，ICSS 報酬直後に一過性にインパルス放電頻度が約 2 倍まで増加し（促進応答），その後徐々に減少する．

これらのことより，ラット外側中隔核ニューロンもサルと同様（**5.6, b, 3 参照**），海馬体やその他の領域からのオープンフィールド内外の空間情報や報酬情報などの変化の認知と統合に関与し，空間課題解決に重要な役割を果たしていることが示唆される．

5.7　大脳基底核の役割は何か

大脳基底核は，錐体外路系の一部として大脳新皮質の運動野，小脳，視床運動系などと一体となって随意運動を時間的・空間的に円滑に行ったり，無意識で行う姿勢，歩行，痛み，恐怖，驚きに対する防御運動，歩行時における上肢の振り子運動，表情や身振り，あくび，くしゃみ，食物の嚥下に支障をきたさないための咀嚼運動の円滑な遂行にも関与する．

a.　大脳基底核は運動の開始や遂行などの運動機能に関与する

大脳基底核の最も重要な機能は運動機能である．大脳基底核が運動機能に関係することは 18 世紀末から考えられていたが，半身不随，四肢の過度の伸展や屈曲，筋弛緩，不随意運動，姿勢維持不能などの各症状および大脳基底核の病理学的所見との関係が詳しく調べられるようになったのは 19 世紀後半から 20 世紀の初頭にかけてであり，臨床神経学の成果によることが大きい．

ウィルソン氏病（Wilson, 1912）は，代謝障害により肝臓と神経系，とくにレンズ核（被殻・淡蒼球）に銅が沈着し，いろいろな運動症状が起こる．また，1918～25 年には脳炎が大流行し，多くの脳炎後遺症（パーキンソン症候群）が発症し，病理学および臨床所見よりレンズ核，レンズ核ワナや黒質の病変と運動障害の関係が明らかとなった．動物実験でもサルで両側の淡蒼球を破壊すると，特異な屈曲姿勢をとること（Richter, 1945）や姿勢反射が障害されること（Denny-Brown, 1962）などが次々に明らかにされた．

近年，動物が行動しているときに脳内の各部位からニューロン活動を記録することが可能となり，尾状核，淡蒼球，黒質などのニューロン応答といろいろな運動との関係が詳しく調べられている（DeLong, 1971; Buser et al., 1974; Niki et al., 1972）．このように，大脳基底核（尾状核，被殻，淡蒼球，黒質など）は錐体外路系の運動核として，運動の開始や遂行，筋緊張の調節，体位や姿勢制御などの運動機能と深く関係する．

b. 感覚と運動の統合に関与する

　運動機能といっても，たとえば呈示された一つの対象物に向かって手を伸ばす運動一つをとってみても，運動の出力系だけで遂行することは不可能である．それには筋，関節，皮膚からの入力，前庭や内耳からの平衡感覚あるいは視覚系による調節などが重要となる．

　大脳基底核への感覚入力については多くの研究があり，体性感覚，深部感覚（筋や関節などからの感覚），聴覚，視覚や嗅覚などの各感覚系からいろいろな感覚種が集合して入ってくる（Albe-Fessard et al., 1960）．大脳基底核に障害があると，前項 **5.7, a** で述べたような錐体外路性運動症状をきたすが，このとき同時に一種の感覚障害（sensory neglect）が起こる．

　このような意味から，錐体外路性運動症状は感覚と運動の統合（senseorimotor integration）不全に基づくものである．パーキンソン病などでは足がすくんで第一歩が踏み出せず，介助なしでは歩行が困難なときでも，地面に適当な間隔で白線を引くとか，調子とりの音を聞かせるなどの適当な感覚性手がかりを与えると，いともたやすくスタスタと歩き出せるので，感覚入力が重要である．これらの感覚と運動の統合には，視床-線条体間に形成されるループが重要であるとの説が提唱されている（Krauthamer, 1979）．尾状核には大脳皮質や視床から広範な感覚入力が入ってくるため，この領域は外界情報の認知に関係することが示唆されている（Oberg & Divac, 1979）．Lidsky 一派ら（Schnider & Lidsky, 1981）は，大脳基底核は感覚入力，とくに顔，口周囲あるいは口腔内からの体性感覚入力を多く受け，身体や顔の位置の調節あるいは口腔や咽頭の感覚と運動の統合に関与すると主張している．

c. 大脳辺縁系（大脳辺縁系：情動脳）-大脳基底核間で情動情報と運動情報が統合される

　四肢の単純な運動ではなく，外界に対する合目的的な一連の運動行為，すなわち「行動」と大脳基底核との関係についても多くの研究がある．動物で尾状核を破壊すると，遅延交代反応課題（ある一定の遅延時間の後に与えられた手がかり刺激とは別のもう一つの手がかり刺激を交互に選択すると，報酬を得られる課題）の学習速度が遅くなり，手がかり刺激の逆転に対する適応性（柔軟性）も低下する（Rosvold et al., 1958）．一方，動物にとって食物のような意味のある報酬性物体を見たときに，尾状核ニューロンが応答すること（Buser et al., 1974; Rolls et al., 1979; Nishino et al., 1981）や餌の探索，餌の把握あるいは咀嚼時からなる一連の食物摂食（報酬獲得）や飲水行動中に淡蒼球ニューロンが特異的に応答する（Travis et al., 1968）．

　動物が周囲の環境により積極的に働きかけていくためには，前項の **5.7, b** で述べた種々の感覚入力の統合だけでなく，種々の内的欲求や喜び，悲しみ，怒りの情動とそれに伴う動機づけの運動系への反映が重要となる．同じ接近行動を行う場合でも，好きな異性やおいしい食物を獲得しようとするときの行動とそうでないときの行動はおのずから異なる．大脳辺縁系（情動

脳）から運動系へ送られる情報は行動をより躍動的に支えている．Nauta（1974, 1982）は大脳辺縁系-大脳基底核間の詳しい相互の線維連絡様式を報告しており，大脳辺縁系-大脳基底核間で情動情報が運動情報に取り入れられると考えている．

1. サルの尾状核ニューロンは感覚入力と動機的側面から運動出力への変換過程に関与する

1） 食物と非食物の認知，獲得行動に関連して応答するニューロンがある

　筆者らは，サル視床下部外側野の項（**5.2, d, 2**）で述べた独自の実験システムを用いて尾状核ニューロンの食物と非食物の認知応答性を調べた．総数 351 個のニューロンのうち 108 個（31％）が応答した．この課題は①対照期，②食物と非食物の認知期，③食物獲得のためのレバー押し期，および④実際に食物を食べる摂食期に分けられる．**図 5-96A** には，尾状核ニューロンのいろいろな対象物（大豆，ミカン，ボーロ，ニンジンおよびネジ）を見たときの応答例を示してある．このニューロンは，大豆，ミカンを見たときの促進応答が最も大きく，ボーロを見たときは中程度の促進応答をする．しかし，好きでないニンジンや非食物のネジを見てもまったく応答しない．さらに，ニューロンの促進応答が大きいとき（大豆とミカン）はレバー押し運動の開始が早く起こり，ボーロでは遅くなっている．そして，ニューロン応答がないとき（ニンジンとネジ）はレバー押し運動をしていない．尾状核ニューロンは，①いろいろな食物や非食物を見たときに促進応答をし，その応答性は対象物によって異なる，②ニューロンの促進応答が大きいほどレバー押し運動の開始が早い．このように，このニューロンの促進応答の変化はレバー押し運動の開始に関係している．

　図 5-96B の左端の図には，通常の条件でミカンを呈示したときのニューロンの促進応答とレバー押し運動を示してある．左から 2 番目の図はミカンを呈示しているが，レバーに覆いの板を被せてサルがレバーを押せないようにしてある．ついで，3 秒後に覆いを取り去ると，サルはレバー押しを行い，第 2 シャッターを開けてミカンを食べている．このような条件下で，ミカンを呈示してレバー押し行動の開始までの期間（3 秒），サルは待機しているが，ニューロンの促進応答は増強し，レバー押し運動がなくてもニューロンの促進応答は持続している．このことは，このニューロンの促進応答は，レバー押し運動に直接結びついた単純な運動性応答ではないことを示している．

　図 5-96B の右端の 2 つの図には，ミカンを十分に摂取した後のミカンと大豆に対するニューロン応答の変化とレバー押し運動を示してある．サルは満腹しているので，このニューロンはミカンを見てもほとんど促進応答をせずレバー押しもしない．しかし，大豆では空腹時（**A**列左端）ほど強くはないが，ニューロンは中程度の促進応答を示し，レバー押しも行い，同じミカンという視覚刺激でも空腹状態下と満腹状態下ではニューロン応答が異なる．実験に用いた大豆と乳ボーロは，形，大きさ，色がほぼ類似しているのに両者に対するニューロン応答はかなり異なること（**A**）と考え合わせると，これらのニューロン応答は単純な感覚応答ではなく，感覚入力と動機（快情動）的側面が統合されて運動出力に変換される中間的な過程を反映

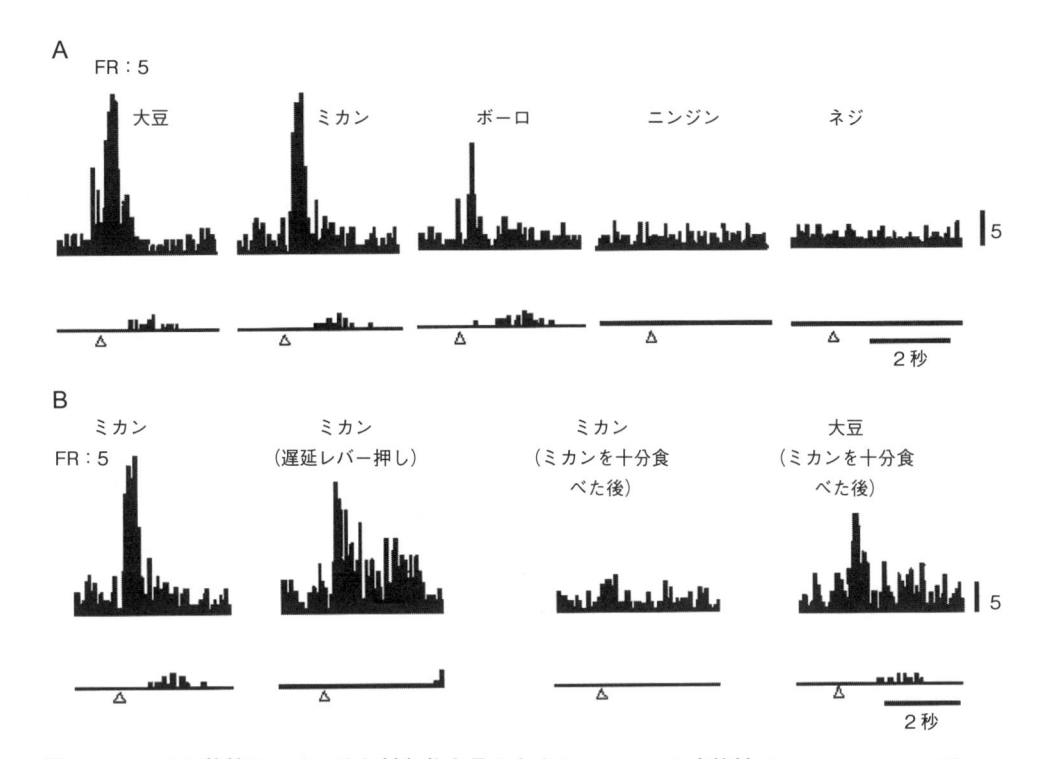

図5-96 サル尾状核のいろいろな対象物を見たときのニューロン応答性(Nishino et al., 1981[261])
A：好物の大豆とミカンを見ると強い促進応答をするが，パンやクッキーでは中程度の促進応答．嫌いなニンジンやネジを見てもまったく応答しない．促進応答が強いほどレバー押しは早く起こる．
B：左端はミカンを見せたときの促進応答，ミカンを見せるが，レバー押しを3秒間させないようにする（遅延レバー押し）と，促進応答は持続的（左2番目）．ミカンを十分に食べた後ではミカンを見ても応答しない（右2番目）．このときでも大豆を見ると中程度の促進応答をする（右端）．ヒストグラム上：ニューロン応答の各100ミリ秒あたりの3回加算ヒストグラム，ヒストグラム下：レバー押し信号の加算（△：W1開放時点）．

している．

2）尾状核ニューロンの食物の認知と獲得行動への応答は前頭葉冷却とドパミン性入力に影響を受ける

　尾状核へは，大脳新皮質，視床，黒質あるいは大脳辺縁系などからの様々な入力がある．そこで，尾状核の前部（頭部）からニューロン活動を記録した電極を通して西洋ワサビ過酸化酵素（horseradish peroxydase：HRP）を注入し，入力線維を調べると，大脳新皮質の非常に広範な部位から線維投射があり，とくに背外側前頭前皮質の弓状窩と主溝周辺部からの入力が多い．これらのことは背外側前頭前皮質のこれらの部位が尾状核に強い影響を与えていることを示している．
　両側の背外側前頭前皮質を冷却して機能を一過性に低下させたときの尾状核ニューロンの応

尾状核

A 対照（冷却前）

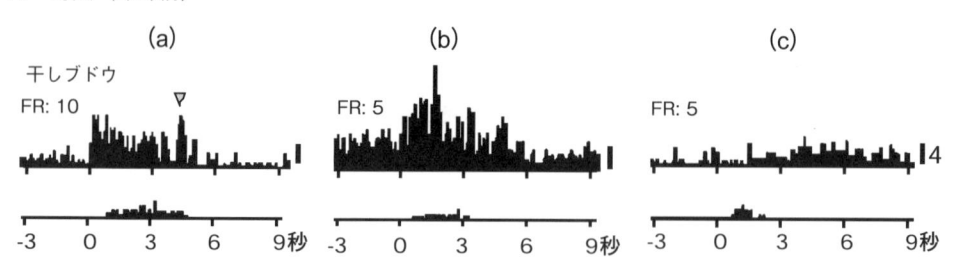

(a) 干しブドウ FR: 10

(b) FR: 5

(c) FR: 5

B 冷却後

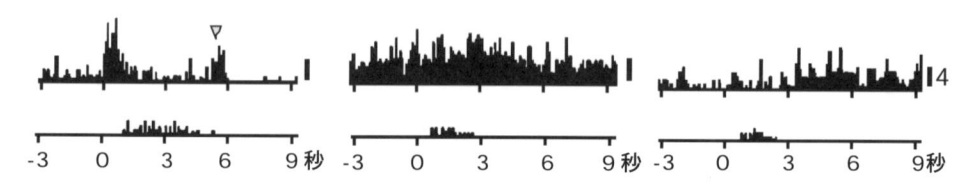

図5-97 尾状核のニューロン活動に対する前頭前野冷却の影響（Nishino et al., 1984[264]；小野, 1982[448]）

前頭前野（9野）を冷却し，一時的に機能を停止させたときの，尾状核ニューロン応答（a, b, c, d の4つのタイプ）の変化．A：対照（冷却前の応答），B：冷却後の応答．識別期の応答（a, c），摂食期の応答（c）および手の伸展時の応答（a の▽）は前頭前野を冷却しても変化しないが，レバー押し期の応答（a, b）は消失する．
A, B 上：ニューロン促進応答のヒストグラムで，100 ミリ秒あたりのインパルス放電数を 12.8 秒にわたり，3 回のタスクについて加算している．A, B 下（時間軸上）：レバー押し信号の加算，時間軸 0：W1 の開放時点．ヒストグラムの作成は以下の図においても同様．

答性を解析した（小野, 1982; Nishino et al., 1984）．図 5-97 には，3 つのタイプのニューロン応答（a, b, c）に対する両側の背外側前頭前皮質冷却の影響を示してある．**a** のニューロンは各期（干しブドウを見たとき，レバー押し期と干しブドウを取るための手の伸展時▽）にわたり促進応答をする，**b** のニューロンはレバー押し期に個々のレバー押し運動とは関係しないが，持続的な促進応答をする，**c** のニューロンは摂食期（干しブドウを食べている間）に促進応答をしている．両側の背外側前頭前皮質を冷却すると，食物を見たときの促進応答（**a**）や摂食中の促進応答（**c**）あるいは手の伸展時の促進応答（**a** の▽）は変化しない．しかし，レバー押し中の持続的な促進応答はほとんど消失している（**a, b**）．このことは，大脳新皮質の背外側前頭前皮質からの入力がレバー押しという持続的な運動の遂行という意欲の持続に関係することを示している．

黒質からのドパミン性入力が障害されると，パーキンソン病になることはよく知られており，黒質-線条体系だけでなく，背外側前頭前皮質-尾状核系も重要な役割を果たしていると考えら

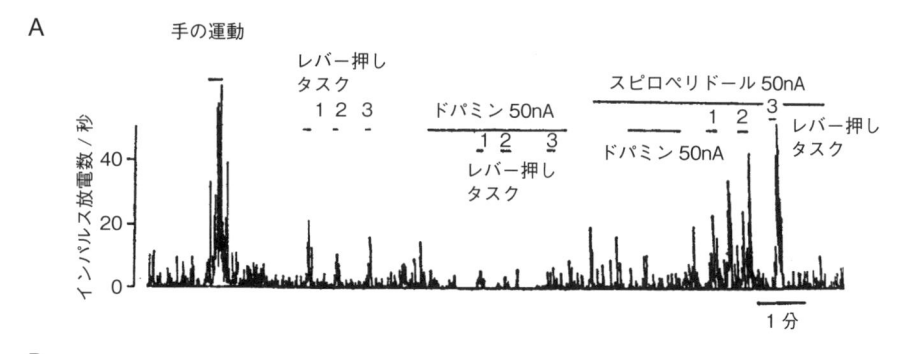

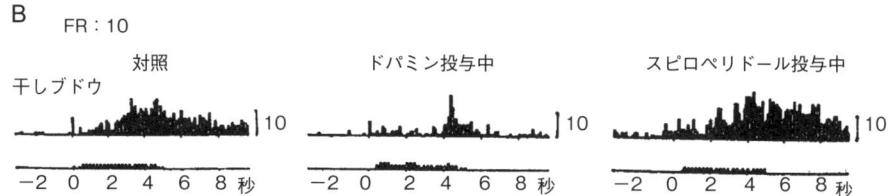

図5-98 尾状核ニューロン応答に対するドパミンの効果（Nishino et al., 1984[264]；小野，1982[448]）

A：インパルス放電頻度曲線．手の動きやレバー押しタスク時にニューロンが増加している．多連微小電極を用いてドパミンを電気泳動的に投与する（横線期間中，50nA）と，インパルス放電が減少し，レバー押しタスクを行っても，ほとんど増えない．一方ドパミン拮抗剤（スピロペリドール）の投与中（横線期間中，50nA）にはドパミンを与えてもニューロン活動には変化がなく，レバー押しタスクによってニューロンのインパルス放電頻度はより強く増加するようになる．縦軸：インパルス放電数／秒，横軸：時間（分）．

B：通常のレバー押しタスク，ドパミン投与下およびスピロペリドール投与下のレバー押しタスク時のニューロンのインパルス放電頻度の変化のヒストグラム．

れる．図5-98には，尾状核ニューロンへの微少量投与ドパミンの効果を調べた結果を示してある．図5-98Aにはニューロンのインパルス放電頻度曲線，図5-98Bにはレバー押し課題におけるニューロン応答の加算ヒストグラムを示してある．このニューロンは手の動き（伸展）(A)，レバー押し運動および摂食に対応して促進応答をしている．次に，前もって電気的に微少量のドパミンをニューロン膜に投与し，レバー押し課題を行わせると，促進応答が抑制される(A, B)．逆に，ドパミンの拮抗薬であるスピロペリドールを同様に投与しておくと，レバー押し課題に伴うニューロンの促進応答はより増強する(A, B)．これらのことは，ドパミンレベル（黒質からのドパミン入力の活動度）の違いにより尾状核ニューロンの応答性がかなり修飾されることを示している．

3）尾状核内の周辺部に応答ニューロンは存在する

図5-99には，尾状核内のニューロン記録部位（A），食物と非食物認知レバー押し摂食行動課題に応答したニューロン（B），応答しなかったニューロン（C），視覚認知期に応答したニ

A 記録部位　B 応答ニューロン　C 無応答ニューロン

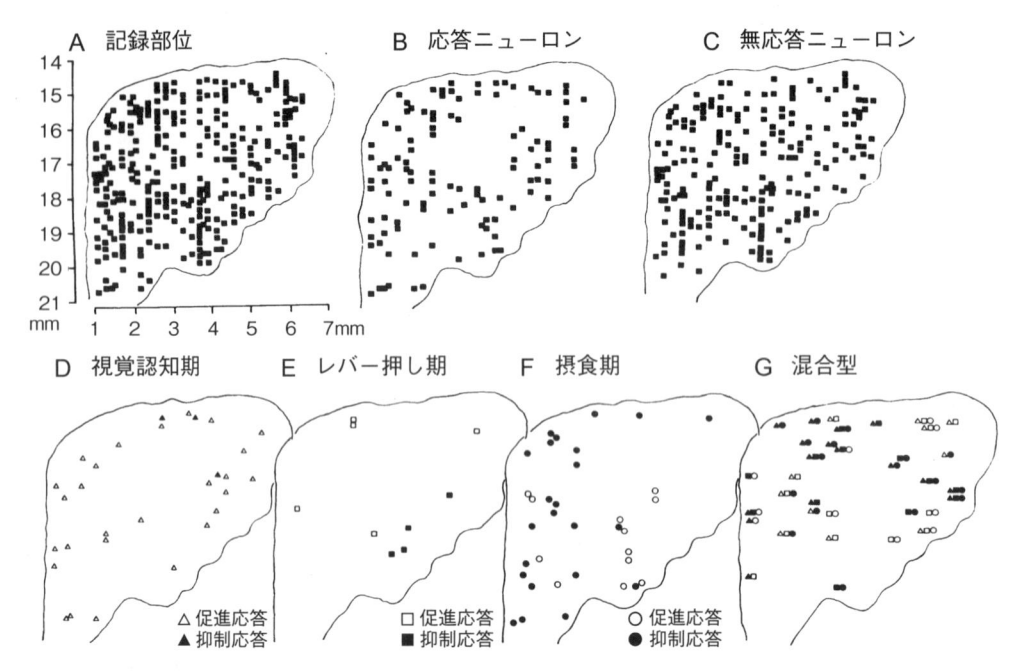

D 視覚認知期　E レバー押し期　F 摂食期　G 混合型

△ 促進応答　　□ 促進応答　　○ 促進応答
▲ 抑制応答　　■ 抑制応答　　● 抑制応答

図5-99　尾状核内のニューロンの記録部位と応答の局在（Nishino et al., 1984[264]；小野，1982[448]）
A：記録したニューロンの存在部位．B：認知期，レバー押し期，および摂食期のいずれかの時期に応答したニューロンの存在部位．C：応答しなかったニューロンの存在部位．D：食物の認知期だけに反応したニューロン．核の周辺部に多く，促進応答ニューロン（△）が抑制応答ニューロン（▲）に比べ圧倒的に多い．E, F：レバー押し期または摂食期に応答するニューロン．腹内側部に存在し，抑制応答ニューロン（■，●）が多い．G：レバー押し摂食行動の2つの時期以上に応答するニューロンの存在部位．
縦軸：脳表面からの深さ，横軸：正中から外側への距離（mm）．三角形（△）は視覚認知期，四角形（□）はレバー押し期，丸（○）は摂食期に応答し，それぞれ白抜きは促進応答ニューロン，黒くぬりつぶしたものは抑制応答ニューロン．

ューロン（D），レバー押し期に応答したニューロン（E），摂食期に応答したニューロン（F），および視覚認知，レバー押し，摂取期のうち2つ以上の時期に応答したニューロン（G）の存在部位を示してある．全体的にみて応答するニューロンは尾状核の中心部に少なく，周辺部に多く存在し（D, E），実際の摂食期に応答するニューロンは腹内側部に多い（F）傾向が認められる．

2. サルの淡蒼球と黒質には運動の準備と遂行時に応答するニューロンがある

1）サルの淡蒼球には手の伸展，屈曲などの運動要素に応答するニューロンがある

尾状核は大脳新皮質の広範な部位から入力を受け，出力は淡蒼球に収束し，一部は黒質に投射する．そこで，淡蒼球または黒質ニューロンのレバー押し摂食行動に対する応答性を調べた．図5-100には，淡蒼球のいろいろな運動要素に対して応答する9個のニューロンの応答例を示してある．Aa, b および c のニューロンは，手の伸展（▼）あるいは屈曲（▽）に対応して促

A 淡蒼球ニューロン

a 干しブドウ
FR: 20
伸展 伸展

b 干しブドウ
伸展 屈曲

c 干しブドウ
FR: 10
屈曲

d 干しブドウ
FR: 20
レバー押し

e ジェリービーンズ
牽引

f 注射器
FR: 10
レバー押しと咀嚼

B 黒質ニューロン

a クッキー
屈曲と注視

b 水
開口と飲水

c クッキー
FR: 5
レバー押しと咀嚼

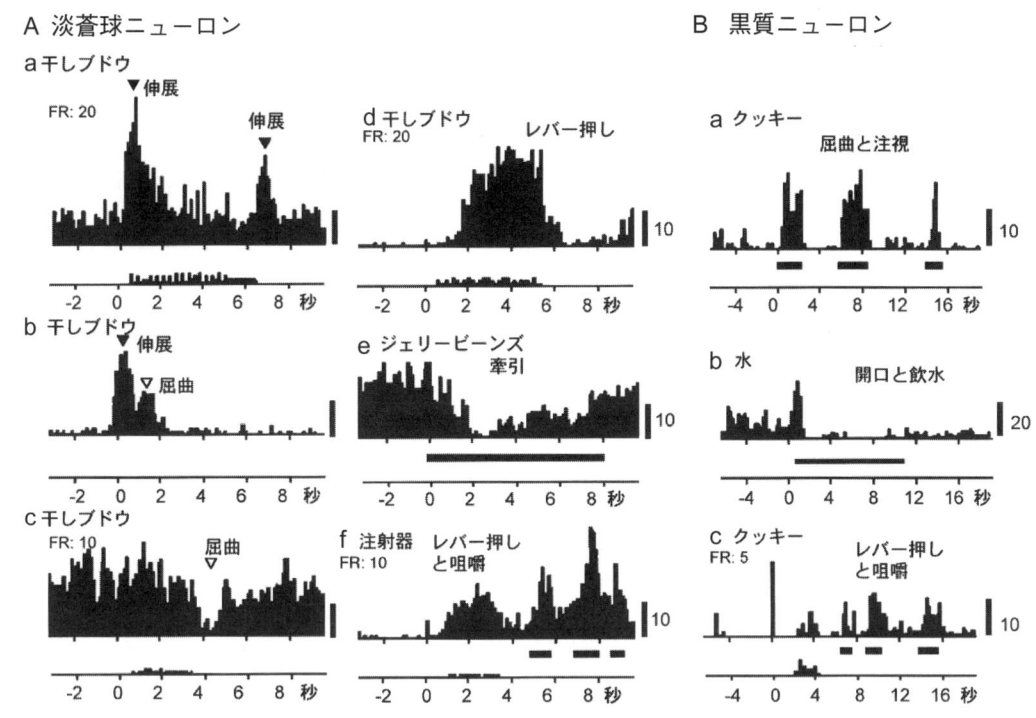

図 5-100 サル淡蒼球と黒質の個々の運動に応答したニューロン（Nishino et al., 1984[264]；小野, 1982[448]）

A：淡蒼球ニューロン応答．a：レバー押しのため，および食物獲得のための手の伸展（▼）時に促進応答．b：干しブドウを取るための手の伸展（▼）および屈曲（▽）時に促進応答．d：レバー押し運動時に促進応答．e：ジェリービーンズを強くひっぱるとき（横向きの実線）に抑制応答（時間軸 0：実験者が手でジェリービーンズを握った時点）．f：レバー押しおよび咀嚼運動（横向き実線）時にインパルス放電頻度の増加．
B：黒質ニューロン応答．a：クッキーを手に取って口元にもっていき見つめるとき（横向き実線）に促進応答（時間軸 0：手に取った時点）．b：パイプをくわえるために口を開いたときに促進応答，水を飲む期間（横向きの実線）およびそれ以後の抑制応答（時間軸 0：パイプが口に触れた時点）．c：レバー押しと咀嚼時に促進応答．

進または抑制応答をしている．Ad のニューロンは，レバー押し運動に対応して促進応答をしている．Ae のニューロンは，サルがジェリービーンズを口に入れて噛もうとするときにジェリービーンズの一端を実験者が手で引っ張るのに対応して抑制応答をしている．Af のニューロンは，レバー押し運動と注射器を噛む咀嚼運動に対応して促進応答をしている．図 5-100B には，黒質の 3 個のニューロンの応答例が示してある．Ba のニューロンは，手を屈曲して食物を口にもっていき，見つめるときに促進応答をしている．Bb のニューロンは，口を開けるときに一過性の促進応答を示し，水を飲む期間（点線）に抑制応答をしている．Bc のニューロンは，レバー押しと咀嚼時に促進応答を示している．このように，淡蒼球と黒質ニューロンの約半数は摂食行動時のいろいろな運動要素に対応して応答し，運動に直結する応答であった．このことは，淡蒼球と黒質が尾状核に比べ運動の出力系により近い位置にあることを示している．

A 淡蒼球ニューロン
a 正常レバー押しタスク
干しブドウ　FR：30

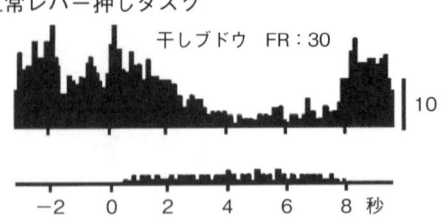

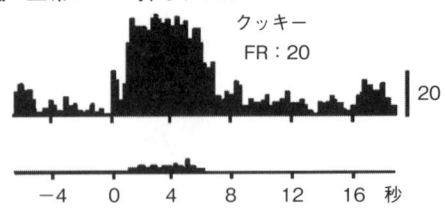

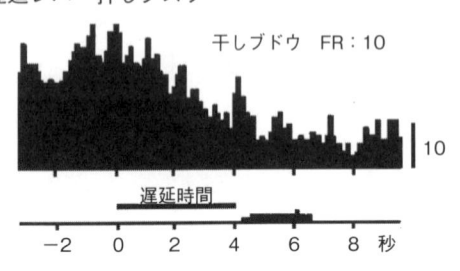

B 黒質ニューロン
a 正常レバー押しタスク
クッキー　FR：20

b 遅延レバー押しタスク
干しブドウ　FR：10
遅延時間

b 遅延レバー押しタスク
クッキー　FR：20
遅延時間

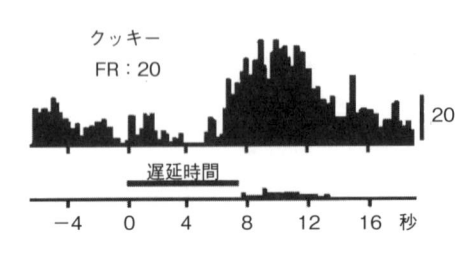

図 5-101 正常および遅延レバー押しタスク時の淡蒼球（A）および黒質（B）ニューロン応答（Nishino et al., 1984[264]；小野, 1982[448]）

正常タスク（Aa）では，淡蒼球ニューロンのインパルス放電頻度は，レバー押しがはじまると徐々に減少し，4～5秒後に最大の減少を示す（抑制応答）．黒質ニューロンのインパルス放電頻度は，レバー押し運動とともにただちに持続性の促進応答（Ba）．遅延レバー押しタスクでは，淡蒼球ニューロンは待ち時間中（第1番目のシャッター開放から，レバーの覆いが外されてレバー押しをはじめるまでの4～5秒）からすでにインパルス放電頻度が減少しはじめている．黒質ニューロンは待ち時間中にはまったくインパルス放電頻度の変化がなく，レバー押しの開始とともに持続性の促進応答．

2）サルの淡蒼球と黒質には運動の準備と遂行時に応答するニューロンがある

　淡蒼球ニューロンと黒質ニューロンはいずれも運動時によく促進応答をするが，淡蒼球ニューロンは主に手の伸展，屈曲やレバー押し運動時に応答する．黒質ニューロンは手の運動時にも応答するが口の開閉や咀嚼運動，目の動きなどにも対応して応答する．

　淡蒼球と黒質の運動の開始および遂行とニューロン応答の時間関係を比較すると，いずれもレバー押し運動に対応して応答する．しかし，淡蒼球ニューロンの25％ではその応答が緩徐に変化し（**図5-101Aa**），黒質のほとんどすべてのニューロンは速やかに一定の応答をする（**図5-101Ba**）．**図5-101Ab, Bb** には，**図5-96B** と同様に食物は呈示するが，レバーを覆って一定時間レバー押しを遅らせた（遅延レバー押し）ときの淡蒼球と黒質のニューロン応答を示してある．淡蒼球ニューロンは，レバー押し運動を始めていないのに徐々に抑制応答をしている（**図5-101Ab**）．黒質ニューロンの応答はまったく変化しない．遅延時間の後（4秒）に覆いを取り除き，サルがレバー押しを行うと，黒質ニューロンは初めて促進応答する（**図5-101Bb**）．淡蒼球ニューロンは運動の始まる以前から応答し（準備応答），黒質ニューロンは運

淡蒼球ニューロン
A 干しブドウ

FR：20

B 針付き注射器
FR：10

C 強制摂食
　干しブドウ

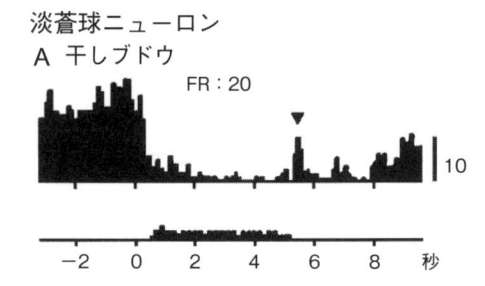

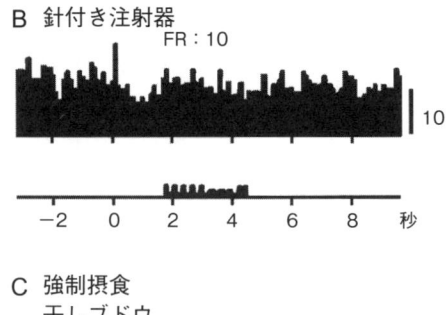

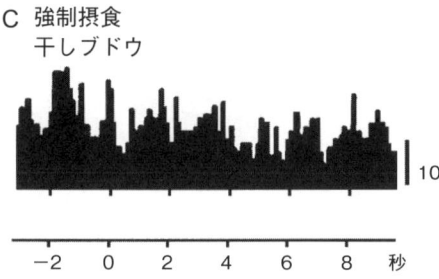

図 5-102　食物および非食物に対するレバー押し摂食および強制摂食に対する淡蒼球ニューロン応答（Nishino et al., 1984[264]；小野, 1982[448]）
A：対象物が食物（干しブドウ）のときはレバー押し運動とともにニューロンのインパルス放電頻度は減少し，摂食中も持続する抑制応答．
B：非食物のときは，通常はレバー押しをしないが，対象物（針つき注射器）によっては，レバー押し運動を行って第2シャッターを開放させ，その対象物を払いのけることがある．このようなレバー押し運動時には，無応答．
C：実験者が干しブドウをサルの口の中に押し入れて食べさせ（強制摂食）ても無応答．

動開始と同時に応答する（遂行活動）のが特徴である．

3） サルの淡蒼球には運動の状況や支える背景に応答するニューロンがある

図 5-102 には，食物（干しブドウ）に対するレバー押し期と摂食期の両期にわたり抑制応答をする淡蒼球ニューロンの例を示してある（**A**）．サルは非食物（針つきの注射器）を呈示したときはレバー押しを行い，第2番目の透明なシャッターW2を開けて（**図 5-42A, B 参照**）対象物体を手で払いのける行動を行う．このとき同じレバー押し運動を行っているが，ニューロンは応答しない（**B**）．さらに，サルの口の中に干しブドウを実験者が押し入れる（強制摂食）条件下では，干しブドウを咀嚼するという同じ運動を行ってもニューロン応答が認められない（**C**）．これらのことより，淡蒼球ニューロンは単に運動に関係するだけでなく，運動時の状況あるいは運動を支える背景などを反映した応答を示すと考えられる．

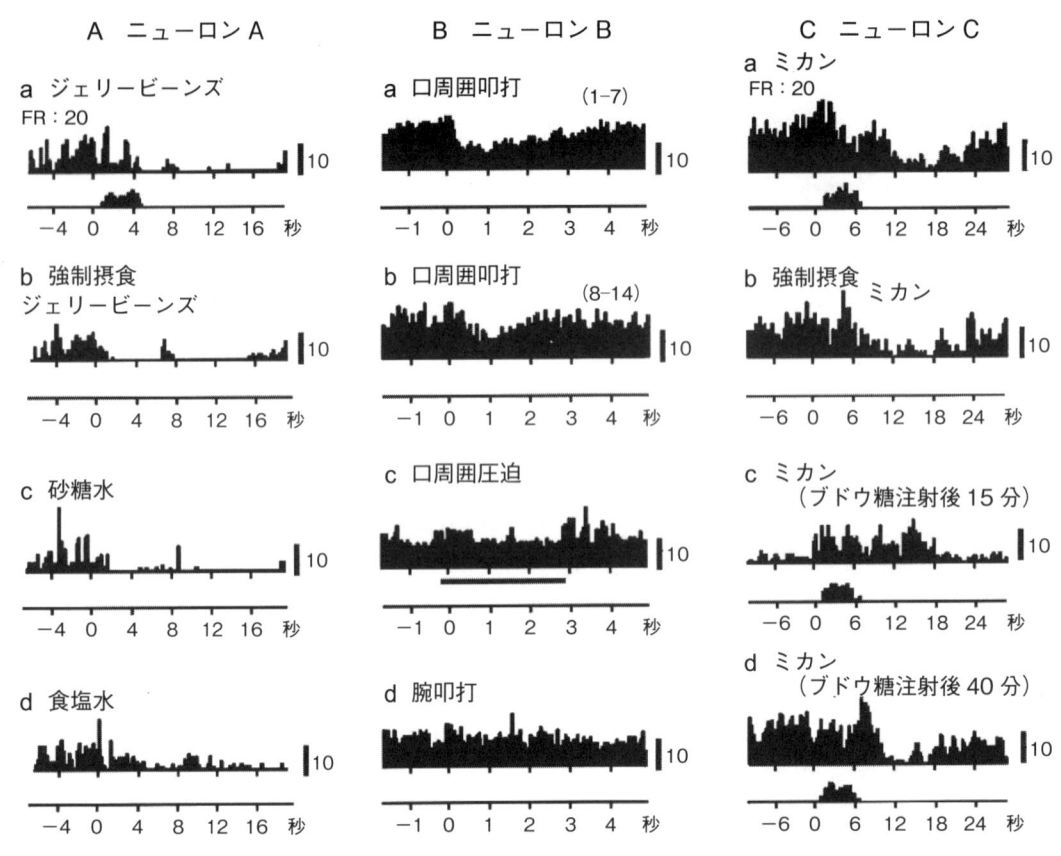

図 5-103 サル黒質の 3 個のニューロンの口内および口周囲の感覚刺激に対する応答（A, B, C）とその変化（Nishino et al., 1984[264]；小野, 1982[448]）
A：レバー押しタスク後の摂食（a），強制摂食（b），砂糖水を飲むとき（c）および食塩水を飲むとき（d）に抑制応答．b, c, d のヒストグラムはそれぞれジェリービーンズ，砂糖水，食塩水が口に入った時点を起点（時間軸 0）として加算．
B：口の周囲の軽い叩打に対する抑制応答（a：1 回目〜7 回目の加算）．連続して叩打し続けるとニューロン応答は弱くなる（b：8 回目〜14 回目の加算）．しかし同部位に持続的な圧迫（横線）（c）あるいは他部位（腕）に叩打を加えても（d）無反応．a〜d のヒストグラムは，刺激の加えられた時点を起点（時間軸 0）として加算．
C：A のニューロンと同様な応答を示し，食物が口に入った実際の摂食期に抑制応答（a, b）．血糖を上昇させると，抑制応答をするが，摂食期の抑制応答を示さなくなり，むしろ促進応答をしている（c：グルコース注射 15 分後の高血糖時）．血糖の回復とともに，インパルス放電頻度と摂食期の応答の回復（d：グルコース注射 40 分後）．

4）サルの黒質には口腔内や口唇周囲の触覚刺激に応答するニューロンがある

図 5-103 には，3 例の黒質ニューロン応答を示してある（ニューロン A, B, C）．ニューロン A は，レバー押し課題により獲得したジェリービーンズを自分で口に入れて食べるとき（a），あるいは実験者が口の中に挿入したジェリービーンズを食べるとき（強制摂食）（b），あるいは砂糖水や食塩水を飲んでいるときのいずれにおいても（c, d），食物あるいは液体が口の中に入っているときに持続的な抑制応答をしている．

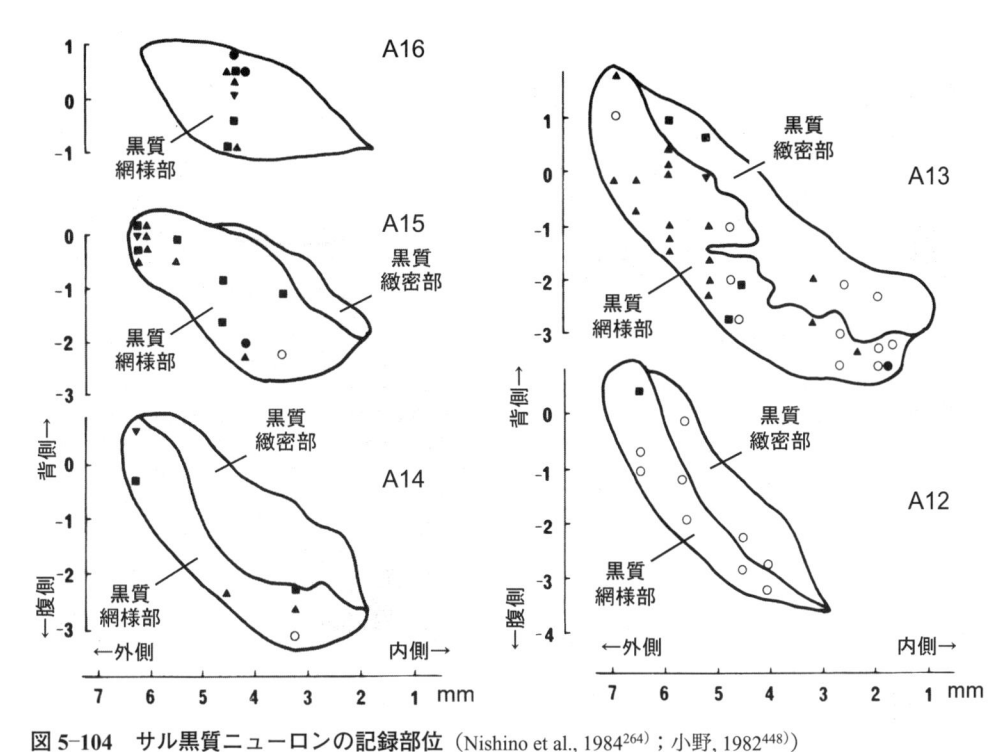

図 5-104 サル黒質ニューロンの記録部位（Nishino et al., 1984[264]）；小野, 1982[448]）
■：伸展関連ニューロン，▼：屈曲関連ニューロン，▲：レバー押し関連ニューロン，●：咀嚼またはその他の運動関連ニューロン，○：摂食期および摂食期後に応答したニューロン．A12〜16，0点（両外耳孔を結ぶ直線）からの距離（mm）；垂直および水平スケール，脳地図における位置（mm）．

　ニューロンBは，口唇の周囲を実験者が指先で軽く叩打したとき，初期（1回目から7回目）は強い抑制応答をするが（a），連続して叩打し続けると抑制応答が減弱する（b）．しかし，同じ部位を強く圧迫し続けても（c），腕を軽く叩打しても応答しない（d）．これらのことより，口唇周囲の順応の早い触覚入力を受けていると考えられる．

　ニューロンCは，ニューロンAと同様な抑制応答を示し，食物が口に入った後の実際の摂食中に抑制応答をする（a, b）．このとき，グルコースを静脈内に注射して血糖値を上げると（90 → 180mg％），ニューロンの活動が低下（インパルス放電頻度の減少）し，摂食期にも抑制応答を示さず，逆に促進応答が現れる（c，グルコース静脈内注射15分後）．しかし，注射後40分後には血糖値はほぼグルコース注射前のレベルに戻り，インパルス放電頻度，摂食期の抑制応答のいずれも回復する（d）．このような血糖値変化に伴うニューロン応答性の変化は，肝臓のグルコース受容細胞からの迷走神経を介した影響や視床下部のグルコース応答ニューロンを介する影響を反映していると考えられる．また，黒質ニューロン自身が血中や脳脊髄液中のグルコース濃度の変化を感知し，インパルス放電頻度と課題応答性が変化している可能性も考えられる．今後の詳しい検討が必要であろう．図 5-104 には，各ニューロンの黒質内における分布を示してある．腕の伸展，屈曲およびレバー押し時に応答した運動関連ニューロンは黒

質の前外側部に，摂食期に応答したニューロンは主に黒質後方の内側部に局在していた．

5) サルの腹側被蓋野には動機づけ行動に応答するニューロンがある

腹側被蓋野（ventral tegmental area：VTA）は黒質内側部に位置し，A10とよばれる部位にはドパミン作動性ニューロンが多く存在する．腹側被蓋野領域の動機づけ行動における役割を調べるため，サル腹側被蓋野ニューロンのレバー押し摂食行動課題に対する応答性を解析した（Nishino et al., 1987）．その結果，総数275個のニューロンのうち124個（45％）がレバー押し期に，91個（33％）が摂食期に応答した．これら腹側被蓋野ニューロンの多くはレバー押し期に促進応答をするだけでなく，サルの発声時にも促進応答を示したが，摂食期や鼠径部の体性感覚刺激には抑制性応答を示した．図5-105には，非選択的ドパミン受容体刺激薬であるアポモルヒネの静注と発声に対する応答性を解析したドパミンニューロンの応答例が示してある．図5-105Cには，このニューロンの細胞外活動電位（インパルス）の波形を示してあり，約3ミリ秒と持続時間が長いことからドパミンニューロンであると推測される．このニューロンのインパルス放電頻度は，対照時には8インパルス/秒であったが（Aa），アポモルヒネ（40μg/kg）の静注により顕著に減少する（Ab）．静注10分後にはインパルス放電頻度は低下したままであるが，サルの発声を伴う口唇舐めや四肢の回旋などの不随運動がしばしば認められ，同時にニューロンのインパルス放電頻度も増加する（Ac）．図5-105Bは，このときの発声の音声記録データを高速フーリエ変換（fast fourier translform：FFT）により解析したもので，主に600～1,400Hzの周波数が認められる．図5-105Dには，サルの発声に対する同ニューロンの応答を示してあり，発声とともにニューロンのインパルス放電頻度が増加する促進応答を示している．以上より，ドパミンニューロンは報酬獲得のための行動発現時には促進応答を，実際の報酬摂取時には抑制性応答を示し，動機づけ行動に重要な役割を果たしていると考えられる．

3. サル尾状核，淡蒼球および黒質ニューロンの摂食行動（レバー押し摂食行動）に対する応答には特徴がある

表5-3には，摂食行動の認知期，レバー押し期および摂食期における尾状核，淡蒼球および黒質ニューロン応答の特色を比較して示してある．認知期に応答するニューロンは尾状核では351個のうち57個（16％），淡蒼球と黒質では少数でそれぞれ358および261個のうち21（6％）および16（6％）個だった．尾状核では，食物と非食物に対して識別的に応答する食物選択的応答ニューロンが認知期に応答した45個のうち18個（40％）も存在するが，淡蒼球と黒質では6～8％だった．

一方，尾状核にはレバー押し期に応答するニューロンは少なく（約10％），淡蒼球（358個のうち174個，49％）と黒質（261個のうち102個，39％）には多かった．これらニューロンのうち，個々のレバー押し運動に直接関連して応答するニューロンは，尾状核では少なく（2％），淡蒼球（60％）と黒質（65％）では多かった．また，黒質ではほとんどのニューロンが対象物の如何にかかわらずレバー押し期にほぼ一定の応答を示すが，淡蒼球ニューロンでは

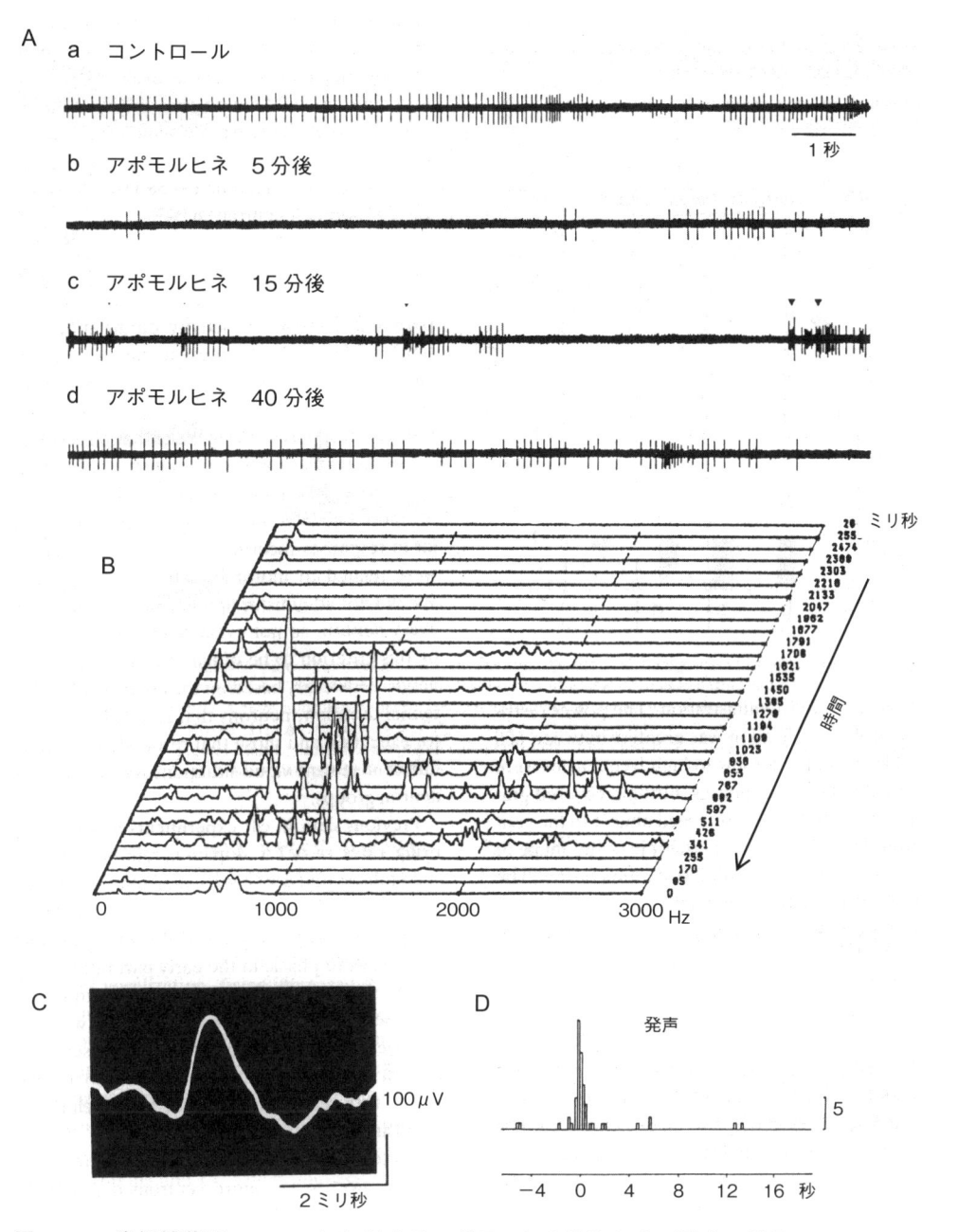

5.7 大脳基底核の役割は何か　235

図 5-105　腹側被蓋野ニューロンに対するアポモルヒネ静注および発声の効果（Nishino et al., 1987[263]）

A：コントロール（対照）(a)，アポモルヒネ静注 5 分後 (b)，15 分後 (c)，および 40 分後 (d) における腹側被蓋野ニューロンのインパルス放電頻度の実際の記録．▼：不随運動を伴う発声時のニューロンのインパルス放電頻度の増加．
B：アポモルヒネ静注 15 分後における発声の FFT 解析．
C：腹側被蓋野ニューロンの生波形．
D：ニューロン活動の加算ヒストグラム．発声時（横軸の 0）にニューロンの促進応答．

表 5-3 尾状核，淡蒼球および黒質の記録ニューロンの数，摂食行動の各期に応答するニューロンの割合（％），および予想される機能

	記録ニューロン数	識別期（食物選択的応答）	レバー押し期（運動関連）	摂食期	予想される機能
尾状核	351	16 (40)	10 (2)	18	感覚–運動統合 Sensory-motor integration
淡蒼球	317	7 (6)	45 (60)	30	動機的運動 Motivated motor
黒質	175	7 (8)	38 (65)	37	摂取運動 Ingestion motor

（　）の中はそれぞれ，食物に対する選択的応答および運動関係応答の割合を示している．

レバー押し期に応答する 38 個のニューロンのうち 25 個（66％）がそのような一定の応答を示し，残り 13 個（34％）は食物と非食物に対するレバー押し運動時に異なった応答をする．摂食期には各部位ニューロンの多くが応答し，とくに黒質では多くのニューロンが口の動きや咀嚼など実際の摂食運動行為に対して応答する．

4. 大脳基底核の尾状核，淡蒼球および黒質ニューロンは感覚刺激（情報）と，運動統合，運動の準備および遂行に関与する

現在までに得られたデータに基づいて，尾状核，淡蒼球および黒質の 3 部位の運動発現における役割について考察する．尾状核は大脳新皮質，視床，黒質などの広範な部位から多種の感覚入力を受け，それらを運動系に統合していくのに重要な役割を果たしている．淡蒼球は運動機能に直結しているが，運動に先立つ準備に関係するとともに大脳辺縁系や視床下部などの情動脳からの情報と運動の統合過程に重要な役割を果たしている．一方，黒質は運動の遂行に関係し，摂食行動においては口腔内や口周辺部から豊富な感覚入力を受けて咀嚼，嚥下運動などに関係する．図 5-106 には，解剖学的なデータに以上の実験結果を加え，運動の発現における尾状核，淡蒼球および黒質とその関連部位間の情報の流れを模式化して示してある．

5. 情動，記憶，学習におけるドパミンの役割はノックアウトマウスを用いて研究できる

5.1, a, 3, 2）で述べたように，ドパミン受容体には D1〜D5 の 5 種類のサブタイプがあるが，特定のサブタイプだけに選択的な作動薬や拮抗薬がほとんどないため，各サブタイプがどのように情動に関与するかはほとんど調べられていなかった．しかし，近年の遺伝子操作技術の進歩に伴い，各サブタイプの遺伝子だけをノックアウト（knockout：KO）したマウスが作製され，問題解決への道が開かれた（Yamaguchi et al., 1996）．筆者らは勝木らとの共同研究により，ドパミン D1 受容体と D2 受容体の KO マウスを用い，ICSS 行動，オープンフィールド内での行動量，ICSS 報酬獲得場所課題行動下で側坐核，扁桃体，海馬体のニューロン応答性を解析

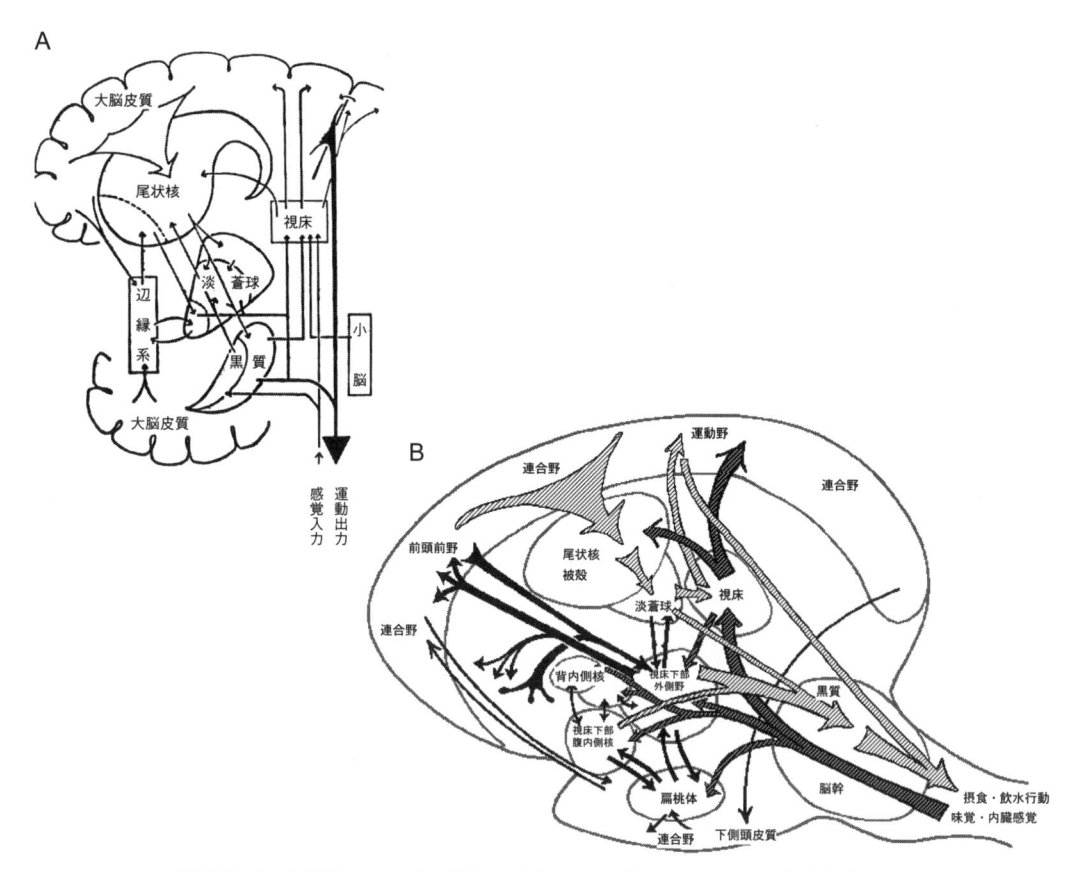

図 5-106 前頭前野・大脳基底核（尾状核，淡蒼球，黒質）および大脳基底核関連領域を介する感覚運動統合系の模式図（小野，1982[448]，1984[449]；西野，1983[454]）
A は B を単純化した図

した．これらの研究により，側坐核，扁桃体，海馬体の情動・記憶機能における役割を調べた．

1）マウスの情動，記憶，学習（報酬獲得行動）はドパミン D1 または D2 受容体のノックアウト（KO）により障害される

ICSS 行動は，スキナーボックス内でマウスが小さな穴に鼻部を突っ込む（ノーズポーク）とセンサーが作動し，前もって内側前脳束に埋め込んだ刺激電極に通電することにより行わせた（図 5-107A）．図 5-107B には，マウスの ICSS 行動に対する D1 受容体または D2 受容体ノックアウト（KO）の影響を示してある．D1 受容体 KO マウスでは最適電流強度が高く，刺激-周波数反応曲線が右にシフトしている．D2 受容体 KO マウスではほとんど影響がなかったので，ICSS 行動時の快感（快情動）の誘起には，ドパミン D1 受容体が主要な役割を果たすことが明らかとなった．

研究には，筆者らが独自に開発したオープンフィールド内でのマウスの行動量と場所学習能

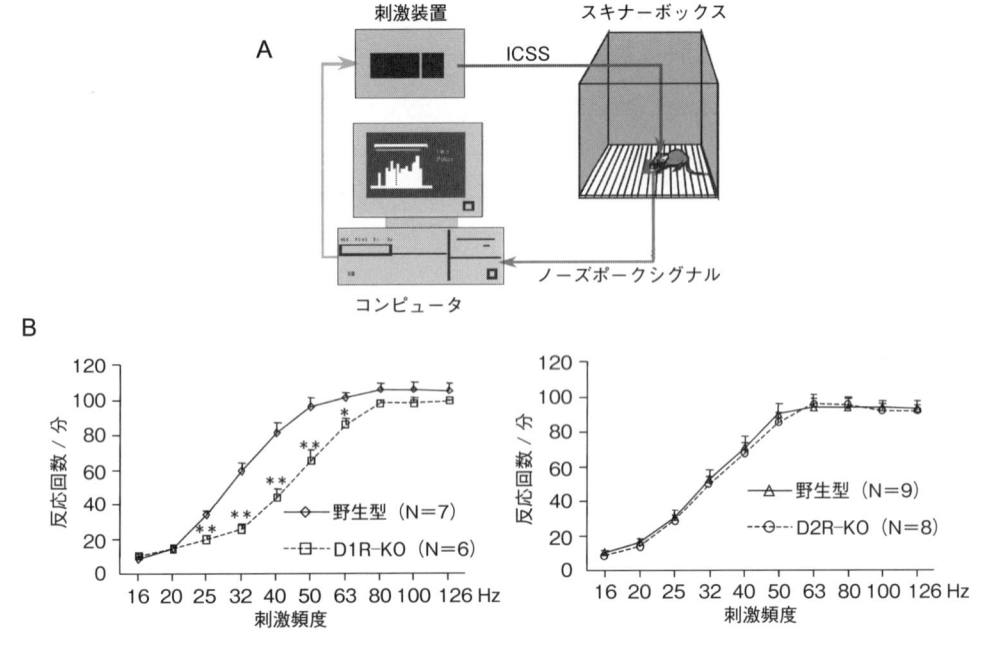

図 5-107 マウスの脳内自己刺激（ICSS）行動用実験装置および ICSS 行動へのドパミン受容体サブタイプ（D1 または D2）ノックアウト（knockout：KO）の影響（Tran et al., 2002[396], 2005[398]）を一部改変）

A：ICSS 行動用実験装置の模式図．マウスがスキナーボックスの中央にある小さな穴に鼻部を突っ込む（nose poke：ノーズポーク）とセンサーが作動し内側前脳束に電気刺激が与えられる．
B：ICSS 行動へのドパミン受容体サブタイプ（D1 または D2）KO の影響．横軸：ICSS 行動に用いた刺激頻度，縦軸：マウスの 1 分あたりのノーズポーク回数．＊：$p<0.05$，＊＊：$p<0.01$．

をテストするための実験システムを用いた（Kobayashi et al., 1997）（図 5-84A 参照）．この実験システムでは，オープンフィールド内の天井中央部にマウスの位置追跡用の特殊カメラが設置してあり，動物の居場所をモニターする．オープンフィールド内の任意の位置に報酬場所を設定し，マウスがその場所に入ると ICSS 報酬を与える．図 5-108 には，この研究で用いた行動課題の概要を示してある（Tran et al., 2003, 2005）．まず訓練初日には，課題訓練の開始前にマウスをオープンフィールドに入れ，10 分間の累積移動距離を算出し，新規環境下での自発運動量を測定した．次の移動距離課題ではマウスが前もって設定された一定の距離（距離基準，distance criteria）を歩いたら ICSS 報酬を与えた（A）．1 回の ICSS 報酬獲得に要する距離基準は 30cm から開始し，1 セッション 10 分以内に 50 回の報酬を獲得できるようになったらその距離を漸増し，最終的に距離基準が 80cm 以上に達するまで訓練した．さらに，任意の場所探索課題では，オープンフィールド内に直径 30cm の円形の報酬場所を任意の時間間隔で無作為に設定し，マウスがオープンフィールド内を自由探索中にこの場所に入ると，ICSS 報酬を与えた．報酬場所の位置設定は無作為に行うので，この課題を訓練することによりマウスはオープンフィールド内をほぼ均一に探索するようになる（B）．場所学習課題では，オープンフィ

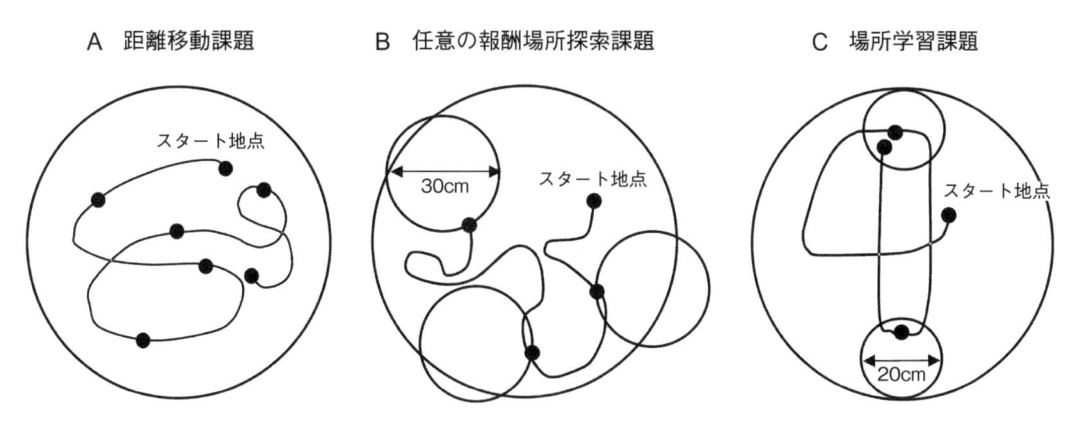

図 5-108　マウスの空間行動課題（Tran et al, 2002[396], 2005[398]）
A：距離移動課題．マウスがあらかじめ決められた一定の距離基準（distance criteria）を移動したら ICSS 報酬を与える．距離基準は 30cm からはじめ，80cm 以上に達するまで訓練する．
B：任意の場所探索課題．オープンフィールド内に報酬場所（直径 30cm の円）を一定の時間間隔で無作為に設定し，マウスがオープンフィールド内を探索中にこの場所に入ると ICSS 報酬を与える．
C：場所学習課題．オープンフィールド内に直径 20cm の円，中心間距離 60cm の報酬場所を 2 か所に設定し，マウスが交互にこれら 2 か所の報酬場所に入り，それぞれの場所で 1 秒間待つと，ICSS 報酬を与える．

ールド内の 2 か所に直径 20cm の円形で中心間距離 60cm の報酬場所を設定し，マウスがこれら 2 か所の報酬場所に交互に入ると，それぞれの場所で ICSS 報酬を与えた（**C**）．このとき，マウスが自己の居場所を認識していることを確認するため，報酬場所に入った後 1 秒の遅延時間を置いて ICSS 報酬を与えた．任意の報酬場所探索課題と場所学習課題では 1 セッションを 10 分間または 50 回の ICSS 報酬を獲得するまでとし，10 分間以内に 50 回の報酬を獲得できない場合は 10 分間でセッションを終了とした．

図 5-109 には，野生型と D1 または D2 受容体 KO マウスの行動に関する結果を示してある（Tran et al., 2003, 2005）．自発行動量は野生型に比べて D1 受容体 KO マウスでは顕著に，D2 受容体 KO マウスでは中程度に減少している．距離移動課題では，D1 受容体 KO マウスはすべての ICSS（報酬）獲得の距離基準で，D2 受容体 KO マウスは 50cm 以上の距離基準で所要時間が有意に増加している．図には示していないが，D1 受容体 KO マウスの運動量低下は 4 日間の任意の報酬場所探索課題訓練期間中にも継続して観察され，1 セッションあたりの報酬獲得回数も野生型マウスに比べて有意に少ない．D2 受容体 KO マウスでも課題訓練期間中の運動量低下が観察されるが，1 セッションあたりの報酬獲得数には訓練開始 4 日目までを除いて有意な差はない．これらのことより，ドパミン D1 受容体および D2 受容体を介するシグナルは動物の行動量に対して，それぞれ高度または中程度の促進的作用を有することが明らかになった．**図 5-110** には，場所学習能に関する結果を示してある．D1 受容体 KO マウスでは場所学習が著しく遅れ，課題訓練を継続しても野生型マウスのレベルまで到達することはなく，移動様式も効率的な報酬獲得パターンである報酬場所間の直線的往復移動は見られない．D2

A 自発行動量

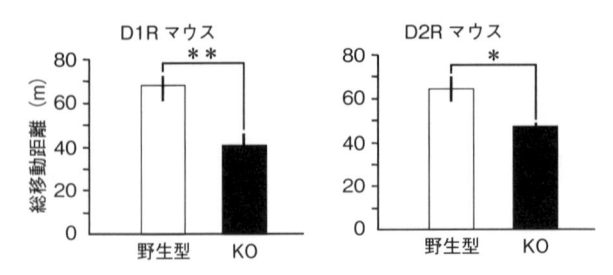

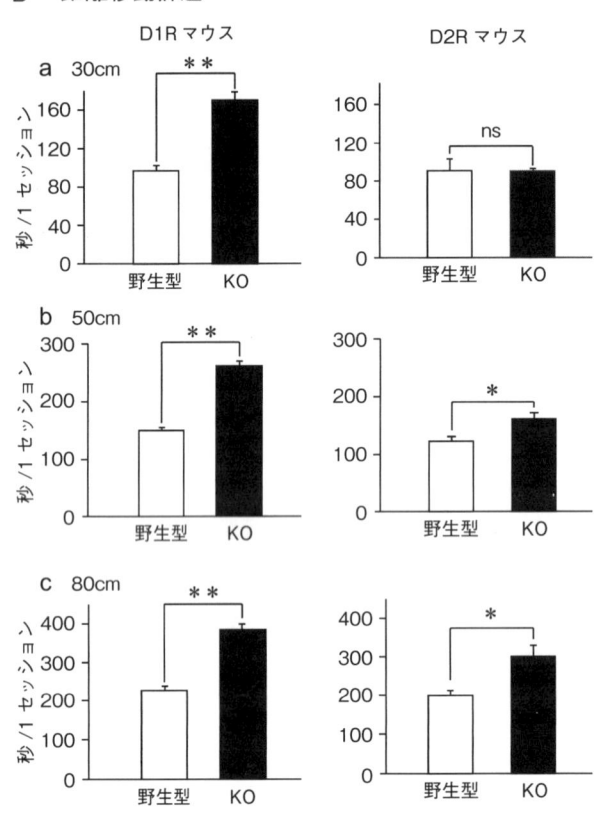

図5-109 マウスの行動量へのドパミン受容体サブタイプ（D1またはD2）ノックアウト（KO）の影響（Tran et al., 2002[396], 2005[398]）を一部改変）

A：自発行動量への影響．
B：距離移動課題への影響．距離基準は30cm（a），50cm（b）および80cm（c）．距離移動課題では，行動量が大きいほど時間あたりの移動距離は長いので，基準の距離を動くのに要する時間が短い（すなわち，1セッションあたりに要する時間が短いほど行動量は大きい）．
白抜きおよび塗りつぶしの棒グラフ：それぞれ，野生型およびKOマウスのデータ．＊：$p<0.05$，＊＊：$p<0.001$．

受容体KOマウスは場所学習訓練開始4日目までは報酬獲得回数が有意に少なく，報酬場所間の効率的な直線的往復移動の出現も遅れるが，訓練の継続により報酬獲得回数は増加して野生型マウスとほぼ同じレベルまで達し，比較的直線的な移動様式を示すようになる．これらのことより，場所学習にはD1とD2受容体の両受容体系がかかわるが，D1受容体の寄与が大きいと考えられる．

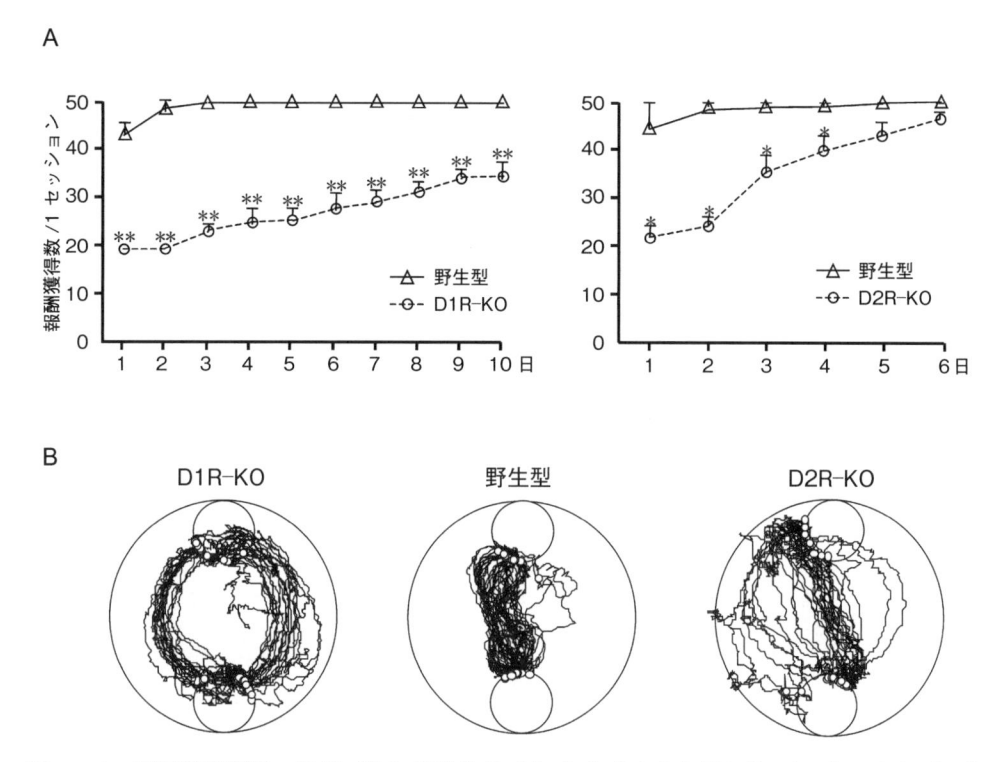

図 5-110 場所学習課題へのドパミン受容体サブタイプ（D1 または D2）ノックアウト（KO）の影響（Tran et al., 2002[396], 2005[398] を一部改変）

A：報酬獲得回数への影響．2 か所の報酬場所の位置を学習すると，その間を速やかに移動するようになるので，1 セッションあたりに獲得する報酬数は最大獲得回数（50 回）に近づく．＊：$p<0.05$，＊＊：$p<0.001$．

B：野生型，D1R-KO または D2R-KO のマウスの典型的な移動軌跡の例．その他の説明は図 5-85 を参照．

2）マウスの側坐核ニューロンの ICSS 行動に対する応答性はドパミン D1 と D2 受容体のノックアウト（KO）により異なった変化をする

　筆者らは，これらドパミン受容体サブタイプのニューロン活動への影響を検討するため，場所学習課題遂行中の野生型と D1 および D2 受容体 KO マウスの側坐核ニューロンの応答性を比較解析した（Tran et al., 2003, 2005）．マウスでもラットと同様に場所学習課題を長期間訓練していくと，報酬場所がどこにあるかを学習し，D1 および D2 受容体 KO マウスでも往復運動するようになる．マウスが報酬場所に入ると，その場所で ICSS 報酬を獲得するまで立ち止まるようになるので，報酬場所に入る直前から報酬を獲得するまでの期間は，報酬の予測をしていると考えられる．図 5-111 には，野生型マウス側坐核ニューロンの報酬予測応答の変化を示してある．マウス側坐核ニューロンは，ICSS 報酬に対する応答性から抑制応答型（**A**）と促進応答型ニューロン（**B**）に大別される．報酬予測ができない任意の報酬場所探索課題（RRPST）では，報酬獲得直後に抑制応答（**Aa**）もしくは促進応答（**Ba**）がみられる．一方，

野生型マウス
A 抑制型
a RRPST

B 促進型
a RRPST

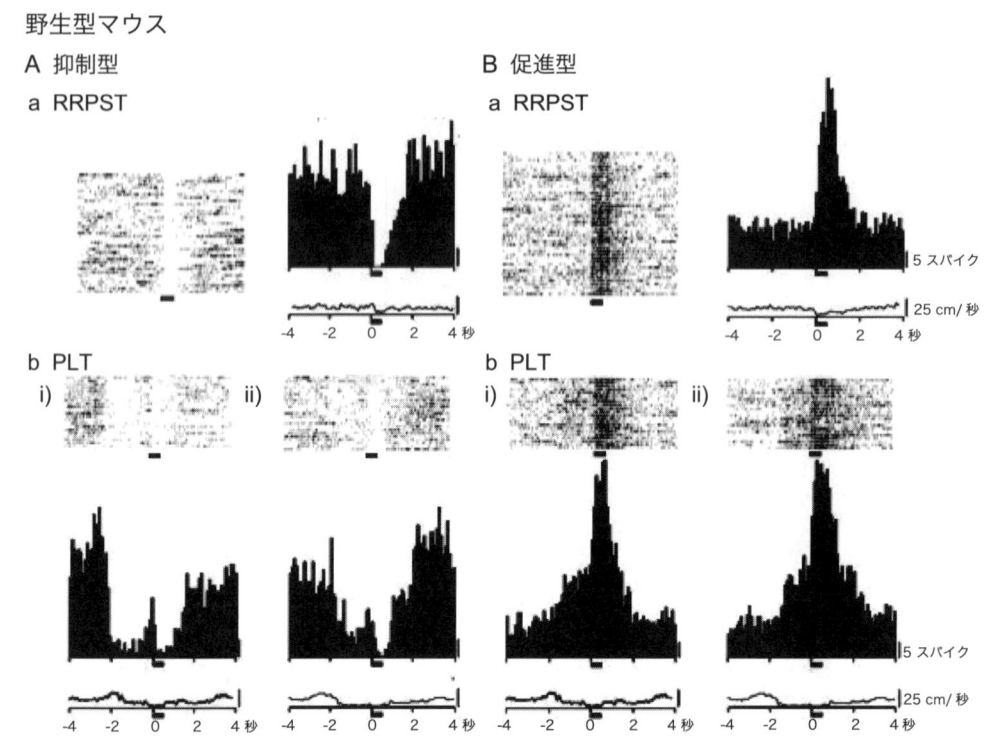

b PLT
i)　　ii)

b PLT
i)　　ii)

図 5-111　野生型マウス側坐核ニューロンの報酬予測応答（Tran et al., 2002[396], 2005[398]）を一部改変）
A：報酬に対して抑制応答を示すマウス側坐核ニューロンの例．任意の報酬場所探索課題（RRPST）における報酬獲得前後のラスター（Aa 左），インパルス放電頻度の加算ヒストグラムおよび平均移動速度（Aa 右）．報酬予測が可能な場所学習課題（PLT）（Ab）では，2つの報酬場所において報酬獲得の約2秒前から抑制応答を示した．Ab には，2つの報酬領域（i, ii）に対する反応を分けて示してある．異なる報酬領域であっても，ニューロンの応答パターンに差はない．ラスター，ヒストグラムおよび移動速度曲線下部のバーは ICSS 報酬の期間を示す．
B：報酬に対して促進応答を示すマウス側坐核ニューロンの例．任意の報酬場所探索課題における報酬獲得前後のラスター（Ba 左），インパルス放電頻度の加算ヒストグラムおよび平均移動速度（Ba 右）．報酬予測が可能な場所学習課題（Bb）では，2つの報酬場所において報酬獲得の約2秒前から促進応答を示した〔Bb には，2つの報酬領域（i, ii）に対する反応を分けて示してある〕．

　報酬予測が可能な場所学習課題（PLT）では，報酬獲得の約2秒前から，2つの報酬場所においてそれぞれ抑制応答（**Ab**）および促進応答（**Bb**）を示した．
　D1 受容体 KO マウス側坐核ニューロン（**図 5-112**）にも ICSS 報酬に対する抑制応答型（**A**）と促進応答型ニューロン（**B**）が観察された．報酬予測ができない任意の報酬場所探索課題（RRPST）では，D1 受容体 KO マウスでも，野生型マウスと同様に，報酬獲得直後に抑制応答（**Aa**）もしくは促進応答（**Ba**）がみられた．しかし，報酬予測が可能な場所学習課題（PLT）では，抑制応答型の側坐核ニューロンでは報酬予測応答が認められたが（**Ab**），促進応答型の側坐核ニューロンでは，野生型マウスと異なり，報酬予測応答は認められなかった（**Bb**）．

D1 受容体 KO マウス

A 抑制型
a RRPST

b PLT
i)   ii)

B 促進型
a RRPST

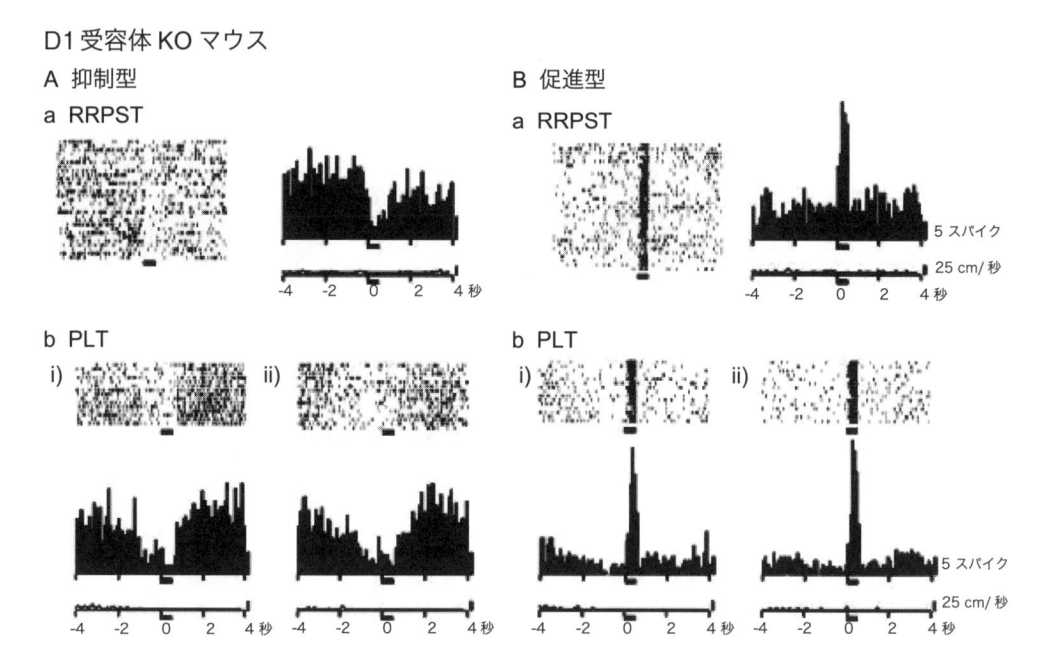

b PLT
i)   ii)

図 5-112 ドパミン D1 受容体ノックアウトマウス側坐核ニューロンの報酬予測応答 (Tran et al., 2002[396], 2005[398])を一部改変)
A：報酬に対して抑制応答を示すマウス側坐核ニューロンの例．任意の報酬場所探索課題（RRPST）における報酬獲得前後のラスター（Aa 左），インパルス放電頻度の加算ヒストグラムおよび平均移動速度（Aa 右）．報酬予測が可能な場所学習課題（PLT）(Ab) では，報酬獲得の約 2 秒前から抑制応答を示した．Ab には，2 つ報酬領域（i, ii）に対する反応を分けて示してある．異なる報酬領域であっても，ニューロンの応答パターンに差はない．ラスター，ヒストグラムおよび移動速度曲線下部のバーは ICSS 報酬の期間を示す．
B：報酬に対して促進応答を示すマウス側坐核ニューロンの例．任意の報酬場所探索課題における報酬獲得前後のラスター（Ba 左），インパルス放電頻度の加算ヒストグラムおよび平均移動速度（Ba 右）．報酬予測が可能な場所学習課題（Bb）でも，報酬予測応答は認められない．Bb には，2 つの報酬領域（i, ii）に対する反応を分けて示してある．

一方，D2 受容体 KO マウス側坐核ニューロン（図 5-113）にも ICSS 報酬に対する抑制応答型（**A**）と促進応答型ニューロン（**B**）が観察された．報酬予測ができない任意の報酬場所探索課題（RRPST）では，D2 受容体 KO マウスでも，野生型マウスと同様に，報酬獲得直後に抑制応答（**Aa**）もしくは促進応答（**Ba**）がみられた．しかし，野生型マウスとは異なり，促進応答型の側坐核ニューロンでは報酬予測応答が認められたが（**Bb**），抑制応答型の側坐核ニューロンでは，野生型マウスと異なり，報酬予測応答は認められなかった（**Ab**）．

これらのことより，腹側被蓋野からのドパミン性入力は，D1 受容体を介しては促進性，D2 受容体を介しては抑制性の報酬予測応答を形成すると考えられ，これら両受容体は報酬予測に対して相補的な役割を果たしている．

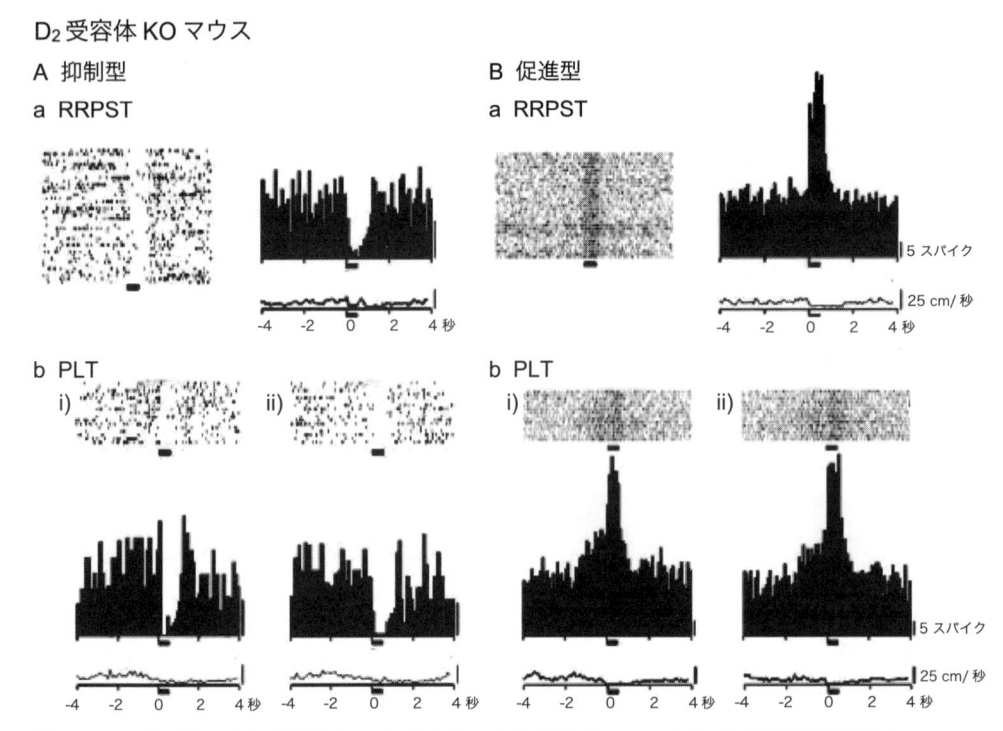

図 5-113　ドパミン D2 受容体ノックアウトマウス側坐核ニューロンの報酬予測応答（Tran et al., 2002[396], 2005[398]）を一部改変）

A：報酬に対して抑制応答を示すマウス側坐核ニューロンの例．任意の報酬場所探索課題（RRPST）における報酬獲得前後のラスター（Aa 左），インパルス放電頻度の加算ヒストグラムおよび平均移動速度（Aa 右）．報酬予測が可能な場所学習課題（PLT）（Ab）であっても，報酬予測応答は認められない．Ab には，2 つの報酬領域（i, ii）に対する反応を分けて示してある．異なる報酬領域であっても，ニューロンの応答パターンに差はない．ラスター，ヒストグラムおよび移動速度曲線下部のバーは ICSS 報酬の期間を示す．
B：報酬に対して促進応答を示すマウス側坐核ニューロンの例．任意の報酬場所探索課題における報酬獲得前後のラスター（Ba 左），インパルス放電頻度の加算ヒストグラムおよび平均移動速度（Ba 右）．報酬予測が可能な場所学習課題（Bb）では，報酬獲得の約 2 秒前から促進応答を示した．Bb には，2 つの報酬領域（i, ii）に対する反応を分けて示してある．

5.8　情動・記憶・理性システム（神経回路）は相互に作用する

a.　情動系と記憶系の相互作用は重要である

1.　情動発現は扁桃体と海馬体の相互作用により起こる

　4.2; 5.1, a, 1 で述べた条件づけ情動反応において，特定の環境下（例：特殊な箱）にラットを入れて条件刺激に対する条件づけを行うと，条件刺激を直接呈示しなくても，ラットをその特定の環境下に置くだけで情動反応を起こすようになる．ラットは直接の手掛かり刺激（条件

刺激）がなくても，以前の記憶に基づき周囲の環境状況，自己の置かれた場所などから電気ショックがくる状況を認知できるからである（文脈的認知）．Philips と LeDoux（1992）は，ラットを箱に入れただけで起こるすくみ反応（文脈テスト）および条件刺激に対するすくみ反応（手掛かり刺激テスト）に及ぼす扁桃体または海馬体破壊の効果を調べた．実験では扁桃体または海馬体の破壊後，ラットを電気ショック用のグリッドを床につけた箱に入れ，800Hz の純音（条件刺激）を 20 秒間呈示してから電気ショックを与えて 800Hz の純音と電気ショックの条件づけを行った．その後，第 3 日目より文脈および手掛かり刺激だけを与えてすくみ反応を測定した．正常なラットは第 1～2 日目の条件づけにより条件刺激だけでなく，文脈刺激に対してもすくみ反応を起こすようになり，その後も持続して条件刺激，文脈刺激に対してすくみ反応を示した．海馬体破壊ラットは文脈テストだけが障害され，扁桃体破壊ラットは文脈テストと手掛かり刺激テストの両方が障害された．これらのことは，海馬体は以前の記憶に基づいた文脈刺激の学習には関与するが，単一要素である条件刺激の学習には関与しないことを示している．扁桃体は，文脈刺激および条件刺激に関する情報はそれぞれ海馬体および大脳新皮質聴覚野あるいは視床の内側膝状体から扁桃体への直接の神経経路を介して受けとり，情動と文脈や条件刺激との連合過程に関与すると考えられる．海馬体は空間，場所，物体，文脈などの情報に基づき，情動を発現する"時間"，"場所"あるいは"状況"（いわゆる"文脈"）などの認知と記憶に重要な役割を果たしている．これらのことから，海馬体で処理された情報は海馬体－扁桃体間の直接経路（図 2-17 参照）により扁桃体，あるいは中隔核を介して視床下部を含む脳幹に送られて情動発現が起こると考えられる．

b. 記憶形成には情動系と記憶系の相互作用が重要である

1. ヒトでの研究

　情動系の扁桃体と記憶系の海馬体はまったく独立して作動するのではなく，機能的に相互作用をしている．一般に，強く印象を受けた出来事や情動的出来事に関する記憶は長く残りやすい．McGaugh らの一連の研究により，情動による記憶増強には扁桃体が重要な役割を果たしていることを明らかにしている．Cahill ら（1995）は，健常人と Urbach-Wiethe 病により両側扁桃体が選択的に損傷された患者（BP）の情動的な出来事に対する再認テストを比較した．再認テストはスライドとナレーションにより，情動的興奮を伴う物語（情動的ストーリー）と伴わない物語（中性的ストーリー）の 2 種類の物語を被験者に呈示し，1 週間後に各スライドに関する簡単な質問を行った．3 部構成からなるストーリーは，第 1 部と第 3 部はどちらもほぼ同様の非情動的内容を含む中性的ストーリーであるが，第 2 部は息子が交通事故に遭うシーンを含む情動的ストーリーになっている．健常人の場合は第 1～第 3 部を比較すると，第 2 部の情動的ストーリーに関する記憶の正答率が高いが，両側の扁桃体損傷を有する患者では健常人と比較して情動的ストーリーの記憶が障害されていた．陽電子断層撮影（positoron emission tomography：PET）法を用いて健常人の脳のグルコース代謝率を測定した研究によると，情動

的な状況を体験しているときの被験者の扁桃体の活動と，後に記憶から再生したその出来事の数との間に有意な正の相関がある（Cahill et al., 1996）．この研究では，各被験者に ^{18}F-2-deoxyglucose（^{18}F-2DG）を静注してから1本が2分程度の情動的または中性的な内容のビデオを12本観賞させてPET法で脳のグルコース代謝率を測定し，3週間後にビデオの内容に関する記憶再生テストを行った．その結果，中性的ビデオでは記憶再生率とビデオを観賞していたときの扁桃体の相対的グルコース代謝率との間に有意な相関は認めなかったが，情動的ビデオではビデオを観賞していたときの右扁桃体の相対的グルコース代謝率と記憶再生数の間に有意な正の相関が認められた．情動的ビデオを観賞していたときの右扁桃体の相対的グルコース代謝率が高いほどビデオの記憶再生率が高いこともわかった．これらのことは，扁桃体の活動が情動記憶，とくに情動的な陳述記憶の記銘に関与することを示している．

2. ラットでの研究

McGaughらはラットを2つの箱のどちらかに入れ，電気ショックを与えて条件づけを行うと，以後，ラットは電気ショックを受けた箱に入らなくなる受動的回避課題を用いて，扁桃体破壊の長期記憶に及ぼす影響について調べた（Parent et al., 1992）．受動回避課題訓練直後に扁桃体を破壊すると，記憶が障害されるが，扁桃体破壊の前に十分な訓練をし，訓練後1週間程度経てから扁桃体を破壊すると，記憶障害が起こらない．彼らは，これらのことから扁桃体は記憶の獲得過程（課題の学習）に関与し，長期記憶は扁桃体以外の他の領域に貯蔵されると考えている．扁桃体は，獲得した記憶情報を長期記憶に変換する記憶の固定過程において，大脳辺縁系の海馬体-大脳新皮質系など他の脳領域における長期記憶の貯蔵を促進すると推察される．ラットを用いて音-電気ショック間の条件づけを2日間行い嗅周囲皮質を破壊し，5日後に条件刺激（音）と文脈刺激（条件刺激に用いたケージ）を呈示してすくみ反応を調べると，嗅周囲皮質を破壊したラットは対照ラットと比較してすくみ反応の時間が短い（Corodimas & LeDoux, 1995）．このことは，情動記憶の少なくとも一部は嗅周囲皮質に貯蔵されることを示している．海馬体の苔状線維の反復刺激により歯状回で長期増強（long-term potentiation：LTP）が観察されるが，苔状線維の反復刺激時に扁桃体内側部の電気刺激を行うと，歯状回における長期増強が大きくなる（Ikegaya et al., 1995）．

3. 大脳辺縁系（扁桃体，海馬体）と他の脳領域の相互作用により正常な脳の働きは営まれる

扁桃体と海馬体は，記憶の再認あるいは再生にも協調して作動している．Finkら（1996）は，健常人が自己の個人的な想い出に関する内容のナレーションを聞いているときと他人の想い出に関するナレーションを聞いているときの脳血流をPET法で比較している．このとき，他人の想い出はPET法による測定1時間前に前もって聞かせておき，PET法によりスキャンするときに再び聞かせている．いずれの場合も記憶検索のための手掛り情報（ナレーション）と脳内に貯蔵されている記憶情報との相互作用による記憶再生過程（エクフォリー〈ecphory〉

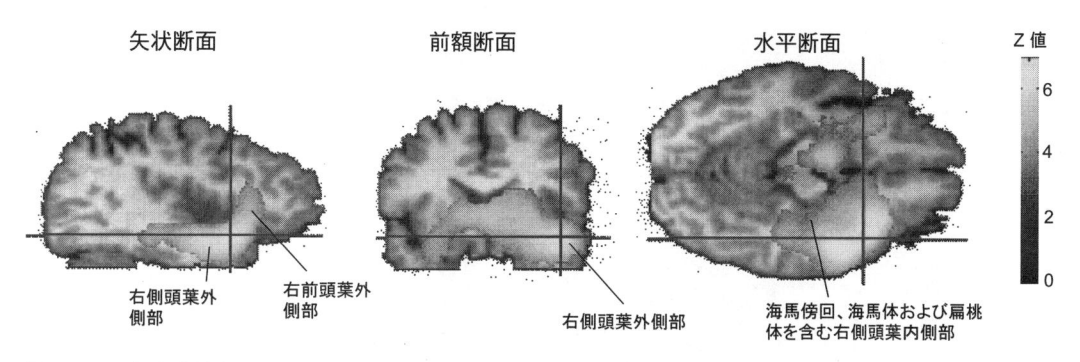

図5-114　個人史的想い出を聞いているときに脳血流が増加する領域（Fink et al., 1996[98]）（カラー口絵❼参照）
個人的な想い出に関する内容のナレーションを聞いているときと他人の想い出に関するナレーションを聞いているときの脳血流をPET法で比較．自己の個人史的な想い出は他人の想い出と比較して扁桃体，海馬体および海馬傍回を含む右側頭葉内側部，後部帯状回，右側頭葉外側部，右前頭葉外側部で脳血流を選択的に増加．

という）が働くが，自己の個人史的想い出はより情動的な内容の記憶再生になる．この研究により，自己の個人史的な想い出は，他人の想い出と比較して，扁桃体，海馬体および海馬傍回を含む右側頭葉内側部，後部帯状回（図には示されていない），右側頭葉外側部，右前頭葉外側部で脳血流を選択的に増加することが明らかになった（**図5-114**）．このように，正常な脳の機能は扁桃体と海馬体間だけでなく，大脳辺縁系と他の領域との相互作用によって営まれるのである．

5.9　大脳新皮質の役割は何か

a.　側頭葉は顔の認知に重要な役割を果たしている

ヒトの脳には総数1,000億のニューロンがあると推定され，各ニューロンは1,000〜20,000のシナプスを形成し，総数約100兆のシナプスで連結した複雑な神経回路網を構成する．「こころ」は古来より永遠の謎であるが，現在では，少なくともこれらニューロン間でやり取りされる電気信号（インパルス放電）に「こころ」をひもとく鍵があると考えられている．ヒトの「こころ」のもつ豊かで繊細な喜怒哀楽は，下等動物からヒトに至る脳の進化の賜物である．ヒトをはじめとする霊長類は顔の認知が非常に得意であり，顔を用いて言葉を介さなくても社会的コミュニケーション，つまり「こころ」を相手に伝えたり，相手の「こころ」を理解したりすることができる．現代の神経生理学では行動しているサルの脳からニューロンのインパルス放電を記録できるようになり，霊長類における顔認知のメカニズムが解き明かされつつある．
　その発端は，1980年代初頭の米英の2つの研究グループが独立に発表した驚くべき報告にあった（Bruce et al., 1981; Perrett et al., 1982）．サル側頭葉前部に限局して，サルがサルやヒトの顔そのものや写真を見たときだけに応答するニューロンが記録されたのである．この興味深

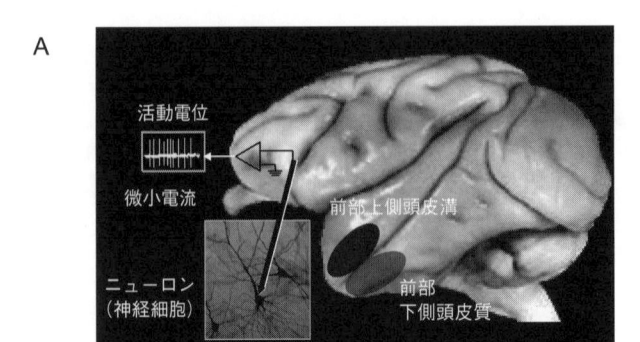

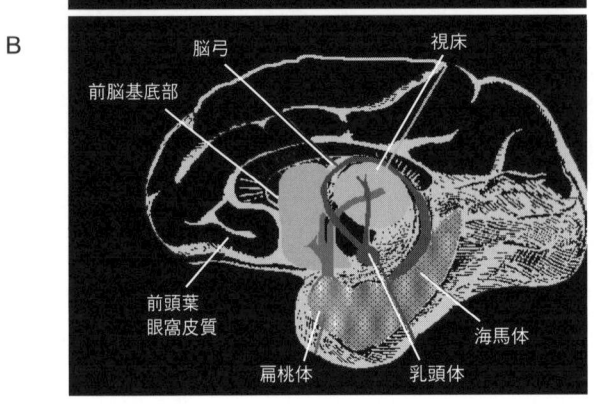

図5-115 サル脳からのニューロンのインパルス放電の記録
A：脳表（実物）から見たサル左側頭葉の前部下側頭皮質と前部上側頭溝の部位．
B：左大脳皮質下の，扁桃体をはじめとする大脳辺縁系の部位（サル）．

い一群のニューロンは顔ニューロンとよばれている．

　この顔ニューロンは発見から4半世紀になるが，最初に報告された大脳新皮質の前部上側頭溝や前部下側頭皮質だけでなく，大脳新皮質の前頭前皮質や大脳辺縁系の扁桃体あるいは海馬体からも記録されている．しかし，これら顔ニューロンの存在部位の機能的役割に関しては不明な点が多かった．近年，機能的核磁気共鳴イメージング（fMRI：functional magnetic resonance imaging）など機能画像によるヒトの研究から顔認知に特異的に関与するのは紡錘状回であり，社会的な認知に関与するのは大脳新皮質の前頭眼窩皮質や上側頭溝であることが明らかになっている．これらの研究により，サルの前部下側頭皮質は，機能的にはヒトの紡錘状回に相当する可能性も指摘されている．

1. サルの前部上側頭溝と前部下側頭皮質ニューロンの顔に対する応答性は異なる

　最近，筆者らは顔ニューロン存在部位の機能的役割に関する研究を行っている．図5-115Aには，サル脳の左外側における前部上側頭溝と前部下側頭皮質の部位を示してある．本研究では，これらの部位に脳定位的に微小電極を刺入し，ニューロン応答を記録する．図5-115Bには，前部上側頭溝や前部下側頭皮質と密接な線維連絡を有する大脳新皮質下の扁桃体や海馬体をはじめとする大脳辺縁系の位置を示してある．

　まず，サルに顔のアイデンティティの認知を行わせ，ニューロン応答性を解析した（Eifuku

et al., 2004; DeSouza et al., 2005). 顔のアイデンティティの認知とはサルやヒトなどの顔をいずれの向きから見ても顔の向きに関係なく，特定の個体であることを認知する能力である．このような顔のアイデンティティの認知を実際に行っているサルの脳から顔ニューロンの活動（インパルス放電）を記録した．すでに述べたように，サルの側頭葉では顔ニューロンは前部上側頭溝と前部下側頭皮質の2つの部位に局在する（図5-115A）．これらの部位の顔ニューロンは顔のアイデンティティの認知を行うときにはどのような応答特性を示すだろうか？　これまでの筆者らの研究により，これら顔ニューロンは前部上側頭溝と前部下側頭皮質（とくに腹側部）のいずれの部位からも記録され，顔の向きと顔のアイデンティティのいずれか，または両方に選択的に応答する顔ニューロンが混在していた．しかし，顔のアイデンティティをニューロンで表現する選択性の高い応答を示すニューロンは少ないことも明らかになった．顔のアイデンティティの情報は単一の顔ニューロンではなく，複数の顔ニューロンの応答パターンで表現される可能性について多次元尺度分析（MDS）という多変量解析を用いて調べた．このような多次元尺度分析を用いると，各顔呈示に対する顔ニューロン集団の応答パターンの違いにより，2次元空間における相対的な位置を顔空間として表すことができる（Young & Yamane, 1992）．顔空間での相対的な位置が近い顔は，ニューロン集団の応答パターンが類似していることを示している．

2. 前部下側頭皮質には顔のアイデンティティに関連して応答するニューロンがある

　前部下側頭皮質では，総数204個の視覚応答ニューロンを記録し，そのうち59個（29％）が顔写真に選択的に応答した．**図5-116A**には，前部下側頭皮質腹側部の顔ニューロンの促進応答の例を示してある．このニューロンは，4人の人物A, B, C, Dの顔写真のうち人物Aの顔写真にだけ選択的に応答し，他の人物B, C, Dの顔写真には応答しない．このニューロンは，特定の人物Aのアイデンティティの認知に関与すると考えられる．**図5-116B**には，この実験で使用した4人の人物の7方向の顔の向きの写真（4人×7方向で計28枚）を示してある．**図5-116C**には，前部下側頭皮質腹側部の59個の顔ニューロンの応答から求めた顔空間とBの28（4人×7方向）の顔の表現関係を示してある．A1, B2やC4などの表記は，それぞれが1枚の顔写真に対応し，アルファベットのA, B, C, Dはそれぞれ4人の人物に，1～7の数字は7方向の顔の向きに相当する．この図から同一人物の顔のアイデンティティ（A, B, C, D）に関与するニューロンが集団を形成し，顔の向き（1～7）には関与しないことがわかる．このことは前部下側頭皮質腹側部の顔ニューロン集団は顔の向きではなく，顔のアイデンティティを表現することを示している．前部下側頭皮質腹側部には，ニューロンの応答潜時とサルの行動反応時間が相関する顔ニューロンが存在する．これらのことは，前部下側頭皮質腹側部が顔のアイデンティティの認知に重要な役割を果たしていることを強く示している．

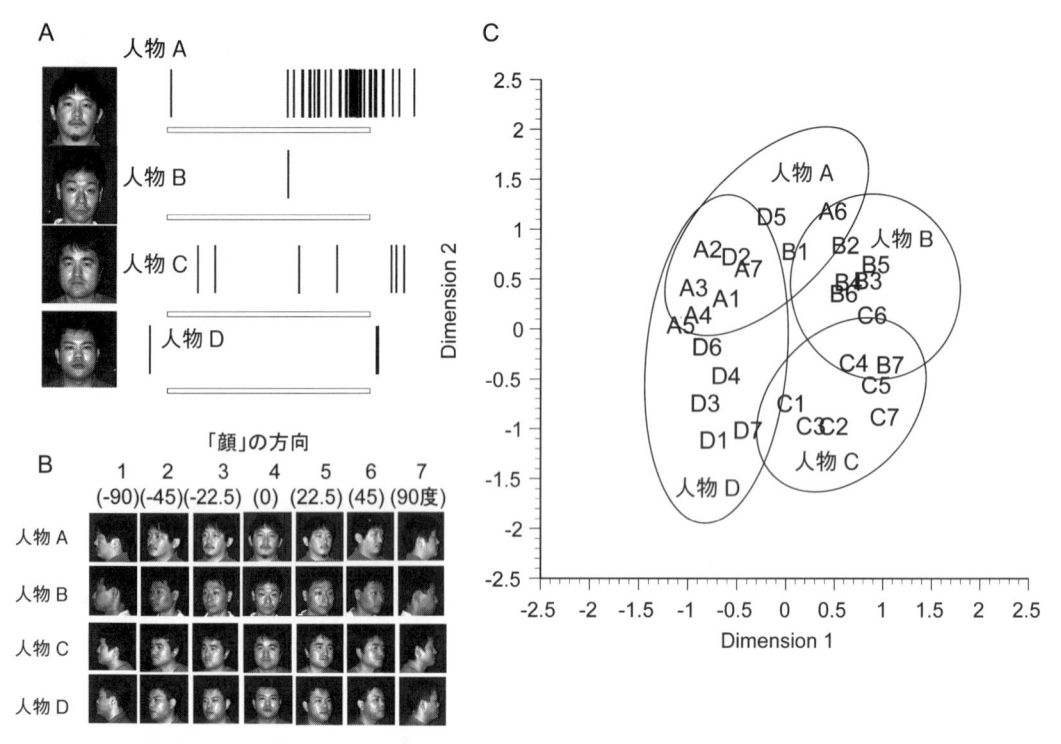

図 5-116　人物のアイデンティティをコードする前部下側頭皮質顔ニューロンの応答性（Eifuku et al., 2004[93]；小野, 2010[450]）
A：サル前部下側頭皮質顔ニューロンの促進応答（インパルス放電の増加）．白いバーは顔写真の呈示期間（480 ミリ秒）を示す．この顔ニューロンは人物 A（顔のアイデンティティ）に選択的に応答している．
B：実験で使用した顔写真．
C：サル前部下側頭皮質における顔空間．
多次元尺度法（MDS）に基づく顔空間．A，B，C，および D はそれぞれ 4 人の人物に，1〜7 の数字は 7 方向の顔の向きに対応する．サル前部下側頭皮質の顔ニューロン集団は，顔の向きではなく，アイデンティティを表現する．

3. 前部上側頭溝には顔の向き，視線に関連して応答するニューロンがある

　側頭葉内のもう一つの顔ニューロンの存在部位である前部上側頭溝は何をしているのであろうか？　総数 144 個の前部上側頭溝ニューロンが視覚刺激に応答し，そのうち 48 個（34％）が顔写真に選択的に応答した．**図 5-117A** には，前部上側頭溝の顔ニューロンの促進応答の例を示してある．このニューロンは正面向き（0 度）の顔写真に選択的に応答するが，他の顔の向き（−22.5, −45, −90 度）には応答しない．**図 5-117B** は**図 5-116B** と同様の図であるが，この実験で使用した 4 人の人物の 7 方向の顔の向きの写真（4 人×7 方向で計 28 枚）を示してある．**図 5-117C** には，前部上側頭溝の 48 個の顔ニューロンの応答から求めた顔空間を示してある．この図から同じ向き（1〜7）の顔の認知に関与するニューロンが集団を形成し，人物

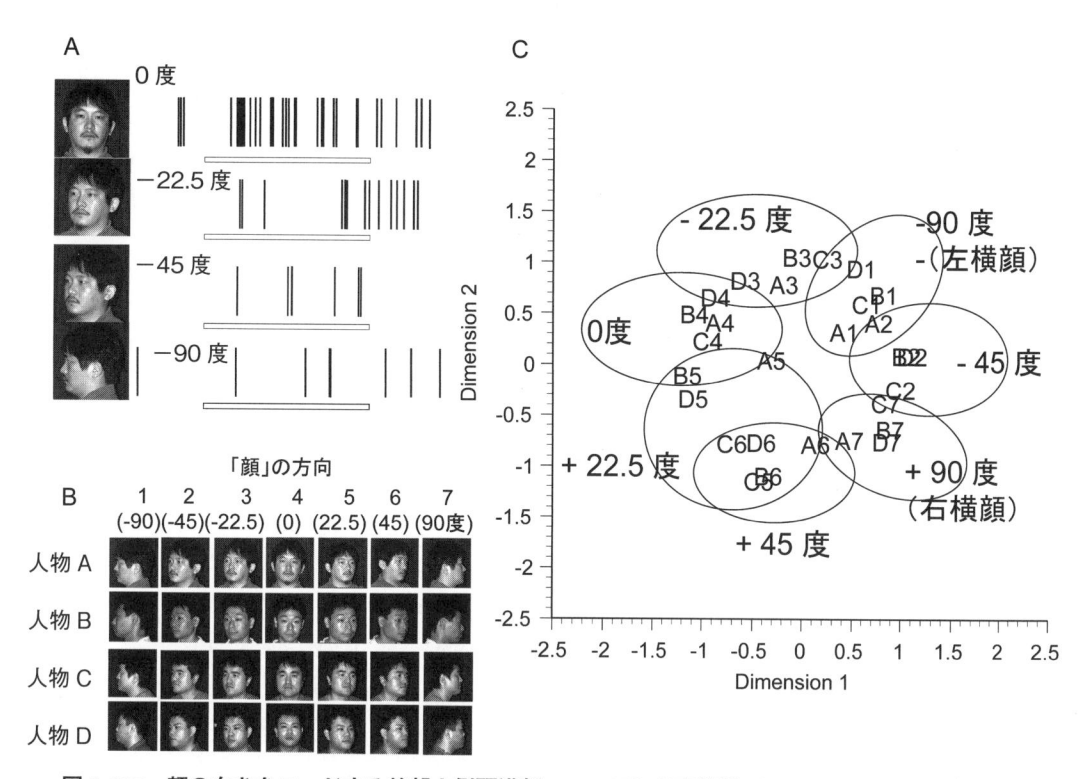

図5-117 顔の向きをコードする前部上側頭溝顔ニューロンの応答性（De Souza et al., 2005[78]；小野, 2010[450]）

A：サル前部上側頭溝顔ニューロンの応答（インパルス放電の増加）. 白いバーは顔写真の呈示期間（480ミリ秒）. この顔ニューロンは正面顔（顔の向き）に選択的に応答している.
B：実験で使用した顔写真.
C：サル前部上側頭溝における顔空間.
多次元尺度法（MDS）に基づく顔空間. A, B, C, および D はそれぞれ4人の人物に, 1〜7の数字は7方向の顔の向きに対応する. サル前部上側頭溝の顔ニューロン集団は, 顔のアイデンティティではなく, 顔の向きを表現する.

のアイデンティティ（A, B, C, D）には関係しないことがわかる. このことは, 前部上側頭溝の顔ニューロン集団は顔のアイデンティティではなく, 呈示される顔の向きを表現していることを示している. 前部上側頭溝の顔ニューロンは顔の向きだけではなく, 視線の向きも表現していることが明らかになっている.

前部上側頭溝は, その前部（吻側部）と後部（尾側部）で顔ニューロンの顔や視線の向きに対する応答が異なる. 後部には右向きと左向きの顔に同様に応答する顔ニューロンが多く, 特定の顔の向きだけではなく, すべての顔の向きに応答する顔ニューロンが混在していた. 前部には右向きと左向きの顔の向きに異なる応答を示す選択性の高い顔ニューロンが多く, とくに斜め向き（−45度：左斜向きまたは＋45度：右斜向き）の顔に選択的に応答する顔ニューロンが多く存在していた. さらに興味深いことに, 前部の顔ニューロンは呈示した顔の視線がサ

ル自身に向けられている（アイコンタクトがある）とき，顕著な促進応答をする．前部上側頭溝の前部と前部下側頭皮質腹側部とは相互に密接な線維連絡があり，前部上側頭溝の後部は頭頂間溝から入力を受けるなど解剖学的にも異なる．これらのことは，前部上側頭溝には顔や視線の向きの情報処理に関して前後方向に機能階層が構築されていることを示している．

b. ヒト脳の顔認知部位は脳の双極子追跡法により解析できる

筆者らは，これまで述べた本能・情動・記憶のニューロンから行動レベルでの神経生理学的研究だけでなく，ヒト脳波による非侵襲的脳機能解析法も開発している．一般に，脳波の誘発電位は脳内に発生したシナプス電位活動を頭皮上から記録したものである．とくに，脳内の局所に同期して発生する集合シナプス電位は電流双極子（電流発生源）に近似することができる．この電流双極子により生ずる電流は頭部の実形状にしたがって流れ，表面電位を発生させる．脳内双極子追跡法（Dipole tracing method：DT 法）は頭皮または硬膜上から記録される電位（脳波）分布から繰り返し順計算を行うことにより逆問題を解いて，その電流双極子の位置とモーメントを推定する方法である（本間三郎, 1997; Homma et al., 1994; He et al., 1987）．

筆者らは双極子追跡法の精度を確認するため，サルを用いて硬膜上に記録電極を埋め込み，正中神経刺激による体性感覚誘発電位（somatosensory evoked potentials：SEPs）をコンピュータ断層撮影（computer tomography：CT）画像に基づく 3 次元実形状一層（脳）モデルを用いた双極子追跡法により解析し，脳内活動部位の時間的遷移を明らかにしてきた（Nishijo et al., 1994; Hayashi et al., 1995）．その結果，双極子は対側視床，第一次体性感覚野（SI 野），5 野の順に経時的に移動していくことが明らかになった．このことは，サルでマルチユニット（複数のニューロンのインパルス放電）を同部位から侵襲的に記録するニューロンレベルの神経生理学的研究と，5 野の破壊による長潜時の体性感覚誘発電位波形成分の選択的な消失によっても裏づけられた．

筆者らは，ヒトで電流双極子の推定位置の精度を高めるために頭部 3 次元実形状 4 層モデルを用いた双極子追跡法を開発し，視覚誘発電位（visually evoked potentials：VEPs）を解析し，ヒト後頭皮質の視覚受容野は網膜上の座標に基づき配列している（網膜部位局在性）という解剖学的な知見と正確に一致する結果を得ている（Ikeda et al., 1998）．**図 5-118A** には，頭皮（S），頭蓋骨（S），脳脊髄液（F）および脳（B）のそれぞれの外側面から成る 4 層実形状（頭皮−頭蓋骨−脳脊髄液−脳：SSFB）モデルを示してある（Ikeda et al., 1998）．SSFB モデルでは，相対電気伝導度を S：S：F：B ＝ 1：1/80：3：1 として電位分布を補正して繰り返し順計算を行って逆問題を解き，電流双極子の位置とモーメントを推定する．頭皮外側面と頭皮電極の 3 次元座標は，音波センサーによる実形状測定装置により頭蓋骨，脳脊髄液および脳の外側面は被験者の頭部 CT 像を撮影し，頭蓋骨外側面，頭蓋骨内側面および頭蓋骨内側面のさらに内側 1mm の領域をトレースすることにより作成している．この SSFB モデルによる双極子追跡法の精度は，脳磁図（magnetoencephalography：MEG）に相当するか，それ以上であると考えられる．

5.9 大脳新皮質の役割は何か 253

A 頭皮頭蓋骨脳脊髄液脳の 4 層実形状頭部モデル
(Skin, Skull, Fluid, Brain：SSFB model)

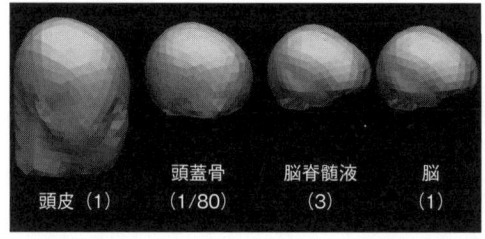

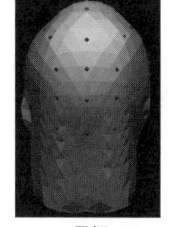

頭皮 (1) 　頭蓋骨 (1/80) 　脳脊髄液 (3) 　脳 (1)

括弧内は相対電気伝導度　　　電極

$$\text{推定値の双極子度 (Dipolarity) (\%)} \quad \sqrt{1 - \frac{\Sigma (V_{obs} - V_{cal})^2}{\Sigma (V_{obs})^2}} \times 100\,\%$$

B　ヒトの顔全体呈示に対する双極子の推定位置

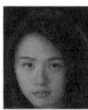

誘発脳電位
ヒトの顔
N170

ヒトの眼
N170

1：早期相（143 ミリ秒）
2：頂点（154 ミリ秒）
3：後期相（159 ミリ秒）

C　ヒトの眼呈示に対する双極子の推定位置

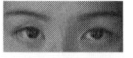

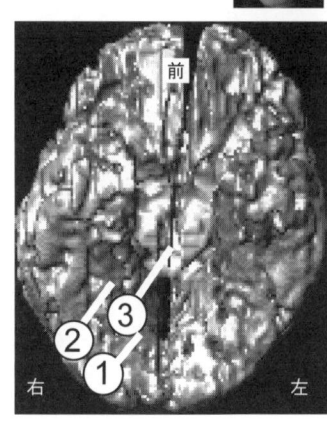

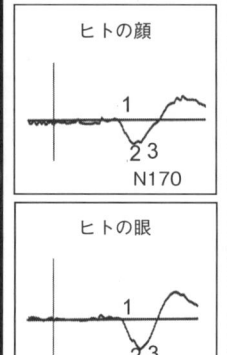

1：早期相（162 ミリ秒）
2：頂点（179 ミリ秒）
3：後期相（190 ミリ秒）

図 5-118　顔と視線（眼）に対するヒト視覚誘発電位の双極子解析（Shibata et al., 2002[356])

A：頭皮頭蓋骨脳脊髄液脳の 4 層実形状頭部モデル．
B，C：ヒトの顔全体（B）および眼（C）の呈示に対する双極子解析．
1，2，および 3 はそれぞれ各視覚誘発電位早期相（1），頂点（2），後期相（3）成分に基づく推定双極子の位置とモーメントを示す．ヒトの顔全体に対する双極子の位置は，時間の経過に従って紡錘状回に移動しているが，ヒトの眼に対する双極子の位置は移動していない．

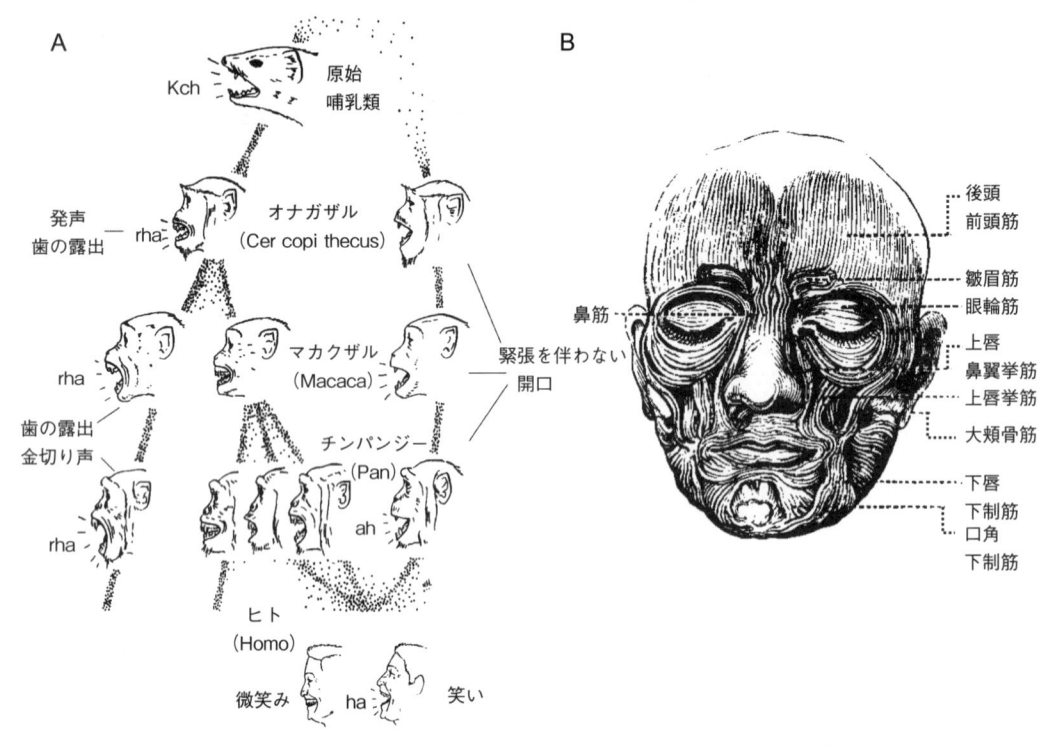

図 5-119 霊長類における表情表出
A：下等動物から霊長類のサル，ヒトまでの顔表情の発達（Van Hooff, 1972[409]）．
B：ヒトの表情筋．

1. ヒト脳の顔全体と目だけを呈示したときの視覚誘発電位の双極子（電流発生源）は異なる

　筆者らは，ヒトで顔全体と眼だけを呈示したときの視覚誘発電位を双極子追跡法により解析し，顔全体と眼についての情報処理は視覚認知経路の初期段階から異なることを明らかにした．図 5-118B，C には，ヒトに眼だけや顔全体を呈示したときの頭皮上から記録される視覚誘発電位から双極子追跡法により推定した脳内電流発生源（双極子）を示してある（Shibata et al., 2002）．眼または顔を見たときには，後頭側頭移行部に潜時約 170 ミリ秒の陰性視覚誘発電位（N170）が記録される．眼を見たときの脳内双極子は誘発電位の初期（早期相），ピーク時（頂点）および後期（後期相）にわたって後頭側頭移行部の外側部に位置している．顔全体を見たときの誘発電位を解析すると，早期相から後期相に時間が進むにつれて脳内電流発生源（双極子）は前方内側部（紡錘状回）へ移動している．これらのことは少なくとも眼と顔全体の情報処理過程には後頭側頭皮質の異なる神経回路が関与していることを示している．このように視覚経路の初期段階で別々に処理された眼と顔の情報は前部上側頭溝などで再び統合されると考えられる．

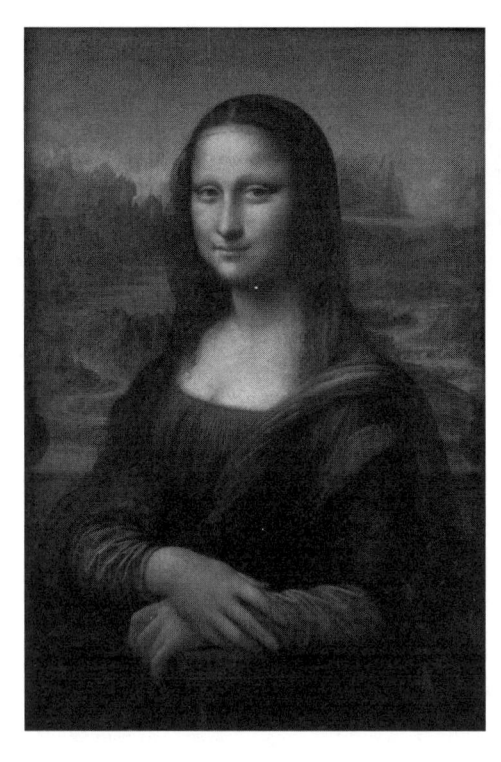

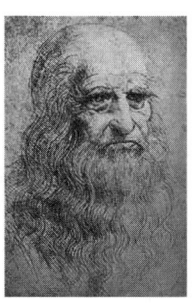

図 5-120　レオナルド・ダ・ヴィンチとモナリザの微笑み（ルーヴル美術館蔵，パリ，フランス）

2. 顔面筋と顔表情は進化発達する

　図 5-119A には，下等動物から霊長類のサル，ヒトまでの顔表情の発達を示してある（VanHooff, 1972）．Darwin は『動物及び人間の表情について（1872）』浜中浜太郎訳（1991）の中で，表情は進化の過程で獲得した一種の適応行動であり，下等動物からヒトに至るまで一貫した連続性をもつことを指摘した．図 5-119B には，彼が記載したヒトの表情筋を示してある（Darwin, 1872）．この図が示すように，ヒトをはじめ霊長類の顔面筋は高度に発達し，複雑で微妙な表情を生み出し喜怒哀楽を伝えることができるようになっている．霊長類の扁桃体ニューロンは，顔の喜怒哀楽の表情が自己と他者の感情，つまり非言語的コミュニケーションに中心的な役割を果たすと考えられる．

3. 肖像画「モナリザの微笑み」の魅力の謎は何か

　図 5-120 には，恐らく歴史上最も有名なレオナルド・ダ・ヴィンチの名作「モナリザの微笑み」の肖像画を示してある．天才的な観察者であり，人や動物の解剖学や工学，芸術に精通したダ・ヴィンチは，どのような思いや愛のコミュニケーションをこの絵に埋め込んだのだろうか？ モナリザの顔は確かに約 45 度左斜め向きであり，視線は観る人の方向に常に向き，アイコンタクトを生じている．この配置こそが，正に驚くべきことであり，扁桃体や前部上側頭溝を最大に活性化する顔と眼の配置である．そして，モナリザは謎めいた微笑をたたえている．

モナリザの表情を感情認識ソフトウェアで解析すると，83%の幸せ，9%の嫌悪，6%の恐怖，2%の怒りという結果になったと報告されている（菅谷洋也，2008）．このモナリザの微笑は，過去500年間にわたり世界中の人々を魅了し続けてきた．天才ダ・ヴィンチは，このような顔の向きと視線と表情に何を感じ，何を伝えたかったのだろうか？ 顔ニューロンが問いかけるものに興味は尽きない．

c. 島皮質は報酬事象の符号化に関係している

　島皮質は，前頭，頭頂，側頭弁蓋部に囲まれた大脳新皮質であり，さまざまな機能に関与することが示唆されている．とくに，解剖学的にはすべての感覚種（味覚，嗅覚，視覚，聴覚，触覚）の入力があり，それらの情報はさらに後部島皮質に収束している．動物を用いた神経生理学的研究，およびヒトの非侵襲的研究により，島皮質は，これら多彩な入力を反映して体性感覚（触覚，痛覚），自律神経系（血圧），内臓感覚（味覚，嚥下運動），運動，注意，平衡感覚などに関与していることが報告されている．一方，島皮質は，大脳辺縁系の各部位，とくに報酬予測に関係する前頭眼窩皮質，背外側前頭前皮質，帯状回，尾状核，および扁桃体などと密接な線維連絡を有している．これら解剖学的結合により，Mesulamら（2000）は，島皮質が大脳辺縁系の重要な構成要素の一つであることを提唱した．さらに，ヒトを用いた非侵襲的研究では，カードを使ったギャンブル課題で金銭的な報酬，または罰を受けることにより，島皮質の活動が亢進することも報告されている．これらのことから，Augustine（1996）は島皮質を大脳辺縁統合皮質と名づけ，感覚認知，情動，記憶，さらには行動の統合に関与することを示唆している．しかし，霊長類であるサルで島皮質のこれら高次機能に関するニューロンレベルでの研究は少ない．そこで，筆者らは，サル後部島皮質からニューロン活動を記録し，視覚刺激に基づく遅延反応・遅延報酬 Go/Nogo（delayed-response delayed-reward go/nogo：DR-DRW）課題遂行中の応答性を解析し，島皮質の機能について調べた（Asahi et al., 2006）．

　DR-DRW課題では，サルをモンキーチェアに座らせ，それぞれ Go 反応-報酬，Nogo 反応-報酬，および無報酬の3種類の行動-報酬随伴性の組み合わせからなる試行を識別させた（図5-121）．課題はスタートビープ音（SB）の後，サルがモンキーチェア前壁に取り付けてあるボタンを押す（BP）と開始する．その後，サルがモニター中心部の点（固視点）を一定期間（FIX）注視後，それぞれ Go, Nogo, および No-reward を意味する視覚弁別刺激（S1）が呈示される．遅延期間（D1）後に，さらに視覚刺激（S2）が呈示され，その間（S2）に正しい行動を行うことを要求される．S1期に緑色の視覚刺激がモニターに示された場合，Goを意味し，サルは，S2期にボタンを離す（BR）と，BRと同時にS2が終了し，遅延期間（D2）後に報酬（RW）を獲得できる（**A**）．灰色の場合は，Nogoを意味し，ボタンを押し続けると報酬（RW）を獲得できる（**B**）．黄色は No-reward を意味し，ボタンを離しても，押し続けても報酬が獲得できない（**C**）．

　以上の課題遂行中に，サル島皮質の後方2/3の領域からニューロン活動を記録して，その応

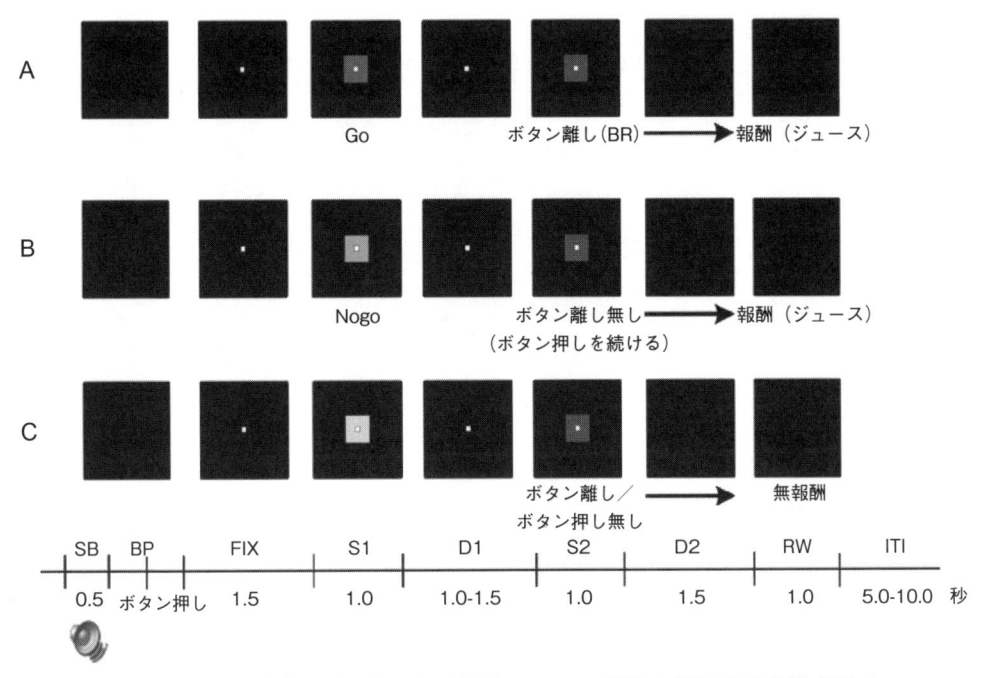

図 5-121　視覚刺激に基づく遅延反応・遅延報酬 Go/Nogo 課題の概要を示す模式図（Asahi et al., 2006[16]）

サルをモニター前のモンキーチェアに座らせ，それぞれ Go 反応-報酬（A），Nogo 反応-報酬（B），および無報酬（C）の3種類の行動-報酬随伴性の組合せからなる試行を識別させた．SB：スタートビープ音，BP：ボタン押し，FIX：固視点の注視，S1：第一視覚弁別刺激，D1：第一遅延期間，S2：第二視覚刺激，BR：ボタン離し，D2：第二遅延期間，RW：報酬．

答性を解析した．総数 451 個の島皮質ニューロン活動を記録し，そのうち 112 個が課題遂行中に何らかの応答を示した．これらの応答ニューロンは，SB, BP, FIX, S1, D1, S2, D2, および RW のいずれかの期間に応答する課題関連ニューロンであった．これらニューロンの応答は，とくに FIX, D2, BP, および BR 期に多くみられた．さらに，S1 から RW 期までのいずれかの期間に応答したニューロンは，3種類の行動-報酬随伴性の組み合わせからなる試行に対する応答性から，①3種の試行に非特異的に応答する非識別ニューロン（23％），②報酬および無報酬試行に識別的に応答する報酬と無報酬識別ニューロン（34.2％），③ Go および Nogo 試行に識別的に応答する Go/Nogo 識別ニューロン（16.2％），および④その他の4つに分類された．これらニューロンのうち，報酬と無報酬識別ニューロンは，課題各期の進行とともに応答するニューロン数が増加し，D2 期に最も多くみられ，RW 期には少なかった．**図 5-122A** には，報酬と無報酬識別ニューロンの応答例が示されており，このニューロンは，Go 試行および NoGo 報酬試行のいずれにおいても S1 から RW 期にかけて応答するが，無報酬試行には応答しない．Go/Nogo 識別ニューロンのうちでは，D2 期に識別応答を示すニューロンが最も多かった．**図 5-122B** には，Go/Nogo 識別ニューロンの例が示されており，このニューロ

A 報酬／無報酬識別ニューロン

a Go（報酬）　　b NoGo（報酬）　　c 無報酬

B Go/NoGo 識別ニューロン

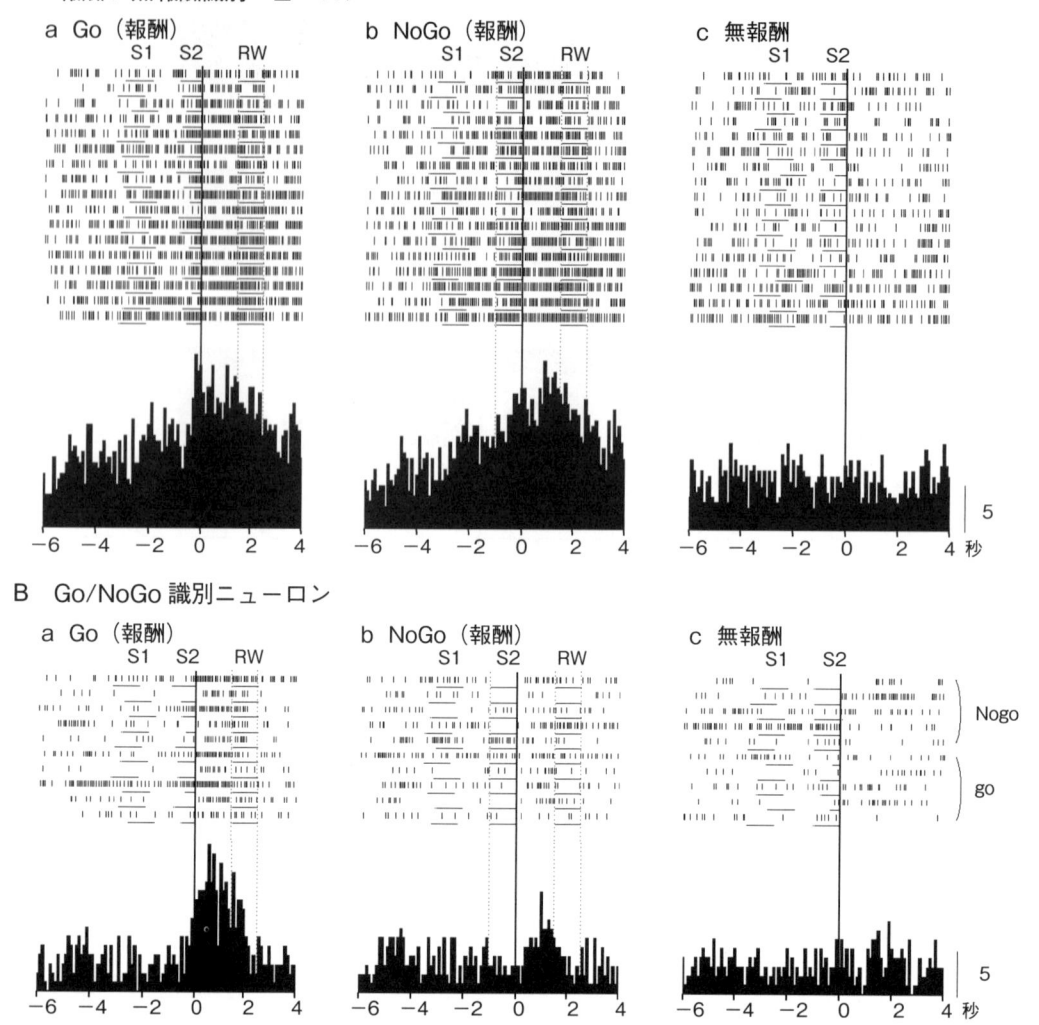

a Go（報酬）　　b NoGo（報酬）　　c 無報酬

図 5-122　サル島皮質ニューロンの応答性（Asahi et al., 2006[16]）
A：報酬／無報酬識別ニューロン．B：Go/NoGo 識別ニューロン．他の図の説明は**図 5-121** を参照．

ンは，Go 試行の D2 期に応答するが，NoGo 試行および無報酬試行では応答しない．

　報酬と無報酬識別ニューロンは，報酬，無報酬を意味する試行に識別的に応答するニューロンである．これらのニューロンは Go および Nogo 試行に同様に応答することから，手の動きに関係なく報酬に対する応答である．後部島皮質は，報酬予期に関連して応答するニューロンが存在する前部帯状回や尾状核と線維連絡を有し，また，前部帯状回と尾状核も解剖学的に線維連絡がある．以上のことから，これら 3 つの脳部位からなる神経ネットワークは報酬予期や報酬価などの情報を符号化していると考えられる．さらに，後部島皮質からは，報酬予期に関与するニューロンが存在する前頭眼窩皮質や背外側前頭前皮質などに線維投射がある．Wilson

ら（1993）は，視覚情報の前頭前野への経路として，腹側路（物体認知；what）と背側路（空間認知；where）の2つを提唱した．近年，Schultzら（2000）は，側頭葉内側部（扁桃体など）から前頭眼窩皮質への第3の経路が，動機づけ（why）に関与していることを提唱している．しかし，島皮質が側頭極，扁桃体および前頭眼窩皮質と密接な線維連絡を有し緊密な神経ネットワークを形成していること，および島皮質に報酬と無報酬識別ニューロンが存在することは，この第3の経路に側頭葉内側部や前頭眼窩皮質だけでなく，島皮質，側頭極を含む神経ネットワークが関与することを示唆する．

d. 情動系と理性系は相互に作用する

1. 前頭葉背外側部の機能は何か

1）前頭葉背外側部の先駆的研究

　前頭葉背外側部は，機能的には高次脳機能に関与する前半部の前頭前野と運動に関与する後半部の運動領域に分かれる．前頭葉背外側部の吻側部（背外側前頭前皮質）は，頭頂葉や側頭葉などの連合野，および扁桃体や海馬体などの大脳辺縁系と密接な線維連絡を有し，それらの情報を統合して運動系である線条体や前頭葉の後部にある運動野に出力している．Jacobsen（1936）は，今から60年前に背外側前頭前皮質の高次脳機能に関して重要な結論を得ていた．彼はサルの目の前で餌を左右2つの容器のいずれか一方に入れ，一定の遅延時間の後，餌の入った容器を選択させる遅延空間反応という課題を考案した．この短期記憶課題を用いると，背外側前頭前皮質を破壊したサルでは5秒以上の短期記憶が障害される．このことから，背外側前頭前皮質は将来（遅延時間後）の状況を予測して適切な行動（左右2つの容器の選択）を起こすのに関与すると考えられる．また，Fusterや久保田らは，1970年代に，サル背外側前頭前皮質で遅延期に応答するニューロンが存在することを報告している（Fuster, 1973; Fuster & Alexander, 1971; Kubota et al., 1974; Niki, 1974）．ここでは，これら背外側前頭前皮質の高次脳機能と情動発現や動機づけ行動とのかかわりについて解説する．

2）背外側前頭前皮質は情動発現に抑制的に働く

　背外側前頭前皮質は抽象的思考など「高次認知活動」に関与し（Millner & Cohen, 2001），一般的に情動発現に対して抑制的に働くと考えられている．悲しい状況のビデオや性的な写真を見せ，被験者に意識的に悲しみの感情や性的な感情を抑制させてfMRIで調べると，背外側前頭前皮質の活動が上昇する（Beauregard et al., 2001; Levesque et al., 2003）．この否定的および不快な感情を抑制する能力が慢性的に欠如した人は，うつ病や不安症になりやすかったり攻撃行動や暴力行為を行いやすい（Davidson et al., 2000; Jackson et al., 2000）．また，2人の被験者の一方（提案者）がお金の分け前（分配比率）を決定し，他方（受け手）がそれを認めればその比率に従ってお金をもらえるが，受け手がその比率を認めなければ双方ともお金をもらえない「最後通牒ゲーム」における受け手の脳活動がfMRI法で調べられている（Sanfey et al., 2003）．

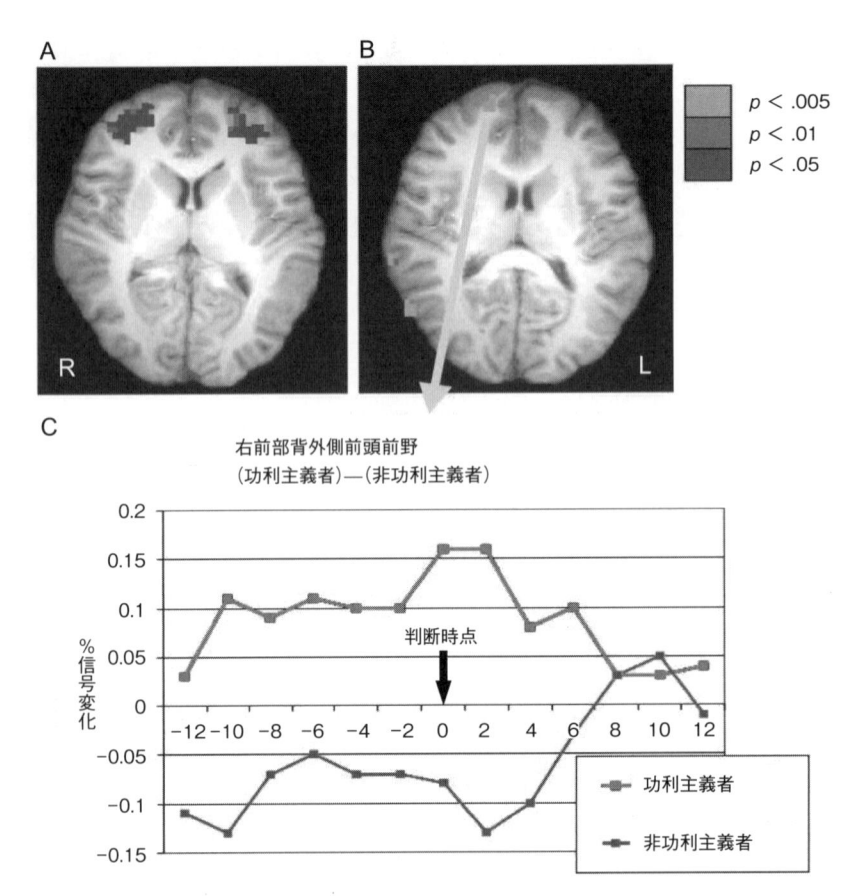

図 5-123 個人的なモラルジレンマ課題の意思決定における前頭前野の活動（Greene et al., 2004[128]）
（カラー口絵❼参照）
A, B：功利的判断をしなかった被験者と比較して功利的判断をした被験者において亢進していた脳領域．A には，10 野および 46 野に限局して統計解析した結果を，B には全脳を統計解析した結果が示されている．
C：個人的なモラルジレンマ課題における意思決定時点の前後において fMRI により連続記録した右前部背外側前頭前野の活動．

受け手の感情的判断は 50：50 の分配比率を妥当とするが，理性的（論理的）な判断は分配比率がどのようであろうともその比率を認めることがお金の獲得に繋がることになる．その結果，提案者の取り分が多い不公平な分配比率を認めるときは理性的判断に関係する背外側前頭前皮質の活動が情動的判断に関係する島皮質より高く，逆に不公平な提案を認めないときは島皮質の活動が背外側前頭前皮質より高い．同様にモラルの判断において，敵の兵士から逃れるためには泣き叫ぶ子供を窒息死させなければ全員が死亡するという状況下では，窒息死させることを肯定することが功利的判断（理性的判断）になる．また，死にそうな 5 人の患者を救うために，1 人の健康な青年を殺して臓器をその 5 人の患者に移植するという状況下では，これを肯定することが功利的判断になる．これらの質問中の脳活動を fMRI で測定すると，功利的判断をする被験者はそうでない被験者と比較して前部背外側前頭前皮質の活動が亢進する（**図 5-**

5.9 大脳新皮質の役割は何か　261

A　情動的判断（個人的道徳ジレンマ課題）で活動上昇
　　内側前頭回（両側）　後部帯状回（両側）　角回（右）　角回（左）

B　認知的判断（非個人的道徳ジレンマ，非道徳ジレンマ）で活動上昇
　　中前頭回（右）　頭頂葉（左）　（右）

■ 個人的道徳ジレンマ
□ 非個人的道徳ジレンマ
▨ 非道徳ジレンマ

C　内側前頭回（9, 10 野）　中前頭回（46 野）　後部帯状回（31 野）　角回（39 野）　角回（39 野）　頭頂葉（7, 40 野）

P＜0.000001
P＜0.00001
P＜0.0001
P＜0.0005

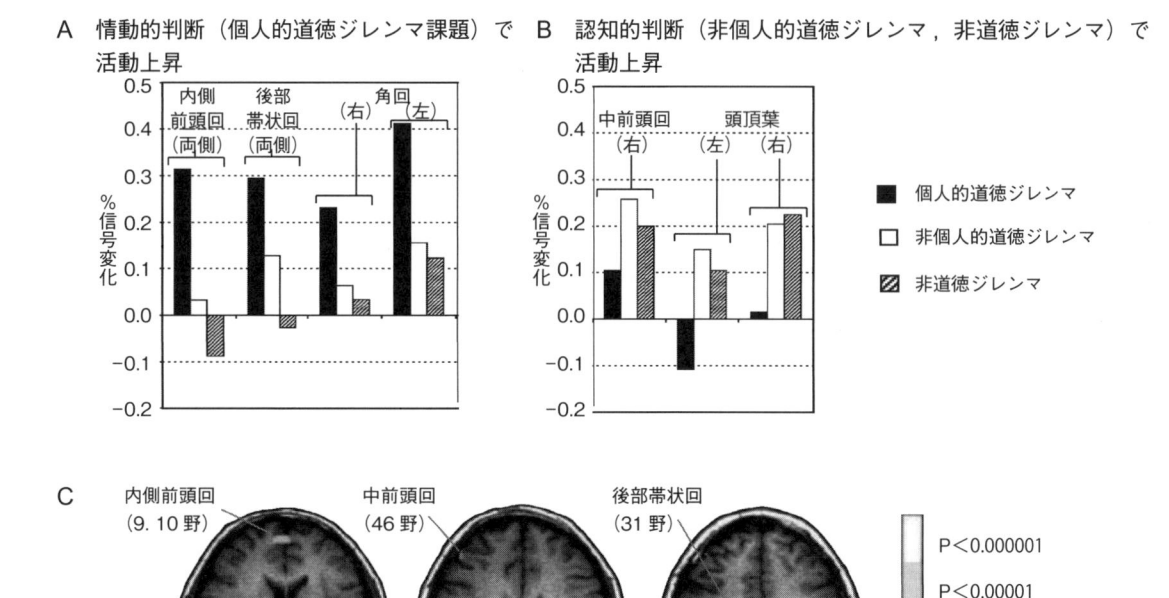

図 5-124　意思決定課題における前頭前野の活動（Greene et al., 2001[129]）（カラー口絵❼参照）
A：情動的判断を下す個人的道徳ジレンマ課題で活動が上昇した脳領域．
B：認知的判断（功利的判断）を下す非個人的道徳ジレンマおよび非道徳ジレンマ課題で活動が上昇した脳領域．
C：上記課題で，活動が亢進した脳領域．

123A, B）（Greene et al., 2004）．また，この課題で脳活動を連続記録すると，功利的判断をする被験者は判断時点の前後において前部背外側前頭前皮質の活動が亢進する（図 5-123C）．一方，列車が 5 人と 1 人がいる 2 つの場所に向かって進行しており，どちらの場所に列車を進行させるか（5 人と 1 人のどちらを殺すか）選択しなければならない課題（非個人的なモラルジレンマ）と，列車が進行中の線路上で 5 人の人が助けを求めており列車を停止させてその 5 人を助けるために歩道橋上から線路上に人間を 1 人突き落とす（1 人殺す）かどうか選択する課題（個人的なモラルジレンマ）を比較すると，多くの被験者は非個人的なモラルジレンマでは 5 人を助けることに対して肯定する功利的判断をするが，個人的なモラルジレンマでは非功利的判断をする（Greene et al., 2001）．このときの脳活動を fMRI により比較すると，非功利的判断を下す個人的なモラルジレンマのときには，内側前頭回，後部帯状回，および角回で脳活動が亢進するが（図 5-124A, C），功利的判断を下す非個人的なモラルジレンマや非道徳ジレンマのときに背外側前頭前皮質の中前頭回および頭頂葉で脳活動が亢進する（図 5-124B, C）．

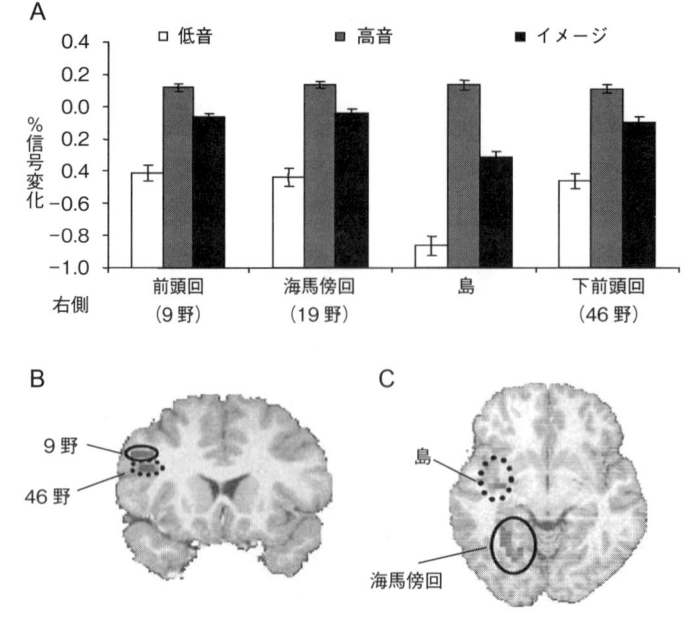

図5-125 嫌悪写真の予期により誘発される脳活動

(Simmons et al., 2004[360])

A：嫌悪写真を予告する高音，嫌悪写真に関連しない低音，および嫌悪写真（イメージ）呈示による脳活動．
B：上記課題で，活動が亢進した脳領域．

　背外側前頭前皮質は情動系領域と協調して作動する．言葉自体は情動的に中性でも文章中の不快な状況を示す言葉は中性的言葉と比較して再認されやすい．fMRIにより言葉再認中の脳活動を測定すると，不快な状況を示す言葉の方が中性的な言葉よりも背外側前頭前皮質の活動を亢進させる（Maratos et al., 2001）．恐怖症の患者では恐怖症の対象となる物体の画像を呈示すると，背外側前頭前皮質の活動が上昇する（Paquette et al., 2003）．一方，別のfMRIを用いた研究では，健常成人に丸と四角が呈示されたらそれぞれ左および右のマウスのボタンを押す視覚識別課題を行わせ，これら視覚刺激と同時に低音または高音を呈示した．そして，高音を呈示したときだけ4〜6秒後にヘビやクモの写真を見せる前に呈示した．これら課題中の脳活動を測定すると，ヘビやクモの写真だけでなく高音を呈示しただけで背外側前頭前皮質（9野，46野），島皮質および海馬傍回の活動が上昇した（図5-125）（Simmons et al., 2004）．これらのことは危険な状況の認知と予測に背外側前頭前皮質が関与し，回避行動を"うまく"遂行することに関係することを示唆する．

　種々の人間関係を示す無声ビデオを見せて，被験者に登場人物あるいは登場人物間の血縁関係，欺瞞性，勝敗，社会的地位および親密性などに関する質問を行うと，背外側前頭前皮質に損傷のある患者ではこの課題が障害される（Mah et al., 2004）．このことは，大脳新皮質の背外側前頭前皮質が大脳辺縁系とともに社会的認知機能や相手の心情や考えを推測する「こころの理論」に関係していることを示唆する．

3) 背外側前頭前皮質は動機づけ行動をうまく遂行するのに関与する

　動機づけの最も単純な形は，生理的欲求を満たすための摂食や飲水行動などの本能行動にみ

られる．ヒトも動物も空腹感により摂食行動に対する動機づけが高まり，好きなおいしい食物を食べたときには快感が湧き，嫌いな食物を食べたときには不快感が起こる．これら摂食行動の遂行や食べたときに体験する快感や不快感の発生，外部感覚情報による食物の認知，おいしさや好き嫌いの度合いの判断などでは，とくに視床下部や大脳辺縁系の扁桃体が重要な役割を果たしている（Ono et al., 1980, 1981, 1982; Nishijo et al., 1988a, b, 1998）．

　背外側前頭前皮質も以下に述べるように動機づけ行動に何らかの役割を果たしている．前頭葉の萎縮を伴う認知症患者は多食症を伴うことが多い（Graff-Radford et al., 1995）．また，多食症の患者では前頭葉の代謝活動が低下している（Andreason et al., 1992）．1回の食事摂取あるいは満腹感により背外側部を含む前頭葉の活動が上昇する（Tataranni et al., 1999; Gautier et al., 2000）．背外側前頭前皮質は，大脳基底核系や扁桃体-視床下部系と密接な線維連絡を有しているので，扁桃体-視床下部系からの生物学的情報に基づいて摂食行動などの動機づけ行動を"うまく"遂行することに関与していると考えられる（Ono et al., 1984）．アルコール中毒者（George et al., 2001）やコカイン中毒者（Grant et al., 1996; Childress et al., 1999）にビールをジョッキに注いでいる写真などアルコールやコカインに関連する刺激を呈示すると，背外側前頭皮質の活動が上昇する．これら中毒者は誘因刺激によりアルコールやコカインに対する欲求が高まり，それらを"うまく"獲得するために背外側前頭皮質の活動が亢進すると考えられる．

4） サルの背外側前頭前皮質には報酬の予測，認知，意思決定などに関連して応答するニューロンがある

　筆者らは，レバー押し摂食行動を行っているサルの背外側前頭前皮質ニューロンの応答性を解析し，報酬物体（食物）の認知，報酬物体獲得のための動因および報酬の認知だけでなく，報酬物体が得られる環境状況の認知や報酬物体を得るためのレバー押しの意思決定などに関与するニューロンが存在することを明らかにした（Ono et al., 1984; Yamatani et al., 1990）（図5-126）．**B** の前頭葉9野（**A**：■）ニューロンは，食物獲得のためのレバー押し動因期間だけに持続的な応答をする．このニューロンは，レバー押しの個々の手の運動には応答しないので，食物を獲得しようとする意欲の持続に関与すると考えられる．これらのことから，背外側前頭前皮質は動因を持続して困難な状況を克服して報酬物体を獲得する過程に関与すると考えられる．

　D～F には，前頭葉9と10野の主溝周辺（**A**：△）に存在し，環境状況の認知に関与する背外側前頭前皮質ニューロンの例を示してある．この実験では，実験者がサルの右前方の位置でパネル後方の回転台上に各種の食物または非食物を置き，シャッター開放のためスイッチを押している（**C**：右）．このとき，実験者はパネル後方へ手を伸ばしたり，スイッチのほうへ手を伸ばしたり，袋から食物を取り出すなどの動作（ヒストグラム下の実線）をする．左前方の実験者はそのような動作は一切しない．**D** には上から実験者がサルの右前方でパネル後方へ手を伸ばしたとき（①右），パネル後方へ移動したとき（②後）および左前方の実験者がパネル後方へ手を伸ばしたとき（③左）のニューロン応答を示してある．このニューロンは，右前方

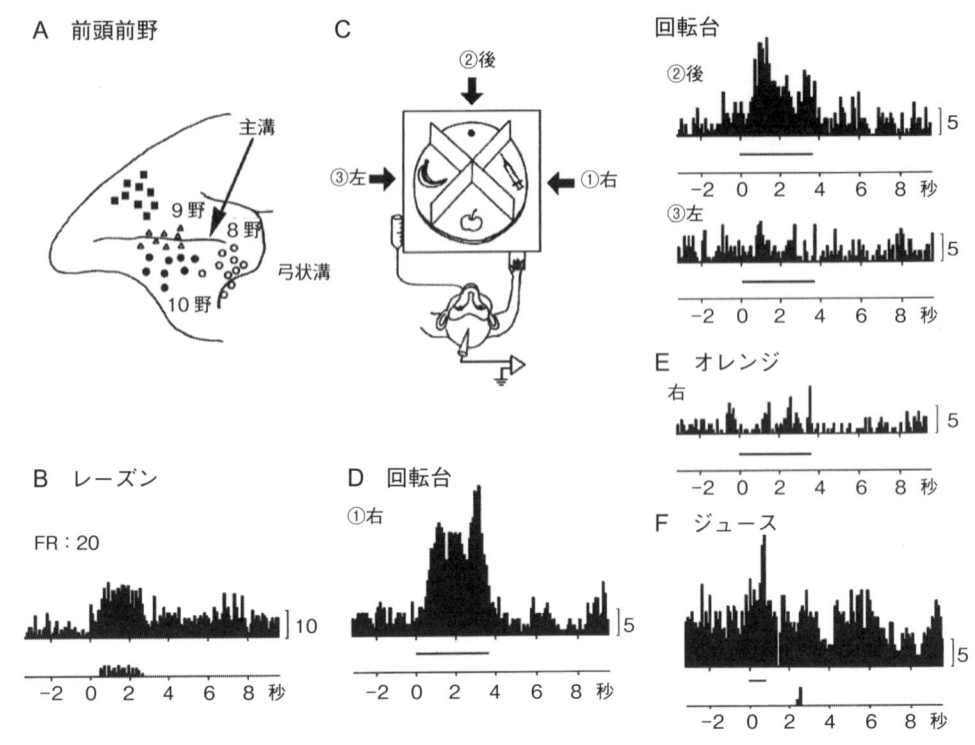

図 5-126 サルの前頭前野（A）の食物獲得のためのレバー押し期に持続的応答をする動因（意欲）の持続に関与するニューロン（9野）（B）および食物を期待できる環境状況の認知ニューロン（主溝周辺，△）（C〜F）の応答性（Ono et al., 1984[288]）より改変）
ヒストグラム上：ニューロン応答．縦軸：インパルス放電数/ビン，ビン幅：100ミリ秒．ヒストグラム下：レバー押し信号．縦軸：レバー押し信号数/ビン，ヒストグラム下の実線（DおよびE）：実験者の動作期間，ヒストグラム下の実線（F）：音の呈示期間，FR：レバー押し回数，横軸：時間（秒），0：刺激呈示時点，−：刺激呈示前，＋：刺激呈示後．

の実験者の動作と回転台後方への移動に対しては顕著に促進応答をしているが，左前方の実験者の動作には応答しない．また，このニューロンは，実験者がパネル後方の回転台上に食物を載せるような動作や図には示してないが，袋から食物を取り出すときのカサカサという音など食物が得られる環境状況に顕著に応答し，①食物に関連のない実験者の動作や感覚刺激，②食物それ自体，たとえば右前方の実験者が好物のオレンジ（E）を手にもってサルに直接見せたりジュースを意味する音（F）を聞かせたりしてもごく軽度の一過性応答を示すだけである．これらのことから，このニューロンは食物報酬を期待できる環境状況や事象の認知や予測に関与すると考えられる．

図 5-127 には，3種類の課題をテストした背外側前頭前皮質ニューロンの例を示してある（Yamatani et al., 1990）．**図 5-127A** には，このニューロンの遅延標本照合課題に対する応答を示してある．この課題では，課題開始音（T）の後，まず図形サンプル（S）がサルの前においたモニター上に1秒間呈示される．ついで，3.4〜9.4秒間の遅延期間の後，照合用図形

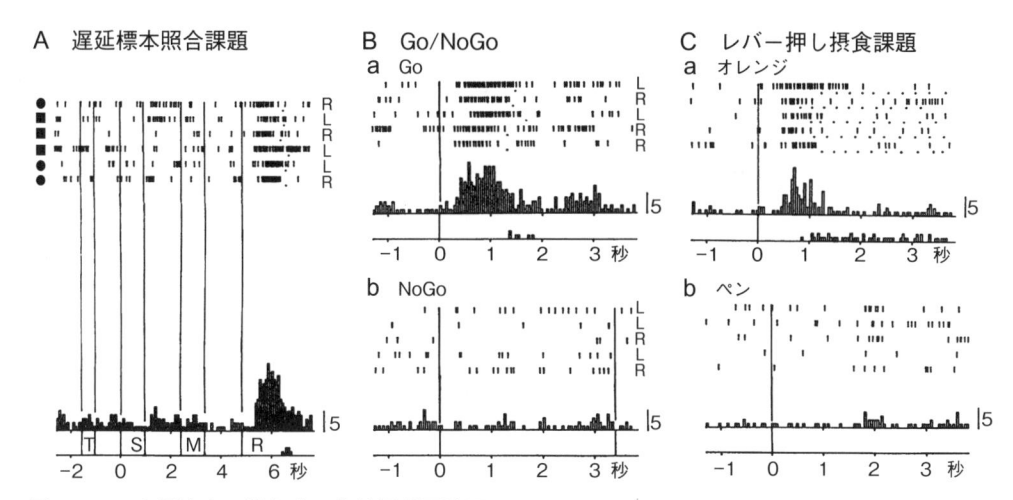

5.9 大脳新皮質の役割は何か 265

図 5-127　意思決定に関与する背外側前頭前野ニューロン（Yamatani et al., 1990[432]）

A：遅延標本照合課題に対する応答．この課題では，課題開始音（T），図形サンプル（S）（中央に1つ），照合用図形（M）（左右に1つずつ），および行動開始用図形（R）（左右に1つずつ）が順次呈示される．図形サンプル（S）と照合用図形（M）の間には，3.4～9.4秒間の遅延期間をおいてある．サルは，行動開始用図形（R）の呈示期に，2つの照合用図形のうち図形サンプルと一致した図形側のレバーを押すとジュースを獲得できる．このニューロンは，行動開始用図形（R）の呈示期に活動が増大している．
B：Go/Nogo課題に対する応答．この課題では，課題開始音（T）の後，Go刺激（黄色の円）またはNogo刺激（ピンク色の円）のいずれかが，モニターの右あるいは左側に呈示される．Go刺激の場合は，サルは図形と同じ側のレバーを押すとジュースが獲得できる．Nogo刺激の場合は，サルはレバーを押さないで3.4秒間待機しているとジュースが獲得できる．このニューロンは，図形の呈示位置に関係なく，Go刺激に応答している．
C：レバー押し摂食行動に対する応答．このニューロンは食物を見たときに応答．ヒストグラム上のラスター表示：ニューロンのインパルス放電，ラスター下のドット：レバー押し，R：右側（図形サンプルにマッチした照合用図形の位置），L：左側（図形サンプルにマッチした照合用図形の位置）．ヒストグラム上：ニューロン応答，縦軸：インパルス放電数/ビン，ビン幅：40ミリ秒．ヒストグラム下：レバー押し信号，縦軸：レバー押し信号数/ビン，FR：レバー押し回数，横軸：時間（秒），0：刺激呈示時点，－：視覚刺激呈示前，＋：視覚刺激呈示後．

（M）がモニターの左右に一つずつ（一つは図形サンプルと同一図形，他方は異なる図形）1秒間呈示され，さらに1.4秒間の遅延期をおいて同一の行動開始用図形（三角形）2つが呈示される（R）．行動開始用図形の下にレバーを2つ設置してあり，サルは行動開始用図形の呈示期間中に2つの照合用図形のうち図形サンプルと同一の図形が位置している側のレバーを押すと報酬としてジュースを獲得できる．このニューロンは呈示図形の種類に関係なく，またレバー押しの左右にかかわらずレバー押し前にニューロン活動が上昇している．**図 5-127B** には，Go/Nogo課題におけるこのニューロンの応答を示してある．この課題では，課題開始音（T）の後，Go刺激（黄色の円）またはNogo刺激（ピンク色の円）のいずれかがモニターの右あるいは左側に呈示される．Go刺激の場合はサルは図形と同じ側のレバーを押すとジュースが獲得できる．Nogo刺激の場合はサルはレバーを押さないで3.4秒間待機しているとジュース

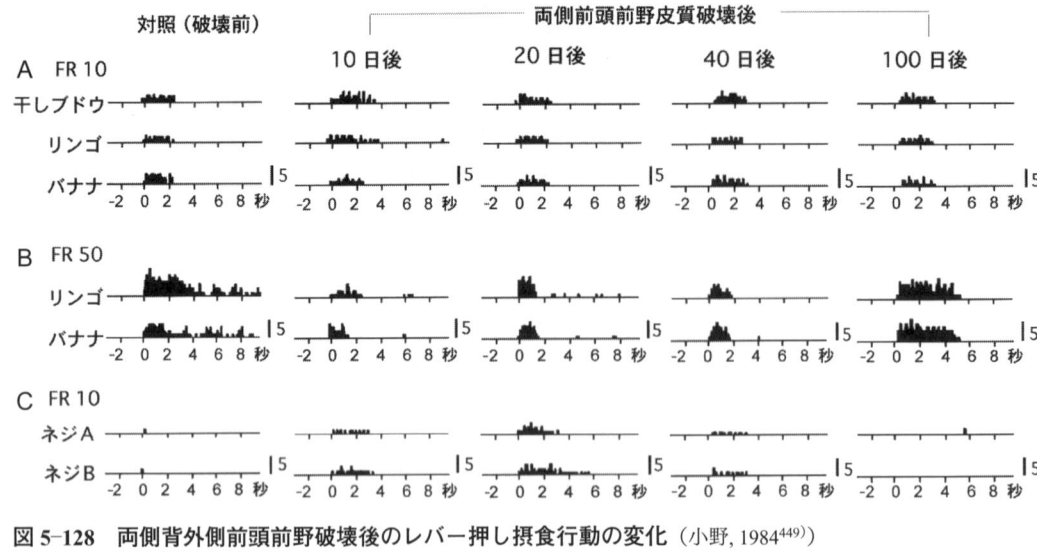

図 5-128 両側背外側前頭前野破壊後のレバー押し摂食行動の変化 (小野, 1984[449])
すべて同一のサルのデータ．ヒストグラムはレバー押し信号の3回加算．

が獲得できる．このニューロンは，図形の呈示位置に関係なく Go 刺激に応答している．**図 5-127C** には，レバー押し摂食行動におけるこのニューロンの応答を示してある．このニューロンは，オレンジを見たときにその活動が上昇している．これらのことから，このニューロンは課題にかかわらずレバー押しを行う前に活動が上昇しており，レバー押しの意思決定にかかわるニューロンであると考えられる．

5) サルでは背外側前頭前皮質の破壊により多数回レバー押しによる摂食行動に対する意欲が低下する

それでは，背外側前頭前皮質を破壊するとどうなるであろうか．**図 5-128** には，サルの両側背外側前頭前皮質（8野と主溝近傍の 9, 10 野）を破壊したときのレバー押し摂食行動を示してある．破壊前の対照では，レバー押し回数が 10 回でも 100 回でも食物を認知して最後までレバー押し摂食行動を遂行する．破壊 10 日後では，レバー押し回数が 10 回の場合は対照と同様にレバー押し摂食行動を遂行するが，レバー押し回数を 50 回にすると，15 回程度まではレバーを押すが，それ以上はレバーを押さない．正常なサルは，1 個の大豆やボーロなどを得るのに 100 回以上のレバー押しを行うが，両側背外側前頭前皮質を破壊すると注意緩慢になり，レバー押しもすぐあきらめてしまう．これは，レバー押し回数が多いという一種の困難な状況を克服して最後まで遂行しようとする意欲が欠如していることを示している．また，非食物（ネジ）でも FR10 であれば，1～2 回目の試行まではレバー押しを遂行して取って食べようとする．すなわち，食物認知能の低下が起こっている．破壊 20 日後では，レバー押しに関しては速度が少し速くなること以外は破壊 10 日後と同様であるが，食物認知能はさらに低下し，

非食物（ネジ）の試行でもほとんど毎回レバー押しを遂行して取って食べようとする．破壊40日後では，レバー押しは破壊20日後とほぼ同じであるが，食物認知能は少し回復し，破壊10日後と同程度になっている．そして100日後になると，レバー押し摂食行動も食物認知能も完全に回復している．それどころか，むしろレバー押しの速度は対照の場合よりも速くなり，しかも安定になっている．

　これらのことから，背外側前頭前皮質（8野と主溝近傍の9, 10野）は，報酬物体を獲得するための意欲の持続や環境状況の認知（推論または予測）に関与し，最終的な目標達成（報酬獲得）に重要な役割を果たしていると考えられる．

2. 前頭葉と人間

　前頭葉（大脳新皮質）の背外側前頭前皮質は，情動発現や動機づけ行動に関与している大脳辺縁系や視床下部と互いに情報を交換しながら，適切な行動発現に重要な役割を果たしている．ヒトの前頭葉は最も発達し，感情が豊かになり，情動系や動機づけ行動を制御することにより長期的にも最適な結果が得られる行動をとることが可能になったのである．人類の歴史において牧畜や農業の発展，食料増産のための品種改良，灌漑システムの確立，さらにはこれらを基礎とした四大文明の発生などの根底には，摂食行動に対する情動（食物獲得による快情動）や動機づけがある．これら情動や動機づけを制御する前頭葉系により，直接摂食行動に結びつかない高度な長期戦略を可能にし，灌漑システムを確立させるなど四大文明の発生も可能になったのである．今後，前頭葉の研究が進み，ヒトの本質ともいえる前頭葉の機能が明らかにされることを念じて止まない．

3. 前頭葉眼窩皮質（眼窩皮質）と前部帯状回は外界環境の体験に基づく適切な行動に重要である

1) 行動発現における役割

　前頭葉，とくに扁桃体と密接な線維連絡を有する眼窩皮質と前部帯状回皮質の情動と行動発現における役割に関する報告が多い．最近，これら眼窩皮質と前部帯状回に関する研究に新たな展開がみられる．ここでは，最近の研究に基づき，眼窩皮質と前部帯状回の情動と行動発現に果たす重要な役割について考察する．

　前部帯状回皮質の脳梁より前方に位置する部位は，扁桃体，眼窩皮質との線維連絡が強く，吻側情動領域とよばれている．前部帯状回のより後方の領域は背外側前頭皮質や運動領域との線維結合が強く，認知領域（あるいは前部帯状回運動領域）とよばれ，刺激間の葛藤（干渉）あるいは競合が存在するときの注意機能，背外側前頭皮質の活動に基づく運動の実行機能，運動のモニタリングなどに関係する．右前部帯状回の認知領域に損傷のある患者DLでは，刺激間に干渉と競合が存在するストループ（stroop）課題や注意課題に対する口頭での反応は障害されないが，左手または右手でのボタン押しで反応させると，障害が現れる（Turken & Swick, 1999）．ストループ課題では「左または右に向いた矢印」と「左または右を示す英単語（left

またはright)」を同時に呈示し，矢印と言葉のいずれかに注目して方向を口頭と手でのボタン押し（右の場合は右手，左の場合は左手）で答えることが要求される．健常人では矢印と言葉の方向が一致しない場合に，刺激間の干渉により反応時間が遅くなる傾向があるが，患者DLでは口頭と比較して手でのボタン押しのときに，さらに遅くなる．注意課題では遅延期を挟んでその前後に色のついた小さな四角の集団をモニターに呈示し，①あらかじめ色か図形のいずれか一方に注目させ，それが前後の呈示で異なるか否か（選択的注意課題），②色か図形かをあらかじめ特定せず，いずれの要因が異なるか否かを答えさせる課題（分散注意課題）を行わせた．患者DLではいずれの注意課題でも，健常人と比較して口頭での反応は正常であるが，手でのボタン押しで答えさせると，反応時間が遅くなった．解剖学的に，前部帯状回では第V層の錐体ニューロンがよく発達しているのが特徴である．前部帯状回は大脳辺縁系の扁桃体，海馬体，大脳新皮質の背外側前頭前皮質などから線維投射を受け（Vogt & Pandya, 1987），この第V層の錐体ニューロンから行動表出のための運動実行に重要な運動前野（Dum & Strick, 1993）や補足運動野（Bates & Goldman-Rakic, 1993），線条体（Yeterian & Van Hosen, 1978；Kunishio & Harber, 1994）など運動出力に関与する領域に密に線維を投射する．これらのことは，前部帯状回の認知領域が背外側前頭皮質からの認知情報や眼窩皮質，前部帯状回の情動領域からの情動情報を運動に変換することに重要な役割を果たすことを示している．

　眼窩皮質，前部帯状回の情動領域に障害のある患者では，ギャンブル課題における行動の選択が障害される（Bechara et al., 1998）．ギャンブル課題では4組のカードの束を用意し，各束からカードを1枚めくるごとにお金がもらえるが，時々お金を損失する．ただし，お金の利益と損失の合計金額はカードの束により異なるように設定されている．健常人にこの課題を行わせると，1回あたりの利益は少なくても全体の収支がプラスになるカードの束を選択するが，情動領域に障害のある患者は，全体の収支は悪くても1回あたりの利益の大きいカードの束を選択する．Damasioら（Bachara et al., 1994）は，これらのことから，眼窩皮質および前部帯状回の情動領域は外界環境の結果（体験）に基づいて現在と将来の状況を推論，判断し，適切な行動を導く過程に重要な役割を果たしていると推察している．

　健常人ではこれらの領域はどのように機能しているのだろうか．Waltonら（2004）は，3種類の図形のうちの1つをモニターに呈示し，各図形刺激と人差し指，中指，薬指のボタン押しとを1対1に連合させる刺激-反応課題を行わせて，眼窩皮質，前部帯状回の活動をfMRIで解析した．各図形と各指の組み合わせは3通り存在し，被験者には最初のボタン押しの後，それが正解か否かのフィードバックをモニターに表示する．この課題における第1回目のボタン押しは，①推測（GUESS）条件では，被験者は自己の選択で第1回目のボタンを押し，第2回目以降はその結果（正答か誤答かのフィードバック）に基づいて選択する，②固定（FIX）条件では，第1回目は実験者が指示した指でボタンを押し，第2回目以降はその結果に基づいて選択する，③教育（INSTRUCTED）条件では，課題前に正解を教えられた指でボタン押しを行う．前部帯状回の認知領域は推測条件により，内側と外側眼窩皮質は固定条件により最も活動が高かった．これらのことや前述のヒトの神経心理学的所見から，前部帯状回の認知領域

は自己の行動（行為）の結果生じる出来事の評価（行動のモニタリング）とそれに基づく行動発現（意思決定）に，眼窩皮質や前部帯状回の情動領域は，自己の行為以外の原因で生じる出来事あるいは外界感覚刺激の評価とそれに基づく行動発現に重要な役割を果たすと考えられる．

2） サル前部帯状回には報酬獲得と嫌悪刺激を回避するための手の運動に応答するニューロンがある

うつ病や統合失調症では前部帯状回に解剖学的な異常が生じ，自己の行動の結果生じる出来事の評価が何らかの形で障害される．うつ病患者では前部帯状回の脳血流が減少し（Bench et al., 1992），統合失調症の患者では前部帯状回の細胞構築学的，神経化学的異常や小神経細胞（介在ニューロン）の著しい減少などがみられる（Benes et al., 1991）．

筆者らはサル前部帯状回からニューロン活動（インパルス放電）を記録し，その機能をニューロンレベルで調べた（Nishijo et al., 1997）．サル前部帯状回では，総数550個のニューロンのうち36個（7%）が呈示物体の視覚認知期に応答し（視覚応答ニューロン），40個（7%）がレバー押し期に応答する（レバー押し関連ニューロン）．**図5-129A**には，前部帯状回ニューロンの報酬物体に対する応答例を示してある．このニューロンは，報酬物体であるクッキー（**Aa**）やリンゴ（**Ab**）に応答するが，嫌悪刺激（電気ショック）と連合した茶色円柱（**Ac**）や無意味な物体である黄色円柱（**Ad**）には応答しない．**図5-129B**には，Aと同一ニューロンの視覚認知期（2秒）における種々の物体に対するインパルス放電頻度を示してある．この図からもリンゴ，ジュースと連合した白色円柱，干しブドウ，クッキーなどの熟知した報酬物体には応答するが，注射器，カエルのモデル，電気ショックと連合した茶色円柱などの嫌悪物体および無意味な物体である黄色円柱や新奇物体（青いテープ）には応答しないことがわかる．このサルが最も好むリンゴやジュースと連合した白色円柱よりも嗜好性の低い干しブドウやクッキーにより強く応答することから，報酬性の度合とニューロンの応答性との間に相関はない．また，このニューロンは，クッキーや干しブドウに塩をつけて食物の意味を報酬性から嫌悪性に変える逆転学習により応答が消失するので，報酬性物体全般ではなく，特定の物体の報酬性の認知に関与すると考えられる．これらのニューロンのほかに特定の嫌悪性物体に応答するニューロンや報酬物体，嫌悪物体および新奇物体のいずれの物体にも応答するが，無意味物体には応答しない物体の生物学的価値評価に関与するニューロンも存在する．これら視覚認知応答ニューロンは，扁桃体から密接な線維投射を受ける前部帯状回の吻側部（VanHoesen et al., 1993）に存在する（**図5-131**）．

図5-130には，レバー押し期関連ニューロンの応答例を示してある．このニューロンは，食物（**A：クッキー**）と白色円柱（**C：ジュース**）を得るためのレバー押し期だけに応答し，茶色円柱（**B：電気ショック**）を回避するためのレバー押し期には同様のレバー押しをしているのに応答しない．このニューロンは黄色円柱（**D：無意味物体**）にも応答しない．また，サルが課題に関係なく，自発的に腕を動かしたときにも応答しない．一方，図には示していないが，このニューロンとは対照的に回避行動のレバー押し期だけに選択的に応答するニューロンも存

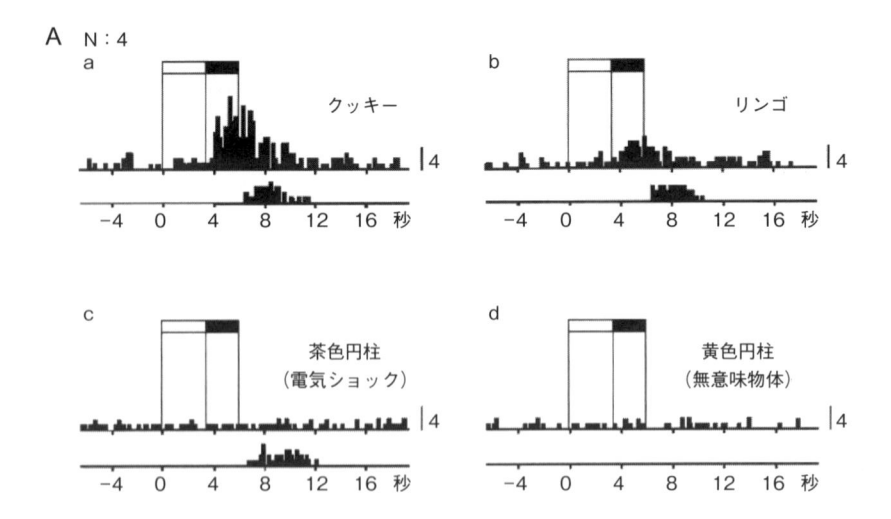

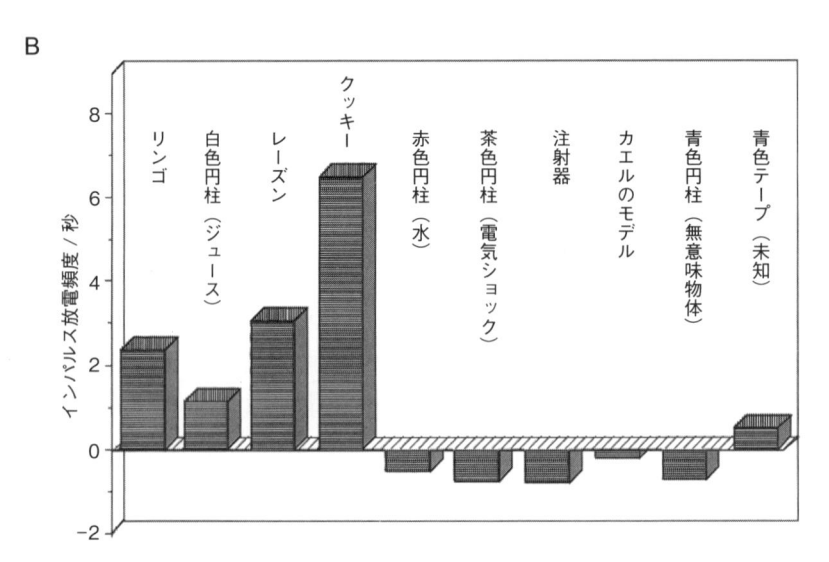

図5-129　サル前部帯状回ニューロンの報酬および嫌悪物体に対する応答性（Nishijo et al., 1997[260]）
A：前部帯状回ニューロンのクッキー（a），リンゴ（b），電気ショックを意味する茶色円柱（c），無意味な黄色円柱（d）に対する応答．クッキー（a）およびリンゴ（b）を見たときに，促進応答（インパルス放電数の増加）を示しているが，電気ショックを意味する茶色円柱（c）および無意味な黄色円柱（d）には応答がない．ヒストグラム上の白い四角，警告音後の遅延期間；視覚刺激の呈示期間．その他の説明は**図5-126**を参照．
B：種々の報酬性および嫌悪性物体への視覚応答性．報酬，および嫌悪物体は，それぞれ報酬性および嫌悪性（好き嫌い）の度合の大きいものを左から右へ順に並べてある．ヒストグラム：各物体に対する視覚応答（各物体呈示後5秒間の平均応答強度：各物体の呈示後の平均インパルス放電頻度から物体呈示前の平均インパルス放電頻度を差し引いたもの）．

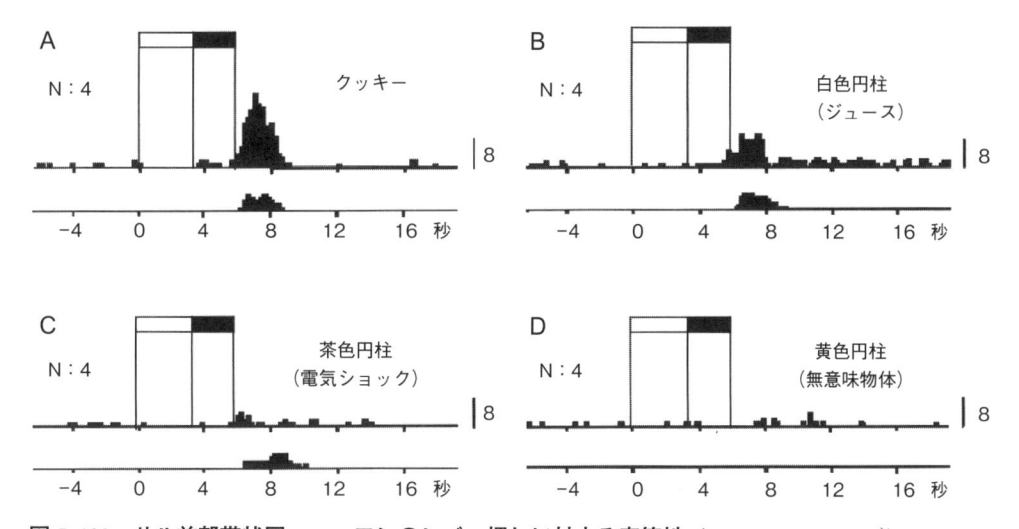

5.9 大脳新皮質の役割は何か **271**

図 5-130 サル前部帯状回ニューロンのレバー押しに対する応答性（Nishijo et al., 1997[260]）
クッキー（A）およびジュース（白色円柱）（B）を獲得するためのレバー押し期に応答しているが，電気ショック（茶色円柱）（C）を回避するためのレバー押しには応答がない．その他の説明は**図 5-126** を参照．

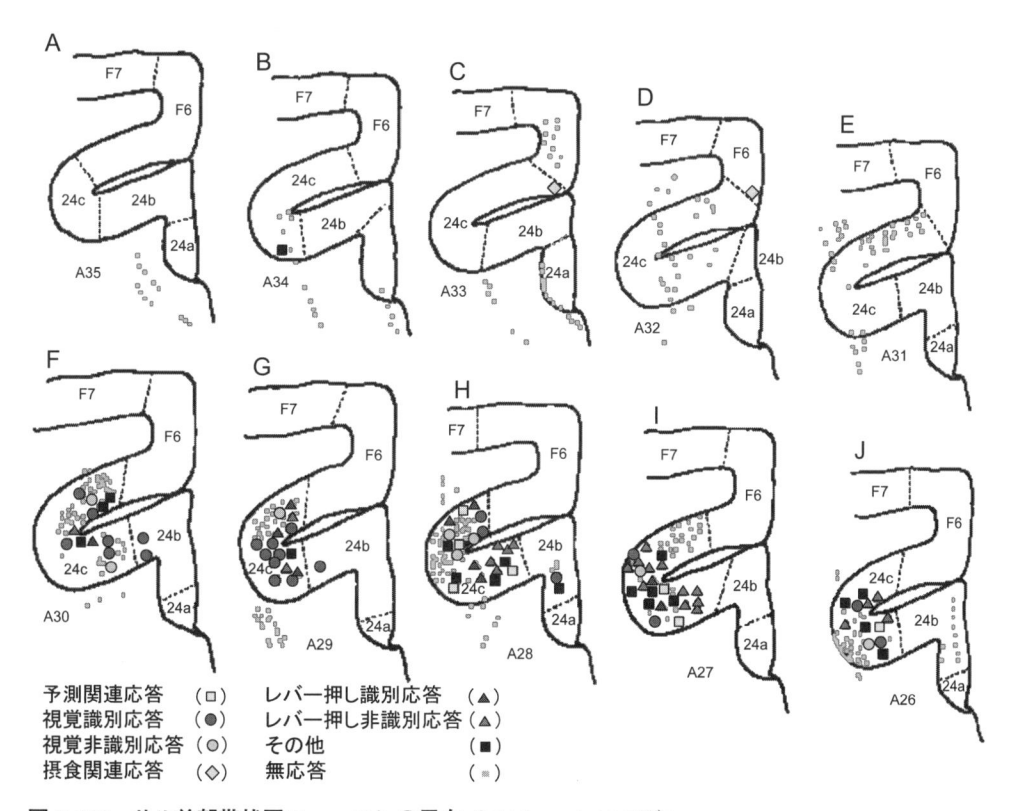

凡例：
予測関連応答　　　（□）　　　レバー押し識別応答　（▲）
視覚識別応答　　　（●）　　　レバー押し非識別応答（△）
視覚非識別応答　　（○）　　　その他　　　　　　　（■）
摂食関連応答　　　（◇）　　　無応答

図 5-131 サル前部帯状回ニューロンの局在（Nishijo et al., 1997[260]）
A～J：サル前部帯状回ニューロンの局在を A35～25（両外耳孔を結ぶ線分より 35～25mm 前方）における前額断面図にプロットしてある．F7, F6：運動野の分類，24a～c：前部帯状回皮質の分類．

在する．すなわち，報酬獲得と嫌悪刺激回避するためのそれぞれの運動を担うニューロンが存在する．これらのことから，これらのニューロン応答は単純な運動応答ではなく，レバー押し運動を行うための正または負の動機づけに関与すると考えられる（レバー押し認知ニューロン）．一方，レバー押し期に非識別的に応答するニューロンも存在する（レバー押し非識別ニューロン）．これらレバー押し関連ニューロンは，前述の視覚応答ニューロンと比較して前部帯状回のより尾側に存在する（**図 5-131**）．これらのことより，前部帯状回の吻側部には外界や対象物の生物学的評価に関与するニューロンが存在し，扁桃体とともに情動行動（接近あるいは回避行動）発現に，尾側には外界の対象物よりも自己の行動（レバー押し）に応答し，その情動的意味づけに関与するニューロンが存在する．このように，サル前部帯状回もヒトと同様に機能的に分化していると考えられる．

3） ラット眼窩皮質には報酬認知と動機づけ形成に関連して応答するニューロンがある

Rolls（1998）は，サルの眼窩皮質ニューロンは感覚刺激と報酬の連合学習を行わせると，速やかに応答するようになることを報告した．サルに Go-NoGo 課題を行わせると，前頭眼窩皮質，背外側前頭前皮質ニューロンは報酬期の直前に顕著に応答するが，報酬獲得後は減弱する（Tremblay & Schultz, 2000; Hikosaka & Watanabe, 2000）．これらのことは，眼窩皮質が報酬性刺激の認知と動機づけ形成に密接に関与することを示唆する．

筆者らはラット眼窩皮質ニューロンの応答性を解析し，外部感覚刺激の評価に基づく行動発現における役割を明らかにしている（Yonemori et al., 2000）．この課題ではラットに匂い刺激を 2〜4 秒間噴霧した後，チューブが口直前に突き出される．ラットは匂いが報酬を意味すればチューブのリック行動により ICSS 報酬を獲得する（**図 5-16** 参照）．**図 5-132A** には，このようにして眼窩皮質から 23 個の嗅覚応答ニューロンを記録し，香水のシャネルの 5 番タイプ，ローズ（バラ），ブラックペッパー（黒胡椒），チーズの 5 種類の匂いと対照（無臭のエアー）に対するニューロンの応答を多次元尺度分析（MDS）を用いて解析した結果を示してある．この図は眼窩皮質ニューロンの応答性に基づいて再現した匂い空間（匂いの類似度を距離で表現したもの）である．この MDS による匂い空間では，ある 2 つの匂いに対するニューロンの応答パターンが似ていれば匂い間の距離が近くなるように表現される．

次に，同じ 5 種類の各匂いに対するラットの嗜好性を調べた．この実験では，ラットを 8 角形の各壁に 1 つのレバーを取り付けたケージで飼育し，レバー押し行動により報酬として水を獲得できるが，同時に各レバー押しにより 5 種類の匂いのうちの 1 つが噴霧されるようにした．ラットはすべてのレバー押しで水を獲得できるので，匂いの嗜好性に基づいてレバー押しをすることになる．**図 5-132B** には，この装置を用いて測定した，ラットの各匂いに対するレバー押し回数を指標にして匂いに対する嗜好性に基づき再現した匂い空間を示してある．このラットの行動から再現した匂い空間（**図 5-132B**）と先のニューロン応答から再現した匂い空間（**図 5-132A**）を比較すると，各匂いの空間配置が非常に良く似ていて有意な相関がある．これらのことは，眼窩皮質ニューロンの匂い応答から動物の匂い嗜好性（行動）を予測できること

5.9 大脳新皮質の役割は何か 273

A ニューロン応答に基づいた匂い空間

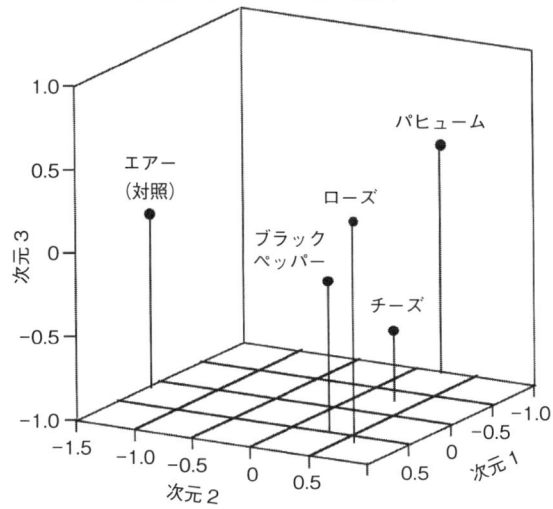

B ラットのレバー押しに基づいた匂い空間

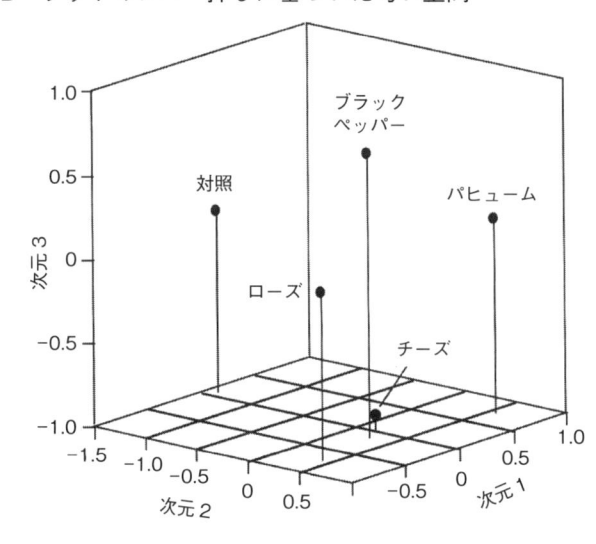

図5-132 多次元尺度分析（MDS）による匂い空間の再現（Yonemori et al., 2000[434])）
A：眼窩皮質ニューロンの各匂いに対する応答を用いて再現した匂い空間．
B：ラットの各匂いに対するレバー押し回数を用いて再現した匂い空間．

を意味している．眼窩皮質は嗅覚（外界環境刺激）に基づく動機づけ行動に重要な役割を果たしており，ラットは眼窩皮質における匂いの再現に基づいて行動していることを示している．興味深いことに様々な行動学的異常を伴う統合失調症では嗅覚異常と眼窩皮質の萎縮を伴う．

4）眼窩皮質と視床下部外側野には密接な機能的連絡がある

動物やヒトでは眼窩皮質の破壊によりしばしば過食が起こる（Fuster, 1989）．過食は眼窩皮質を含む背外側前頭前皮質系から視床下部，とくに視床下部外側野（摂食中枢）への抑制性制御が解放される結果生じると考えられている（Mora et al., 1979）．ネコでは，眼窩皮質破壊に

より視床下部外側野（攻撃行動誘起部位）刺激により誘発される攻撃行動の閾値が低下すること（Sato, 1971）や，眼窩皮質刺激により自発性または視床下部外側野刺激による攻撃行動が停止する（Siegel et al., 1974, 1977）．眼窩皮質は，ネコでの攻撃行動の場合にも視床下部外側野に対して抑制性の調節を行っていることを示している．解剖学的には，眼窩皮質は扁桃体，視床下部，視床下核，中隔核，中脳腹側被蓋核，橋などに線維を投射し（Johnson et al., 1968; Leichnetz & Astruc, 1977），これらの領域は主に情動行動に関与する．大脳新皮質のうち，前頭前皮質は視床下部と扁桃体に直接線維を投射する領域として知られている（Fuster, 1989）．神経生理学的には，眼窩皮質の電気刺激により視床下部外側野のニューロン活動が抑制され，それに伴い摂食行動もしばしば抑制される（Oomura et al., 1977, 1978）．逆に，視床下部外側野の刺激により，眼窩皮質の 10 野と 11 野から持続の短い陰性波と陽性波に続く持続の長い陰性波からなる誘発電位が記録される．さらに，眼窩皮質ニューロンは，視床下部外側野の刺激により逆方向性と順方向性スパイクに続くインパルス放電の抑制が起こる．これらのことより，眼窩皮質と視床下部外側野は相反抑制の関係にあると考えられる．

　サルのレバー押し摂食行動下でのニューロン応答性の研究によると，視床下部外側野ニューロンはレバーを押し約 2 秒から 0.5 秒間での活動上昇（初期興奮），レバー押し行動前約 0.4 秒からレバー押し行動期間での活動減少，レバー押し行動後 0.4〜0.8 秒での活動上昇とそれに続く活動の減少を示す（**図 5-133A**）（Ono et al., 1976; Oomura et al., 1977）．これに対して，眼窩皮質ニューロンは視床下部外側野ニューロンの初期興奮期に相当して活動の減少を示し，全般的に逆の鏡像的な応答をする（**図 5-133B**）．**図 5-133Ab** と **Bb** は，それぞれ**図 5-133Aa** と **Ba** を作成したデータの時系列の前後関係を，任意の順序に変えて（shuffle）作成したニューロン活動のヒストグラムであるが，**Aa** と **Ba** にみられるニューロン活動の変化はない．このことから，**Aa** と **Ba** のニューロン活動の変化は有意であるといえる．したがって，摂食行動開始に先行するレバー押しへの動機づけ発動の過程で，視床下部外側野と眼窩皮質ニューロンは密接な連絡を行っていると考えられる．とくに，視床下部外側野ニューロンの初期興奮は，レバー押し摂食行動への動機づけ発動の準備状態に相当し，随意運動時に頭皮上（大脳新皮質）表面から記録される準備電位（Deeke et al., 1969）に相当すると考えられる．この時期における眼窩皮質ニューロンの抑制は視床下部外側野との情報交換を示唆している．

　これらの眼窩皮質の神経生理学的研究や，神経解剖学的所見および統合失調症に関する臨床病理学的研究により，眼窩皮質は，①大脳新皮質のすべての感覚連合野から線維投射を受ける最高次の中枢であり，②受容した外界環境情報を脳内に再現し，それに基づいて生物学的な行動戦略を形成することに関与すると考えられる．さらに，眼窩皮質は帯状回の吻側部や視床下部と密接な線維連絡を有し，外界環境情報の生物学的評価という点で機能的に関係していると考えられる．

5.9 大脳新皮質の役割は何か

A 視床下部外側野（摂食中枢）ニューロン
a レバー押し回数=28
b シャッフル

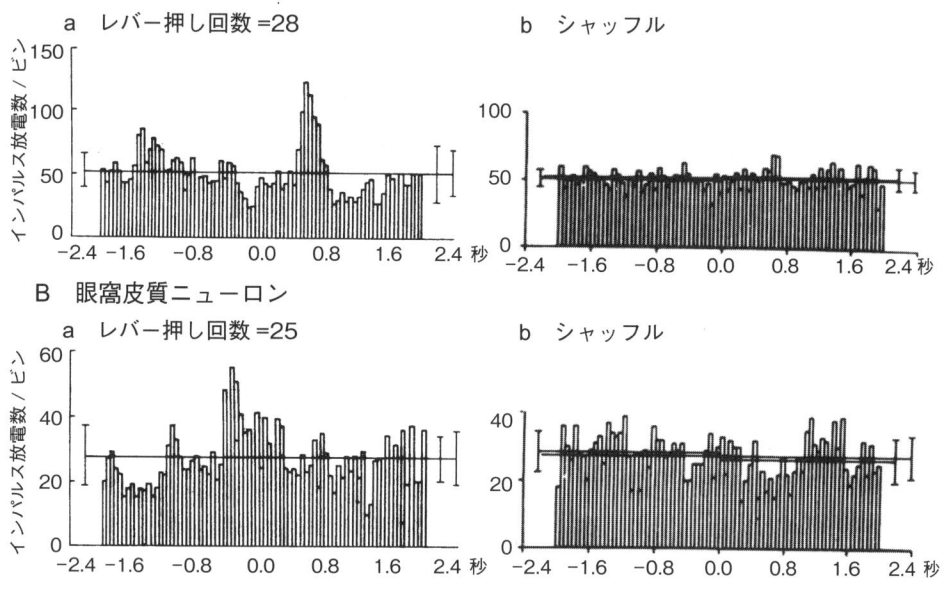

B 眼窩皮質ニューロン
a レバー押し回数=25
b シャッフル

図5-133 サルのレバー押し摂食行動とニューロン活動
Aa：視床下部外側野（摂食中枢）ニューロン．レバー押し前の1.6〜0.8secでの活動上昇（初期興奮），レバー押し前約0.4秒からレバー押しまでの活動上昇とそれに続く活動減少．
Ba：眼窩前頭野ニューロン．視床下部外側野ニューロンの初期興奮も時期に，逆に，活動減少（抑制），その後も全般的に鏡像的応答．ヒストグラムはレバー押し前後のインパルス放電数の加算（ビン幅：50ミリ秒）．縦軸：インパルス放電数，横軸：時間（秒）．レバー押し前，後および前後を通じての平均放電数と標準偏差をそれぞれ横線と縦線で示してある．ーおよび0：それぞれレバー押し前および時点．
AbとBbはそれぞれAaとBaを作成したデータの時系列の前後関係を任意の順序に変えて（shuffle），作成したニューロン活動のヒストグラムであるが，AaとBaにみられるニューロン活動の変化はない．

e. 社会的認知には扁桃体，眼窩皮質，前部帯状回などのコアシステムの相互作用が不可欠である

　霊長類においては，個体集団の大きさと脳のサイズが比例することから，社会的認知機能〔集団生活（社会生活）の中で生存していくために必要な認知機能の総称〕は，最も重要な脳機能の一つであると考えられている．集団生活で適切な人間（個体）関係を構築するためには，他者に対する適切な社会的認知に基づいて，自己の情動発現も適切に行われなくてはならない．たとえば，表情より相手が怒りの感情を抱いていることが推測され，さらに自分が怒りの対象になっているときには，自己に対する攻撃行動が予測される．この他者の「こころ」や感情ならびにその行動を推測する過程が社会的認知である．さらに，この社会的認知に基づいて，自己の脳では自己生存のために恐怖や憎悪の情動が喚起され，逃避あるいは攻撃行動を起こすこ

とになる．この過程が情動発現である．すなわち，他者の言葉，表情，行動などから他者の意思，思考，感情などを推定する過程が社会的認知であり，ついでその認知内容を自己の生存という判断基準に基づいて評価（生物学的価値評価）することにより喜怒哀楽の感情（情動）が喚起され，その情動を言葉，表情，行動として表出する過程が情動発現である．これら一連の過程は，他者と自己の情動が互いに影響し合う反応であり，情動を社会的コミュニケーションの重要な手段として位置付けることが可能である．

　これら社会的認知および情動発現の機能には，脳内の特定領域が関与するのであろうか．これまでの研究を総合すると，単一の脳領域で社会的認知および情動発現の全過程が行われるではなく，いくつかの領域がコア・システムとして作動し，これらの領域を中心に脳全体が社会的認知および情動発現のための一つのシステムとして機能していると考えられる．このコア・システムには，扁桃体，前頭葉眼窩皮質，前部帯状回などが示唆されており，ここではとくにこれらコア・システムの機能に関して概説する．

1. 扁桃体は社会的認知に中心的な役割を果たしている

1） 発達期と成人期における扁桃体の社会的認知に対する役割は変容する

　社会的認知機能はヒトで最も発達しており，生後の学習によって発達する．サルでは新生児において扁桃体を含めた両側側頭葉を切除すると，社会的行動の発達が永久に障害される（Prather et al., 2001）．また，乳幼児では既知の人物（乳幼児と社会的相互作用のある母親など）に対する表情識別が先に発達することは（Kahana-Kalman & Walker-Andrews, 2001），顔表情認知機能の発達には，社会的相互作用が必要である．一方，表情は連続的に変化するが，ヒトはそれを，怒り，悲しみ，恐れ，喜び，および驚きなど特定の表情に範疇化して認知している．被虐待児と正常児では，この表情の範疇化の様式が異なり，被虐待児では怒りとして認知される表情が拡大している（Pollak & Kistler, 2002）．これは，異常な社会的相互作用により，顔表情認知機能が偏倚することを示している．さらに，ヒトでは，思春期前後における表情識別機能（とくに恐怖表情と中性表情の識別）の発達と表情呈示に対する扁桃体の応答（脳血流）の変化との間に相関がある（Thomas et al., 2001）．すなわち，思春期前では思春期後と比較して恐怖表情と中性表情の識別機能が劣っており，中性表情に対して扁桃体が強く活動する．これらのことは，顔表情認知などの社会的認知機能は生後の社会的相互作用に基づく学習により発達し，その過程には扁桃体の機能的発達が関与していることを示唆する．

　一方，乳幼児期に発症し，対人関係の重度障害を呈する自閉症患者では，①表情照合課題で障害を示す（Celani et al., 1999），②扁桃体に神経解剖学的異常が認められる（Abell et al., 1999），③fMRI法による研究によれば，表情識別課題で左扁桃体–海馬体領域の活動が減弱している（Critchley et al., 2000）ことなどが報告されている．これらのことは，自閉症患者では扁桃体に何らかの機能発達障害があり，表情認知を含めて社会的認知機能の発達が障害されることを示唆する．さらに，健常者を用いて他者の顔表情を観察しているときとその顔表情を真似たときの脳内活性化部位を比較検討した研究によると，島皮質，扁桃体，上側頭溝，下前頭

回，および運動前皮質などではいずれの場合でもほぼ同様に活性化することが報告されている（Carr et al., 2003）．他者の顔表情を真似ることにより他者に対する共感が高まることが知られており，とくに扁桃体は，他者の顔表情を観察しているときよりもそれを真似たときのほうがより強く活動することは，他者の表情表出に対する共感が，これら扁桃体を中心とする神経ネットワークで行われている可能性を示唆する．自閉症患者では他者に対する共感が重度に障害されており，今後の研究が期待される．

後天的扁桃体障害の患者では主として不快表情の認知が障害される．両側の扁桃体に障害を有する場合には，恐怖の顔表情認知が（Adolphs et al., 1995; Anderson & Phelps, 2000; Calder et al., 1996, 2001; Sprengelmeyer et al., 1999），あるいは，恐怖だけでなく，他の不快表情（怒り，嫌悪，悲しみ）の顔表情認知も障害される（Adolphs et al., 1999; Schmolck & Squire, 2001）．一方，片側の扁桃体損傷の場合には，顔表情認知の障害が明確ではないが，とくに右扁桃体の損傷患者では不快表情認知の障害が（Boucsein et al., 2001），また損傷の程度によって異なるが片側扁桃体の損傷により新しい顔表情の学習が障害される（Adolphs et al., 2001; Anderson et al., 2000）．一方，健常人では，とくに恐怖表情に対して扁桃体は強く活性化する（Adolphs et al., 1995; Anderson et al., 2000; Calder et al., 1996, 2001; Sprengelmeyer et al., 1999）．さらに，後天的な原因により情動障害を呈する心的外傷後ストレス症候群（PTSD）の患者の場合には，この扁桃体の活動上昇がより顕著になる（Pietrini et al., 2000）．これらのことは，扁桃体は成人期においても表情認知に重要であることを示唆する．しかし，脳損傷患者を用いた研究では，被験者（患者）はいずれも扁桃体と隣接した側頭極皮質および嗅皮質領域にも障害を有している点に注意する必要がある．

2） 扁桃体は社会的認知における活動特性がある

恐怖表情に対する扁桃体の活動は，被験者がそれに注意を向けなくても上昇する．また，健常被験者に対し，意識に上らないように（サブリミナル）短い時間幅で恐怖表情を呈示しても，扁桃体の活動が上昇する（Whalen et al., 1998）．逆に，被験者に呈示した顔表情を意識的に識別させると，恐怖表情に対する扁桃体の活動は低下し（Hariri et al., 2000），同時に記録した自律神経反応（皮膚抵抗）も抑制される（Kapler et al., 2001）．さらに，被験者に男女の顔表情を呈示し，その性別と表情をそれぞれ識別させたときの扁桃体の活動を比較すると，性別に注目したときの方が高い，すなわち意識的な表情識別によって扁桃体の活動が低下する（Critchley et al., 2000）．これらのことから，顔表情による扁桃体の活性化には，少なくとも無意識的過程が関与していると考えられる．

それでは，扁桃体への感覚（顔表情）入力はどこから来るのであろうか．頭頂皮質障害による視覚無視（Vuilleumier et al., 2002）や後頭葉障害による皮質盲（Morris et al., 2001）の患者では，恐怖表情を意識的に認知できないにもかかわらず恐怖表情に対して扁桃体の活動が上昇する．これらのことから，扁桃体における顔表情の無意識的な情報処理には，少なくとも大脳新皮質からの入力に由来しない視床からの直接経路による過程が関与していることが示唆される．

深部電極を用いて扁桃体から直接記録した研究によると，健常人の場合，顔を見たときに扁桃体に生じる最も短潜時の反応は120ミリ秒以内に（Halgren et al., 1994），顔表情に識別的な反応は150ミリ秒以内に現れる（Liu et al., 1999）．一方，刺激に対する頭皮脳波の応答〔事象関連電位（ERPs：Event related potentials）〕を解析した研究によると，表情識別的なERP反応は刺激後300ミリ秒以内に生じる．この表情識別的な反応は，顔表情に注意を向けさせる課題（Vanderploeg et al., 1987）と注意を向けさせない課題（Eger et al., 2003; Sato et al., 2001）のいずれにおいても認められる．さらに，Campanellaら（2002）は被験者に笑顔もしくは恐怖の顔表情のいずれかを2回連続して呈示し，それぞれのERPsを頭皮上から記録している．その結果，最初と2回目の顔表情が異なる場合，1回目と比較して2回目に呈示した顔表情に対するN170（刺激呈示後170ミリ秒にピークを有する陰性波）およびP300（刺激呈示後300ミリ秒にピークを有する陽性波）の振幅が増大し，この振幅の増大はいずれの顔表情においても2回目に呈示された場合に認められた．少なくともN170の電流発生源は大脳新皮質（紡錘状回や舌状回）に存在することから（Shibata et al., 2002），大脳新皮質では顔表情の範疇化（識別）における最も早期の過程は，刺激呈示から170～300ミリ秒以内に起こると考えられる．さらに，代表的な無意識的課題である恐怖増強驚愕反射を用いた研究により，嫌悪性視覚刺激と中性刺激に対する瞬き反応（筋電図）を比較検討した結果，両刺激に対する筋電図反応の差が300ミリ秒以内にみられるようになることから，無意識的処理過程が300ミリ秒以内に起こることが示唆されている（Globisch et al., 1999）．これらのことから，顔表情処理における初期の無意識過程では視床経由で扁桃体が150ミリ秒以内に活性化し，扁桃体から大脳新皮質へその情報が送られて，170～300ミリ秒以内に大脳新皮質でも表情識別的な活動が起こると考えられる．

2. 前頭葉の社会的認知に対する役割は大きい

1) 前頭眼窩皮質は社会的認知に基づく高次の情動発現（モラル生成）に重要である

前頭葉内側皮質や眼窩皮質の損傷は，社会的行動および情動性に異常をきたす（Tranel et al., 2000）．眼窩皮質の損傷のうち，とくに右側の損傷で表情や声の調子から相手の情動を推測することが障害される（Hornak et al., 1996）．健常者では恐怖表情の画像呈示により右眼窩皮質が活性化する（Vuilleumier et al., 2001）．さらに，感情表現障害を呈するアレキシサイミア（失感情言語症）の患者では，怒りや悲しみの顔表情を見たときの眼窩皮質の活動が低下している（Kano et al., 2003）．

眼窩皮質は高次あるいはヒト特有の情動として捉えることができるモラル（道徳）にも関与する．モラルは，とくに他者との相互作用を規定するヒト特有の情動的な判断基準であり，社会的認知機能と深く結びついている．健常者に非道徳的な写真（暴行現場，路上生活孤児，戦争など），不快な写真（創傷，猛獣，糞尿など）および快適な写真（風景写真，人物写真など）を呈示して脳活動を比較・解析した研究によると，非道徳的な写真により眼窩皮質右内側部，内側前頭回および上側頭溝で脳活動が増大した（Moll et al., 2002）．この結果は，道徳的情動

（モラル）の生起に眼窩皮質−上側頭溝系が関与していることを示している．これらのことから，眼窩皮質は社会的認知に基づいた高次の情動発現（モラル生成）に重要な役割を果たしていると考えられる．

2） 前部帯状回は社会的認知に基づく社会的行動に重要である

　前部帯状回を破壊したサルでは，顔表情の表出や発声が乏しくなる（Hadland et al., 2003）．またドアで区切られた3連結ケージの両端にサルを入れ，ドアを開けた後，①真中のケージにおけるサル同士の接近行動あるいは回避行動，②顔表情あるいは発声によるコミュニケーション，および③ケージに入れたプラスチック製おもちゃでの一人遊びについて観察した行動学的研究によると，前部帯状回を破壊したサルでは，他のサルに自ら近づいたり，近づいてきた他のサルに対して発声を行うなどの社会的行動が減少している．さらに，これらのサルではまるで他のサルを無視しているかのようにプラスチック製のおもちゃで遊ぶ時間が長く，真中のケージにとどまる時間も短いことなどが報告されている（Abell et al., 1999）．

　健常人では，扁桃体と同様に怒り表情の呈示により前部帯状回の脳血流が増加する（Blair et al., 1999; Gallagher et al., 2000）．また，短い文章を聞かせ，その登場人物の心的状態を推測する課題（「こころ」の理論課題）において前部帯状回の脳血流が増加する（Frith & Frith, 1999; Gallagher et al., 2000）．一方，社会的認知機能の障害を呈する自閉症の患者では前部帯状回の灰白質の体積が減少している（Abell et al., 1999）．これらの研究結果は，前部帯状回皮質も社会的認知に重要な役割を果たしている可能性を示唆しており，今後の研究が期待される．

3． 扁桃体と前頭葉の相互作用は他者の表情，行動，言葉に基づく適切な言動に重要である

　思春期の前後で顔表情を呈示したときの脳活動を比較すると（Killgore et al., 2001），とくに女児において恐怖表情に対する扁桃体の活動は思春期前に高く，思春期後に低下する．逆に，恐怖表情に対する背外側前頭前皮質の活動は思春期前で低く，思春期後に高い．さらに，恐怖表情に対する扁桃体の活動は加齢により低下する（Iidaka et al., 2002）．これらのことは，扁桃体の機能は思春期前に前頭前皮質よりも先に高まり，思春期後に前頭葉の機能が高まるにつれて低下することを示している．一方，これら扁桃体の活動が無意識的過程によって起こるのに対して（前述），前部帯状回の活動は情動的な刺激に対する意識的注意により上昇する（Elliott et al., 2000; Lane et al., 1997）．さらに，情動的刺激と中性的刺激を意識的に無視したときの脳活動を比較すると，情動的刺激を無視した場合に前部帯状回の活動が上昇する（Whalen et al., 1998）．また，男性に性的な写真を呈示すると，右扁桃体の活動が上昇する（Beauregard et al., 2001）．このときに被験者に性的な情動をなるべく抑えるように指示をすると，右背外側部前頭前皮質および前部帯状回の活動が上昇し，扁桃体の活動は中性的写真を呈示したときと同等のレベルにまで減少する．さらに，うつ病患者を用いた研究によると，眼窩皮質は扁桃体と相反的に活動する（図**5-49**参照）（Drevets et al., 1992, 2002）．以上の結果をまとめると，前部帯

状回を含めて前頭葉系（背外側前頭皮質，眼窩皮質，前部帯状回）は主に意識的過程に関与し，情動的意味を有する対象物の意識的認知やその高次の情動的評価（モラル）を行い，扁桃体における情動発現を抑制的に制御している可能性を示している．

　以上の知見から次のように考察される．他者からの情報（表情，行動，言葉）などは，まず視床を介して扁桃体で処理される．反射的なすばやい情動表出が必要な場合には，扁桃体中心核から情報が直接視床下部や下位脳幹に送られ，反射的運動や自律神経系の反応を引き起こす．この系は，感覚入力を扁桃体で無意識的に評価し，反射的によるすばやい情動表出を可能にする．さらに，扁桃体は大脳新皮質にもこれらの情報を送り，大脳の新皮質感覚連合野において第一次感覚野から受けた感覚情報の中から情動的に意味のある感覚情報を選択的に処理する過程に影響を及ぼしていると考えられる．これら大脳新皮質の感覚連合野で処理されたより詳細な感覚情報は最終的に扁桃体に再び送られ，扁桃体基底外側核ならびに大脳基底核を介して随意的な行動表出が起こると考えられる．また，大脳新皮質の感覚連合野から前頭葉系にも情報が送られ，モラルなどの高次の情動発現あるいは長期的展望に基づいた意思決定がなされ，扁桃体を抑制的に制御している．逆に，扁桃体は前頭葉に生物学的価値判断に関する情報を送り，前頭葉における意思決定に影響を及ぼすと考えられる．以上のこの仮説には，情動発現に重要な役割を果たしている海馬体，側坐核，上側頭溝および島皮質などは割愛されている．今後，これらの領域のそれぞれ社会的認知および情動発現における役割が明らかになり，脳全体としてどのように作動しているか明らかにされることを期待して止まない．

第 6 章　情動の人文社会科学

　序章の冒頭で，情動学とは情動のメカニズム（仕組み）と働きについて，①脳科学や理工学などの自然科学，哲学や心理学などの人文科学，経済学や歴史学などの社会科学および論理学や倫理学などの自然学の各分野が垣根を越えて科学的に解明し，②学校や企業，スポーツや芸術などの社会や集団における情動の働きを講究し，③①と②を総合して「こころ」の中核をなす情動（喜怒哀楽の感情）とこれらの基本情動を集団や社会集団で適切に表出するときの心構えや基準を考究する学問であると述べた．そして，この情動学により，子育て，人材育成および学校や職場などの集団や社会への適応の仕方についての方策を考え，文化や文明，健全な社会の発展，ひいては人類の平和と福祉に貢献する最も重要な学問であると考えていると述べた．また，第 1〜5 章まで実際の神経科学的研究によって得られたデータに基づき，情動と理性の神経構造，メカニズム，働きについて体系化しての解説を試みた．本章では，筆者らをはじめとする研究者のラット，ネコ，サル，ヒトの現時点での科学的データや実例を参考にして，文化や文明，個人や家族から地域，社会的集団，さらには民族や国の発展，衰退などの例について，簡単に論じることにする．しかし，情動と理性のメカニズム（仕組み）と働きの解明はまだまだ遠き道であり，人文社会学の門外漢の筆者には情動と人文社会学に関して科学的に論ずるための人文社会学の知識もない．時として独善の謗りを免れないこともあるかと思うがお許しを願いたい．

6.1　情動と文化・文明の発展

　ヒトは動物にも共通の情動（動物的感情，喜怒哀楽の感情）だけでなく，ヒトだけで進化した情動（人間的感情，崇高な感情：道徳，使命，宗教観的感情などと残忍な感情：憎しみ，殺意の感情など）を持っている．動物的感情は進化の過程で獲得してきた基本的な情動で，前章までに脳のメカニズムを中心に述べてきた．人間的感情はヒトが定住を始めて，文明，文化の中から獲得してきた情動である．それゆえ，ヒトの情動の大部分は世界中のヒトと共通ではあるが，一部分は文明，文化，歴史や時代，地域によって異なる価値観に基づく情動をつくり上げることになったといえる．複雑な人間社会では動物的な情動だけで社会集合体を維持することは難しく，ここに集団を維持するための情動が発達し，文化という方法を用いて適応してきたのである．

ヒトは自然環境の変化に対して無力であり，常に危険と隣り合わせであった．予期せぬ地震，火山，台風，干ばつと常に死の恐怖にさらされてきた．自然に発生してきたアニミズムはこれら情動に対して恐れ，清め，癒し，安全，安心などを与え続けてきた．ヒトは不安や恐怖を長期間持ち続けながら生活できるようにはできていない．文明による情動の現れ方は風土によることが大きく（和辻，1935），最も顕著な情動の文化による違いは宗教の中に現れている．

　今日の世界宗教としてのキリスト教と仏教を比較すると，情動の捉え方の違いが見えてくる（ひろ，1986）．キリスト教はシナイ半島の荒涼とした土地から発生してきた．民族は国境が定まらず入り乱れ，肥沃な土地を求めて戦いに明け暮れていた．そのような状況では民族はときによっては絶滅の危険にさらされ，敗北は滅亡につながっていた．民衆はときに絶望に駆られ，「こころ」の救いを宗教に求めた．キリスト教の革命的なところはキリスト教を信じる者を誰彼となく"愛"という考えで平等に扱ったことによる．神への愛，神からの愛が虐げられていた奴隷を中心とした人々に「こころ」の安寧を与えた．あらゆる絶望は神を信じ，神への許しを請うことによって神からの救いがもたらされた．陸続きの国境は戦争で常に変更を余儀なくされ，怒りの連鎖で歴史はつくられていったといっても過言ではない．そこにイエスは"愛"を通した和解の知恵を提示したと考えられる．それが基礎となり，現在のキリスト教が世界宗教となっている所以である．

　仏教はインドのモンスーン地方から釈迦によって唱えられた宗教である．ヒトの四苦八苦の苦しみを救うにはどうしたらよいかの知恵が示されている．仏教の根本は四諦（したい）で表され，苦しみをなくすためにはその原因である欲をなくすことが求められた．そこには一種のあきらめが見え，その先にそれを超えた微笑の世界が広がっているとしている．

　宗教以外にも情動の現れ方は風土に影響された文化によって異なっている．日本と西洋では対象とする恐怖が異なっている（Delumeau, 1982）．西洋は国境線の変更の歴史であった．牧畜を基本とする陸続きの大陸では農耕で養える人口も限られ，人口増加に対しては他国への侵略が一つの解決策であった．民衆はいつ何時異民族から攻められるのか，恐怖と戦わなければならなかった．いったん攻められると，全滅という歴史も度々あり，そのトラウマは深かった．国が陸続きということもあり，コレラやチフスなどの伝染病はヨーロッパの人口の半分を死に追いやった．

　日本では天災が恐怖の第一番に挙げられた．地震，火山噴火，台風は神の祟り，祖先の祟りと畏れられ，日本民族が絶滅するという恐怖はなかった．むしろ人間関係での個人の恨み，祟りが恐怖の対象であった．日本が島国でそこから逃れられない一つの国であるという認識の下，恐怖には西洋と内容に大きな違いがあった．

　日本は島国であり，国民性から考えて他の国にはない特性をもつことが知られている．土居（1980）は日本人の「甘え」を指摘し，Benedict（1946）は日本の文化を「恥の文化」として捉えていた．北山ら（2007）は幸福感についてアメリカでは個人的な意味をもつが，日本では対人的関係の中で意味をもつという違いを指摘している．

　涙の取り扱いにも国民性がある．悲しいときの涙はどの文化でもみられるが，涙にはそれ以

外の涙がある．歓喜の涙，悔し涙，笑いによる涙，怒りによる涙など様々だが，アメリカ文化では人前での涙はその人の弱さを示すとされ忌諱される．日本では公衆の前での涙はときに許しに使われ，その人の誠実さを示す道具に使われている．

文化の違いは顔表情の認知にも現れている．ヒトの顔表情は，社会生活の中で非言語的コミュニケーションを行うための主要な要素である．Ekman は戦後本格的に表情の研究を行い，通文化的要素と文化による差異を明らかにした（Ekman et al., 1987, 1992）．様々な表情をした写真による表情の認知について世界のいくつかの地点で調べ，表情からヒトの基本情動として驚き，喜び，怒り，恐怖，悲しみ，嫌悪の 6 種類を抽出して情動を比較した．文明や民族による違いをみるために欧米人，日本人，スマトラの原住民などに写真を見せてどの情動を示しているかを調べた．その結果，基本情動はどの文化，どの民族においても同様に識別できたが，程度には差があり，日本人では恐怖表情の識別が悪かった．もしかすると日本人が表情をあまり表に出さないという国民性によるのかもしれない．文化人類学的には，ある民族は笑いの表出に難しいものがあるとも指摘されている．

6.2 情動と理性

ヒトの情動はヒトの理性との関係を抜きに語るわけにはいかない．両者間の問題は有史以来，多くの人が思索を重ねてきたが，いまだに答えは出ていない．Platon は情念よりも理性の優位を説き，Aristotles はその中庸について議論した（Norman, 1998）．哲学はこの問題について現代まで議論を続けているが，二者択一ではない統合した答えは出されていない．ここでは，哲学上の議論をするのではなく，脳科学を中心に両者の関係を論じてみたい．

ヒトの英知は，文明を発達させ科学を進歩させて，今日のような社会を築いてきた．それには Descartes（1649）の心身二元論の存在が大きい．それまでのキリスト教の精神中心の世界の中で物質世界を切り離し，物質世界は神の支配するところではないとした．そこから近代科学が出発し，天文学，物理学，医学が大きく進展した．それ以来，科学は「こころ」の問題を切り離し，その進歩は今日みられるように地球環境を変え，生命までも操作できるようになってきた．先進諸国では物質的欲求の多くが満たされ，飢餓で亡くなる人は少なくなってきた．ここに科学技術の勝利が見えたかに思えたが，人間社会を形づくる精神性の脆弱性が浮かび上がってきたのである．とくに現代日本では人間関係が希薄になり様々な社会問題を引き起こしている．いじめやキレるといった若年層に広がる行動異常や，極端には，無差別殺人がマスコミを賑わせている．

その背景には子育ての問題が指摘されている．子育ては両親をはじめ家族の責任であると同時に，様々な社会的背景を背負って今日の子育ての環境がある．戦後の核家族化，終身雇用の崩壊による家族基盤の脆弱化は家族の絆を弱めてしまった．

松本ら（2002）はこのような現状を眺め，"愛"，つまり人間関係の絆の重要性を指摘した．ヒトのヒトたる所以における大脳新皮質の役割は関係性の確立であり，それを"愛"という言

現代のホモ・サピエンス・サピエンスは，理性を構成している思考，創造，抽象性，象徴性などが遂行できる能力を獲得し，他の霊長類から大きく方向を変えて進化した．これはヒトにおける大脳新皮質の連合野間の神経連絡が他の霊長類より非常に密になり，情動との繋がりを抜きにして物事を考えられるようになってきたことを意味する（Maryanski & Turner, 1992）．大脳新皮質の背外側前頭前皮質は，大脳新皮質のあらゆる連合野から情報を受け取り，ヒトではそこが創造性と理性の中枢であるかのように考えられ，この能力だけを使って今日の文明を築いてきたと喧伝する傾向があるが，このような見解に批判的な脳科学者が少しずつ増えている．

脳科学は，大脳新皮質連合野には情動に関係のある大脳辺縁系や本能行動と関係する視床下部との線維連絡があることを示している．Robert Louis Stevenson（1886）の代表的な小説である『ジキル博士とハイド氏の奇妙な物語』ではジキル博士という善良なヒトの「こころ」の内から野蛮な願望を体現したハイド氏が現れ，いとも簡単に博士の「こころ」を支配してしまうことが描かれており，このことを物語っている．この繋がりの存在は，陰に陽にヒトの思考が情動やモチベーションによって影響されることを示している（Maryanski & Turner, 1992）．ヒトは経験的には希望や愛情がなければ生きている意味もなく，何の意欲もわかないことを知っている．逆に，意欲だけで知恵がなければ，複雑な世の中を渡っていくことができないことも知っている．

最近，Damasio（2000）は脳は生物の「生存」を有利にする適応的産物であり，当然のことながらヒトの感情も合理的な推論や意思決定も「生存」があってはじめて可能になるのであり，身体の内部環境（内部環境）や外部環境の変化に応じて絶えず変化する身体状態と脳活動のダイナミックな相互作用を無視して論じることはできないと述べている．時実先生も40年前の著書『よろめく現代人（1960）』や『脳の話（1962）』および『人間であること（1970）』の中で，もちろんいくつかの見解に相違点はあるが，同様の内容のことを書かれている．

ヒトは本能や情動といった生得的な「生存」の機能，教育や様々な社会的体験により，推論や意思決定の戦略を学び，「生存」を強化し，その内容や質を改善し，「人格」を形成していく神経基盤を有している．

6.3 情動と教育

現在，多くの親たちは何としても子供に一流大学を卒業させ，大きな組織に入り，人事の階段を昇りつめ，いわば「予定通りの人生」，「エリート人生」を歩む成功者になることを望んでいる．これらの親たちは，2～3歳の保育園児のときからすでに知識（Intelligence Quotient：IQ，知能指数）教育に異常なまでに熱心である．自分の子供を如何にして一流大学に合格させるかが最も大切な問題である．そのため幼児期から勉強，勉強，試験，試験と知識の教育に情熱を傾ける．このIQ重視教育がすべて成功するわけではなく，IQ教育で落ちこぼれる子供たちも

多い．また，IQ 教育で上位にランクされる子供たちすべてが人生の成功者になるわけではない．IQ 教育に落ちこぼれた子供たちが，人生の敗北者になるとも限らない．人生の成功，不成功は IQ だけでは決まらないのである．人間の運命を決めるもう一つの重要な能力は，自制，熱意，忍耐，意欲，人間関係の構築能力などを含めた「こころ」の指数（Emotional Intelligence：EI，情動の知性）である（Goldman, 1996）．IQ「考える知性」と EI「感じる知性」は，それぞれ知識と人間性の理解力といってもいいだろう．これら IQ と EI の 2 つの知性バランスの良さが人間の運命を決定するという証拠がある．

これまでの知性の捉え方の限界を誰よりもはっきりと見ているのが Howard Gardner である．知能テスト信仰は第一次世界大戦中にスタンフォード大学の心理学者 Lewis Terman が新たに考案した筆記テストで 200 万人のアメリカ人男性を知能指数別に分類したのが始まりである．その後数十年間，Gardner のいう「IQ 的思考」の時代が続くことになる．「頭が良いか悪いかは生まれつきでどうしようもないものだ」という考え方である．知能テストによって自分が頭の良いグループに入っているかどうか，大学進学適性試験も知能テストの一種で，一つの基準で人間の能力を評価し将来を決めてしまうといった考え方が，社会全体を支配してきた．しかし，ある種の理性的知性に恵まれなければ人生で成功できないと考えるのは間違いである．人生に有用な知性は広範多岐にわたり，大別しただけで 7 種類はあると Gardner は述べている．7 種類の知性の中には，従来の「学力」にあたる言語的知性と論理数学的知性が含まれる．これ以外に，芸術家や建築家が示す空間的知性，運動選手の流麗な動きに代表される身体運動的知性，作曲家や演奏家の音楽的知性も知性として分類されている．残る 2 つの知性は，Gardner が「人格的知性」と呼ぶ能力を構成する「対人知性」と「心内知性」である．「対人知性」はセラピストや Martin Luther King, Jr.（キング牧師）のような世界的指導者が発揮した能力，「心内知性」は人間の内面に対する洞察を可能にする能力である．

Gardner が提唱する「多重知性モデル」は，IQ を不変の知的計数としてきた従来の考え方を大きく押し広げる．小学校，中学校，高校，大学と学生に課される種々のテストも，彼に言わせれば，人生で本当に重要な才覚や能力からずれた狭い範囲の知能を問うものでしかない．知性の多重性について，Gardner は自説をさらに発展させ，「人格的知性」について次のように要約している．

――「対人知性」とは，他人を理解する能力をいう．この人の動機は何か，あの人はどう動くだろうか，皆と協調して動くにはどうすればいいか，といったことを理解する能力である．セールスマン，政治家，教師，臨床医，宗教家などとして成功している人は，だいたい対人知性に優れている．「心内知性」は対人知性と対をなすもので，自分自身の内面に向けられる知性をいう．心内知性は現実に即した正確な自己モデルを形成し，そのモデルを利用して賢く生きる能力である．――

Gardner は，対人知性の本質は「他人の気分，気質，動機，欲求を認知し，それに適切に対応する能力」であるとも述べている．また，自分自身を知る鍵となる心内知性には，「自分の中にある感情を把握し，弁別し，行動指針とする能力」も含まれると述べている．

近年，いじめ，キレやすい子供や自殺者の増加，残虐性のある少年犯罪，情動障害およびそれに基づく行動障害など「人間らしさ」の喪失が社会問題化している．これは，「しつけ」と「義理人情」，「長幼の序」といった昔の教えが忘れられ，近年自己中心の若者が増えていることと関係している．幼少時から物の豊かさに慣れ，知識とIQ偏重教育を受けた現代の若者は，価値観が昔の教えから偏倚しているのであろう．これら情動を担う脳のシナプス形成は概ね3歳までに終了するので，幼少時のしつけが最も重要であり，その健全な育成環境の提供は両親や家族の責任である．古くから「三つ子の魂百まで」と言われていたが，現代社会の科学時代にこそ，肝に銘じるべきことである．

一方，前頭葉背外側部が関わるIQや知識の教育はいつでも可能であるが，極度の教育は他者に対する労りの気持ちを失わせ，利己主義が助長されてくる．これら現代の社会状況が，社会人が備えるべきモラルの低下をもたらしていると考えられる．また，環境ホルモンや周産期障害に伴う脳の発達障害や小児の心理的発達障害（自閉症や学習障害児をはじめとする種々の精神神経疾患），統合失調症患者の精神・行動の障害，さらには青年・老年期のストレス性神経症やうつ病の増加が社会問題化している．これら情動や行動障害を伴う障害は，人間らしく日常生活を続けるうえで重大な支障をきたし，本人にとっても非常に大きな苦痛を伴うだけでなく，深刻な社会問題にもなっている．現代社会はこのようにますます複雑化してきており，それに伴いヒトの「こころ」やその核心をなす「情動」に対する関心が急速に高まっている．また，工学分野においても，ロボット工学者らは，自律的に行動する最先端のロボットや脳型コンピュータを設計するためには，情動をプログラムする必要性を指摘している．

このように「情動」に関する科学的な解明は，医療現場や医薬学だけでなく，政治・経済，教育，理工学など社会のあらゆる領域から，より専門的で，より複雑化したニーズが生まれ，現代社会の要請である．今後，情動に関する研究が進み，現代社会の問題解決の糸口が見つかることを願っている．

6.4 情動と人生

「好きこそものの上手なれ」とはことわざ辞典によると，物事というものは好きで興味をもってはじめれば熱中できるし，努力を積む気持ちになれるから，うまくなれるという理屈と説明されている．

ヒトは，学問，芸術，スポーツ，実業家など様々な分野，さらには各分野の様々な選択肢の中から自分の好きな道を選ぶ．この人生の進路選択は「ヒトとは何か」を問う最も大切な問題である．では，ヒトの進路選択にはどのような仕組みが働いているのであろうか．残念ながらこれに答えるだけの十分な科学的根拠はないが，筆者らのラット，ネコ，サル，ヒトの行動科学的研究に基づき，「脳とこころ」の問題と仕組みについて簡単に述べることとする．ヒトが自分の好きなことに全力を傾けて努力する基盤には個や種族の生存，情動（喜怒哀楽の感情）といった要素が不可欠であるが，もう一方で様々な個人体験や歴史，文化など社会的な様々な

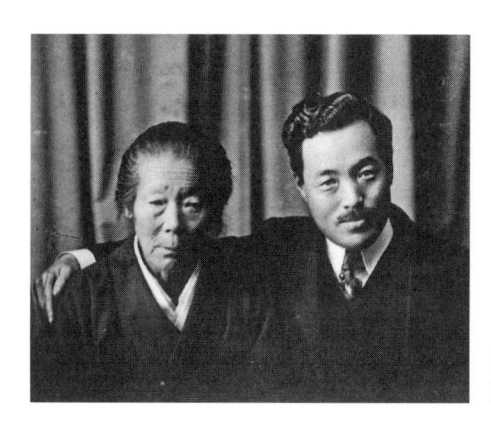

図 6-1　野口英世と母シカ（写真提供：公益財団法人野口英世記念会）

情動（感情）体験や知識を活用して，思考，将来の予測（推論），意思決定，目標設定，実践遂行（目標達成），理性などに関与する脳内の各システムとの統合が必要であることは間違いないようである．

a. 情動と学問

　ヒトの人生は，情動，いわゆる喜怒哀楽の感情がなかったら生きる意欲も失った無味乾燥なものになってしまう．2000年の朝日新聞社の「ミレニアム特集」最終回（2000年10月30日）のテーマ（科学者）で，この1,000年間で日本で最も傑出した科学者として第一位に輝いたのは細菌学者の野口英世博士であった（図6-1）．野口博士は自宅で朝の2時か3時頃，梅毒による精神病患者の脳に病原体を発見したとき，歓びのあまりカッポレを踊った．これを見たアメリカ人の奥さんは気が狂ったのではないかと心配したと伝えられている．野口博士は1万枚の脳切片標本を作製し，日夜顕微鏡で観察し，9695枚目で初めて病原体を見つけたといわれる（平澤，1978）．普通の人ではできないことである．この気の遠くなるような努力の挙句の梅毒性病原体の発見には，驚くべき落ちがある．もう一度標本をはじめから見直すと，全部の標本に病原体があったのである．野口博士は逆境を乗り越えて世界的になったことも周知のことである．その野口博士は，母親へノーベル賞受賞の可能性や感謝の心を綴った手紙を送っている．野口博士に限らず偉業を達成した人に共通するのは，幼少時に自然に親しみ感動したことや，家族，お世話になった方々への感謝の心を口にしていることである．

　筆者には，野口博士が1万枚の脳切片標本を作製したのと同様に，1981年の秋にロサンゼルスで行われた第11回北米神経科学学会の会長主催の夜のシンポジウム「近代神経科学の起源」で，第1演者Cole博士が講演の最後に述べられた「Woods Holeの1万匹のイカに感謝する」との感動的な言葉を忘れない．昼間の学会の後に開催された夜のシンポジウムであるにもかかわらず，会場を埋め尽くした3,000人を超える聴衆も大いに感動し，賞賛していた．まさに科学を思う人たちが共感していたのである．これが人間独特の快情動，あるいは快感といえ

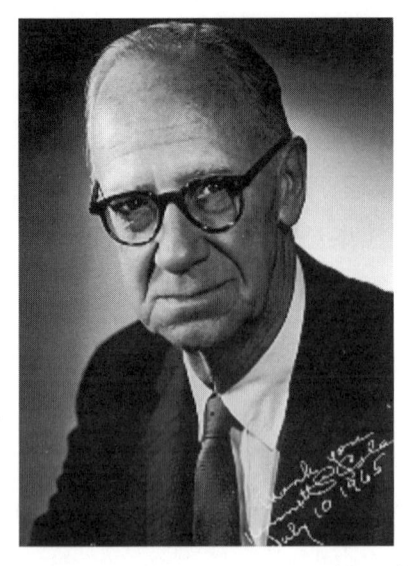

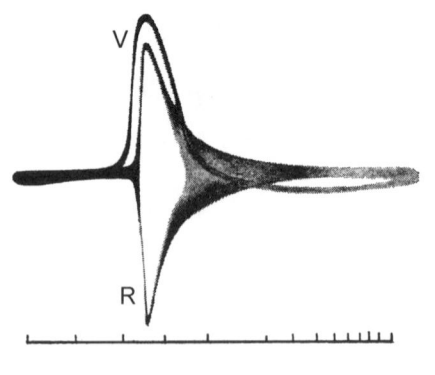

図 6-2 Kenneth Stewart Cole 博士（左）と，ヤリイカの巨大神経から記録した活動電位と膜インピーダンスの変化（右）（Cole & Curtis, 1939[6]）
V：外部誘導による1相性の活動電位，R：膜インピーダンスの変化．イカ巨大神経をホイートストーン・ブリッジの一つのアームに入れ，高周波の交流（20kHz）を与えてブリッジを調整し，記録計に入る交流の振幅を最小にする．このとき刺激を与えると，膜インピーダンスの変化により，ブリッジの調整が崩れて，ほぼ変化量に比例する信号を記録できる．時間幅：1ミリ秒．

る．このシンポジウムではEccles（1963年受賞），Levi-Montalcini（1986年受賞），Hubel（1981年受賞）などのノーベル医学生理学賞受賞者のすばらしい講演も拝聴できた．伊藤先生が，このシンポジウムだけでなく，北米神経科学について非常に有益なことをご紹介されているので，ご一読頂きたい（伊藤，1982）．Cole の功績は，ヤリイカの巨大神経（直径：0.5〜1.0mm）を用いて膜電位を記録し，交流を用いたホイートストーン・ブリッジを使って活動電位発生時に膜のインピーダンスが減少することを最初に報告し，さらに活動電位を測定するために膜電位固定法（voltage clamp method）を考案したことである（Cole & Curtis, 1939）（**図 6-2**）．この実験法を用いて膜の静止電位は−50mVで活動電位のピークは零電位ではなく，＋20〜30mV逆転（オーバーシュート）することも明らかにした（Hodgkin & Huxley, 1939; Curtis & Cole, 1942）．当時，Hodgkin がシカゴの Cole 研究室を訪れて Cole の実験法を学び，1963年に Huxley, Eccles とともにノーベル医学生理学賞の受賞理由となった活動電位発生に関する Na 説 の 提唱 となったのは有名な話である．イタリアの Galvani（1786）の提唱に始まり，Matteucci（1842）による生物電気発生の実証を経て，ドイツの Bernstein（1902）の静止電位と活動電位発生のメカニズムに関する膜説へと進んでいった生物電気の研究（本川，1965；勝木，1976）のブレークスルーとなったことを考えると，その功績はノーベル賞級だといっても過言ではない．野口博士の座右の銘の一つは「Honesty is best policy」であったとのことである．

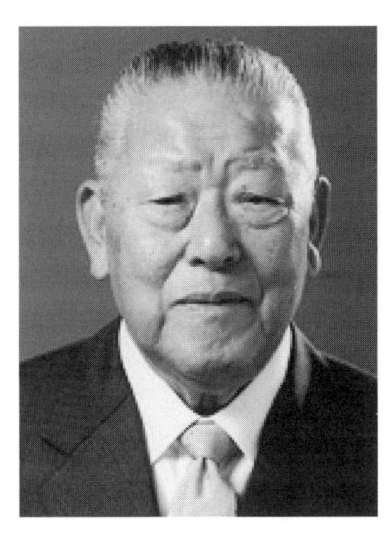

図 6-3　古橋廣之進氏
（文部科学省ホームページ．平成 20 年度 文化勲章受章者，http://www.mext.go.jp/b_menu/houdou/20/10/08102402/002.htm より）

Cole も野口も 1 万の標本を作製して研究を続けるという強靭な精神力と努力，これが情動の力，使命感であるといえるのではなかろうか．学問で偉大な功績を残した人の多くが，如何に強靭な精神力，使命感，倫理感をもって研究に生涯を捧げたかについては，『科学者という仕事――独創性はどのようにして生まれるか（酒井邦嘉，2006）』をご参照頂きたい．

b.　情動とスポーツ

　今やオリンピックは，スポーツの祭典として世界の国々が選手団を送りこみ，陸上競技や水泳，柔道など数々の種目で高いレベルの競争が行われている．日本でも金メダルが何個とか，銀，銅メダルを合計していくつとか，世界の国々の人々もそれぞれの国の代表の成績に一喜一憂していることをみれば，人間の生涯に大きな影響を与えているのは確かである．国の大小やメダルに関係なく，国際平和や国々の発展にも大きく貢献している．オリンピックだけでなく，国際的な大会も同じである．これは金銭ではなく，フェアプレーの精神に徹して正々堂々と競技が行われてはじめて意義があるのである．このように数多くの人々が様々な種目で正々堂々と競争するオリンピックの歴史は古い．ここでは，筆者が，幼いにもかかわらずスポーツも人々の喜びや向上心，国や民族，世界の発展と平和に非常に大切であると実体験をした，第二次世界大戦の敗戦時に活躍した古橋廣之進の水泳人生と情動の働きなどについて述べる．

　筆者は昭和 20（1945）年の敗戦時は小学 1 年生であったが，日本人は物心両面で苦難を余儀なくされ，悲しみや怒り，不満，道徳観や倫理観の乱れなど，暗い失意の日々を送っていた．古橋廣之進（図 6-3）は橋爪四郎，田中純夫，浜口喜博，村山修一，丸山茂幸らの素晴らしい仲間と，衣食住など最悪の環境の中でただひたすら水泳に打ちこみ，敗戦後の 1946 年から 1950 年にかけて 400m や 800m の自由形で 33 回も世界新記録，それも世界中がアッと驚く大幅の更新をやってのけたのである．勿論，仲間の活躍にも世界は驚いた．1949 年の全米水泳

選手競技会の 1,500 m では，当時では信じられない驚異的世界新記録 18 分 19 秒を樹立した．アメリカのマスコミは畏敬の念を込め「フジヤマのトビウオ」のニックネームを贈り，その活躍をたたえた．古橋は，1928 年静岡県浜名郡雄踏町に生まれ，ご両親や兄弟姉妹の温かい愛に満ちた家庭で育った．しかし，終戦直前の学徒動員や終戦後の悪条件の中で水泳で世界一になることを目標にすべての困難を克服し，偉業を達成したのである．古橋選手は勿論であるが，仲間とともに世界に日本の水泳陣の名を欲しいままにしたのである．これらの偉業は，失意の中で悶々として生きていた国民に希望の光を与え，日本の復興に大きく貢献した．筆者はまだ小学生の頃であったが，人々が心から感激し，喜び，生き生きと話題にしていたことが今でも爽やかな記憶としてよみがえってくる．そんな古橋は，過酷な練習と劣悪な環境に対する忍耐，仲間とのチームワーク，明確な目標設定に全力を傾け，父母や兄弟姉妹，お世話になった人々への感謝の心を忘れず，そして何よりも日本や世界の水泳界の発展に無私の立場で尽くしたことなどを自伝の中で述べている（古橋，1997）．深い愛に根ざした家庭で育まれた豊かな情動が，偉業の達成として実を結んだ輝かしい例であったといっても過言ではない．学問であれ，スポーツであれ，いずれの分野にも共通する脳と情動の仕組みと働きが重要であることを物語っているといってもよいであろう．

c. 情動と一流創業者の生い立ちと理念

筆者は，戦争のため 3 歳で別れ，何一つ記憶にない父親が会社の創業者であったことや，激しい空爆がもとで病弱となった母親と 5 歳の頃に別れ，様々な人生体験をした．その過程で早く自立したいといつも考えるようになっていた．そのためには田畑や山を耕しての自然相手の百姓や自ら創業して実業家になるしかないと思った．このように，小学から高校進学までの日々の生活の中で自分の将来について一人でいろいろ悩んでいたときに，周りで話題になった石橋正二郎（日本ゴム株式会社の創業者）や外国の有名な実業家のカーネギー（Andrew Carnegie，カーネギー鉄鋼会社の創業者）の自伝や読み物に学校でめぐりあう機会があり，考えさせられたと記憶している．石橋は，足袋などを売って歩く一介の行商人であったが，ドイツの捕虜からゴムの製法を学び，それを足袋に使って地下足袋をつくって一躍有名になり多大な富を手にしたということを，祖母や当時の人から耳にした．また，私が高校生の頃，石橋は地元の小中学校へプールを寄附するなどの社会貢献をして話題になっていた．カーネギーについては，私が中学生で途方にくれていたときに，カーネギーが貧しくて電報配達員の職しかないのに喜んで世界一の配達員になるといって就職して，世界一の鉄鋼王になったということを新聞記事か何かで知った．カーネギーは，貧しい田舎の少年から一躍億万長者になった，アメリカにおける立身出世の典型的なヒーローである．13 歳からボイラー焚きとして働き始め，電信会社のメッセンジャー・ボーイなどをして働き，世界の鉄鋼王といわれるまでになった．晩年は慈善王として知られ，カーネギー工科大学，カーネギー財団などを設立して社会に貢献する一方，その莫大な資産を教育研究機関・平和機関に投じるなど，慈善事業家として有名に

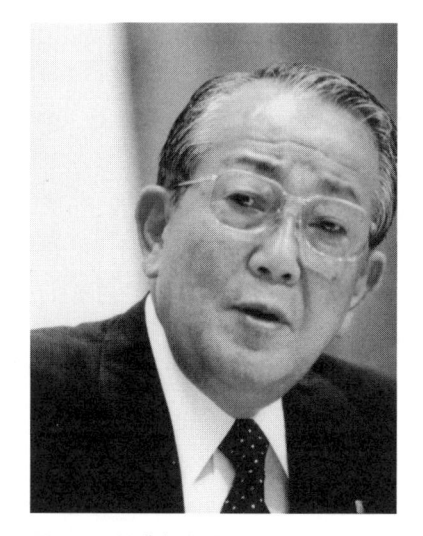

図 6-4 稲盛和夫氏（『稲盛和夫のガキの自叙伝―私の履歴書―』表紙より．日本経済新聞出版社，2004[28]）

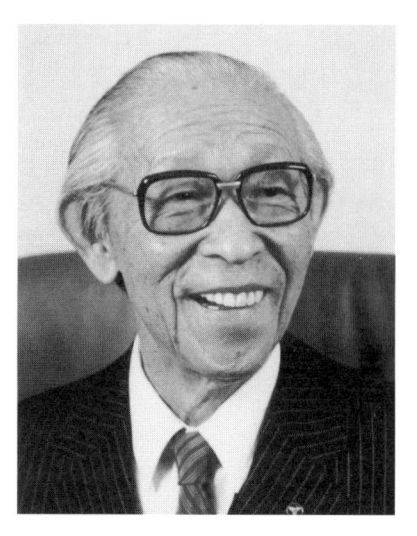

図 6-5 松下幸之助氏（『松下幸之助が直接語りかける人生で大切なこと』表紙より．PHP 研究所，2008[49]）

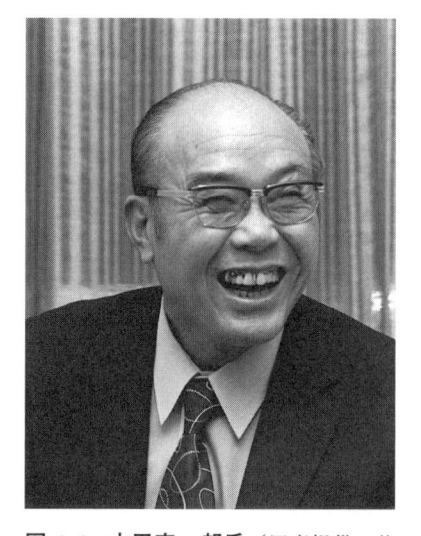

図 6-6 本田宗一郎氏（写真提供：共同通信社）

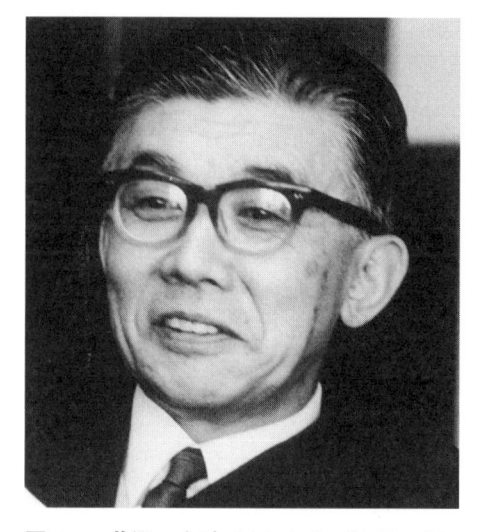

図 6-7 井深 大氏（島谷泰彦．『人間 井深大』表紙より．講談社，2010[35]）

なった．貧しい少年たちを鼓舞したという意味で，アメリカ的ヒーローといってよい．カーネギー国際平和基金は国際相互理解と世界平和の推進を目的に，1910年にカーネギーが設立したものである．これら石橋やカーネギーの生い立ちから，裸一貫でも努力すれば何とかなるのではないかと子供心に思ったことを記憶している．戦後の代表的な一流創業者である稲盛和夫（京セラ，第二電電〈DDI〉の創業者，図 6-4），松下幸之助（松下電器産業の創業者，図 6-5），本田宗一郎（本田技術研究所の創業者，図 6-6），井深大（ソニー株式会社の創業者，図 6-7）

の自伝では情動の大切さを学ぶことが多い．四人の生い立ちや創業の理念と情動の関係は興味深い．また，会社経営の理念には情動が深く関わり，一流会社としての成功という確固とした実を結んだことを紹介しておきたい．ただ，ここで述べる四人のことについては，筆者が自叙伝や伝記作家の他伝を読んで理解した範囲であることをお許し願いたい．

　稲盛は，1932年に鹿児島で律儀な職人の父親と気丈で思いやりのある母親と6人の兄弟の次男として愛情に満ちた幼少期から青年期を過ごした．貧しい生活ではあったが，家族で桜島にビワ狩りに行ったり，兄と甲突川でウナギやエビをとったりして，自然を満喫した．また，ヤミ焼酎の醸造や紙袋の製造，卸，販売などを自ら行い，事業経営の原点を自己体験から学んだ．鹿児島大学工学部を卒業後，1958年に倒産寸前の会社に入社し，1959年27歳の若さで京都セラミックス（京セラの前身）を創立し，無我夢中の努力を続け，現在売上1兆円を超える企業に発展させた．筆者は，稲盛が鹿児島の入来でとれる良質の粘土を用いた「入来粘土の基礎的研究」と題した卒業論文と，その論文を高く評価された内野正夫教授に不思議と興味を惹かれる．そして，稲盛の幼友達から「彼は若いときから入来の粘土を何かに使えないかといって真剣に考えていた」ことを聞いて，なぜか感動したことを覚えている．それが現実になり，京セラの礎となる特殊磁器とよばれるニューセラミックス，とくに高周波絶縁性の高いフォルステライト磁器の開発へと発展したのは偶然ではないと思う．これが，自然の中で思い切り遊び，家庭生活，多くの人々との人間関係の構築などを会得した稲盛の理念「人間として何が正しいかを判断する」，「公正，公平，誠意，正義，勇気，愛情，謙虚な心を大切にする」という経営哲学，理念として具現されているのである．これが情動の働きであるといっても過言ではない．もう一つ稲盛の自伝の中でよく使われる「徒手空拳」と「情は人の為ならず」は時代は進歩しても肝に銘じていいのではないだろうか．

　稲盛の偉大さは，自らの企業の経営哲学，理念に基づき，社会への様々な貢献をしていることである．経営に行き詰まり，救済を希望してきた会社を，情に流されることなく，相手企業の社長や幹部の人間性や社風を見極めて，自らの会社と合併した．合併した会社の再建には計り知れない苦労はあったが，相手企業の社員を救うことを善きことだと信じて，再建を成功に導いた．これは企業仲間への思いやりであり，共存共栄のためである．それだけではない．1984年に財団法人稲盛財団を発足，京都賞の創設を決意した．京都賞創設の理由を2つ挙げている．一つは「人のために尽くすことが人間として最高の行為」という稲盛の人生観に則り，育んでくれた人類と世界に恩返しするということである．もう一つは，人知れず努力している研究者にとって，心から喜べる賞があまりにも少ない．立派な研究をするような人は，世間に知られることもなく，生涯を通じて地味な研究に打ち込んでいる．そのような人を顕彰し今後の研究の励みにして欲しいということである．

　この京都賞を受賞する資格者は，謙虚にして人一倍の努力を続け，道を極める努力をし，己を知り，偉大なものに対し敬虔な心を持ち合わせる人である．さらに，その業績が，世界の文明，科学，精神的深化のために，大きく貢献した人である．対象は先端技術，基礎科学，精神科学・表現芸術（思想・芸術）の三部門とし，一部門の賞金はノーベル賞に近い4,500万円

（後に 5,000 万円となる）とし，三部門の賞金総額を 1 億 5,000 万円に設定している．科学技術と精神面，すなわち物質と「こころ」の両面がバランスよく発展してこそ人類の未来があるという考えに基づいている．科学の急速な発展に比べ，精神面の研究が大きく遅れているからである．1994 年には稲盛の母校，鹿児島大学工学部創立 50 周年を記念して，記念会館の建設のために私財を投じた．この記念会館は，喜んでくれた母キミと父畩市の名前にちなんで「キミ＆ケサ　メモリアルホール」と名付けられた．稲盛の両親と母校への感謝，母校の発展に対する思いが込められているのに心を打たれる．今まで述べていることは，稲盛著『稲盛和夫のガキの自叙伝（2004）』に書いてある内容の一部である．多くのことを知りたい読者は，著書をお読み頂きたい．稲盛の企業だけでなく，国のため，人類のために，ほとんどすべての分野への貢献は，卓越しており，常人ではできないことである．これこそが豊かな情動によるといっても過言ではない．

　松下は，1894 年和歌山県で小地主松下政楠・とく枝の三男として生まれた．小学 4 年で中退，火鉢店，自転車店などで奉公した後，大阪電灯工事担当者となり，1916 年 22 歳で松下電器製作所を開設した．1935 年に事業の拡大と組織の改組を行い，松下電気産業株式会社を創設した．以来，「ナショナル」「パナソニック」という世界ブランドを育て上げ，「水道哲学」という独特の理念の下に社会への発言を行い，経済，文化，教育など様々な分野で多くの貢献をしたことは語り草となっている．

　1984 年 90 歳の時，自らの生涯を通して折々に考え感じたことを綴っている．その著書『人生心得手帖（1984）』のまえがきの冒頭で「大阪へ奉公に出るときに，見送りに来た母とともに郷里の紀ノ川の駅に立っていた 9 歳の日のことを昨日のように思い出される」と述べているが，誰よりも愛情を注いでくれる母との別れをさりげなく書いていることに「こころ」を打たれる．松下は家が貧しくて丁稚奉公に出されたが，そのお陰で幼いときから商人としてのしつけをうけ，世の辛酸を多少なりとも味わうことができた．学歴がなかったので，人に教えを乞うことができた．何度かの九死に一生を得た経験を通じて自分の強運を信じた．こうして自分に与えられた運命を積極的に受けとめ知らず知らず前向きに生かしたからこそ，そこに一つの道が開けたと述べている．成功は，失敗しても志を失わず努力を続けること，すぐに結果が出なくても根気よく辛抱強く，地道な努力を続けることにより達成される．松下も 22 歳の若さで電気機器製造の事業を興した．当初は無我夢中で毎日を精一杯働いた．夏の日に夜遅くまで働き，仕事を終え「われながら，ほんとうに今日一日よく働いた」と満足感を味わった．こうして会社を大きくしてからは，会社の仕事を通じて人々の文化生活を高め，社会の発展に寄与貢献することを使命とし，それを社員とともに達成していくことに自分の生きがいを感じつつやってきた．9 歳の時の母との別れ，他人の家で丁稚奉公での苦労，学歴のないことなど計り知れない辛い様々なことにも負けず将来を信じて前を向き，情熱を持ち続けさせたのは情動の力である．母とは 9 歳で別れたが，母の愛がそれを支えたことを信じて疑わない．「感謝の心を忘れてはならない．感謝の心があってはじめて，物を大切にする気持ちも，人に対する謙虚さも，生きる喜びも生まれてくる」の言葉は肝に銘じたいものである．

本田は，1906年浜松市の在，静岡県磐田郡光明村で生まれた．父親は鍛冶屋の長男で，フイゴとトンテンカンの鎚の音とともに育った．家は貧乏で，よく妹をおんぶして学校に行ったり，フイゴを押して父親を手伝った．物心のついた頃にはくず鉄を折りまげてわけのわからぬものをつくって喜び，トンテンカンとやって農具をつくったり，修理する仕事は好きであった．精米屋の発動機の音や一種独特の石油のにおい，青い煙にも魅力を感じた．小学校6年で学ぶ電池や天秤，試験管，機械などが出てくる理科は好きであったが，その試験で文章として記述するのは苦手であった．しかし，手先は器用で，物をつくることでは誰にも負けない自信があった．本田は，幼い頃から物づくりが好きだったのである．そんな本田は尋常高等小学校卒業後，東京本郷の自動車修理工場で丁稚奉公をし，浜松で自動車修理工業に成功したが，メーカーを志し，エンジンやピストンリングの研究を始めたのである．終戦後，本田技術研究所を個人創業し，自転車に小型エンジンを載せた通称「バタバタ」を発売する．1948年，本田技研工業（ホンダ）を創立し，オートバイ「ドリーム号」「スーパーカブ号」など，つぎつぎに開発して発表し，二輪車で世界のトップメーカーとなった．その後，四輪の製造，発売にも挑戦し，欧米でいち早く現地生産を開始し，また，排気ガスの少ないCVCCエンジンの開発に成功した．社長を1973年に退いたが，本田には一介の自動車修理工からオートバイの製造を皮切りに，世界の巨大自動車メーカーを一代で築きあげた事業家としての成功にまつわる数々のドラマがある．物づくりに賭ける男の天才と狂気，少年時代からの夢を追い続ける創造性とロマン，それを一流の事業として実現し，若い後輩へバトンをわたす．本田が示した実用性と創造性を調和させる創意工夫，物まねを嫌う独創性を追求する挑戦心，時代のニーズと大衆の欲求を先取りする先見性，良品に国境なしと世界を相手にしたグローバリズム，官の統制や指導・規制に安易に従わずわが道を行くという自立独立精神，自分のために働くのだと説くヒューマニズム，安全や環境を重視する公共的道徳心，目標を示して若手に権限をゆだねるリーダーシップ，公私を厳しく区別する経営者倫理などの会社の理念は何よりも評価されている．本田は個性豊かで魅力的であり，純情であった．夢を一途に追いかけ，打算抜きで勝負した．失敗してもくじけず，笑顔とユーモアを忘れなかったと聞く．「惚れて通えば千里も一里」としばしば口にし，好きなことにとことん打ち込んだ．本田の生涯を貫いた原点である，まさに「好きこそものの上手なれ」である．本田も松下も稲盛も貧しい生い立ち，波瀾万丈の人生を豊かな情動で生き抜き，人もうらやむ成功を成し遂げた立志伝中の人といってもよい．また，お三人とも人一倍の努力，忍耐，愛（利他）（思いやり），使命感，倫理といった人間的崇高な情動を理念としている．これらのことを思うと，「こころ」の中核は情動であり，幼いときから人生体験を通しての情動教育がいかに大切であるかを理解しなければならないと思うのは，筆者だけではないであろう．

　井深は，1906年栃木県土都賀郡日光町字清滝の古河鉱業精銅所の社宅で生まれた．父や母，祖父，および曾祖父をはじめ一族にはみな学識，見識，責任感，使命感，さらには思いやりのこころがあり，経済的にも恵まれた家庭環境であった．そして，井深は幼いときから日光清滝や愛知碧海や北海道苫小牧の四季おりおりに変化する美しい自然にじかに触れ，勉強だけでな

く魚釣りなどの遊びにも熱中した．しかし，2歳の時に父を亡くし，9歳の時に母の再婚による悲しい別れ，小学校2年の1学期間に2回もの転校，母と姑の複雑な人間関係を垣間みるなど，様々な苦い体験をした．祖父の厳格で温かい教育としつけ，母の個性を大切にした深い愛に満ちた教育，祖父と母の父の偉大さについての話などは，井深の人格形成，幼少の頃の科学と技術への芽生えと一生の職業を決めるチャンスになったのである．このように，井深はこれら家族の影響のもとで，幼少から科学や機械いじりが好きになり熱中した．これらの人生体験，自然とのじかの触れあい，自然の中での遊びが，井深の創業者としてや人間としての成功と直接に関係しているといっても過言ではない．

このような恵まれた環境と苦しい体験を生かして，1945年35歳の若さで東京通信研究所を創設し，1985年にソニー株式会社に社名を変更して一躍世界の舞台に出たのである．井深は，創業者，研究者，技術者として識見，洞察力，独創性に卓越し，日本で最初のテープレコーダーを開発し，国内外に広く普及させた先駆者となった．また，日本だけでなく，実質的には世界最初のトランジスタラジオを完成させた．さらに，テレビのトランジスタ化，トリニトロン方式テレビの開発を行うなど，多くの電子機器の研究開発，実用化に貢献した功績は大きい．そして，従来の高度電子工学を広く民生機器として利用するという新しい流れを世界的に実現するとともに，従来，模倣改良の風潮のあった日本の電子技術を産業開拓に向けるという新しい方向を創出した．これら科学技術や産業開拓だけでなく，多くの公職，団体の要職について，その高潔な人柄と相まって，日本の科学技術，産業，社会復興および国際関係の向上，発展など多方面に貢献した功績は極めて大きい．1991年井深は，これらの功績に対して文化勲章受章の栄に浴している．これが井深の会社創業の目的「真面目ナル技術者ノ技術ヲ最高度ニ発揮セシムベキ自由豁達ニシテ愉快ナル理想工場ノ建設」と経営方針「不当ナル儲ケ主義ヲ廃シ飽迄内容ノ充実実質的ナ活動ニ重点ヲ置キ，徒ニ規模ノ大ヲ追ハズ」「経営規模トシテハ寧ロ小ナルヲ望ミ大経営企業ノ大経営ナルガ為ニ，進ミ得ザル分野ニ技術ノ進路ト経営活動ヲ期スル」─人間とは科学の問題─であるという理念を実現しているのである．

このように，井深は恵まれた家系のほか，著名な人々や素晴らしい人など豊富な人脈にも恵まれ，それをうまく活用し，独創性に富んだ企業の創出に成功したのである．その後，井深は自分の会社の利益のことだけでなく，人々の暮らしや理科教育振興，幼児教育，障害者の自活支援に尽くしたのである．また，井深自らが進めてきた幼児教育の基盤に，人間の左脳と右脳の問題がある．左脳は「言語脳」で言語を中心に計算，分析，論理的思考などの理屈っぽいことに，右脳は芸術，創造，信仰，スポーツ，立体感覚，直観力に関与する．左脳が欧米の物質主義とすると右脳は東洋の精神主義といえる．そして，井深は21世紀に向けて「人類社会は物から心が育つ時代に向けて転換しなければならない．日本が本当に必要とするのは，右脳が強い人物である」と断言している．

シドニー五輪の女子マラソンで金メダルに輝いた高橋尚子選手も，ノーベル化学賞を受賞した福井謙一博士，白川英樹博士も例外ではない．日本の一流会社や銀行などの創業者の多くの方々にも共通の人生体験や心得があり，妙である（松下，1999；稲盛，2004；本田，2012）．

「好きこそものの上手なれ」とは「挫折や失敗は幸運や成功の前兆」であると，楽観的に根気強く夢を追う人に贈られる言葉であろう．豊かな情動（感性）が人生を輝かせるといわれる所以である．このような豊かな情動は，幼少期や少年期の家庭，学校，社会における深い愛に根ざした様々な環境により育まれるものであることを肝に銘じたいものである．

d. 情動と経済

　筆者は，経済学者ではないし，経済的な金銭の損得に関しても疎いので，情動が経済的な損得を判断するのに，大きな役割を果たしていることを示す他の研究者の臨床神経心理学や神経病理学的研究について述べ，筆者らの動物の本能や情動に関するニューロンから行動までの総合的な神経科学的研究との関連を考察してみたい．したがって，経済学の専門用語や考え方は，経済学の専門家が書かれていることを筆者の理解している範囲で用いていると思っていただきたい．

　友野は，著書『行動経済学-経済は「感情」で動いている（2006）』の中で次のようなことを述べている．「こころ」は合理的な推論や計算もするし，感情や直観も生み出す．「こころ」が人間行動を決定し，人間行動が経済を動かしているから，経済は「こころ」で動いている．標準経済学では，ヒトは合理的な計算や推論によって行動を決定する．しかし，経済学において感情や直観も重要な役割を果たしていること，経済に関する知識は豊富で冷静沈着で思慮分別も完璧といわれる人々の合理的な損得計算から，感情や直観などの情動を重視する方向へと転換された．2002年，ノーベル経済学賞受賞のプリンストン大学のKahnemanと共同研究者のTversky（1972, 1973, 1983）が，合理性重視の標準経済学から非合理的と考えられる感情や情動の役割を重視する行動経済学へ転換の突破口を開いたことは注目に値する．標準経済学派のヒトたち（経済人）は，超合理的に行動し，他人を無視し自己の利益だけを追求，自己の完全な制御により短期的にも長期的にも自己の不利益になることを決してしない．このようなヒトたちは自己が有利になることであれば平気で他人を欺く．合理的とは理性的，論理的，損得計算などが巧みであるなどの意味をもつが，経済学では合理的という語はかなり限定したことを意味する（友野，2006）．まず，自己の嗜好が明確であり，それには矛盾がなく，常に不変であること，そして嗜好に基づいて自己の満足度が最大となるような選択肢を選ぶということである．また，これらの経済人は，知覚，注意，記憶，推論，計算，判断などの脳や「こころ」が行う認知作業に関して無限の能力があり，決意したことは必ず実行する超自制的な意志をもっている．一方，行動経済学の定義とは何かについては研究者で一致した定義はないが，①ヒトは実際にどのように行動するか，②なぜそのような行動をするのか，③行動の結果として何が生じるのか，というテーマに取り組む経済学といってよい．つまり，行動経済学とは人間行動の実際，その原因，経済社会への影響およびヒトの行動を制御することを目的とする政策について体系的に究明する学問である．行動経済学は，人間の合理性，自制心，利己心を否定するが，人間がまったく非合理的，非自制的，非利己的であることを否定しない．ただ，人間が

完全合理的，完全自制的，完全利己的であることを否定しているにすぎないというのである．Kahneman は 2002 年のノーベル経済学賞受賞の折，「われわれ（Kahneman と Tversky）の研究を，人間の非合理性を証明したのだとする言い方は，直ちに拒否する．ヒューリスティックスとバイアスの研究は，合理性という非現実的な観念としているだけだ」と述べている．

筆者らの実験では，扁桃体に喜怒哀楽の感情，意味概念の認知と価値評価を担うニューロンが存在することが明らかになっている．これら情動を担うニューロンが，人間独特の経済や人生の進路選択においても重要な役割を果たしている可能性について考察したい．行動経済学は，人間を対象とするきわめて多くの学問，とくに認知心理学，社会心理学，進化心理学，社会学，倫理学，哲学から人類学，進化生物学，行動生態学，さらに生理学や脳神経科学までの広い学際的な研究を必要とする学問である．この点では情動学も同じで行動経済学の基礎は情動学といえるだろう．たとえば，Kahneman らは，ヒトは得をしたときの快感よりも損をしたときの落胆や不快感が非常に大きいという「損失回避の動機」に基づいて，投資家がポートフォリオ（金融機関・機関投資家などが所有する各種の金融資産の一覧表）の資産価値上昇よりも下落に強く反応するという「プロスペクト理論」を提唱した．損失の痛みは利益の歓喜よりもはるかに強く，これがバブル崩壊後の米国経済を知る手掛かりになる．アイオワ大学の Damasio ら研究室で考案されたギャンブルテストでは，正常なヒトはギャンブルで大きな損をしないように，収支のバランスをとるようなカードを選ぶことが明らかになっている（**5.9, d, 3, 1**）参照）．また，Damasio らは，冷静沈着で知能指数（IQ）も高い有能な会社員が大脳新皮質の前頭葉の手術を受けた後，様々な場面での意思決定ができなくなり，無感情になったことを報告している．このように，情動や感情に関係する脳領域が障害されると，人間としてどのような行動をするかの意思決定ができなくなり，何をしても重大な失敗をくり返すことになる．これらのことから，人間も動物であって進化，淘汰の影響から逃れることはできないのであり，株式投資のように人間に特有の認知的，社会的行動であっても，ある一定の生物学的特性が現れ，とくに情動は大きな影響を及ぼしていると考えられる．

6.5 情動と理性は「科学的直感」と「創造性」を生み出すか？

まず，1981 年にノーベル化学賞を受賞の福井謙一先生が，著書『学問の創造（1984）』の中で書かれていることを少し言い換えて，先生の「科学的直感」と「創造性」について提起された問題点を紹介し，ついで筆者らのラットやサルでの神経科学的研究と 1981 年にノーベル医学生理学賞を受賞した Sperry（1970a, b）のヒトの分離脳に関する認知行動学的な研究に基づき，「科学的直感」と「創造性」の仕組みについて論ずることにしたい．

a. 福井謙一先生の「科学的直感」と「創造性」について提起された問題点

筆者は，すでに述べたように小さいときから高校までは教科書と新聞以外は読める環境にな

かったが，確か高校の教科書でみた「論語」の為政篇にある次の言葉は，幾度か聞かされたこともあり，覚えている．

　学びて思わざれば，則ち罔(くら)し，思いて学ばざれば則ち殆(あやう)し（原漢文）．

　孔子（BC. 551〜479）は自然科学だけでなく，広く学問一般について何が大切であるかを説いているからである．この言葉は学ぶこと，対人関係や自分の体験あるいは先人の知識からの情報の収集と業績だけで思わ（思考や思索）なければ学問を明るくすることはできない．すなわち罔いのである．思うということは一定の前提から結論を出すのにまったく恣意のない純粋な論理的思考をすることであるが，頭で思うだけで学ばなければ途方もない独りよがりの結論を出す危険がある．すなわち殆いということである．孔子は学問には「学ぶこと」と「思うこと」の2つがあると訓えているのである．福井謙一先生は著書『学問の創造』の中で，ノーベル賞受賞式の折，スウェーデン国営放送の「科学と人間」という番組での司会者との質疑応答について次のようなことを書かれている．「科学的直感は存在すると思うか？　存在するとすればどう定義するか？」との問いに「その存在を信ずる」と答えた．「それでは科学的直感とは何か」と質問され，「あえて言葉にすれば合理性によらない選択だと言い換えられる態のものだと思う」という意味のことを答えた．このことに関しては私の考えというより，経験からきた信念の一つにすぎない．理屈によらない選択はありうる．そして，それは科学者の「思う」という頭の働きの一つに含まれ，経験から信じている．もし，学問の世界に様々な「科学的直感」が入りこみ，時としてそれがものをいうことがあるとしたら，その先には「では科学的直感を養うには，どうしたらいいか？」という議論が当然出てくるに違いない．この議論に対応するには大脳生理学などの諸科学が進歩した現代でも人間の頭の働きについてわかっていないことが，あまりにも多いと言わざるを得ない．科学的直感は，依然として解明されていない人間の頭脳の働きの中でも，最もわかりにくい，高等な脳の働きではないかと私は想像している．そうだとしたら，「科学的直感」を養う方法は雲をつかむような問題になってしまう．しかし，次のようなことを前提として考えられる．ヒトは自然をみて，その不思議さに惹きつけられ，その微妙さに心打たれ，その美しさに魅せられる．ヒト以外の高等動物は，危険な動物や自然現象をみて，危険だと認知し，自然のめぐみのものを前にして「おいしそうだ」と感じたりすることはあっても，ヒトのように自然を不思議がったり，称えたり，美しいと感じることはないであろう．ヒトは，野山を歩き，海に遊び，自然と触れあう中で，自然の不思議さ，微妙さ，美しさを感じることができる．この独特の自然認知を「理性的自然認知」と称していいだろう．理性的自然認知，とくに主として思惟による人間を含めた自然を認知する哲学的な自然認知，芸術的自然認知，また宗教的自然認知というものがある．では，「科学的直感」を養うにはどうすればよいか．第一の推論は，人間独特の理性的な自然認知の中に，「自然科学的認知」を含めてよいのではないか．たとえば，1匹のハエが飛翔するのをみてもヒトによる様々な理性的認知がある．自然科学者はハエが生き物だから飛ぶという単純な答えでなく，体内に生じた科学的要因（例：化学反応による命令）により飛ぶのではないかと様々な次元で，時には複雑な実験装置を用いるという高次元で，その仕組みを探求しようとする．脳科学が勃

6.5 情動と理性は「科学的直感」と「創造性」を生み出すか？

興した古代ギリシャの昔から今日まで科学の進歩を客観的に眺めると，常に，その推進力となったのは，自然の認知の仕方であった．これが自然科学的な自然認知である．第二の推論は自然科学的認知の中で現実に科学の創造に大きな影響を与えるものは何か？である．福井先生（1984）は自然をじかに，まるごと認知する仕方，難しい言葉では所与性の自然認知だと考える．「所与性」とは元来は哲学用語で，「思惟により加工されない直接的な意味内容」を意味すると述べてある．ヒトはある日偶然に出会ったヒトの顔を記憶するとき，額の広さが $x\,cm^2$，両眉の間隔が $y\,cm$，頬間の体積が $z\,cm^3$ ぐらいといった，あたかもデジタル・コンピュータ（計数型電子計算機）によるデータ処理のように，計数的には記憶しない．ヒトはアナログ・コンピュータ（相似型計算機）によるデータ処理方式，すなわちヒトの顔全体をパターン（型）として把握して，ヒトの顔を認知し，記憶する．「所与性の自然認知」とはこの例のようにアナログ方式による自然認知，すなわち所与性の自然認知である．百科事典の解説のように認知するのはデジタル型認知，言い換えれば「活字性の自然認知」で，「所与性の自然認知」とは明確に対立する認知である．それは活字という道具を用いた叙述による自然認知にほかならない．自然はそのような活字性の認知で叙述し尽くせるかというと，仮に一人のヒトの顔を見ても「ノー」と答えざるを得ない．数万言を費やしても一人のヒトの顔を叙述し尽くせないように，ヒトの顔の微妙さは叙述では竟に認知され得ないであろう．自然とは，そのような底知れぬ奥深さをもっているのである．自然科学的自然認知の中で，科学の創造性に最も影響を与えるのが，所与性認知だと考える所以である．この所与性の自然認知がなくては，科学を推し進める理論を創造したり，発見したりすることはできない．先に「科学的直感」とは合理性（あるいは論理）によらない選択であると述べたが，科学的に証明できていない頭の働きとは，所与性の自然認知が直接に科学的活動に結びつく頭脳の一作用だといえる．しかし，これが正しいとすれば「科学的直感を養うには，どうしたらよいか？」の答えは次のようになる．自然の中に浸り，自然に触れあう中で，自然のありのままを受け取ること，「所与性の自然認知」に馴れ親しむこと，それが「科学的直感」を豊かにすると考えられるのである．福井先生は，化学という学問を選び，多くのよき師，よき友，よき書にめぐり逢い，かけがえのない情報を受け取った．論理的に物事を考える力を伸ばそうと努力してきた．このことは化学の道に第一歩を踏んだその日から仕事の大半を占めた．しかし，学問の創造を志した人生に最も役に立ったのは，「科学的直感」であった．これは理屈では理解できない．幼少期や少年期のじかに触れたありのままの自然，家庭，学校，社会における深い愛に根ざした様々な環境が，「科学的直感」や「創造性」を養うのに何よりも大切である．結局，福井先生は「科学的直感」は「存在」し，それは脳の働きによるものであり，自然にじかに触れ，まるごとの「所与性自然認知」をすることにより養われると考えられるが，それに関する脳の働きの解明は雲をつかむように難しいと述べておられるが，果たしてそうであろうか？

b. 筆者らの脳科学研究に基づき「科学的直感」と「創造性」の仕組みと働きについて考察する

　ヒトも動物も基本情動（喜怒哀楽）により，環境内の事物や事象が自己にとって有益か有害（危険）かを素早く判断し，臨機応変に適切な行動をする．筆者らの神経科学的研究により，大脳辺縁系，とくに 5.4 と 5.5 で述べたサル扁桃体の事物や事象の有益または有害の度合を決定する生物学的価値評価ニューロン，美味しいスイカ，カキ，サツマイモ，また危険なヘビやクモ，痛みを経験した注射器に選択的に応答する意味概念の認知ニューロンが存在し，扁桃体を中心とする情動系がすばやい臨機応変の適応行動に主役を果たすことが明らかにされている．また，サル海馬体には場所，方向，場所と方向，場所と出来事に応答するニューロンが存在し，大脳辺縁系の海馬体を中心とする記憶系がいつ，どこで，誰が，何が，どうした（時間，場所，出来事）という思い出（エピソード）と知識（クジラは哺乳類，単語や漢字などの教科書や辞書から学んだこと）の記憶に主役を果たすことも明らかにされている．さらに，霊長類の大脳新皮質連合野，とくにヒトでは大脳新皮質の背外側前頭前皮質や前頭眼窩皮質は桁違いに発達しているが，サルの背外側前頭前皮質には報酬を期待できる，すなわち予測，意思決定，困難を克服しての行動の継続（目標実践）に関連して応答するニューロンが存在することも明らかになっている（5.9, d, 1～3 参照）．ヒトでの大脳辺縁系の扁桃体や海馬体，大脳新皮質の背外側前頭前皮質や前頭眼窩皮質のニューロン応答性に関する研究はない．しかし，ヒトの患者で大脳辺縁系の扁桃体や前部帯状回などの情動系に病変があると，大脳新皮質の背外側前頭前皮質や前頭眼窩皮質など理性系に障害がなくても，基本情動（喜怒哀楽）が働かなくなり，予測，価値判断，意思決定，目標実践ができない．このような患者は，冷静沈着で知識も豊富で一見理性的なヒトに見えるが，人生の中で取り返しのつかない失敗などをして，一人の人間として正常に生きていくことができない（1.4 および 5.9, e, 2 参照）．サルには理性というものはないが，情動系と記憶系が障害されると，理性系があっても集団の中で生きていけない．これらのことを考えると，環境内の事物や事象の生物学的価値判断や意味概念の認知ができず，個としての生存，種族としての行動，外敵などへの臨機応変の適応行動ができないことを示している．ヒトだけでなく，サルでも個の生存と種の維持に対する臨機応変の適応行動には情動系，記憶系および理性系の協調的な作用が不可欠である．さて，理性は人間独特の「こころ」といわれるが，筆者らの自らの研究や他の研究者の科学的研究を考慮すると，理性とはヒトで基本情動から特化して進化した人間独特の情動といってもよいと考えられる．これら，筆者の長年のマウス，ラット，ネコ，サルの神経科学的研究と他の研究者のヒト患者での研究を要約すると，「科学的直感」と「創造性」の仕組みは，大脳新皮質の感覚連合野の各種感覚の物理的認知ニューロン，大脳辺縁系の扁桃体における生物学的価値評価や意味概念の認知ニューロン，海馬体の記憶ニューロン，大脳新皮質の前頭前皮質の予測や意思決定，意欲ニューロンはアナログ方式によりすばやく情報処理をして，瞬間的に連合して作動することによると考えてはどうだ

ろうか．まだ，脳と「こころ」の仕組みの研究は，「こころ」の中核をなす情動の研究段階ではあるが，今までの基本情動の研究を土台にして近い将来，人間独特の情動（理性といわれる），「科学的直感」，「創造性」の仕組みと働き，究極の目的として「人間とは何か」を科学の言葉で語れる日がくればと，まるで夢のようなことを期待している．

c. 左脳と右脳の機能の科学的研究に基づき「科学的直感」と「創造性」の仕組みについて考察する

1. 言語機能

言語中枢は大脳の左半球にある．これらの部位は，約150年前から始まった病変部位の臨床的研究から明らかになってきた．まず1861年に，Brocaが左脳の前頭葉の梗塞によって発話の障害が生じることを（Broca, 1981a,b,c），ついで1874年に，Wernickeが側頭葉の障害で話し言葉の理解や発話時の言葉の選択が障害されることなどを報告した（Wernicke, 1874）．その後，Penfieldらがヒトの刺激実験を行い，言語中枢の局在が明らかになった．これらの研究をまとめると以下のようになる．大脳皮質のなかで言語に関与する領域を言語野（speech area）とよび，前頭言語野（frontal speech area）（またはBrocaの中枢，前言語野〈anterior speech area〉），側頭言語野（temporal speech area）（またはWernickeの中枢，後言語野〈posterior speech area〉），および第三次言語野（tertiary speech area）（または補足言語野，上言語野〈superior speech area〉）がある（図6-8）（Penfield & Roberts, 1959）．この3つの言語野には，電気刺激すると刺激中失語を起こし，単語や文章を話せなくなるという共通した性質がある．また，この部分の刺激によって言葉を発することはない．言語能力を担う脳の領域は，優位脳である左脳半球に原則（98％の確率）として存在する．大脳裂を開いてみると，左大脳半球の感覚言語中枢部位（Wernickeの中枢）のほうが，右大脳半球の感覚言語中枢に相当する部位に比べて非常に大きい（図6-9濃色部分）（Geschwind & Levitsky, 1968）．このような解剖学的な違いが左右脳の機能的な違いに関係することは十分に考えられる．Sperry（1970a）の研究からは運動意志の発生だけでなく，その他にも重要な機能的な違いが考えられる（図6-10）．

1）前頭言語野

運動性失語症（motor aphasia）では，言語は理解できるが自発的にはほとんど話せず，命令されて短い文章を言うのでさえ困難となる．しかし，そのときの発声に必要な骨格筋は健全であり，発音機構に異常はなく，食物摂取も正常に行える．また聴覚機構にも異常はない．

2）側頭言語野

感覚性失語症（sensory aphasia）では，理由のわからない混乱したことは話せるが，聞いたり読んだりする言語の理解ができない．この場合は，前頭言語野や第二次言語野（Penfieldらによる手術中の刺激実験で短期間の失語が起こることがわかったが，機能については不明である）の障害時に比べて，はるかに重篤で長時間持続する．これらの患者は支離滅裂なことをしゃべってはいるが，彼らは理性，思考能力，判断，推理などは正常である．したがって，しゃ

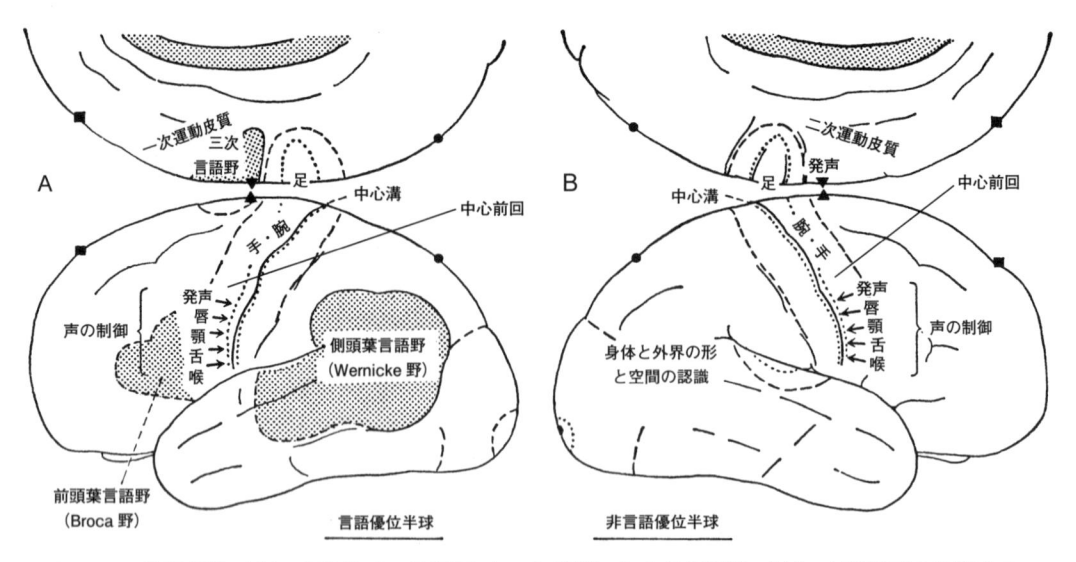

図 6-8　言語優位（左）大脳半球の言語野（A，点描部）と非言語優位（右）大脳半球の相当する領域（B）（Penfield & Roberts, 1959[23])）

Penfield と彼の共同研究者らによって，成人患者の露出した大脳皮質を電気刺激することにより同定された．発声に関与する筋の制御領域は，大脳の両側の中心前回に局在する．大脳皮質の他の身体の運動制御とは著しく異なり，会話に用いられる左右の筋組織は両者とも両側性に制御される．

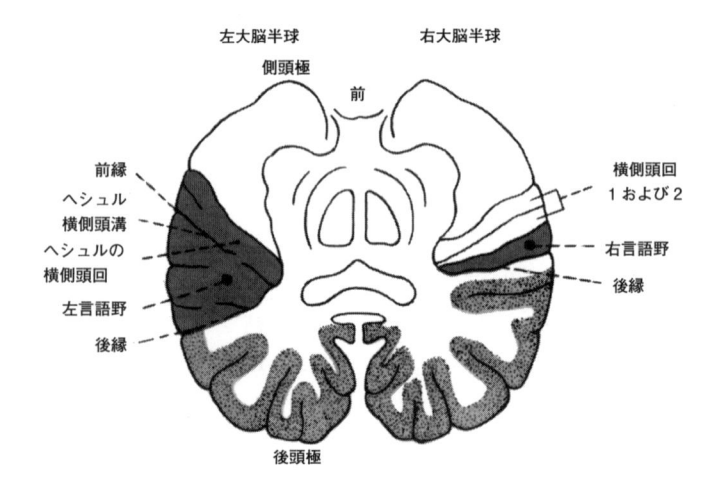

図 6-9　ヒトの左脳と右脳の形態と機能（Geschwind と Levitsky, 1968[13])）

形態的な違いで，左言語野（濃い灰色部）が右の相当する部位より大きい．

べらない限り正常と変わらない．

3）言語野の可塑性

　話すことを覚えた幼児が，左大脳半球にある言語野に損傷を受けるとまったく話せなくなるが，1 年も経過すると話せるようになる．この場合，言語機能は右大脳半球の対応する部分にできている（**図 6-8, 6-9**）．言語優先性が右大脳半球へ移行するのは可塑性のためで，8〜10 歳をすぎると起こらない．理由としては，①言語機能の基本的回路（外国語を学ぶときにも活用

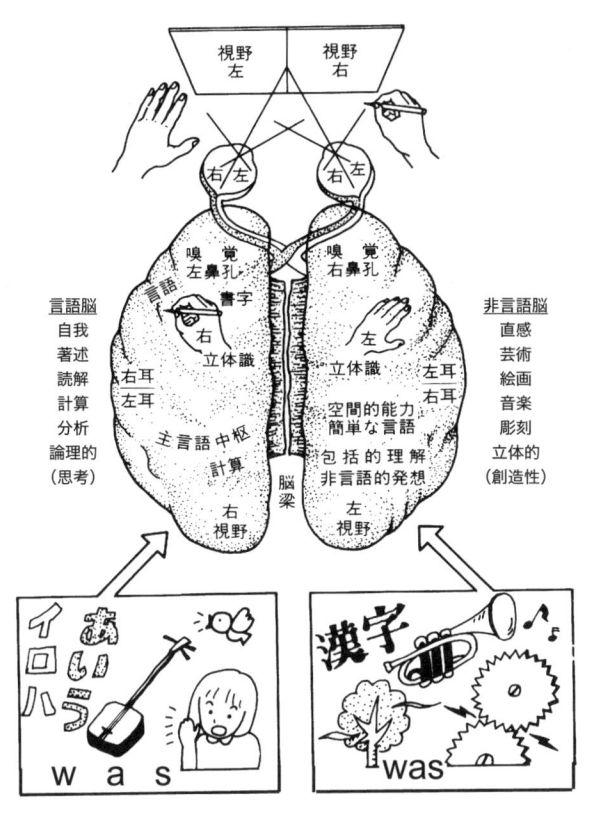

図 6-10 ヒトの脳の左の脳と右の脳の機能的な違い（Sperry, 1970a[24] を改変）
左右の視野は視交叉で交叉するため，それぞれ右と左の視覚野に投射される．この模式図は右上下肢から左大脳半球への感覚入力および左上下肢から右の大脳半球への感覚入力も示す．同様に聴覚は入力が大部分交叉するが，一部は同側から入る．一方，嗅覚は同側性である．

される）の形成がこの年齢をすぎると不可能となり，②言語劣位脳の対応部分が，この時期までに姿勢の空間的制御を含んだ空間的認知（見当識〈orientation〉）のような他の機能によって占められるからである．しかし，幼児期の左大脳半球損傷により右大脳半球が言語脳となった患者では，単に言語能力が平均より悪いだけでなく，一般的知能も低下している．

2. 左脳と右脳の働き

　左右の大脳半球は脳梁とよばれる2～4億本もの神経線維の束によって連絡している．重症のてんかん患者では発作が一側の大脳半球から起こり，脳梁を通って他側の大脳半球に伝わり，てんかん発作が急速に広がる．すなわち，左右大脳半球の相互的刺激がてんかん発作を重症にすると考えられている．重症のてんかん患者では治療の目的で脳梁を切断する手術が行われることがある．このように，左右の大脳半球の連絡を断った脳を分離脳（split brain）とよび，Sperry（1970a, b）は，このような分離脳の患者を用いて左脳と右脳の機能的な違いを明らかにし，1976年度のノーベル医学生理学賞に輝いた．

　分離脳では，図6-10に示すように視交叉は半交叉であるから，左視野でみたものは右大脳半球に，右視野でみたものは左大脳半球に入る（Sperry, 1970a）．図6-11（Sperry, 1970a）のように，分離脳の患者の前にスクリーンを置き，図6-12（Sperry, 1970a）のように，たとえば左

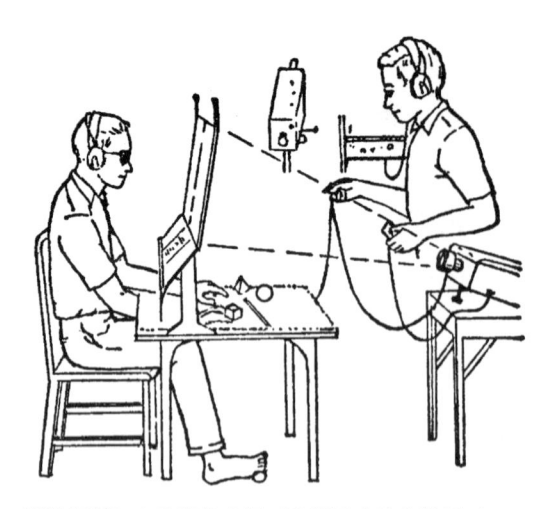

図 6-11　脳梁切断による症候を調べる実験方法と装置（Sperry, 1970a[24])）

視野に瞬間的にナットという活字をみせ，ナットに相当するものを探り取らせる．分離脳患者は，右脳大脳半球に支配された左手でナットを取り出すことはできるが，示された活字が何であったか，また，何を取り出したかは意識していない．すなわち，正しい行動は遂行するが，それが意識にのぼっていない．一方，右視野で同様のことを行うと正確に意識している．図 6-13 では，左視野に book という活字体の単語を見せて左手で書かせると，右大脳半球で判断して筆記体で book と書いているが，何と書いたかは意識していない．右視野で同様のことを行うと正確に意識している．これらの結果は，意識しての行動は左大脳半球によってなされることを示している（Nebes & Sperry, 1971）．Eccles（1973, 1977）は運動を行うとする意志も左大脳半球の連合野で発生すると考えたのである．

左脳には言語中枢があり，言葉をあやつり，文字や数字を読み取り，理解し，文章を書き，秩序だてて理論的に思考し，複雑な事柄を単純な要素に細分化し説明する．いわゆる「ヨミ」「カキ」「ソロバン」の機能をもっている（図 6-10）．

右脳は，絵画を鑑賞し，音楽を楽しみ，漢字のような複雑な字形は1つの絵や図形として認識していて，前に読んで記憶している文字の中から，その漢字を図案のようなイメージとして取り出し，一つ一つの字画や細部はわからなくても，全体的な感じで読む，いわゆる「図画」「工作」「芸術」などの創作や理解をする機能をもつ．このように，左脳は感覚情報を論理的かつ客観的に捉え，右脳は直感的あるいは全体的イメージで捉える機能に優れている（図 6-10）．

以下に，学習障害（LD）の一種である読字障害（dyslexia）に長年苦労し，現在は岐阜県立関特別支援学校で教諭をされている神山忠氏が日本情動研究会（2011 年より「日本情動学会」となる）で講演されたときの講演要旨を，同氏の許可のもと掲載する．

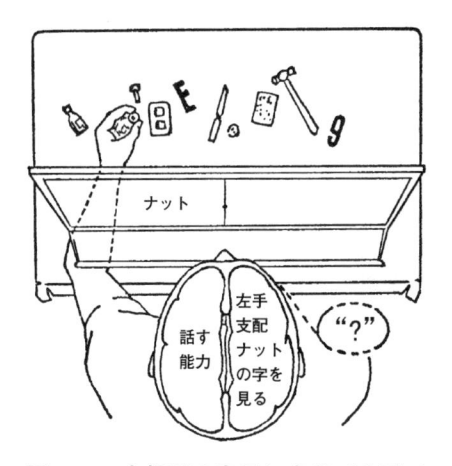

図 6-12 左視野の表示に応じて左手で書く例（Sperry, 1970a[24]）
言語化しようとすると間違う.

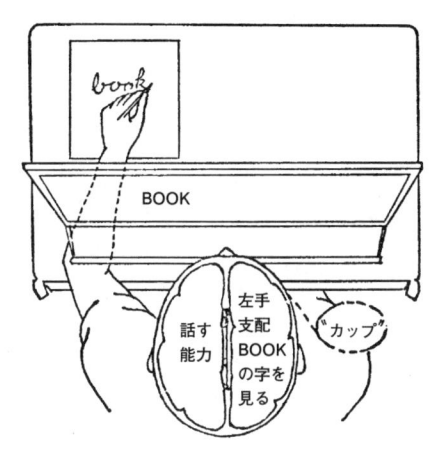

図 6-13 分離脳患者のテスト（Nebes & Sperry, 1971[21]）
スクリーンの左半分に示したものの名前を読んだり，理解はできるが，話すことはできない．被験者は左手で触れて，指摘したものを取り出せるが，そのものの名前を言ったり，右手を使っては取り出せない．

d. 学習障害（LD）の得意な脳（岐阜県立関特別支援学校・教諭　神山　忠）

　ここには，神山先生が 2009 年に富山で開催された第 4 回日本情動研究会で発表された講演の録音をもとに作成された原稿を原文のまま載せてある（津田正明編，日本情動研究会　第 4 号，2010）．

1. 私の苦手

　私には，苦手なことがあります．それは文字を文字として認識しにくかったり，文字と認識できてもそれを音と結び付けにくかったりすることです．だから，文字から情報を得ること，文章を音読することがとても苦手です．普通の文章を見ても**図 6-14** のように見えて，文字なのか壁紙の模様なのか見分けができないのです．これをすらすらと読んで意味を理解しろといわれても無理な話です．

　図 6-14 も読んでといわれても，私には白いキャンバスの上に黒い斑点がついているようにしか見えません．だからといって，全く文字から情報が得られないかというとそうではありません．この図も邪魔な情報を隠して，どこに注目すると良いかを教えてもらえたら見えてきます．上下の丸や四角を何かで覆い残った所の白に注目すると読めることを教えてもらえば「LIFE」と見えてきます．

　3 枚目の図（**図 6-15**）を見てもすぐにダルメシアン（犬）が歩いていることが分かる人とそ

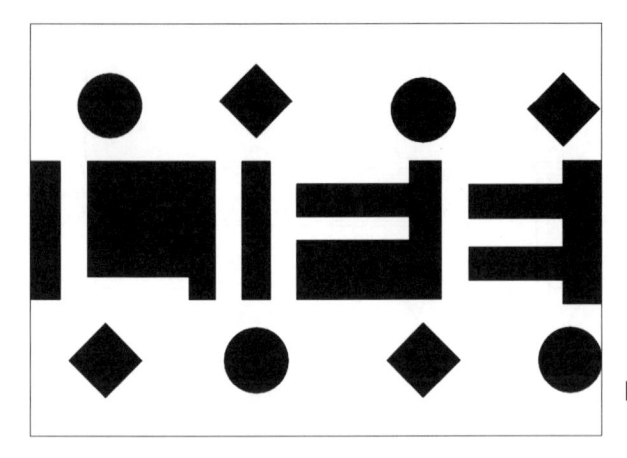

図 6-14 図形の中に隠れた文字
(LIFE の文字が隠れている)

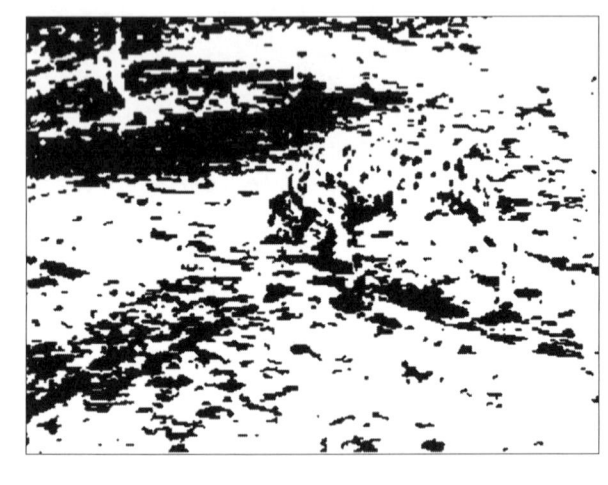

図 6-15 斑点模様の中に隠れた犬
(ダルメシアン)

うでない人がいると思いますが,私はこういう素材と素地,背景と対象物との見分けがとても苦手です.そんな特性で学齢期はとてもつらい時期を過ごしました.

2. 私の得意

　私は,見たものを文字として認識することは苦手ですが,図として認識することは得意です.**図 6-16** のアルファベットの配列を見て「DNA」の配列かとかは思いません.直感的に人の頭だと理解します.つまり,経時的にひとつひとつを読み取って理解するのではなく,同時的に情報を入手してイメージとして理解するタイプの脳をしているのです.だから文章をひとつひとつを文字単位で見つけ出して読み解いていくことはとても大変な作業になります.

　文章で書かれるよりも,**図 6-17** のようなフローチャートで示されるととてもよくわかります.視覚的に構造化され「こうした場合はこうする」「そうでない場合はどうする」といったことがとてもよく分かります.

　文字が苦手だから文字が羅列されたプログラムのリストが苦手かというとそうではありませ

6.5 情動と理性は「科学的直感」と「創造性」を生み出すか？　　307

図 6-16　アルファベットの文字で形作った頭の形状

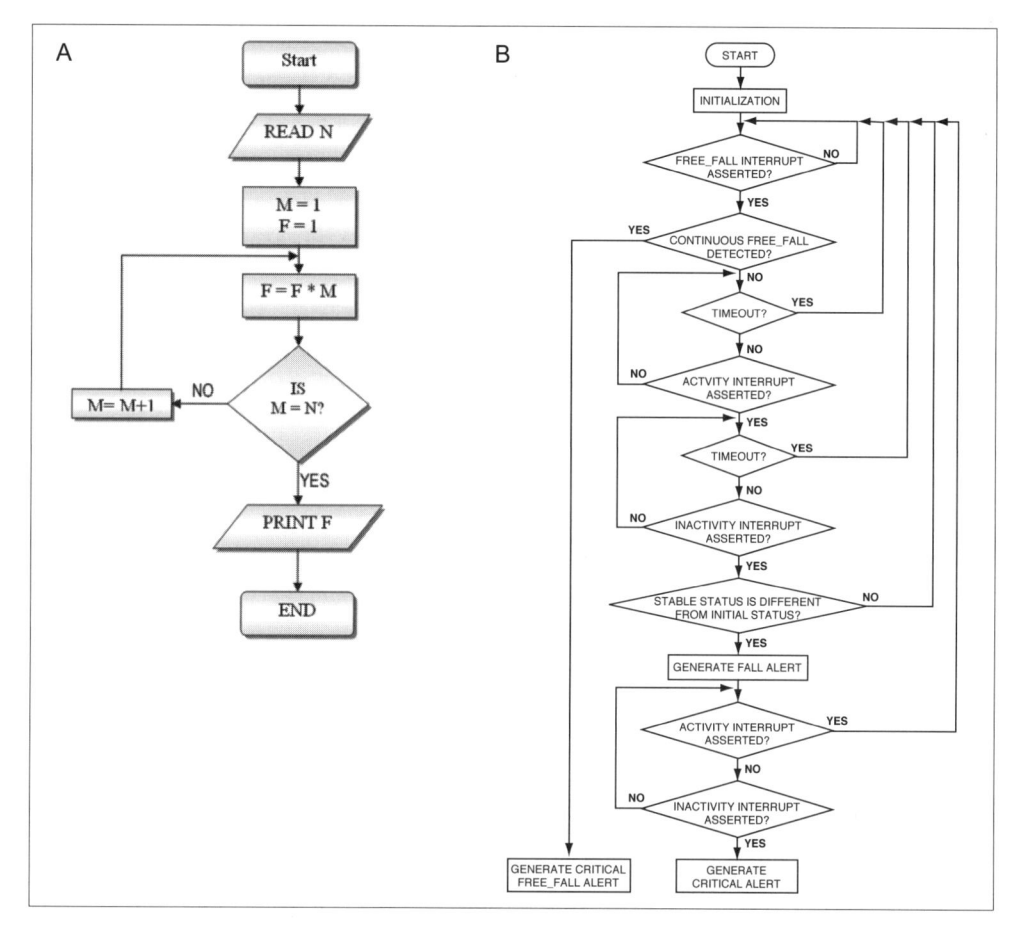

図 6-17　プログラムのフローチャート図

ん．こうしたリストは，とても構造化されていて，コマンドごとに意味のイメージが持ちやすく組むのも難なくできます（図 6-18）．

　プログラムの制作だけでなく，もの作りはとても好きな作業で，今までの大作としては自宅や自宅裏の自家用車 3 台が停められる駐車場も自作しました．

```
sq=new Array(64); for(i=1; i<=64; i++) sq[i]=0;
sq[28]=2; sq[29]=1; sq[36]=1; sq[37]=2;
ps=new Array(64); pn=0;
nm=new Array(2); od=0; pa=0; lv=2;
po=new Array(64);

function timer(n){
  d1=new Date();
  d2=new Date();
  while(d2.getTime()-d1.getTime()<=n) d2=new Date();
}

function check(n){
  i=1; a=0;
  while(i<=pn && a==0){
    if(ps[i]==n) a=1;
    i++;
  }
  return a;
}
```

図 6-18　コンピュータプログラム

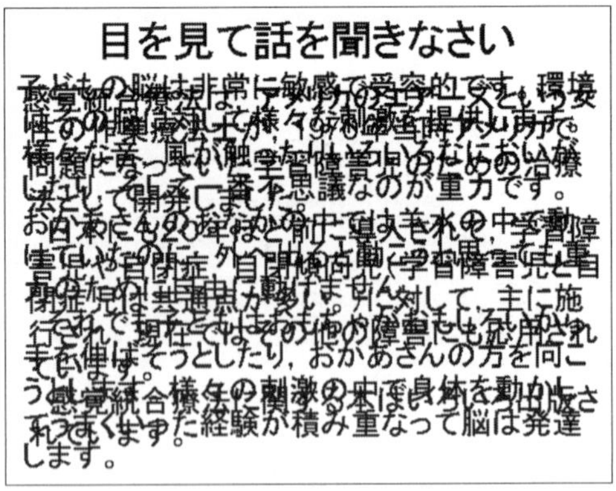

図 6-19　相手の目を見ながら文字を読むことの困難さを示すイメージ図

　多くの人は，文字を読んだりして得た情報や耳で聞いた情報はそのまま理解にいたるようです．しかし，私が理解する作業として，目や耳で得た情報は頭の中で図に置き換える作業をします．それぞれの意味をイラストに置き換え，それを組み合わせて適切な位置に配置することで理解しています．だから，プログラムを構造化して組んでいったり，家の基礎を打ち軸組みをして平面を立面に起こしたりして，組み立てていく大工仕事などは得意なんだと思います．

　見たり聞いたりしたことを頭の中でイラスト化することで理解する私です．そんな私が耳から入れられる情報と違った何かを視覚的に見せられながら理解を迫られるのは，図 6-19 のように違う文章を重ねて読ませられている感覚に近いです．特に人の目を見ながらの理解は，とても難しい作業になります．私にとっての第一言語は視覚的でイラスト的なので，目を見て話を聞くのはとても困難な作業なのです．右脳と左脳の働きに優位差があるためなのでしょう．

3.　私の願い

　発達障害といわれれば障害．しかし，代替能力を見出してもらえると障害者ではなくなります．それは同時に社会にとっても意味のあることで，誰もが過ごしやすい社会につながることだと思います（図 6-20）．一人に完璧を求める社会システムではなく，一人一人の違いを認め合い，得意なところで支え合う社会であれば精神的にも科学的にも豊かな社会になると感じています．脳科学が進歩してきた今，こうした視点で脳を解き明かしていってもらえると嬉しいです．（引用終わり）

　同氏は，小学校時代は，配られた読み物をなかなか読めず，人さし指で文字を一つずつ指しながら，必死に読んだそうである．その後，人生をやり直したい思いで自衛隊に入隊したが，自衛隊では，秘密保持のため口述による伝達と実物操作による教育が中心であったので，意外

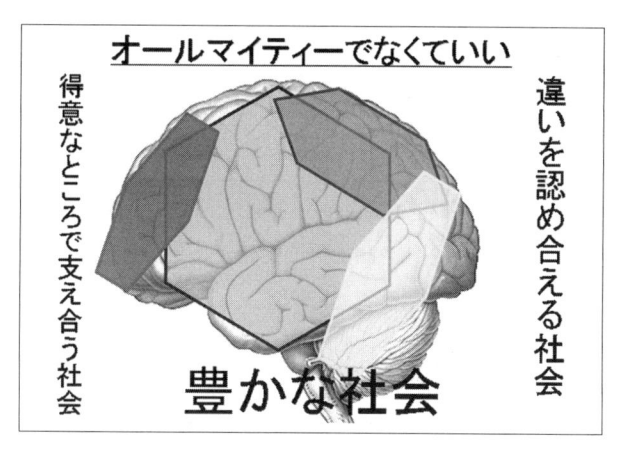

図 6-20 得意なことを活かして生きていける社会のイメージ図

にも同期よりも早く習得できたそうである．その後，同氏は，自衛隊で教育係を任されたことが転機となって，ご自身が教育に向いていることを悟り，夜間の短大に通い教員免許を取得されている．同氏によると，読んだり聞いたりした情報は，いったん図形情報に変換し，その図形を適切に配置することによって理解しているそうである．近年の研究によると，このような読字障害では，「文字を音に変換する」ことに関係している左脳の下頭頂小葉（39 野と 40 野）などの機能が低下していることが示唆されている．これは，いわゆる左脳の障害の例であろう．また，右脳の機能が，左脳の機能を凌駕するまで発達し，左脳の機能がマスクされてしまった可能性も考えられる．しかし，重要なことは，このような障害にもかかわらず同氏が障害を正面から受け止め，人生の新たな目標を見出したことであろう．現在は，日本情動学会の理事としてもご活躍頂いている．

6.6 情動と言語

3.2, d で述べたように，ヒトを含む霊長類は集団で生活するので，個体間の相互関係における相手の表情や言葉使い，ジェスチャーなどから相手の情動（感情），意図や思考の内容を理解し，自己の対応の仕方を考えることは，重要な非言語的および言語的コミュニケーションによる社会的認知機能である．ヒトは，顔を見ただけでは喜んでいるように見えても実際には元気がなくて沈んでいることを見抜いたり，声を聞いただけで家族や知人を思い浮かべたり，声のトーンや話の内容によりその人が誰でどんな気持ちでいるかをある程度推測できる．ヒトは，特化した人間独特の情動による社会的認知機能を生得的にもっている．チョムスキー（Avram N Chomsky）は，限られた言語の要素から無限に文章を生成するときの法則に着目して「生成文法」を提唱した．これは，人間の言語が共通した文法法則である「普遍文法」に基づいていることを示したものである．しかし，筆者には言語の科学やチョムスキーの言語の方法論につ

いて，情動と脳科学の立場から論じる自らの実験的証拠もない．ただ，3.3, 4.5, d で述べたように，ヒトでは情動表出が言語を通してより高等で微妙な言葉や文章による表現も可能になると考えられる．そのためには，大脳辺縁系の扁桃体や海馬体，および大脳新皮質の前頭前皮質，感覚連合野，および自由意志や運動系に関与するそれぞれ情動系，記憶系，理性系（人間独特の情動系）および自由意志や運動系と左脳の前（運動性）言語中枢と後（感覚性）言語中枢との間には，解剖学的にも機能的にも相互に密接な連絡があると考えられる．今後の神経科学，分子生物学，非言語および言語的コミュニケーション，人文科学的な学際的な研究が切に望まれる．さらに進化心理学者のロビン・ダンバー（Rubin IM Dunbar）は，世界に多数の言語や同じ言語でも表現やなまりなどの特徴，方言があるのは，他人を敵か味方かの生物学的価値評価に役立つからであろうと考えている．また，言語は人間に特化した最も発達した脳機能であるといわれるが，本能や基本情動と同様に生得であることから，言語も基本情動から発達した人間独特の本能，情動あるいは行動であり，ヒトの個人の生存や種族の維持機能であることを示している．これらのことは，本項で前述したように本能や情動系，記憶系，理性系と言語中枢の相互の密接な連絡を強く示唆するものである．

　ヒトは，情動的な体験を言語により記述し，意識的に体験することができる（情動の主観的体験）．この情動の主観的体験には，どのような神経回路が関係しているのだろうか．これまで多くの研究者がこの主観的体験について言及しているが，いまだ推測の域を出ていない．現在の脳科学では解明できない，いわゆる「こころ」の問題だからである．LeDoux（1986）は，大脳辺縁系と言語に関連した大脳新皮質の領域との相互作用によるのであろうと推察している．たとえば，ヒトの扁桃体の電気刺激により情動の主観的体験を起こすことが知られているが，これは扁桃体から大脳新皮質への神経経路によってなされると考えられる．情動の主観的体験は，LeDoux の仮説のように扁桃体から左半球の言語領域への線維投射によってなされるのかもしれない．今後，超伝導量子干渉計（SQUIDs）などを用いた非侵襲的脳機能計測法の開発が実現し，数百ミクロン以下の空間解像度が得られれば，情動系と言語野との機能的関係が明らかになると期待している．この非侵襲的脳機能計測法の開発が実現すれば，脳機能の研究だけでなく，脳の発達，認知症の早期診断などのための集団検診も可能になるであろう．この装置について機会があるごとに話をしているが，なかなか賛同を得られないのが残念である．

文献

【序章の文献】

1) Bernard C. Introduction a letude de la medecine experimentale. J. B. Baillière et fils, Paris, 1865.（三浦岱栄訳．実験医学序説．東京創元社，1961）
2) Bliss TV, Lømo T. Plasticity in a monosynaptic cortical pathway. J Physiol (Lond) 207: 61, 1970.
3) Bliss TV, Lømo T. Long-lasting potentiation of synaptic transmission in the dentate area of the anaesthetized rabbit following stimulation of the perforant path. J Physiol (Lond) 232: 331-56, 1973.
4) Brock LG, Coombs JS, Eccles JC. Action potentials of motoneurons with intracellular electrode. Proc Univ Otago Med Sch 29: 14-5, 1951.
5) Cajal SR. Estructura de los centros nerviosos de las aves. Rev Trim Histol Norm Pat 1: 1-10, 1888.
6) Collier G, Hirsh E, Kanarek R. The operant revised. In: Honig WK, Etaddon JER eds. Handbook of Operant Behavior. Prentic-Has, Englewood Clift, 1976.
7) Corson SA. From decades to Sechenov, Botkin, Pavlov, and Anokhin: the theory of nervism and the development of systems concepts in biomedical sciences. "Emotions and Behavior: A Systems Approach", USSR-USA International conference "In Memoriam P. K. Anokhin" Abstr 158-9, Moscow, 1984.
8) Darwin C. On the Origin of Species by Means of Natural Selection or the Preservation of Favoured Races in the Struggle for Life. John Murray, London, 1859.（八杉龍一訳．種の起原．岩波書店，1990）
9) Eccles JC. The Neurophysiological Basis of Mind: The Principles of Neurophysiology. Clarendon Press, Oxford, 1956.
10) Eccles JC. The Physiology of Synapses. Springer-Verlag, Berlin, 1964.
11) Eccles JC. The Physiology of Nerve Cells. The Johns Hopkins Press, Baltomore, 1966.
12) Eccles JC. The Understanding of the Brain. McGraw-Hill, New York, 1973.
13) Eccles JC, Ito M, Szentagothai J. The Cerebellum as a Neuronal Machine. Springer-Verlag, Berlin, 1967.
14) Eccles JC, Gibson WC. Sherrington: His Life and Thought. Springer, Berlin, 1979.（大野忠雄訳．シェリントンの生涯と思想．産業図書，1987）
15) Foster M. assisted by Sherrington CS. A Textbook of Physiology, part three: The Central Nervous System, 7th ed. MacMillan & Co, London, 1897.
16) Hebb DO. The Organization of Behavior: A Neuropsychological Theory. John-Wiley & Sons, New York, 1949.（白井常訳．行動の機構．岩波書店，1957）
17) Ito M. Cerebellar plasticity and motor learning. In: Creutzfeldt O, Willis WD. eds. Sensory-Motor Integration in the Nervous System. Exp Brain Res Suppl 9: 165-9, 1984.
18) Ito M, Kawai N, Uo M. The origin of cerebellar-induced inhibition of Deiters neurone. III. Localization of ther inhibitory zone. Exp Brain Res 4: 310-20, 1968.
19) Ito M, Yoshida M. The cerebellar-evoked monosynaptic inhibition of Deiters' neurons. Experientia 20: 515-6, 1964.
20) Ito M, Yoshida M. The origin of cerebellar-induced inhibition of Deiters neurones. I. Monosynaptic initiation of the inhibitory postsynaptic potentials. Exp Brain Res 2: 330-49, 1966.
21) Katz B. nerve, muscle and synapses. McGraw-Hill Inc, New York, 1966
22) Klüver H, Bucy PC. Psychic blindness and other symptoms following bilateral temporal lobectomy in rhesus monkeys. Am J Physiol 119: 352-3, 1937.
23) Konorski J, Millner S. On two types of conditioned reflex. J Genetic Psychol 16: 264-72, 1937.

24) Lorenz, K. Evolution and Modification of Behavior. University of Chicago Press, Chicago, 1965.
25) Magoun HW. An ascending reticular activating system in the brain stem. Ama Arch Neurol Psychiat 67: 145-54, 1952.
26) McHenry LC Jr. Garrison's History of Neurology. Charles C. Thomas Publisher, Springfield, 1969.（豊倉康夫監訳．神経学の歴史―ヒポクラテスから近代まで―．医学書院，1977）
27) Miller S, Konorski J. On a particular form of conditional reflex (in French). C R Seances Soc Biol Fil 99: 1155-7, 1928.
28) Motokawa K. Physiology of Color and Pattern Vision. Igaku Shoin. Tokyo, 1970.
29) Oomura Y, Ono T, Ooyama H, Wayner MI. Glucose and osmosensitive neurons in the rat hypothalamus. Nature 222: 282-4, 1969.
30) Oomura Y, Ono T, Ooyama H. Inhibitory action of the amygdala on the lateral hypothalamic area in rats. Nature 228: 1108-10, 1970.
31) Oomura Y, Ono T. Mechanisms of inhibition by the amygdala in the lateral hypothalamic area of rats. Brain Res Bull 8: 653-66, 1982.
32) Papez JW. A proposed mechanism of emotion. Arch Neurol Psychiatry 79: 217-24, 1937.
33) Pavlov IP. Conditioned Reflexes, An Investigation of the Physiological Activity of the Cerebral Cortex. (transl & ed by Anrep GV) Oxford Univ Press, London, 1927.
34) Pavlov IP. Lectures on Activity of the Cerebral Hemisphere. Leningrad, 1927.（林　髞訳．条件反射学―大脳両半球の働きについての講義．三省堂，1937；川村　浩訳．大脳半球の働きについて．岩波書店，1975）
35) Pavlov IP. Lecture on Conditioned Reflexes, Vol 1. The Higher Nervous Activity (Behaviour) of Animals. & Vol 2. Conditioned Reflexes and Psychiatry. (transl & ed by Granit W) Lawrence & Wichart Ltd, London, 1941.
36) Sechenov IM. Reflexes of Brain. The MIT press, Cambridge, 1963（ドイツ語版原書；Sechenov IM. Physiologische Studien über die Struktur der ischenfür die Reflexthätigkeit des Rückenmarks im Gehirne des Forsche. A. Hirschwald, Berlin, 1863）.
37) Skinner BF. The Behavior of Organisms. Appleton-Century-Co., New York, 1938
38) Sperry RW. Mechanisms of neural maturation. In: Stevens SS, ed. Handbook of Experimental Psychology. pp. 236-80. Wiley, NewYork, 1951.
39) Sperry RW. Preservation of high-order function in isolated somatic cortex in callosum-sectioned cat. J Neurophysiol 22: 78-87, 1959.
40) Stearns PC, Stearns CZ. Emotionology: clarifying the history of emotions and emotional standards. Am Hist Rev 90: 813-36, 1985.
41) Tauc L, Gerschenfeld HM. Cholinergic transmission mechanisms for both excitation and inhibition in Mulluscan center synapses. Nature 192: 366-7, 1961.
42) Waldeyer W. Ueber einige neuere Forschungen im Gebiete der Anatomie des Centralnervensystems. Dtsch Med Wochenschr 50: 1352-6, 1891.
43) 伊藤正男．ニューロンの生理学．岩波書店，1972．
44) 伊藤正男．大脳と小脳．伊藤正男教授最終講義 記念シンポジウム「神経科学の未来」．東京大学医学部生理学第一講座，1989．
45) 沖中重雄，小林　隆，時実利彦編．視床下部．文光堂，1966．
46) 小野武年．イソアワモチ神経節細胞の電気生理学的性質について．第7回九州医学生ゼミナール報告集：95-8，1962．
47) 小野武年．摂食中枢の抑制機構について．十全医学誌 77：447-58，1969．
48) 小野武年．ソ連―米国国際パブロフ会議印象記．生体の科学 35：390-3，1984．
49) 川村　浩訳／パブロフ著．大脳半球の働きについて―条件反射学 上・下，第1版．岩波書店，1975．
50) 川村　浩訳／パブロフ著．大脳半球の働きについて―条件反射学 上・下，第4版．岩波書店，1994．
51) 久野　寧．汗の話．養徳社，1946．
52) 小池上春芳．大脳旁辺縁系．中外医学社，1971．
53) 小池上春芳．大脳辺縁系．増補第3版．中外医学社，1976．

54) 佐野　豊．神経解剖学．南山堂，1976.
55) 田崎一二．神経生理学序説，三共出版社，1948.
56) 時実利彦．よろめく現代人．講談社，1960.
57) 時実利彦．脳の話．岩波書店，1962.
58) 松原一郎．劇場街の科学者たち．朝日新聞社，1992.

【1章の文献】

1) Damasio AR. Decartes' Error—Emotion, Reason and the Human Brain. Picador, 1995.（田中光彦訳．生存する脳—心と脳と身体の神秘．講談社，2000）
2) Damasio AR, Eighth CU. Ariens Kappers Lecture. The fabric of the mind: a neurobiological perspective. Prog Brain Res 126; 457-67, 2000.
3) Darwin C. The expression of the emotions in man and animals. John Murray, London, 1872.（浜中浜太郎訳．人及び動物の表情について．岩波書店，1991）
4) Klüver H, Bucy PC. Psychic blindness and other symptoms following bilateral temporal lobectomy in rhesus monkeys. Am J Physiol 119; 352-3, 1937.
5) Klüver H, Bucy PC. Preliminary analysis of functions of the temporal lobes in monkeys. Arch Neurol Psychiatr 42; 979-1000, 1939.
6) MacLean PD. Psychosomatic disease and the "visceral brain": Recent developments bearing on the Papez theory of emotion. Psychosomatic Medicine 11; 338-53, 1949.
7) Papez JW. A proposed mechanism of emotion. Arch Neurol Psychiatry 79; 217-24, 1937.
8) Pinker S. How the Mind Works, W W Norton & Company, 1997.（椋田直子，山下篤子訳．心の仕組み〈中〉日本放送出版会，2003）
9) 伊藤正男．脳の設計図．中央公論新社，1980.
10) 後藤　稠編集代表．最新医学大事典．医歯薬出版，1990.
11) 時実利彦．よろめく現代人—相争う二つの心をどう操るか．講談社，1960.
12) 時実利彦．脳の話．岩波書店，1962.
13) 時実利彦．人間であること．岩波書店，1970.
14) 戸田正直．感情—人を動かしている適応プログラム．東京大学出版会，1992.
15) 松本　元．小野武年編，情と意の脳科学．培風館，2002.

【2章の文献】

1) Bleier R. The relations of ependyma to neurons and capillaries in the hypothalamus: a Golgi-Cox study. J Comp Neurol 142; 439-63, 1971.
2) Broca P. Anatomie comparée des circonvolutions cérébrales. Le grand lobe limbique et la scissure limbique dans la série des mammifères. Revue d'Anthropologie, Ser. 2.1; 385-498, 1878.
3) Brodmann K. Vergleichende Lokalisationslehre der Grosshirnrinde, in ihren Prinzipien dargestellt auf Grund des Zellenbaues. Verlag con Johann Ambrosius Barth, Leipzig, 1909.
4) Burke W, Sefton AJ. Discharge patterns of principal cells and interneurones in lateral geniculate nucleus of rat. J Physiol 187; 201-12, 1966.
5) Cajal SR. Estructura de los centros nerviosos de las aves. Rev Trim Histol Norm Pat 1; 1-10, 1888.
6) Carpenter MB. Core text of neuroanatomy, 2nd ed. Williams & Wilkins, Baltimore, 1978.
7) Carpenter MB, Strominger NL. Efferent fibers of the subthalamic nucleus in the monkey. A comparison of the efferent projections of the subthalamic nucleus, substantia nigra and globus pallidus. Am J Anat 121; 41-72, 1967.
8) Coombs JS, Curtis DR, Eccles JC. The interpretation of spike potentials of motoneurons. J Physiol 139; 198-231, 1957.
9) Dalmaz C, Introini-Collison IB, McGaugh JL. Noradrenergic and cholinergic interactions in the amygdala and the modulation of memory storage. Behav Brain Res 58; 167-74. 1993.

10) Eccles JC. The Understanding of the Brain. McGraw-Hill, New York, 1973.
11) Findley ALR. Hypothalamic inputs: methodsm and five examples. Prog Brain Res 38; 163-90, 1972.
12) Foster M. assisted by Sherrington CS. A Textbook of Physiology. part Ⅲ. The central nervous system, 7th ed. Macmillan &Co, London, 1897.
13) Fukuda M, Ono T, Nishino H, Sasaki K. Independent glucose effects on rat hippocampal neurons: an in vitro study. J Auton Nerv Sys 10; 373-84, 1984.
14) Ganong WF. Review of Medical Physiology. Appleton & Lange, Stamford, 1999.
15) Geschwind N, Levitsky W. Human brain — left — right asymmetries in temporal speech region. Science 161; 186-7. 1968.
16) Hosoya Y, Matsushita M. Identification and distribution of the spinal and hypophyseal projection neurons in the paraventricular nucleus of the rats. A light and electron microscopic study with the horseradish peroxidase method. Exp Brain Res 35; 315-31, 1979.
17) Knigge KM, Scott DE, Weindl A. Brain-endocrine interaction. Karger, Basel, 1972.
18) Krieg WJS. Functional Neuroanatomy. Blakiston Co, 1953.
19) Li R, Nishijo H, Wang H, Uwano T, Tamura R, Ohtani O, Ono T. Light and electron microscopic study of cholinergic and noradrenergic elements in the basolateral nucleus of the rat amygdala: Evidence for interactions between the two systems. J Comp Neurol 439; 411-25. 2001
20) Lorente de Nó R. Cerebral cortex: architecture, intracortical connections, motor projections. In: Fulton JF.ed. Physiology of the Nervous System, 3rd ed. Chap.15, pp.288-330. Oxford University Press, Oxford, 1949.
21) MacLean PD. Psychosomatic disease and the "visceral brain": Recent developments bearing on the Papez theory of emotion. Psychosomatic Medicine 11; 338-53, 1949.
22) MacLean PD. The triune brain, emotion and scientific bias. In: Intensive Study Program in the Neurosciences. Neurosciences Research Program. Chapter 23, pp.336-49. Rockefeller University Press, New York, 1970.
23) McGaugh JL, Introini-Collison IB, Cahill LF, Castellano C, Dalmaz C, Parent MB, Williams CL. Neuromodulatory systems and memory storage: role of the amygdala. Behav Brain Res 58; 81-90. 1993.
24) Millhouse OE. A Golgi study of the descending medial forebrain bundle. Brain Res 15; 341-63, 1969.
25) Monnier M. Functions of the Nervous System, vol.1.General Physiology Autonomic Functions. Elsevier, Amsterdam, 1968.
26) Mountcastle VB, Poggio GF. Structural organization and general physiology of thalamotelencephalic system. In: Mountcastle VB. ed. Medical physiology. pp.227-31. The CV Mosby Company, 1974.
27) Netter FH. The Ciba Collection of Medical Illustrations, vol.1. Nervous System. Ciba, West Caldwell, 1958.
28) Norgren R, Leonard CM. Ascending central gustatory pathways. Jcomp Neurol 150; 217-38, 1973.
29) Olds J. Drives and Reinforcements: Behavioral Studies of Hypothalamic functions. Raven Press, New York, 1977.（大村　裕，小野武年訳．脳と行動—報酬系の生理学—．共立出版，1981）
30) Ono T, Nishino H, Sasaki K, Muramoto K, Oomura Y. Feeding and motor cortex effects on monkey hypothalamic glucose-sensitive neuron. In: Ito M. ed. Integrative Control Functions of the Brain, vol. 2. pp.335-7. Kodansha, Tokyo, 1979.
31) Ono T, Nishino H, Sasaki K, Muramoto K, Yano I, Simpson A. Paraventricular nucleus connections to spinal cord and pituitary. Neurosci Lett 10; 141-6, 1978.
32) Ono T, Noell WK. Characteristics of P- and I-cells of the cat's lateral geniculate body. Vis Res 13; 639-46. 1973.
33) Ono T, Oomura Y, Sugimori M, Nakamura T, Shimizu N, Kita H, Ishibashi S. Hypothalamic unit activity related to lever pressing and eating in the chronic monkey.In: Novin D, Wyrwicka W, Bray GA.eds. Hunger, Basic Mechanisms and Clinical Implications. pp.159-70. Raven Press, New York, 1976.
34) Oomura H, Ono T, Ooyama H. Inhibitory action of the amygdala on the lateral hypothalamic area in rats. Nature 228; 1108-10, 1970.
35) Oomura Y, Ono T, Ooyama H, Wayner MJ. Glucose and osmosensitive neurones of the rat hypothalamus. Nature 222; 282-4, 1969a.
36) Oomura Y, Ooyama H, Yamamoto T, Ono T, Kobayashi N. Behavior of hypothalamic unit ctivity during electro-phoretic application of drugs. Ann NY Acad Sci 157; 642-65, 1969b.

37) Papez JW. A proposed mechanism of emotion. Arch Neurol Psychiat 38; 725-43. 1937.
38) Penfield W, Jasper HH. Epilepsy and the Functional Anatomy of the Human Brain. Little, Brown and Co, Boston, 1954.
39) Routtenberg A. The reward system of the brain. Scientific American 239; 122-31, 1978.
40) Scott JW, PfaffmanC. Olfactory input to the hypothalamus: electrophysiological evidence. Science 158; 1592-4, 1967.
41) Sherrington CS. The integrative action of the nervous system. Charles Scribner's Sons, New York, 1906.
42) Sluga E, Seitelberger F. Zur Ultrastrutur der kapillaren und ihrer Beziehung zu Nervenzellen im Bereich der Neurosekretorischen Kerne des Hypothalamus. Z Zellforsch 78; 303, 1967.
43) Sperry RW. Cerebral dominance in perception. In: Young FA, Lindsley DB. eds. Early Experience in Visual Information Processing in Perceptual and Reading Disorders. pp. 167-78. National Academy of Sciences, Washington DC, 1970.
44) Squire LR, Shimamura, AP, Amaral DG. Memory and the hippocampus. In: Byrne JH, Berry WO.eds.Neural Models of Plasticity. Academic Press, San Diego, 1988.
45) Turner BH, Mishkin M, Knapp M. Organization of the amygdalopetal projections from modality-specific cortical association areas in the monkey. J Comp Neurol 191; 515-43, 1980.
46) Waldeyer W. Ueber einige neuere Forschungen im Gebiete der Anatomie des Centralnervensystems. Dtsch Med Wochenschr 50; 1352-6, 1891.
47) Yakovlev PI. Motility, behavior, and the brain: stereodynamic organization and neural coordinates of behavior. J Nerv Ment Dis 107; 313-35, 1948.
48) 伊藤正男．III ニューロンの働き．時実利彦編．脳の生理学．pp.92-114．朝倉書店，1966．
49) 伊藤正男．ニューロンの生理学．岩波書店，1975．
50) 伊藤正男．小脳と大脳．伊藤正男教授最終講義記念シンポジウム「神経科学の未来」．東京大学医学部生理学第一講座，1989．
51) 大村　裕，小野武年訳／J. C. エクルズ著．脳―その構造と働き―．共立出版，1977．
52) 小野武年．摂食行動と食物の識別．伊藤正男編．脳と認識．pp.213-46．平凡社，1982．
53) 小野武年．解剖生理学．薬日新聞社，1985．
54) 小野武年，西条寿夫．大脳辺縁系と情動．感覚統合研究 第8集；1-55，1990．
55) 小野武年．情動行動の表出．伊藤正男，安西祐一郎，川人光男，中島秀之，橋田浩一編．岩波講座認知科学6情動．pp.109-42．岩波書店，1994．
56) 久保田　競．大脳前頭前野のニューロン活動．日経サイエンス11；22-33，1981．
57) 小池上春芳．大脳旁辺縁系．中外医学社，1971．
58) 佐野　豊．神経解剖学．南山堂，1974．
59) 時実利彦．脳の話．岩波新書，1962．
60) 時実利彦．生物における神経系の役割．現代の生物学6脳と神経系．岩波書店，1966．
61) 時実利彦編．脳の生理学．朝倉書店，1966．
62) 時実利彦．目で見る脳：その構造と機能．武田薬品工業株式会社，1968．
63) 時実利彦．人間であること．岩波書店，1970．
64) 富田忠雄，大村　裕．VI 自律神経系．大村　裕編．概説生理学（動物的機能編）．南江堂，1985．
65) 松田幸次郎，市岡正道，星　猛，林　秀生，菅野富夫，中村嘉男，佐藤昭夫共訳．医科生理学展望．丸善，1990．

【3章の文献】

1) Adrian ED. The Basis of Sensation. Christophers, London, 1928.
2) Amari S-I. Mathematical foundations of neurocomputing. Proc IEEE 78（Special issue on Neural Networks）; 1443-63, 1990.
3) Konorski J. Integrative activity of the brain; an interdisciplinary approach. University of Chicago Press, Chicago, 1967.
4) Mountcastle VB, Poggio GC, Werner GJ. The relation of thalamic cell response to peripheral stimuli varied over

5) Nishijo H, Ono T, Nishino H. Topographic distribution of modality-specific amygdalar neurons in alert monkey. J Neurosci 8; 3556-69, 1988a.
6) Nishijo H, Ono T, Nishino H. Single neuron responses in amygdala of alert monkey during complex sensory stimulation with affective significance. J Neurosci 8; 3570-83, 1988b.
7) Ono T, Nishijo H. Neurophysiological basis of the Kluver-Bucy syndrome: Responses of monkey amygdaloid neurons to biologically significant objects. In: Aggreton J. ed. The Amygdala: Neurobiological Aspects of Emotion, Memory, and Mental Dysfunction. pp.167-90. John Wiley & Sons, New York, 1992.
8) Sperry RW. Mechanisms of Neuronal Maturation. In: Stevens SS . ed. Handbook of Experimental Psychology. John Wiley & Sons, New York, 1951.
9) Stevens SS. On the psychophysical law. Pcychol Rev 64; 153-81, 1957.
10) Werner G, Mountcastle VB. Neural activity in mechanoreceptive cutaneous afferents: stimulus-response relations, weber functions, and information transmission. J Neurophysiol 28; 359-97, 1965.
11) 甘利俊一．第2章数理科学からのアプローチ．伊藤正男編．脳と思考．pp. 41-59．紀伊國屋書店，1991.
12) 宮下保司．第10章認知記憶の大脳メカニズム．伊藤正男編．脳と思考．pp. 263-83．紀伊國屋書店，1991.

【4章の文献】

1) Bernard C. Lecons de physiologie experimentale appliquee a la Medicine (Vol.2), cours du semestre d'ete. Bailliere, Paris, 1859.
2) Buck R. The Communication of Emotion. Guilford Press, New York, 1984.
3) Cannon WB. The Wisdom of the Body. WW Morton & Co, New York, 1932.
4) Damasio AR. Descartes' error: emotion, reason, and the human brain. Putnam, New York, 1994.
5) Damasio AR. On some functions of the human prefrontal cortex. Ann NY Acad Sci 769; 241-51, 1995.
6) Darwin C. The expression of the emotions in man and animals. John Murray, London, 1872, (訳書) チャールズ ダーウィン著，浜中浜太郎訳：人及び動物の表情について．岩波書店，1991.
7) Ekman P. Levenson RW. Friesen WV. Autonomic nervous system activity distinguishes among emotions. Science 221; 1208-10, 1983.
8) Hebb DO. A Textbook of Psychology. 3 rd ed. Saunder, Phyladelphia, 1972.
9) LeDoux JE. The neurobiology of emotion. In: LeDoux JE, Hirst W. eds. Mind and Brain. pp.301-54. Cambridge University Press, New York, 1986.
10) LeDoux JE. Emotion. Section 1: The Nervous System. Vol. 5. Part 1. In: Mountcastle VB, sect. ed. Handbook of Physiology. pp.419-59. American Physiological Society, Washington, 1987.
11) McNaughton N. Biology and Emotion. Cambridge University Press, Cambridge, 1989.
12) Papez JW. A proposed mechanism of emotion. Arch Neurol Psychiatry, 79; 217-24, 1937.
13) Plutchik R. Emotion: A Psychoevolutionary Synthesis. Harper & Row, New York, 1962a.
14) Plutchik R. The emotions: Facts, theories, and a new model. Random House, New York, 1962b.
15) Scammon RE. The measurement of the body in childhood. In: Harris JA, Jackson CM, Paterson DG, Scammon RE. eds. The Measurement of Man. pp.171-215. University of Minesota Press, Minneapolis, 1930.
16) Semendeferi K, Lu A, Schenker N, Damasio H. Humans and great apes share a large frontal cortex. Nature Neurosci 5; 272-6, 2002.
17) Shaver P, Schwartz J, Kirson D, and O'Connor C. Emotion knowledge: Further exploration of a prototype approach. Journal of Personality & Social Psychology 52; 1061-86, 1987.
18) Skinner BF. The behavior of organisms. In: An Experimental Approach. Appleton-Century-Crofts, New York, 1938.
19) Tolman EC. A behavioristic account of emotions. Psychol Rev 30; 217-27, 1932.
20) Yakovlev PI Motility. behavior, and the brain: stereodynamic organization and neural coordinates of behavior. J Nerv Ment Dis 107; 313-35. 1948.

21) Young PT. Motivation of Behavior: The fundamental determinants of human and animal activity. John Wiley, New York, 1936.
22) 時実利彦. 脳の話. 岩波書店, 1962. (Sarkisov SA. Variability of the anterior region of the human cerebral cortex (areas 4, 6 and 8). Neuropathol Psychiat Psychohygiene 4; 271-82, 1935.)

【5章の文献】

1) Abell F, Krams M, Ashburner J, Passingham R, Friston K, Frackowiak R, Happe F, Frith C, Frith U. The neuroanatomy of autism: a voxel-based whole brain analysis of structural scans. Neuroreport 10; 1647-51, 1999.
2) Adolphs R, Gosselin F, Buchanan TW, Tranel D, Schyns P, Damasio AR. A mechanism for impaired fear recognition after amygdala damage. Nature 433; 68-72, 2005.
3) Adolphs R, Tranel D, Damasio H, Damasio AR. Fear and the human amygdala. J Neurosci 15; 5879-92, 1995.
4) Adolphs R, Tranel D, Damasio H. Emotion recognition from faces and prosody following temporal lobectomy. Neuropsychology 15; 396-404, 2001.
5) Adolphs R, Tranel D, Hamann S, Young A, Calder A, Anderson A, Phelps E, Lee GP, Damasio AR. Recognition of facial emotion in nine subjects with bilateral amygdala damage. Neuropsychologia 37; 1111-7, 1999.
6) Aggleton JP, Mishkin M. Projection of the amygdala to the thalamus in the cynomolgus monkey. J Comp Neurol 222; 56-68, 1984.
7) Albe-Feaasrd D, Rocha-Miranda C, Oswaldo-Cruz E. Activitis évoquées dans le noyau caudé du chat en réponse à des types divers d'afférences II. Étude microphysiologique. Electroenceph Clin Neurophysiol 12; 649-61, 1960.
8) Alonso A, Köhler C. A study of the reciprocal connections between the septum and the entorhinal area using anterograde and retrograde axonal transport methods in the rat brain. J Comp Neurol 225; 327-43, 1984.
9) Amaral DG. Memory: anatomical organization of candidate brain regions. In: Mountcastle VB, Plum F, Geiger SR. eds. Handbook of Physiology. Section 1: The Nervous System, Vol 5. Higher Functions of the Brain, Part 1. pp.211-94. American Physiological Society, Bethesda, 1987.
10) Anand BK, Brobeck JR. Hypothalamic control of food intake in rats and cats. Yale J Biol Med 24; 123-40, 1951a.
11) Anand BK, Brobeck JR. Localization of a "feeding center" in the hypothalamus of the rat. Proc Soc Exp Biol Med 77; 323-4, 1951b.
12) Anderson AK, Phelps EA. Expression without recognition: contributions of the human amygdala to emotional communication. Psychol Sci 11; 106-11, 2000.
13) Anderson AK, Phelps EA. Lesions of the human amygdala impair enhanced perception of emotionally salient events. Nature 411; 305-9, 2001.
14) Anderson AK, Spencer DD, Fulbright RK, Phelps EA. Contribution of the anteromedial temporal lobes to the evaluation of facial emotion. Neuropsychology 14; 526-36, 2000.
15) Andreason PJ, Altemus M, Zametkin AJ, King AC, Lucinio J, Cohen RM. Regional cerebral glucose metabolism in bulimia nervosa. Am J Psychiatr 149; 1506-13, 1992.
16) Asahi T, Uwano T, Eifuku S, Tamura R, Endo S, Ono T, Nishijo H. Neuronal responses to a delayed-response delayed-reward go/nogo task in the monkey posterior insular cortex 143; 627-39, 2006.
17) Asberg M, Traskman L, Thoren P. 5-HIAA in the cerebrospinal; fluid. A biochemical suicide predictor? Arch Gen Psychiat 33; 1193-97, 1976.
18) Augustine JR. Circuitry and functional aspects of the insular lobe in primates including humans. Brain Res Rev 22; 229-44, 1996.
19) Barton RA, Aggleton JP. Primate evolution and the amygdala. In: Aggleton JP. ed. The Amygdala. A functional analysis, 2nd ed. pp.479-508. Oxford University Press, New York, 2000.
20) Bates JF, Goldman-Rakic PS. Prefrontal connections of medial motor areas in the rhesus monkey. J Comp Neurosci 335; 211-28, 1993.

21) Beauregard M, Levesque J, Bourgouin P. Neural correlates of conscious self-regulation of emotion. J Neurosci 21; RC165, 2001.
22) Bechara A, Damasio H, Tranel D, Anderson SW. Dissociation of working memory from decision making within the human prefrontal cortex. J Neurosci 18; 428-37, 1998.
23) Bechara A, Damasio AR, Damasio H, Anderson SW. Insensitivity to future consequences following damage to human prefrontal cortex. Cognition 50; 7-15, 1994.
24) Bench CJ, Friston KJ, Brown RG, Scoot LC, Frackowiak RSJ, Dolan RJ. The anatomy of melancholia- focal abnormalities of cerebral blood flow in major depression. Psychol Med 22; 607-15, 1992.
25) Benes FM, McSparren J, Bird ED, SanGiovanni JP, Vincent SL. Deficits in small interactions in prefrontal and cingulate corcices of schizophrenic and schzoaffective patients. Arch Gen Psychiatry 48; 996-1001, 1991.
26) Bergman J, Madras BK, Jhonson SE, Spealman RD. Effects of cocain and related drugs in nonhuman primates. III. Self-administration by squirrel monkeys. J Pharmacol Exp Ther 251; 150-5, 1989.
27) Bianchin M, Walz R, Ruschel AC, Zanatta MS, Da Silva RC, Bueno e Silva M, Paczko N, Medina JH, Izquierdo I. Memory expression is blocked by the infusion of CNQX into the hippocampus and/or the amygdala up to 20 days after training. Behav Neural Biol 59; 83-6, 1993.
28) Bishop MP, Elder ST, Heath RG. Intracranial self-stimulation in man. Science 140; 394-6, 1963.
29) Blair RJ, Morris JS, Frith CD, Perrett DI, Dolan RJ. Dissociable neural responses to facial expressions of sadness and anger. Brain 122; 883-93, 1999.
30) Bordi F, LeDoux JE. Response properties of single units in areas of rat auditory thalamus that project to the amygdala. I. Acoustic discharge patterns and frequency receptive fields. Exp Brain Res 98; 261-74, 1994.
31) Botez-Marquard T, Botez MI. Visual memory deficits after damage to the anterior commissure and right fornix. Arch Neurol 49; 321-4, 1992.
32) Boucsein K, Weniger G, Mursch K, Steinhoff BJ, Irle E. Amygdala lesion in temporal lobe epilepsy subjects impairs associative learning of emotional facial expressions. Neuropsychologia 39; 231-6, 2001.
33) Brady JV, Nauta WJH. Subcortical mechanisms in control of behavior. J Comp Physiol Psychol 48; 412-20, 1955.
34) Brady JV. Temporal and emotional effects related to intracranial electrical self-stimulation. In: Rasneym ER, O'Doherty DS. eds. Electrical Studies on the Unanaesthetized Brain, Hoeber, New York, 1960.
35) Bray GA, Inoue S, Nishizawa Y. Hypothalamic obesity. Diabetologia 20; 366-77, 1981.
36) Brobeck JR. Mechanism of development of obesity in animals with hypothalamic lesions. Physiol Rev 26; 541-59, 1946.
37) Brothers L. The social brain: a project for integrating primate behavior and neurophysiology in a new domain. Concepts in Neuroscience 1; 27-51, 1990.
38) Brown GL, Linnoila MI. CSF serotonin metabolite (5-HIAA) studies in depression, impulsivity, and violence. J Clin Psychiat 51 (suppl); 31-41, 1990.
39) Brown SL, Steinberg RL, van Praag HM. The pathogenesis of depression: Reconsolidation of neurotransmitter data. In: den Boer JA, Ad Siten JM. eds. Handbook of Depression and Anxiety. pp.317-47. Marcel Dekker, New York, 1994.
40) Bruce CJ, Desimone R, Gross CG. Visual properties of neurons in a polysensory area in superior temporal sulcus of the macaque. J Neurophysiol 46; 369-84, 1981.
41) Buck R. The Communication of Emotion. Guilford Press, New York, 1984.
42) Bursten B, Delgado JMR. Positive reinforcement induced by intra-cranial stimulation in the monkey. J Comp Physiol Psychol 51; 6-10, 1958.
43) Buser P, Pouderoux G, Mereaux J. Single unit recording in the caudate nucleus during sessions with elaborate movements in the awake monkey. Brain Res 71; 337-44, 1974.
44) Butter CM, Snyder DR. Alterations in aversive and aggressive behaviors following orbital frontal lesions in rhesus monkeys. Acta Neurobiol Exp 32; 525-65, 1972.
45) Caggiula AR, Hoebel BG. "Copulation-reward site" in the posterior hypothalamus. Science 153; 1284-5, 1966.
46) Cahill L, Babinsky R, Markowitsch HJ, McGaugh JL. The amygdala and emotional memory. Nature 377; 295-6, 1995.

47) Cahill L, Haier RJ, Fallon J, Alkire MT, Tang C, Keator D, Wu J, McGaugh JL. Amygdala activity at encoding correlated with long-term, free recall of emotional information. Proc Natl Acad Sci USA 93; 8016-21, 1996.

48) Calder AJ, Lawrence AD, Young AW. Neuropsychology of fear and loathing. Nat Rev Neurosci 2; 352-63, 2001.

49) Calder AJ, Young AW, Rowland D, Perrett DI, Hodges JR, Etcoff NL. Facial emotion recognition after bilateral amygdala damage: differentially severe impairment of fear. Cognit Neuropsychol 13; 699-745, 1996.

50) Campanella S, Quinet P, Bruyer R, Crommelinck M, Guerit JM. Categorical perception of happiness and fear facial expressions: an ERP study. J Cog Neurosci 14; 210-27, 2002.

51) Campeau S, Miserendino MJ, Davis M. Intra-amygdala infusion of the N-methyl-D-aspartate receptor antagonist AP5 blocks acquisition but not expression of fear-potentiated startle to an auditory conditioned stimulus. Behav Neurosci 106; 569-74, 1992.

52) Campfield LA, Brandon P, Smith FJ. On-line continuous measurement of blood glucose and meal pattern in free-feeding rats: the role of glucose in meal initiation. Brain Res Bull 14; 605-16, 1985.

53) Cannon WB. The James-Lange theory of emotions: a critical examination and an alternative theory. Am J Psychol 39; 106-24, 1927.

54) Cannon WB. Bodily Changes in Pain, Hunger, Fear, and Rage, 2nd ed. Appleton, New York, 1929.

55) Carr L, Iacoboni M, Dubeau MC, Mazziotta JC, Lenzi GL. Neural mechanisms of empathy in humans: a relay from neural systems for imitation to limbic areas. Proc Natl Acad Sci USA 100; 5497-502, 2003.

56) Carslow HS, Jaeger JS. Conduction of Heat in Solids. 2nd ed. pp.261. Oxford University Press, Oxford, 1959.

57) Cases O, Seif I, Grimsby J, Gasper P, Chen K, Pournin S, Muller U, Aguet M, Babinet C, Shih JC. Aggressive behavior and altered amounts of brain serotonin and norepinephrine in mice lacking MAOA. Science 268; 1763-6, 1995.

58) Celani G, Battacchi MW, Arcidiacono L. The understanding of the emotional meaning of facial expressions in people with autism. J Autism Dev Disord 29; 57-66, 1999.

59) Chapman WP, Schoroeder HR, Geyer G, et al. Physiological evidence concerning importance of the amygdaloid nuclear region in the integration of circuitry function and emotion in man. Science 120; 949-50, 1954.

60) Chawarska K, Volkmar F. Impairments in monkey and human face recognition in 2-year-old toddlers with Autism Spectrum Disorder and Developmental Delay. Dev Sci 10; 266-79, 2007.

61) Childress AR, Mozley PD, McElgin W, Fitzgerald J, Reivich M, O'Brien CP. Limbic activation during cue-induced cocaine craving. Am J Psychiatr 156; 11-8, 1999.

62) Clark JT, Kalra PS, Crowley WR, Kalra SP. Neuropeptide Y and human pancreatic polypeptide stimulate feeding behavior in rats. Endocrinol 115; 427-9, 1984.

63) Clavier RM, Fibiger HC. On the role of ascending catecholaminergic projections in intracranial self-stimulation of the substantia nigra. Brain Res 131; 271-86, 1977.

64) Corden B, Chilvers R, Skuse D. Avoidance of emotionally arousing stimuli predicts social-perceptual impairment in Asperger's syndrome. Neuropsychologia 46; 137-47, 2008.

65) Corodimas KP, LeDoux JE. Disruptive effects of posttraining perirhinal cortex lesions on conditioned fear: contributions of contextual cues. Behav Neurosci 109; 613-9, 1995.

66) Covian MR, Antunes Rodrigues J, Oflaherty JJ. Effects of stimulation of the septal area upon blood pressure and respiration in the cat. J Neurophysiol 27; 394-407, 1964.

67) Critchley H, Daly E, Bullmore E, Williams S, Van Amelsvoort T, Robertson D, Rowe A, Phillips M, McAlonan G, Howlin P, Murphy D. The functional neuroanatomy of social behaviour changes in cerebral blood flow when people with autistic disorder process facial expressions. Brain 123; 2203-12, 2000.

68) Critchley H, Daly E, Phillips M, Brammer M, Bullmore E, Williams S, Van Amelsvoort T, Robertson D, David A, Murphy D. Explicit and implicit neural mechanisms for processing of social information from facial expressions: a functional magnetic imaging study. Hum Brain Map 9; 93-105, 2000.

69) Crow TJ, Spear PJ, Arbuthnott GW. Intracranial self-stimulation with electrodes in the region of the locus coeruleus. Brain Res 36; 275-87, 1972.

70) Curtis DR, Eccles JC. The time courses of exitatory and inhibitory synaptic actions. J Physiol (Lond) 145; 529-46, 1959.

71) Curtis DR, Perrin DD, Watkins JC. The excitation of spinal neurons by the iontophoretic application of agents which chelate calcium. J Neurochem 6; 1–20, 1960.
72) Dahlström A, Fuxe K. Evidence for the existence of monoamine-containing neurons in the central nervous system. I. Demonstration of monoamine in the cell bodies of brainstem neurons. Acta Physiol Scand 62; 1–55, 1964.
73) Dalton KM, Nacewicz BM, Johnstone T, Schaefer HS, Gernsbacher MA, Goldsmith HH, Alexander AL, Davidson RJ. Gaze fixation and the neural circuitry of face processing in autism. Nature Neuroscience 8; 519–26, 2005.
74) Darwin C. On the origin of species by means of natural selection, or the preservation of favoured races in the struggle for life. John Murray, London, 1859.
75) Darwin C. The expression of the emotions in man and animals. John Murray, London, 1872.（浜中浜太郎訳，人及び動物の表情について．岩波文庫，1991）
76) Das P, Kemp AH, Liddell BJ, Brown KJ, Olivieri G, Peduto A, Gordon E, Williams LM. Pathways for fear perception: modulation of amygdala activity by thalamo-cortical systems. Neuroimage 26; 141–8, 2005.
77) Davidson RJ, Putnam KM, Larson CL. Dysfunction in the neural circuitry of emotion regulation - a possible prelude to violence. Science 289; 591–4, 2000.
78) De Souza WC, Eifuku S, Tamura R, Nishijo H, Ono T. Differential characteristics of face neuronal responses within the anterior superior temporal sulcus of macaques. J Neurophysiol 94; 1251–66, 2005.
79) Deeke L, Scheid P, Kornhuber HH. Distribution of readiness potential, pre-motion positivity, and motor potential of the human cerebral cortex preceding voluntary finger movements. Exp Brain Res 7; 158–68, 1969.
80) Delgado PL, Charney DS, Price LH, Aghajanian GK, Landis H, Heninger GR. Serotonin function and the mechanism of antidepressant action. Reversal of antidepressant-induced remission by rapid depletion of plasma tryptophan. Arch Gen Psychiat 47; 441–18, 1990.
81) DeLong MR. Activity of pallidal neurons during movement. J Neurophysiol 34; 414–27, 1971.
82) Denny-Brown D. The Basal Ganglia. Oxford University Press, London, 1962.
83) Downer JDC. Changes in visual gnostic function and emotional behavior following unilateral temporal lobe damage in the "split-brain" monkey. Nature Lond 191; 50–1, 1961.
84) Drevets WC. PET and the functional anatomy of major depression. In: Nakajima T, Ono T. eds. Emotion, Memory and Behavior. Studies on Human and Nonhuman Primates. pp.43–62. Japan Scientific Press, Tokyo, 1995.
85) Drevets WC, Bogers W, Raichle ME. Functional anatomical correlates of antidepressant drug treatment assessed using PET measures of regional glucose metabolism. European Neuropsychopharmacology 12; 527–44, 2002.
86) Drevets WC, Videen TO, Price JL, Preskorn SH, Carmichael ST, Raichle ME. A functional anatomical study of unipolar depression. J Neurosci 12; 3628–41, 1992.
87) Dum RP, Strick PL. The cingulate motor areas. In: Vogt BA, Gabriel M. eds. Neurobiology of Cingulate Cortex and Limbic Thalamus: a comprehensive handbook. pp.415–41. Birkhauser, Boston, 1993.
88) Eccles JC. Evolution of the Brain: Creation of the Self. Routledge, London, 1989.
89) Eccles JC, Llinás R, Sasaki K. The excitatory synaptic action of climbing fibres on the purinje cells of the cerebellum. J Physiol 182; 268–96, 1966.
90) Eger E, Jedynak A, Iwaki T, Skrandies W. Rapid extraction of emotional expression: evidence from evoked potential fields during brief presentation of face stimuli. Neuropsychologia 41; 808–17, 2003.
91) Egger DM. Responses of hypothalamic neurons to electrical stimulation in the amygdala and the hypothalamus. Electroenceph clin Neurophysiol 23; 6–15, 1967.
92) Eifuku S, De Souza WC, Tamura R, Nishijo H, Ono T. On the organization of face memory. In: Ono T, Matsumoto G, Llinas RR, Berthoz A, Norgren R, Nishijo H, Tamura R. eds. Cognition and Emotion in the Brain. pp.73–85. Elsevier, Amsterdam, 2003.
93) Eifuku S, De Souza WC, Tamura R, Nishijo H, Ono T. Neuronal correlates of face identification in the monkey anterior temporal cortical areas. J Neurophysiol 91; 358–71, 2004.
94) Eifuku S, Nishijo H, Kita T, Ono T. Neuronal activity in the primate hippocampal formation during a conditional association task based on the subject's location. J Neurosci 15; 4952–69, 1995.

95) Elliott R, Dolan RJ, FrithCD. Dissociable functions in the medial and lateral orbitofrontal cortex: evidence from human neuroimaging studies. Cereb Cortex 10; 308-17, 2000.
96) Feldman RS, Meyer JS, Quenzer LF. Affective disorder. In: Principles of Neuropsychopharmacology, Ch19. pp.819-60. Sinauer Associates, Sunderland, 1996.
97) Fernandes de Molina A, Hunsperger RW. Central representation of affective reactions in forebrain and brain stem: electrical stimulation of amygdala, stria terminalis, and adjacent structures. J Physiol 145; 251-65, 1959.
98) Fink GR, Markowitsch HJ, Reinkemeier M, Bruckbauer T, Kessler J, Heiss WD. Cerebral representation of one's own past: neural networks involved in autobiolographical memory. J Neurosci 16; 4275-82, 1996.
99) Fiorino DF, Coury A, Fibiger HC, Phillips AG. Electrical stimulation of reward site in the ventral tegmental area increases dopamine transmission in the nucleus accumbens of the rat. Behav Brain Res 55; 131-41, 1993.
100) Fitzgerald DA, Angstadt M, Jelsone LM, Nathan PJ, Phan KL. Beyond threat: Amygdala reactivity across multiple expressions of facial affect. Neuroimage 30; 1441-8, 2006.
101) Fox SE, Ranck JB Jr. Electrophysiological characteristics of hippocampal complex-spike cells and theta cells. Exp Brain Res 41; 399-410, 1981.
102) Fray PJ, Dunnet SB, Iversen SD, Bjorklund A, Stenevi U. Nigra transplants reinnervating the dopamine-depleted neostriatum can sustain intracranial self-stimulation. Science 219; 416-9, 1983.
103) Frith CD, Frith U. Interacting minds: a biological basis. Science 286; 1692-5, 1999.
104) Fukuda M, Masuda R, Ono T, Tabuchi E. Responses of monkey basal forebrain neurons during visual discrimination task. In: Hicks TP, Molotchnikoff S, Ono T. eds. Progress in Brain Research, Vol. 95. pp.359-69. Elsevier, Amsterdam, 1993.
105) Fukuda M, Masuda R, Ono T. Contribution of monkey basal forebrain to learning and memory. In : Ono T, Squire LR, Raichle ME, Perrett DI, Fukuda M. eds. Brain Mechanisms of Perception and Memory: From Neuron to Behavior. pp.356-69. Oxford University Press, New York, 1993.
106) Fukuda M, Ono T, Nakamura K. Functional relations among inferotemporal cortex, amygdala, and lateral hypothalamus in monkey operant feeding behavior. J Neurophysiol 57; 1060-77, 1987.
107) Fukuda M, Ono T, Nishino H, Sasaki K. Visual responses related to food discrimination in monkey lateral hypothalamus during operant feeding behavior. Brain Res 374; 249-59, 1986.
108) Fuster JM. Unit activity in prefrontal cortex during delayed-response performance: neuronal correlates of transient memory. J Neurophysiol 36; 67-78, 1973.
109) Fuster JM. The Prefrontal Cortex: Anatomy, Physiology, and Neuropsychology of the Frontal Lobe. Raven Press, New York, 1989.
110) Fuster JM, Alexander GE. Neuronal activity related to short-term memory. Science 173; 652-4, 1971.
111) Gaffan D, Harrison S. A comparison of the effects of fornix transection and sulcus principalis ablation upon spatial learning by monkeys. Behav Brain Res 31; 207-20, 1989a.
112) Gaffan D, Harrison S. Place memory and scene memory: effects of fornix transection in the monkey. Exp Brain Res 74; 202-12, 1989b.
113) Gaffan D, Murray EA, Fabre-Thorpe M. Interaction of the amygdala with the frontal lobe in reward memory. Eur J Neurosci 5; 968-75, 1993.
114) Gaffan EA, Gaffan D, Godges JR. Amnesia following damage to the left fornix and other sites. Brain 114; 1297-313, 1991.
115) Gallagher HL, Happe F, Brunswick N, Fletcher PC, Frith U, Frith CD. Reading the mind in cartoons and stories: an fMRI study of theory of mind in verbal and non-verbal tasks. Neuropsychologia 38; 11-21, 2000.
116) Gallistel CR. Self-stimulation. In: Deutsch JA. ed. The Physiological Basis of Memory. pp.269-349. Academic Press, New York, 1983.
117) Gautier JF, Chen K, Salbe AD, Bandy D, Pratley RE, Heiman M, Ravussin E, Reiman EM, Tataranni PA. Differential brain responses to satiation in obese and lean men. Diabetes 49; 838-46, 2000.
118) George MS, Anton RF, Bloomer C, Teneback C, Drobes DJ, Lorberbaum JP, Nahas Z, Vincent DJ. Activation of prefrontal cortex and anterior thalamus in alcoholic subjects on exposure to alcohol-specific cues. Arch Gen Psychiatr 58; 345-52, 2001.
119) Girgis M. Distribution of acetylcholine-esterase enzyme in amygdala and its role in aggressive behavior. In:

Elftheriou BE. ed. the Neruobiology of the Amygdala. pp.283–92. Plenum Press, New York, 1972.
120) Globisch J, Hamm AO, Esteves F, Ohman A. Fear appears fast: temporal course of startle reflex potentiation in animal fearful subjects. Psychophysiology 36; 66–75, 1999.
121) Gloor P. Amygdala. In: Field J, Magoun HW, Hall VE. eds. Handbook of Physiology, Section 1: Neurophysiology, vol. 2. pp.1395–420. American Physiology Society, Washington, 1960.
122) Goddard GV. Functions of the amygdala. Psychol Bull 62; 89–109, 1964.
123) Golden RN, Gilmore JH, Corrigan MH, Ekstrom RD, Knight BT, Garbutt JC. Serotonine, suicide, and aggression: clinical studies. J Clin Psychiat 52（suppl）; 61–9, 1991.
124) Graff-Radford NR, Russell JW. Rezai K. Frontal degenerative dementia and neuroimaging. Adv Neurol 66; 37–47; discussion 47–50, 1995.
125) Graff-Radford NR, Tranel D, Van Hoesen GW, Brandt JP. Diencephalic amnesia. Brain 113; 1–25, 1990.
126) Grant S, London ED, Newlin DB, Villemagne VL, Liu X, Contoreggi C, Phillips RL, Kimes AS, Margolin A. Activation of memory circuits during cue-elicited cocaine craving. Proc Nat Acad Sci USA 93; 12040–5, 1996.
127) Gray EG. Synapse morpholpgy. In: Adelman G. ed. Encyclopedia in Neuroscience. Birkäuser, Boston, 1987.
128) Greene JD, Nystrom LE, Engell AD, Darley JM, Cohen JD. The neural bases of cognitive conflict and control in moral judgment. Neuron 44; 389–400, 2004.
129) Greene JD, Sommerville RB, Nystrom LE, Darley JM, Cohen JD. An fMRI investigation of emotional engagement in moral judgment. Science 293; 2105–8, 2001.
130) Groenewegen HJ. Organization of the afferent connections of the mediodorsal thalamic nucleus in the rat, related to the mediodorsal-prefrontal topography. Neurosci 24; 379–431, 1988.
131) Grossman SP, Dacey D, Halaris AE, et al. Aphasia and adipsia after preferential destruction of nerve cell bodies in hypothalamus. Science 202; 537–9, 1978.
132) Hadland KA, Rushworth MF, Gaffan D, Passingham RE. The effect of cingulate lesions on social behaviour and emotion. Neuropsychologia 41; 919–31, 2003.
133) Halgren E, Baudena P, Heit G, Clarke JM, Marinkovic K. Spatiotemporal stages in face and word processing. I. Depth-recorded potentials in the human occipital, temporal and parietal lobes. J Physiol 88; 1–50, 1994.
134) Hamburg MD. Hypothalamic unit activity and eating behavior. Am J Physiol 220; 980–5, 1971.
135) Hariri AR, Bookheimer SY, Mazziotta JC. Modulating emotional responses: effects of a neocortical network on the limbic system. Neuroreport 11; 43–8, 2000.
136) Hariri AR, Mattay VS, Tessitore A, Kolachana B, Fera F, Goldman D, Egan MF, Weinberger DR. Serotonin transporter genetic variation and the response of the human amygdala. Science 297; 400–3, 2002.
137) Harvey JA, Hunt HF. Effect of septal lesions on thirst in the rat as indicated by water consumption and operant responding for water reward. J Comp Physiol Psychol 59; 49–56, 1965.
138) Hayashi N, Nishijo H, Ono T, Endo S, Tabuchi E. Generators of somatosensory evoked potentials investigated by dipole tracing in the monkey. Neuroscience 68; 323–38, 1995.
139) He B, Musha T, Okamoto Y, Homma S, Nakajima Y, Sato T. Electric dipole tracing in the human brain by means of the boundary element method and its accuracy. IEEE Trans Biomed Eng 34; 406–14, 1987.
140) Heath RG. Electrical self-stimulation of the brain in man. Amer J Psychiat 20; 571–7, 1963.
141) Heath RG, Monroe RR, Mickle WA. Stimulation of the amygdaloid nucleus in a schizophrenic patient. Am J Psychiat 111; 862–3, 1955.
142) Herberg LJ. A hypothalamic mechanism causing seminal ejaculation. Nature 198; 219–20, 1963.
143) Hess WR. Hypothalamus und die Zantren des autonomen Nervensystems: Physiology. Archiv fur Psychiatrie und Nervenkrankheiten 104; 548–57, 1936.
144) Hess WR. The Functional Organization of the Diencephalon. Grune and Stratton, New York, 1957.
145) Higley JD, Mehlman PT, Taub DM, Higley SB, Suomi SJ, Vickers JH, Linnoila M. Cerebrospinal fluid monoamine and adrenal correlates of aggression in free-ranging rhesus monkeys. Arch Gen Psychiat 49; 436–41, 1992.
146) Hikosaka K, Watanabe M. Delay activity of orbital and lateral prefrontal neurons of the monkey varying with different rewards. Cereb Cortex 10; 263–71, 2000.
147) Hilton SM, Zbrozyna AW. Amygdaloid region for deffence reactions and its efferent pathway to the brain stem.

J Physiol 165; 160-73, 1963.

148) Hoebel BG. Inhibition and disinhibition of self-stimulation and feeding: hypothalamic control and postingestional factors. J Comp Physiol Psychol 66; 89-100, 1968.

149) Hoebel BG. Feeding and self-stimulation. Ann NY Acad Sci 157; 758-78, 1969.

150) Holdstock TL. Effects of septal stimulation in rats on heart rate, and galvanic skin response. Psychonomic Science 9; 37-8, 1967.

151) Homma S, Musha T, Nakajima Y, Okamoto Y, Blom S, Flink R, Hagbarth KE, Mostrom U. Localization of electric current sources in the human brain estimated by the dipole tracing method of the scalp-skull-brain (SSB) head model. Electroenceph Clin Neurophysiol 91; 374-82, 1994.

152) Horel JA, Keating EG, Misantone LJ. Partial Klüver-Bucy syndrome produced by destroying temporal neocortex or amygdala. Brain Res 94; 347-59, 1975.

153) Hornak J, Rolls ET, Wade D. Face and voice expression identification in patients with emotional and behavioral changes following ventral frontal lobe damage. Neuropsychologia 34; 247-61, 1996.

154) Hosoya Y, Matsushita M. Identification and distribution of the spinal and hypophyseal projection neurons in the paraventricular nucleus of the rats. A light and electron microscopic study with the horseradish peroxidase method. Exp Brain Res 35; 315-31, 1979.

155) Howell LL, Byrd LD. Characterization of the effects of cocain and GBR 12909, a dopamine uptake inhibitor, on behavior in the squirrel monkey. J Pharmacol Exp Ther 258; 178-85, 1991.

156) Hubel DH, Wiesel TN. Laminar and columnar distribution of geniculo-cortical fibers in the macaque monkey. J Comp Neur 146; 421-50, 1972.

157) Hubel DH, Wiesel TN. Sequence regularity and geometry of orientation columns in the monkey striate cortex. J Comp Neurol 158; 267-94, 1974.

158) Iidaka T, Okada T, Murata T, Omori M, Kosaka H, Sadato N, Yonekura Y. Age-related differences in the medial temporal lobe responses to emotional faces as revealed by fMRI. Hippocampus 12; 352-62, 2002.

159) Ikeda H, Nishijo H, Miyamoto K, Tamura R, Endo S, Ono T. Generators of visual evoked potentials investigated by dipole tracing in the human occipital cortex. Neuroscience 84; 723-39, 1998.

160) Ikegaya Y, Abe K, Saito H, Nishiyama N. Medial amygdala enhances synaptic transmission and synaptic plasticity in the dentate gyrus of rats in vivo. J Neurophysiol 74; 2201-3, 1995.

161) Imamura G, Kawamura H. Activation pattern in lower level in the neo- paleo- and archicortices. Jpn J Physiol 12; 494-505, 1962.

162) Ito M. Excitability of medial forebrain bundle neurons during self-stimulating behavior. J Neurophysiol 35; 652-64, 1971.

163) Iwai E, Nishino T, Yamaguchi K. Neuropsychological basis of a K-B sign in KluverBucy syndrome produced following total removal of inferotemporal cortex of Macaque monkey. In: Oomura Y. ed. Emotion. pp.299-311. Japan Scientific Societies Press, Tokyo, 1986.

164) Jackson DC, Malmstadt JR, Larson CL, Davidson RJ. Suppression and enhancement of emotional responses to unpleasant pictures. Psychophysiology 37; 515-22, 2000.

165) Jacobsen CF. Studies of cerebral function in primates. Comp Psychol Monogr 13; 1-68, 1936.

166) Jarrard LE. Selective hippocampal lesions and behavior: implications for current research and theorizing. In: Isaacson RL, Pribram KH. eds. The Hippocampus, vol 4. pp.93-126. Plenum Press, New York, 1986.

167) Joëls M, Urban IJA. Amino acid neurotransmission between fimbria-fornix fibers and neurons in the lateral septum of the rat: a microiontophoretic study. Exp Neurol 84; 126-39, 1984a.

168) Joëls M, Urban IJA. Electrophysiological and pharmacological evidence in favor of amino acid neurotransmission in fimbria-fornix fibers innervating the lateral septal complex of rats. Exp Brain Res 54; 455-62, 1984b.

169) Johnson TN, Rosvold HE, Mishkin M. Projections from behaviorally-defined sectors of the prefrontal cortex to the basal ganglia, septum, and diencephalon of the monkey. Exp Neurol 21; 20-34, 1968.

170) Jones B, Mishkin M. Limbic lesions and the problem of stimulus-reinforcement associations. Exp Neurol 36; 362-77, 1972.

171) Kaada BR. Stimulation and regional ablation of the amygdaloid complex with reference to functional

rewpresentation. In: Eleftheriou BE. ed. The Neurobiology of the Amygdala. pp.250-81. Plenum Press, New York, 1972.

172) Kahana-Kalman R, Walker-Andrews AS. The role of person familiarity in young infants' perception of emotional expressions. Child Development 72; 352-69, 2001.

173) Kano M, Fukudo S, Gyoba J, Kamachi M, Tagawa M, Mochizuki H, Itoh M, Hongo M, Yanai K. Specific brain processing of facial expressions in people with alexithymia: an H2 15O-PET study. Brain 126; 1474-84, 2003.

174) Kapler ES, Hariri AR, Mattay VS, McClure RK, Weinberger DR. Correlated attenuation of amygdala and autonomic responses: a simultaneous fMRI and SCR study. Soc Neurosci Abstr 645; 3, 2001.

175) Kawanishi C, Fukuda M, Tamura R, Nishijo H, Ono T. Effects of repeated cold stress on feeding, avoidance behavior, and pain-related nerve fiber activity. Physiol Behav 62; 849-55, 1997.

176) Kerr FW, Triplett JN, Beeler GW. Reciprocal (push-pull) effects of morphine on single units in the ventromedian and lateral hypothalamus and influences in other nuclei: with a comment on methadone effects during withdrawal from morphine. Brain Res 74; 81-103, 1974.

177) Killgore WD, Oki M, Yurgelun-Todd DA. Sex-specific developmental changes in amygdala responses to affective faces. Neuroreport 12; 427-33, 2001.

178) Kim JJ, Fanselow MS. Modality-specific retrograde amnesia of fear. Science 256; 675-7, 1992.

179) Kim M, Davis M. Electrolytic lesions of the amygdala block acquisition and expression of fear-potentiated startle even with extensive training but do not prevent reacquisition. Behav Neursci 107; 580-95, 1993a.

180) Kim M, Davis M. Lack of a temporal gradient of retrograde amnesia in rats with amygdala lesions assessed with the fear-potentiated startle paradigm. Behav Neursci 107; 1088-92, 1993b.

181) Kim M, McGaugh JL. Effects of intra-amygdala injections of NMDA receptor antagonists on acquisition and retention of inhibitory avoidance. Brain Res 585; 35-48, 1992.

182) Kita T, Nishijo H, Eifuku S, Terasawa K, Ono T. Place and contingency differential responses of monkey septal neurons during conditional place-object discrimination. J Neurosci 15; 1683-703, 1995.

183) Klüver H, Bucy PC. Psychic blindness and other symptoms following bilateral temporal lobectomy in rhesus monkeys. Am J Physiol 119; 352-3, 1937.

184) Klüver H, Bucy PC. Preliminary analysis of functions of the temporal lobes in monkeys. Arch Neurol Psychiatr 42; 979-1000, 1939.

185) Kobayashi T, Nishijo H, Fukuda M, Bures J, Ono T. Task-dependent representations in rat hippocampal place neurons. J Neurophysiol 78; 597-613, 1997.

186) Komura Y, Tamura R, Uwano T, Nishijo H, Kaga K, Ono T. Retrospective and prospective coding for predicted reward in the sensory thalamus. Nature 412; 546-9, 2001.

187) Komura Y, Tamura R, Uwano T, Nishijo H, Ono T. Transmodal coding for reward prediction in the audiovisual thalamus. In: Ono T, Matsumoto G, Llinas RR, Berthoz A, Norgren R, Nishijo H, Tamura R. eds. Cognition and Emotion in the Brain. pp.383-96. Elsevier, Amsterdam, 2003.

188) Kondo CY, Lorens SA. Sex differences in the effects of septal lesions. Physiol Behav 6; 481-5, 1971.

189) Kondoh T, Nishijo H, Takamura Y, Kawanishi C, Torii K, Ono T. Increased histidine preference during specific alternation of rhythm of environmental temperature stress in rats. Behav Neurosci 110; 1187-92, 1996.

190) Krauthamer GM. Sensory functions of the neostriatum. In: Dirac I, Oberg RGE. eds. The Neostriatum. pp.263-90. Pergamon Press, Oxford, 1979.

191) Kubie JL, Muller RU, Bostock E. Spatial firing properties of hippocampal theta cells. J Neurosci 10; 1110-23, 1990.

192) Kubota K, Iwamoto T, Suzuki H. Visuokinetic activities of primate prefrontal neurons during delayed-response performance. J Neurophysiol 36; 1197-212, 1974.

193) Kunishio K, Harber SN. Primate cingulostriatal projection: limbic striatal versus sensorimotor striatal input. J Comp Neurol 350; 337-56, 1994.

194) Kuriyama K, Hori T, Mori T, Nakashima T. Actions of interferon-a and interleukin-1b on the glucose-sensitive neurons in the ventromedial hypothalamus. Brain Res Bull 24; 803-10, 1990.

195) Kurk MR. Ethology and pharmacology of hypothalamic aggression in the rat. Neuerosci Biobehav Rev 15; 527-8, 1991.

196) Lane RD, Reiman EM, Bradley MM, Lang PJ, Ahern GL, Davidson RJ, Schwartz GE. Neuroanatomical correlates of pleasant and unpleasant emotion. Neuropsychologia 35; 1437–44, 1997.
197) Larsson S. On the hypothalamic organisation of the nervous mechanism regulating food intake. Acta Physiol Scand Suppl 32; 7–63, 1954.
198) LeDoux JE. Emotion circuits in the brain. Ann Rev Neurosci 23; 155–84, 2000.
199) Leichnetz GR, Astruc J. The course of some prefrontal corticofugals to the pallidum, subatantia innominata, and amygdaloid complex in monkeys. Exp Neurol 54; 104–9, 1977.
200) Levesque J, Eugene F, Joanette Y, Paquette V, Mensour B, Beaudoin G, Leroux JM, Bourgouin P, Beauregard M. Neural circuitry underlying voluntary suppression of sadness. Biol Psychiatr 53; 502–10, 2003.
201) Liddell BJ, Brown KJ, Kemp AH, Barton MJ, Das P, Peduto A, Gordon E, Williams LM. A direct brainstem-amygdala-cortical 'alarm' system for subliminal signals of fear. Neuroimage 24 ; 235–43, 2005.
202) Lindvall O, Björklund A. Dopamine and norepinephrine containing neuron sysytem: their anatomy in the rat brain. In: Steinbusch HWM. ed. Chemical Neuroanatomy. pp.27–78. Willey, New York, 1983.
203) Linseman MA, Olds J. Activity changes in rat hypothalamus, preoptic area, and striatum associated with pavlovian conditioning. J Neurophysiol 36; 1038–50, 1973.
204) Liu L, Ioannides AA, Streit M. Single trial analysis of neurophysiological correlates of the recognition of complex objects and facial expressions of emotion. Brain Topogr 11; 291–303, 1999.
205) Longstaff A. BIOS Instant Notes in Neuroscience. Springer, New York, 2000.
206) Lorens SA, Kondo CY. Effects of septal lesions on food and water intake and operant responding for food. Physiol Behav 4; 729–32, 1969.
207) Mah L, Arnold MC, Grafman J. Impairment of social perception associated with lesions of the prefrontal cortex. Am J Psychiatr 161; 1247–55, 2004.
208) Mair WGP, Warrington EK, Weiskrantz L. Memory disorder in Korsakoff psychosis. A neuropathological and neuropsychological investigation of two cases. Brain 102; 749–83, 1979.
209) Malmo RB. Slowing of heart rate following septal self-stimulation in rats. Science 133; 1128–30, 1961.
210) Malmo RB. Classical and instrumental conditioning with septal stimulation as reinforcement. J Comp Physiol Psychol 60; 1–8, 1965.
211) Maratos EJ, Dolan RJ, Morris JS, Henson RN, Rugg MD. Neural activity associated with episodic memory for emotional context. Neuropsychologia 39; 910–20, 2001.
212) Margles DL, Olds J. Identical "feeding" and "rewarding" systems in the lateral hypothalamus of rats. Science 135; 374–5, 1962.
213) Marshall JF, Turner BH, Teitelbaum P. Sensory neglect produced by lateral hypothalamic damage. Science 174; 523–5, 1971.
214) Matsumura N, Nishijo H, Tamura R, Eifuku S, Endo S, Ono T. Spatial- and task-dependent neuronal responses during real and virtual translocation in the monkey hippocampal formation. J Neurosci 19; 2381–93, 1999.
215) McNaughton BL, Barnes CA, O'Keefe J. The contributions of position, direction, and velocity to single unit activity in the hippocampus of freely-moving rats. Exp Brain Res 52; 41–9, 1983.
216) McNaughton BL, Battaglia FP, Jensen O, Moser EI, Moser M-B. Path integration and the neural basis of the ' cognitive map'. Nature Rev Neurosci 7; 663–78, 2006.
217) McNaughton BL, Morris RGM. Hippocampal synaptic enhancement and information storage within a distributed memory system. Trends Neurosci 10; 410, 1987.
218) Mehlman PT, Higley JD, Faucher I, Lilly AA, Taub DM, Vickers J, Suomi SJ, Linnoila M. Low CSF 5-HIAA consentrations and severe aggression and impaired impulse control in nonhuman primates. Am J Psychiat 151; 1485–91, 1994.
219) Meibach RC, Siegel A. Efferent connections of the septal area in the rat: An analysis utilizaing retrograde and anterograde transport methods. Brain Res 119; 1–20, 1977.
220) Mesulam MM. Behavioral neuroanatomy. In: Mesulam MM. ed. Principles of behavioral and Cognitive neurology, 2nd edition. pp.1–120. Oxford University Press, New York, 2000.
221) Miczek KA, Mos J, Olivier B. Brain 5-HT and inhibition of aggressive behavior in animals: 5-HIAA and receptor subtypes. Psychopharmacol Bull 25; 399–403, 1989.

222) Miller EK. Cohen JD. An integrative theory of prefrontal cortex function. Ann Rev Neurosci 24; 167-202, 2001.
223) Miller NE. Some motivational effects of electrical and chemical stimulation of the brain. Electroencephalogr Clin Neurophysiol Suppl 24; 247, 1963.
224) Miserendino MJ, Sananes CB, Melia KR, Davis M. Blocking of acquisition but not expression of conditioned fear-potentiated startle by NMDA antagonists in the amygdala. Nature 345; 716-8, 1990.
225) Mizumori SJY, Ward KE, Lavoie AM. Medial septal modulation of entorhinal single unit activity in anesthetized and freely moving rats. Brain Res 570; 188-97, 1992.
226) Mogenson GJ, Morgan CW. Effects of induced drinking on self-stimulation of the lateral hypothalamus. Exp Brain Res 3; 111-6, 1967.
227) Mogenson GJ, Takigawa M, Robertson A, Wu M. Self-stimulation of the nucleus accumbens and ventral tegmental area of Tsai attenuated by microinjections of spiroperidol into the nucleus accumbens. Brain Res 171; 247-59, 1979.
228) Moll J, de Oliveira-Souza R, Eslinger PJ, Bramati IE, Mourao-Miranda J, Andreiuolo PA, Pessoa L. The neural correlates of moral sensitivity: a functional magnetic resonance imaging investigation of basic and moral emotions. J Neurosci 22; 2730-36, 2002.
229) Moller SE, Honore P, Larsen OB. Tryptophan and tyrosine ratios to neutral amino acids in endogeneous depression. Relation to antidepressant response to amitriptyline and litium + L-tryptophan. J Affect Disord 5; 67-79, 1983a.
230) Moller SE, Kirk L, Brandrup E, Hollnegal M, Kaldan B, Odum K. Tryptophan availability in endogeneous depression. Relation to efficacy of L-tryptophan treatment. Adv Biol Psychiat 10; 30-46, 1983b.
231) Mora F. The neurochemical substrates of prefrontal cortex self-stimulation: a review and an interpretation of some recent data. Life Sci 22; 919-30, 1978.
232) Mora F, Avrith DB, Phillips SG, Rolla RT. Effecta of satiety on self-stimulaton of the orbitofrontai cortex in the rhesus monkey. Neurosci Lett 13; 141-5, 1979.
233) Morgane PJ, Stern WC. Relationship of sleep to neuroanatomical circuits, biochemistry, and behavior. Ann New York Acad Sci 193; 95-111, 1972.
234) Morris JS, DeGelder B, Weiskrantz L, Dolan RJ. Differential extrageniculostriate and amygdala responses to presentation of emotional faces in a cortically blind field. Brain 124; 1241-52, 2001.
235) Morris JS, Friston KJ, Buchel C, Frith CD, Young AW, Calder AJ, Dolan RJ, A neuromodulatory role for the human amygdala in processing emotional facial expressions. Brain 121 (Pt 1); 47-57, 1998a.
236) Morris JS, Ohman A, Dolan RJ. Conscious and unconscious emotional learning in the human amygdala. Nature 393; 467-70, 1998b.
237) Mos J, Olivier B, Tulp MTM. Ethopharmacological studies differentiate the effects of various serotonergic compounds on aggression in rats. Drug Dev Res 26; 343-60, 1992.
238) Muller D, Arai A, Lynch GS. Factors governing the potentiation of NMDA receptor-mediated responses in hippocampus. Hippocampus 2; 29-38, 1992.
239) Munoz C, Grossman SP. Behavioral consequences of selective destruction of neuron perikarya in septal area of rats. Physiol Behav 24; 779-88, 1980.
240) Murphy DL, Aulakh CS, Garrick NA, Sunderland T. Monoamine oxidase inhibitors as antidepressants: Imprications for the mechanism of action of antidepressants and the psychobiology of the affective disorders and some related disorders. In: Meltzer HY. ed. Psychopharmacology: The Third Generation Progress. pp.545-52. Raven Press, New York, 1987.
241) Nakagawa H, Nagai K, Kida K, Nishio T. Control mechanism of circadian rhythms of feeding behavior and metabolism influenced by food intake. In: Suda M, Hayaishi O, Nakagawa H. eds. Biological Rhythms and Their Central Mechanism. pp.283-94. Elsevier, Amsterdam, 1979.
242) Nakamura K, Mikami A, Kubota K. The activity of single neurons in the monkey amygdala during performance of a visual memory task. J Neurophysiol 67; 1447-63, 1992.
243) Nakamura K, Ono T, Fukuda M, et al. Paraventricular neuron chemo-sensitivity and activity related to blood pressure control in emotional behavior. J Neurophysiol 67; 255-64, 1992.

244) Nakamura K, Ono T, Tamura R. Central sites involved in lateral hypothalamus conditioned neural responses to acoustic cues in the rat. J Neurophysiol 58; 1123-48, 1987.
245) Nakamura K, Ono T. Lateral hypothalamus neuron involvement in integration of natural and artificial rewards and cue signals. J Neurophysiol 55; 163-81, 1986.
246) Nakao H. Emotional behavior produced by hypothalamic stimulation. Am J Physiol 194; 411-18, 1958.
247) Nauta HJ. Evidence of a pallidohabenular pathway in the cat. J Comp Neurol 156; 19-28, 1974.
248) Nauta WJ. Limbic innervation of the striatum. Adv Neurol 35; 41-7, 1982.
249) Nelson ME, Bower JM. Brain maps and parallel computers. Trend Neurosci 13; 403-8, 1990.
250) Niki H. Differential activity of prefrontal units during light and left delayed response trials. Brain Res 70; 346-9, 1974.
251) Niki H, Sakai M, Kubota K. Delayed alternation performance and unit activity of the caudate head and medial orbitofrontal gyrus in the monkey. Brain Res 38; 343-53, 1972.
252) Nishijo H, Hayahi N, Endo S, Musha T, Ono T. Localization of dipole by boundary element method in three dimensional reconstructed monkey brain. Brain Res Bull 33; 225-30, 1994.
253) Nishijo H, Hori E, Tazumi T, Eifuku S, Umeno K, Tabuchi E, Ono T. Role of the monkey amygdale in social cognition. In: Ono T, Matsumoto G, Llinas RR, Berthoz A, Norgren R, Nishijo H, Tamura R. eds. Cognition and Emotion in the Brain. pp.295-310. Elsevier, Amsterdam, 2003.
254) Nishijo H, Kita T, Tamura R, Eifuku S, Ono T. Involvement of amygdala and septo-hippocampus in emotion. In: Nakajima T, Ono T. eds. Emotion, Memory and Behavior: Studies on Human and Nonhuman Primates. pp.17-30. Japan Sci Soc Press, Tokyo, 1995.
255) Nishijo H, Ono T, Nishino H. Topographic distribution of modality-specific amygdalar neurons in alert monkey. J Neurosci 8; 3556-69, 1988a.
256) Nishijo H, Ono T, Nishino H. Single neuron responses in amygdala of alert monkey during complex sensory stimulation with affective significance. J Neurosci 8; 3570-83, 1988b.
257) Nishijo H, Ono T, Tamura R, Nakamura K. Amygdalar and hippocampal neuron responses related to recognition and memory. In: Hicks TP, Molotchnikoff S, Ono T. eds. Progress in Brain Research. vol 95. pp.359-69. Elsevier, Amsterdam, 1993.
258) Nishijo H, Tamura R, Eifuku S, Ono T. Hippocampal neuronal responsiveness to complex and simple conditional association tasks in monkeys. In: Ono T, McNaughton BL, Molotchnikoff S, Rolls ET, Nishijo H. eds. Perception Memory and Emotion: Frontiers in Neuroscience . pp.251-67. Elsevier Science, Amsterdam, 1996.
259) Nishijo H, Uwano T, Tamura R, Ono T. Gustatory and multimodal neuronal responses in the amygdala during licking and discrimination of sensory stimuli in awake rats. J Neurophysiol 79; 21-36, 1998.
260) Nishijo H, Yamamoto Y, Ono T, Uwano T, Yamashita J, Yamashima T. Single neuron responses in the monkey anterior cingulate cortex during visual discrimination. Neurosci Lett 227; 79-82, 1997.
261) Nishino H, Ono T, Fukuda M, Sasaki K, Muramoto K. Single unit activity in monkey caudate nucleus during operant bar pressing feeding behavior. Neurosci Lett 21; 105-10, 1981.
262) Nishino H, Ono T, Fukuda M, Sasaki K. Lateral hypothaiamic neuron activity during monkey bar press feeding behavior : modulation by glucose, morphine and naloxone. In: Hoebel BG, Novin D. eds. The Neural Basis of Feeding and Reward. pp.355-72. Haer Institute, Brunswick, 1982.
263) Nishino H, Ono T, Muramoto K, Fukuda M, Sasaki K. Neuronal activity in the ventral tegmental area (VTA) during motivated bar press feeding in the monkey. Brain Res 413; 302-13, 1987.
264) Nishino H, Ono T, Sasaki K, Fukuda M, Muramoto K. Caudate unit activity during operant feeding behavior in monkeys and modulation by cooling prefrontal cortex. Behav Brain Res 11; 21-33, 1984.
265) Nordstrom P, Asberg M. Suicide risk and serotonin. Int Clin Psychopharmacol 6 (suppl 6); 12-21, 1992.
266) Norgren R. Taste pathways to hypothalamus and amygdala. J Comp Neurol 166; 17-30, 1976.
267) Numan R, Quaranta JR Jr. Effects of medial lesions on operant delayed alternation in rats. Brain Res 531; 232-41, 1990.
268) Oberg RGE, Divac I. "Cognitive" functions of the neostriatum. In: Divac I, Oberg RGE. eds. The Neostriatum. pp.291-313. Pergamon Press, Oxford, 1979.

269) O'Keefe J, Recce ML. Phase relationship between hippocampal place units and the EEG theta rhythm. Hippocampus 3; 317-30, 1993.
270) O'Keefe J, Dostrovsky J. The hippocampus as a spatial map. Preliminary evidence from unit activity in freely-moving rat. Brain Res 34; 171-5, 1971.
271) Olds J. Self-stimulation of the brain; its use to study local effects of hunger, sex, and drugs. Science 127; 315-24, 1958.
272) Olds J. Reward and drive neurons. In: Wauquier A, Rolls ET. eds. Brain-Stimulation Reward. pp.1-27. Elsevier, New York, 1976.
273) Olds J, Milner P. Positive reinforcement produced by electrical stimulation of septal area and other regions of rat brain. J Comp Physiol Psychol 47; 419-27, 1954.
274) Olds ME. Short-term changes in the firing pattern of hypothalamic neurons during Pavlovian conditioning. Brain Res 58; 95-116, 1973.
275) Olds ME, Olds J. Approach-avoidance analysis of rat diencephalon. J Comp Neurol 120; 259-95, 1963.
276) Olivier B, Mos J. Rodent models of aggressive behavior and serotonergic drugs. Prog Neuro-Psychopharmacol Biol Psychiat 16; 847-70, 1992.
277) Ono T, Eifuku S, Nishijo H, Tamura R. Place-correlates of monkey hippocampal neuronal activity and its significance in memory. In: Nakajima T, Ono T. eds. Emotion, Memory and Behavior: Studies on Human and Nonhuman Primates. pp.139-52. Japan Sci Soc Press, Tokyo, 1995.
278) Ono T, Fukuda M, Nishino H, Sasaki K, Muramoto K. Amygdaloid neuronal responses to complex visual stimuli in an operant feeding situation in the monkey. Brain Res Bull 11; 515-8, 1983.
279) Ono T, Luiten PGM, Nishijo H, Fukuda M, Nishino H. Topographic organization of projections from the amygdala to the hypothalamus of the rat. Neurosci Res 2; 221-39, 1985.
280) Ono T, Nakamura K, Fukuda M, Kobayashi T. Catecholamine and acetylcholine sensitivity of rat lateral hypothalamic neurons related to learning. J Neurophysiol 67; 265-79, 1992.
281) Ono T, Nakamura K, Fukuda M, Tamura T. Place recognition responses of neurons in monkey hippocampus. Neurosci Lett 121; 194-8, 1991a.
282) Ono T, Nakamura K, Nishijo H, Eifuku S. Monkey hippocampal neurons related to spatial and nonspatial functions. J Neurophysiol 70; 1516-29, 1993.
283) Ono T, Nakamura K, Nishijo H, Fukuda M. Hypothalamic neuron involvement in integration of reward, aversion, and cue signals. J Neurophysiol 56; 63-79, 1986a.
284) Ono T, Nishijo H. Neurophysiological basis of the Klüver-Bucy syndrome: Responses of monnkey amygdaloid neurons to biologically significant objects. In: Aggleton JP ed. The Amygdala: Neurophysiological Aspects of Emotion, Memory and Mental Dysfunction. pp.167-90. Wiley-Liss, New York, 1992.
285) Ono T, Nishijo H, Nakamura K, Tamura R, Tabuchi E. Role of amygdala and hypothalamic neurons in emotion and behavior. In: Takagi H, Oomura Y, Ito M, Otsuka M. eds. Biowarning System in the Brain. pp.309-31. University of Tokyo Press, Tokyo, 1988.
286) Ono T, NishijoH, Uwano T. Amygdala role in conditioned associative learning. Prog Neurobiol 46; 401-22, 1995.
287) Ono T, Nishino H, Fukuda M, Sasaki K, Muramoto K, Oomura Y. Glucoresponsive neurons in rat ventromedial hypothalamic tissue slices in vitro. Brain Res 232; 494-9, 1982.
288) Ono T, Nishino H, Fukuda M, Sasaki K, Nishijo H. Single neuron activity in dorsolateral prefrontal cortex of monkey during operant behavior sustained by food reward. Brain Res 311; 323-32, 1984.
289) Ono T, Nishino H, Sasaki K, Fukuda M, Muramoto K. Role of the lateral hypothalamus and the amygdala in feeding behavior. Brain Res Bull 5 (Suppl 4); 143-9, 1980.
290) Ono T, Nishino H, Sasaki K, Fukuda M, Muramoto K. Monkey lateral hypothalamic neuron responses to sight of food, and during bar press and ingestion. Neurosci Lett 21; 99-104, 1981.
291) Ono T, Nishino H, Sasaki K, Muramoto K, Oomura Y. Feeding and motor cortex effects on monkey hypothalamic glucose-sensitive neuron. In: Ito M, et al. eds. Integrative Control Functions of the Brain. vol. 2. pp.335-7. Kodansha, Tokyo, 1979.
292) Ono T, Nishino H, Sasaki K, Muramoto K, Yano I, Simpson A. Paraventricular nucleus connections to spinal

cord and pituitary. Neurosci Lett 10; 141-6, 1978.
293) Ono T, Oomura Y, Sugimori M, Nakamura T, Shimizu N, Kita H, Ishibashi S. Hypothalamic unit activity related to lever pressing and eating in the chronic monkey. In: Novin D, Wyrwicka W, Bray GA. eds. Hunger, Basic Mechanisms and Clinical Implications. pp.159-70. Raven Press, New York, 1976.
294) Ono T, Sasaki K, Nishino H, Fukuda M, Shibata R. Feeding and diurnal related activity of lateral hypothalamic neurons in freely behaving rats. Brain Res 373; 92-102, 1986b.
295) Ono T, Sasaki K, Shibata R. Diurnal- and behaviour-related activity of ventromedial hypothalamic neurones in freely behaving rats. J Physiol 394; 201-20, 1987a.
296) Ono T, Sasaki K, Shibata R. Feeding- and chemical-related activity of ventromedial hypothalamic neurones in freely behaving rats. J Physiol 394; 221-37, 1987b.
297) Ono T, Tamura R, Nakamura K. The hippocampus and space: Are there "Place neurons" in the monkey hippocampus? Hippocampus 1; 253-7, 1991b.
298) Ono T, Yamatani K, Nishino H, Fukuda M, Nishijo H. Decision related neuronal responses in monkey prefrontal cortex. In: Oomura Y. ed. Emotions: Neuronal and Chemical Control. Japan Sci Soc Press, Tokyo, 1986.
299) Oomura Y. Significance of glucose, insulin and free fatty acid on the hypothalamic feeding and satiety neurons. In: Novin D, Wyrwicka W, Bray GA. eds. Hunger, Basic Mechanisms and Clinical Implications. pp.145-57. Raven Press, New York, 1976.
300) Oomura Y, Ono T. Mechanism of inhibition by the amygdala in the lateral hypothalamic area of rats. Brain Res Bull 8; 653-66, 1982.
301) Oomura Y, Ono T, Ohta M, Nishino H, Shimizu N, Ishibashi S, Kita H, Sasaki K, Nicolaides S, Atta LV. Neuronal activity in feeding behavior of chronic monkeys. In: Katsuki Y, Sato M, Takagi SF, Oomura Y. eds. Food Intake and Chemical Senses. pp.373-5. Tokyo University of Press, Tokyo, 1977.
302) Oomura Y, Ono T, Ohta M, Shimizu N, Kita H, Ishibashi S. Functional relationship between the frontal cortex and lateral hypothalamus. In: Ito M. ed. Integrative Control Functionas of the Brain, Vol 1. 特定研究「脳の統御機構」総括班研究報告；373-5, 1978.
303) Oomura Y, Ono T, Ooyama H. Inhibitory action of the amygdala on the lateral hypothalamic area in rats. Nature 228; 1108-10, 1970.
304) Oomura Y, Ooyama H, Naka F, Yamamoto T, Ono T, Kobayashi N. Some stochastical patterns of single unit discharges in the cat hpothalamus under chronic conditions. Ann NY Acad Sci 157; 666-89, 1969a.
305) Oomura Y, Ono T, Ooyama H, Wayner MJ. Glucose and osmosensitive neurones of the rat hypothalamus. Nature 222; 282-4, 1969.
306) Oomura Y, Ooyama H, Sugimori M, Nakamura T, Yamada Y. Glucose inhibition of the glucose-sensitive neuron in the rat lateral hpothalamus. Nature 247; 284-6, 1974.
307) Oomura Y, Ooyama H, Yamamoto T, Naka F, Kobayashi N, Ono T. Neuronal mechanism of feeding. Prog Brain Res 27; 1-33, 1967.
308) Oyoshi T, Nishijo H, Asakura T, Takamura Y, Ono T. Emotional and behavioral correlates of mediodorsal thalamic neurons during associative learning in rats. J Neurosci 16; 5812-29, 1996.
309) Panksepp J. Aggression elicited by electrical stimulation of the hypothalamus in albino rats. Physiol Behav 6; 321-9, 1971.
310) Paquette V, Levesque J, Mensour B, Leroux JM, Beaudoin G, Bourgouin P, Beauregard M. "Change the mind and you change the brain": effects of cognitive-behavioral therapy on the neural correlates of spider phobia. Neuroimage 18; 401-9, 2003.
311) Parent MB, Tomaz C, McGaugh JL. Increased training in an aversively motivated task attenuates the memory impairing effects of posttraining N-methyl-D-aspartic acid-induced amygdala lesions. Behav Neurosci 106; 439-46, 1992.
312) Parkin AJ, Leng N. Comparative studies of human amnesia. In: Markowitsch HJ. ed. Information Processing in the Human Brain; Views and Hypothesis from a Psychological-Cognitive Perspective. Hans Huber, Tronto, 1988.
313) Parkin AJ, Leng NCR, Hunkin NM. Differential sensitivity to context in diencephalic and temporal lobe

amnesia. Cortex 26; 373, 1990.
314) Parkinson JK, Murray EA, Mishkin M. A selective mnemonic role for the hippocampus in monkeys: Memory for the location of objects. J Neurosci 8; 4159-67, 1988.
315) Peroutka SJ, Snyder SH. Multiple serotonine receptors: Differential binding of [3H] 5-hydroxytriptamine, [3H] lysergic acid diethylamide and [3H] spiroperidol. Mol Pharmacol 16; 687-99, 1979.
316) Perrett DI, Rolls ET, Caan W. Visual neurons responsive to faces in the monkey temporal cortex. Exp Brain Res 47; 329-42, 1982.
317) Phillips RG, LeDoux JE. Differential contribution of amygdala and hippocampus to cued and contextual fear conditioning. Behav Neurosci 106; 274-85, 1992.
318) Pietrini P, Guazzelli M, Basso G, Jaffe K, Grafman J. Neural correlates of imaginal aggressive behavior assessed by positron emission tomography in healthy subjects. Am J Psychiatry 157; 1772-81, 2000.
319) Plata-Salaman CR, Oomura Y, Kai Y. Tumor necrosis factor and interleukin-1b: suppression of food intake by direct action in the central nervous system. Brain Res 448; 106-14, 1988.
320) Poirier MF, Benkelfat C, Loo H, Sechter D, Zarifian E, Galzin AM, Langer SZ. Reduced Bmax of [3H] -imipramine binding to platelets of depressed patients free of previous medication with 5HT uptake inhibitors. Psychopharmacol 89; 456-61, 1986.
321) Pollak SD, Kistler DJ. Early experience is associated with the development of categorical representations for facial expressions of emotion. Proc Natl Acad Sci USA 99; 9072-6, 2002.
322) Prather MD, Lavenex P, Mauldin-Jourdain ML, Mason WA, Capitanio JP, Mendoza SP, Amaral DG. Increased social fear and decreased fear of objects in monkeys with neonatal amygdala lesions. Neuroscience 106; 653-8, 2001.
323) Raisman G. The connexions of the septum. Brain 89; 317-48, 1966a.
324) Raisman G. An experimental analysis of the efferent projection of the hippocampus. Brain 89; 83-108, 1966b.
325) Raisman G. A comparison of the mode of termination of the hippocampal and hypothalamic afferents to the septal nuclei as revealed by electron microscopy of degeneration. Exp Brain Res 7; 317-43, 1969.
326) Ranck JB Jr. Studies on single neurons in dorsal hippocampal formation and septum in unrestrained rats. I. Behavioral correlates and firing repertoires. Exp Neurol 41; 461-531, 1973.
327) Richter R. Degeneration of the basal ganglia in monkeys from chronic carbon disulfide poisoning. J Neuropath Exp Neurol 4; 324-53, 1945.
328) Ritter S, Stein L. Self-stimulation of noradrenergic cell group (A6) in locus coeruleus of rats. J Comp Physiol Psychol 85; 443-52, 1973
329) Robbins TW, Everitt BJ. Neurobehavioral mechanism of reward and motivation. Curr Opin Neurobiol 6; 228-36, 1996.
330) Roberts CDS. Self-administration of GBR 12909 on a fixed ratio and progressive ratio schedule in rats. Psychopharmacol 111; 202-6, 1993.
331) Roeling TAP, Veeing JG, Kruk MR, Peters JPW, Vermelis MEJ, Nierwenhuys R. Efferent connections of the hypothalamic "aggression area" in the rat. Neuroscience 59; 1001-24, 1994.
332) Rolls ET. The neurophysiological basis of brain stimulation-reward. In: Wauquier A, Rolls ET. eds. Brain-Stimulation Reward. pp.65-87. North-Holland/America Elsevier, New York, 1976.
333) Rolls ET. Functions of neuronal networks in the hippocampus and of backprojections in the cerebral cortex in memory. In: McGaugh JL, Weinberger NM, Lynch G. eds. Brain Organization and Memory. pp.186-7. Oxford University Press, New York, 1990.
334) Rolls ET. The orbitofrontal cortex. In: Roberts AC, Robbins TW, Weiskrantz L. eds. The Prefrontal Cortex: Executive and Cognitive Functions. pp.67-86. Oxford University Press, Oxford, 1998.
335) Rolls ET, Baylis LL. Gustatory, olfactory, and visual convergence within the primate orbitofrontal cortex. J Neurosci 14; 5437-52, 1994.
336) Rolls ET, Burton MJ, Mora F. Hypothalamic neuronal responses associated with the sight of food. Brain Res 111; 53-66, 1976.
337) Rolls ET, Burton MJ, Mora F. Neurophtsiological analysis of brain-stimulation reward in the monkey. Brain Res 194; 339-57, 1980.

338) Rolls ET, Thorpe SJ, Maddison S, Roper-Hall A, Puerto A, Perret D. Activity of neurones in the neostriatum and related structures in the alert animal. In: Divac I, Oberg RGE. eds. The Neostriatum. pp.163-82. Pergamon Press, Oxford, 1979.

339) Romanski LM, LeDoux JE. Equipotentiality of thalamo-amygdala and thalamo-cortico-amygdala circuits in auditory fear conditioning. J Neurosci 12; 4501-09, 1992.

340) Rosvold HE, Mishkin M, Szwarcbart MK. Effects of subcortical lesions in monkeys on visual-discrimination and single-alternation performance. J Comp Physiol Psychol 51; 437-44, 1958.

341) Samsonovich A, McNaughton BL. Path integration and cognitive mapping in a continuous attractor neural network model. J Neurosci 17; 5900-20, 1997.

342) Sanfey AG, Rilling JK, Aronson JA, Nystrom LE, Cohen JD. The neural basis of economic decision-making in the Ultimatum Game. Science 300; 1755-8, 2003.

343) Sasaki K, Ono T, Muramoto KI, Nishino H, Fukuda M. The effects of feeding and rewarding brain stimulation on lateral hypothalamic unit activity in freely moving rats. Brain Res 322; 201-21, 1984.

344) Sasaki K, Ono T, Nishino H, Fukuda M, Muramoto KI. A Method for Long-term artifact-free recording of single unit activity in freely moving, eating and drinking animals. J Neurosci Meth 7; 43-7, 1983.

345) Sato M. Prefrontal cortex and emotional behaviors. Folia Psychiatr Neurol Jpn 25; 69-78, 1971.

346) Sato W, Kochiyama T, Yoshikawa S, Matsumura M. Emotional expression boosts early visual processing of the face: ERP recording and its decomposition by independent component analysis. Neuroreport 12; 709-14, 2001.

347) Saudou F, Amara DA, Dierich A, LeMeur M, Ramboz S, Segu L, Buhot MC, Hen R. Enhanced aggressive behavior in mice lacking 5-HT1B receptor. Science 265; 1875-8, 1994.

348) Schmolck H, Squire LR. Impaired perception of facial emotions following bilateral damage to the anterior temporal lobe. Neuropsychology 15; 30-8, 2001.

349) Schneider JS, Lidsky TI. Processing of somatosensory information in striatum of behaving cats. J Neurophysiol 45; 841-51, 1981.

350) Schreiner L, Kling A. Behavioral changes following rhinencephalic injury in cat. J Neruophysiol 16; 643-59, 1953.

351) Schulman S. Bilateral symmetrical degeneration of the thalamus: a clinico-pathological study. J Neuropath Exp Neurol 16; 446-70, 1957.

352) Schultz W, Apicella P, Ljungberg T. Responses of monkey dopamine neurons to reward and conditioned stimuli during successive steps of learning a delayed response task. J Neurosci 13; 900-13, 1993.

353) Schultz W, Tremblay L, Hollerman JR. Reward processing in primate orbitofrontal cortex and basal ganglia. Cereb Cortex 10; 272-84, 2000.

354) Scoville WB, Milner B. Loss of recent memory after bilateral hippocampal lesions. Journal of Neurology, Neurosurgery and Psychiatry 20; 11-21, 1957.

355) Shaw DM, Camps FE, Eccleston EG. 5-Hydroxytriptamine in the hind-brain of depressive suicides. Br J Psychiat 113; 1407-11, 1967.

356) Shibata T, Nishijo H, Tamura R, Miyamoto K, Eifuku S, Endo S, Ono T. Generators of visual evoked potentials for faces and eyes in the human brain as determined by dipole localization. Brain Topogr 15; 51-63, 2002.

357) Shimizu N, Oomura Y, Plata-Salaman CR, Morimoto M. Hyperphasia and obesity in rats with bilateral ibotenic acid-induced lesions of the ventromedial hypothalamic nucleus. Brain Res 416; 153-6, 1987.

358) Siegel A, Edinger H, Koo A. Suppression of attack behavior in the cat by the prefrontal cortex : Role of the mediodorasl thalamic nucleus. Brain Res 127; 158-90, 1977.

359) Siegel A, Edinger H, Lowenthal H. Effects of electrical stimulation of the medial aspect of the prefrontal cortex upon attack behavior in cats. Brain Res 66; 467-79, 1974.

360) Simmons A, Matthews SC, Stein MB, Paulus MP, Anticipation of emotionally aversive visual stimuli activates right insula. Neuroreport 15; 2261-5, 2004.

361) Skaggs WE, McNaughton BL, Wilson MA, Barnes CA. Theta phase precession in hippocampal neuronal populations and the compression of temporal sequences. Hippocampus 6; 149-72, 1996.

362) Spezio ML, Huang PY, Castelli F, Adolphs R. Amygdala damage impairs eye contact during conversations with real people. J Neurosci 27; 3994-7, 2007.

363) Sprengelmeyer R, Young AW, Schroeder U, Grossenbacher PG, Federlein J, Buttner T, Przuntek H. Knowing no fear. Proc R Soc London Ser B 266; 2451–6, 1999.

364) Squire LR, Amaral DG, Press GA. Magnetic resonance imaging of the hippocampal formation and mammillary nuclei distinguish medial temporal lobe and diencephalic amnesia. J Neurosci 10; 3106–17, 1990.

365) Squire LR, Shimamura AP, Amaral DG. Memory and the hippocampus. In: Byrne JH, Berry WO. eds. Neural Models of Plasticity. pp.208–39. Academic Press, San Diego, 1988.

366) Staiger JF, Nürnberger F. Pattern of afferents to the lateral septum in the guinea pig. Cell Tissue Res 257; 471–90, 1989.

367) Stanley BG, Willett III VL, Donias HW, Ha LH, Spears LC. The lateral hypothalamus: a primary site mediating excitatory amino acid-elicited eating. Brain Res 630; 41–9, 1993.

368) Steffens AB. The influence of insulin injections and infusions on eating and blood glucose level in the rat. Physiol Behav 4; 823–8, 1969.

369) Stein L. Effects and interactions of imipramine, chlorpromazine, reserpine, and amphetamine on self-stimulation: possible neurophysiological basis of depression. In: Wortis J. ed. Recent Advances in Biological Psychiatry. pp.288–308. Plenum, New York, 1962.

370) Stein L. Amphetamine and neural reward mechanisms. In: Steinberg H, de Reuch AVS, Knight K. eds. Animal Behaviour and Drug Action. pp.91–113. Little Brown, Boston, 1964.

371) Stein L. Chemistry of reward and punishment. In: Efron DH. ed. Psychopharmacology: A review of Progress. Government printing Office, Washington, 1968.

372) Stein L. 報酬と罰の化学. 酒井 誠編. 脳と行動. pp.25–54. 講談社, 1973.

373) Stein L, Wise CD. Release of hypothalamic norepinephrine by rewarding electrical stimulation or amphetamine in the unanesthetized rat. Federal Proceedings 26; 651, 1967.

374) Stein L, Wise CD. Release of norepinephrine from hypothalamus and amygdala by rewarding medial forebrain bundle stimulation and amphetamine. J Comp Physiol Psychol 67; 189–98, 1969.

375) Stevens DR, Cotman CW. Excitatory amino acid antagonists depress transmission in hippocampal projections to the lateral septum. Brain Res 382; 437–40, 1986.

376) Stoller WL. Effects of septal and amygdaloid lesions on discrimination, eating and drinking. Physiol Behav 8; 823–8, 1972.

377) Sunshine J, Mishkin M. A visual-limbic pathway serving visual associative functions in rhesus monkeys. Fed Proc 34; 440, 1975.

378) Suslow T, Ohrmann P, Bauer J, Rauch AV, Schwindt W, Arolt V, Heindel W, Kugel H. Amygdala activation during masked presentation of emotional faces predicts conscious detection of threat-related faces. Brain and Cognition 61; 243–8, 2006.

379) Swanson LW, Cowan WM. An autoradiographic study of the organization of the efferent connections of the hippocampal formation in the rat. J Comp Nurol 172; 49–84, 1977.

380) Swanson LW, Cowan WM. The connections of the septal regoin in the rat. J Comp Neurol 186; 621–56, 1979.

381) Swanson LW, Köhler C, Björklund A. The limbic region. The septohippocampal system. In: Björklund A, Hökfelt T, Swanson LW. eds. Handbook of Chemical Neuroanatomy. Vol 5. Integrated Systems of the CNS. Part I. pp.125–277. Elsevier Science Publishers BV, Amsterdam, 1987.

382) Tagoh H, Nishijo H, Uwano T, Kishi H, Ono T, Muraguchi A. Reciprocal IL-1 beta gene expression in medial and lateral hypothalamic areas in SART-stressed mice. Neurosci Lett 184; 17–20, 1995.

383) Takamura Y, Tamura R, Zhou TL, Kobayashi T, Tran AH, Eifuku S, Ono T. Spatial firing properties of lateral septal neurons. Hippocampus 16; 635–44, 2006.

384) Tamura R, Kondoh T, Ono T, Nishijo H, Torii K. Effects of repeated cold stress on activity of hypothalamic neurons in rats during performance of operant licking task. J Neurophysiol 84; 2844–58, 2000.

385) Tamura R, Kuriwaki J, Eifuku S, Nishijo H, Ono T. Hippocampal theta oscillation in freely moving monkeys. 30th Ann Meet Neurosci, New Orleans, 2000.

386) Tamura R, Ono T, Fukuda M, Nakamura K. Spatial responsiveness of monkey hippocampal neurons to various visual and auditory stimuli. Hippocampus 2; 307–22, 1992b.

387) Tamura R, Ono T, Fukuda M, Nishijo H. Role of monkey hippocampus in recognition of food and nonfood.

Brain Res Bull 27; 457-61, 1991.
388) Tamura R, Ono T, Fukuda M, Nishijo H. Monkey hippocampal neuron responses to complex sensory stimulation during object discrimination. Hippocampus 2; 287-306, 1992a.
389) Tanaka K, Saito H, Fukada Y, Moriya M. Coding visual images of objects in the inferotemporal cortex of the macaque monkey. J Neurophysiol 66; 170-89, 1991.
390) Tanaka M, Tsuda A, Yokoo H, Yoshida M, Ida Y, Nishimura H. Involvement of the brain noradrenarine system in emotional changes caused by stress in rats. Ann NY Acad Sci 597; 159-74, 1990.
391) Tanebe K, Nishijo H, Muraguchi A, Ono T. Effects Of Chronic stress on hypothalamic Interleukin-1b, Interleukin-2, and gonadotropin-releasing hormone gene expression in ovariectomized rats. J Neuroendocrinol 12; 13-21, 2000.
392) Tataranni PA, Gautier JF, Chen K, Uecker A, Bandy D, Salbe AD, Pratley RE, Lawson M, Reiman EM, Ravussin E. Neuroanatomical correlates of hunger and satiation in humans using positron emission tomography. Proc Nat Acad Sci USA 96; 4569-74, 1999.
393) Tazumi T, Hori E, Maior RS, Ono T, Nishijo H. Neural correlates to seen gaze-direction and head orientation in the macaque monkey amygdala. Neuroscience 169; 287-301, 2010.
394) Thomas GJ, Gash DM. Differential effects of posterior septal lesions on dispositional and representational memory. Behav Neurosci 100; 712-9, 1986.
395) Thomas KM, Drevets WC, Whalen PJ, Eccard CH, Dahl RE, Ryan ND, Casey BJ. Amygdala response to facial expressions in children and adults. Biol Psychiatry 49; 309-16, 2001.
396) Tran AH, Tamura R, Uwano T, Kobayashi T, Katsuki M, Matsumoto G, Ono T. Altered accumbens neural response to prediction of reward associated with place in dopamine D2 receptor knockout mice. Proc Natl Acad Sci USA 99; 8986-91, 2002.
397) Tran AH, Tamura R, Uwano T, Kobayashi T, Katsuki M, Matsumoto G, Ono T. Dopamine D2 receptor-knockout changed accumbens neural response to prediction of reward associated with place in mice. In: Ono T, Matsumoto G, Llinas RR, Berthoz A, Norgren R, Nishijo H, Tamura R. eds. Cognition and Emotion in the Brain. pp.493-508. Elsevier, Amsterdam, 2003.
398) Tran AH, Tamura R, Uwano T, Kobayashi T, Katsuki M, Ono T. Dopamine D1 receptors involved in locomotor activity and accumbens neural responses to prediction of reward associated with place. Proc Natl Acad Sci USA 102; 2117-22, 2005.
399) Tran AH, Uwano T, Kimura T, Hori E, Katsuki M, Nishijo H, Ono T. Dopamine D1 receptor modulates hippocampal representation plasticity to spatial novelty. J Neurosci 28; 13390-400, 2008.
400) Tranel D, Bechara A, Damasio AR. Decision making and the somatic marker hypothesis. In: Gazzaniga MS. ed. The New Cognitive Neuroscience. 2nd ed. pp.1047-61. MIT Press, Cambridge, 2000.
401) Travis RP, Hooten TF, Sparksa DL. Single unit activity related to behavior motivated by food reward. Physiol Behav 3; 309-18, 1968.
402) Tremblay L, Schultz W. Modifications of reward expectation-related neuronal activity during learning in primate orbitofrontal cortex. J Neurophysiol 83; 1877-85, 2000.
403) Tulving E. Elements of Episodic Memory. Oxford University Press, New York, 1983.
404) Turek FW. Circadian neural rhythms in mammals. Ann Rev Physiol 47; 49-64, 1985.
405) Turken AR, Swick D. Response selection in the human anterior cingulate cortex. Nature Neurosci 2; 920-4, 1999.
406) Turner BH. Sensorymotor syndrome produced by lesions of the amygdala and lateral hypothalamus. J Comp Physiol Psychol 82; 37-47, 1973.
407) Uwano T, Nishijo H, Ono T, Tamura R. Neuronal responsiveness to various sensory stimuli, and associative learning in the rat amygdala. Neurosience 68; 339-61, 1995.
408) Van Hoesen GW, Morecrft RJ, Vogt BA. Connections of the monkey cingulate cortex. In: Vogt BA, Gabriel M. eds. Neurobiology of Cingulate Cortex and Limbic Thalamus: a comprehensive handbook. pp.249-84. Birkhauser, Boston, 1993.
409) Van Hooff JARAM. A comparative approach to the phylogeny of laughter and smiling. In: Hinde RA. ed. Non-verbal Communication. pp.209-37. Cambridge University Press, Cambridge, 1972.

410) Vanderploeg RD, Brown WS, Marsh JT. Judgments of emotion in words and faces: ERP correlates. Int J Psychophysiol 5; 193–205, 1987.
411) Vanderwolf CH. Hippocampal electrical activity and voluntary movement in the rat. Electroenchph Clin Neurophyisol 26; 407–18, 1969.
412) Victor M, Adams RD, Collins GH. The Wernicke-Korsakoff syndrome. A clinical and pathological study of 245 patients, 82 with post-mortem examinations. Contemp Neurol Ser 7; 1–206, 1971.
413) Victor M, Adams RD, Collins GH. The Wernicke-Korsakoff Syndrome. F. A. Davis, Philadelphia, 1971.
414) Vogt BA, Pandya DN. Cingulate cortex of the rhesus monkey: 2. cortical afferents. J Comp Neurol 262; 271–89, 1987.
415) Vuilleumier P, Armony JL, Clarke K, Husain M, Driver J, Dolan RJ. Neural response to emotional faces with and without awareness: eventrelated fMRI in a parietal patient with visual extinction and spatial neglect. Neuropsychologia 40; 2156–66, 2002.
416) Vuilleumier P, Armony JL, Driver J, Dolan RJ. Effects of attention and emotion on face processing in the human brain. An event-related fMRI study. Neuron 30; 829–41, 2001.
417) Vuilleumier P, Richardson MP, Armony JL, Driver J, Dolan RJ. Distant influences of amygdala lesion on visual cortical activation during emotional face processing. Nature Neuroscience 7; 1271–8, 2004.
418) Walton ME, Devlin JT, Rushworth MSF. Interactions between decision making and performance monitoring within prefrontal cortex. Nature Neurosci 7; 1259–65, 2004.
419) Waring AE, Means LW. The effect of medial thalamic lesions on emotionality, activity, and discrimination learning in the rat. Physiol Behav 17; 181–6, 1976.
420) Wayner MJ, Ono T, Nolley D. Effects of angiotensin II on central neurons. Pharmacol Biochem Behav 1; 679–91, 1973.
421) Weinberger NM. Learning-induced changes of auditory receptive fields. Curr Opin Neurobiol 3; 570–7, 1993.
422) Whalen PJ, Rauch SL, Etcoff NL, McInerney SC, Lee MB, Jenike MA. Masked presentations of emotional facial expressions modulate amygdala activity without explicit knowledge. J Neurosci 18; 411–8, 1998.
423) White NM, Packard MG, Hiroi N. Place conditioning with dopamine D1 and D2 agonists injected peripherally or into nucleus accumbens. Psychopharmacol 103; 271–6, 1991.
424) Wilkinson HA, Peele TL. Modification of intracranial self-stimulation by hunger satiety. Am J Physiol 203; 537–40, 1962.
425) Wilson FA, Scalaidhe SP, Goldman-Rakic PS. Dissociation of object and spatial processing domains in primate prefrontal cortex. Science 260; 1955–8, 1993.
426) Wilson SAK. Progressive lenticular degeneration: a familial nervous disease associated with cirrhosis of the liver. Brain 34; 295–507, 1912.
427) Winer JA, Morest DK. The medial division of the medial geniculate body of the cat: implications for thalamic organization. J Neurosci 3; 2629–51, 1983.
428) Wise CD, Stein L. Facilitation of brain self-stimulation by central administration of norepinephrine. Science 163; 299–301, 1969.
429) Wise RA, Rompre PP. Brain dopamine and reward. Ann Rev Psychol 40; 191–225, 1989.
430) Yadin E, Guarini V, Garristel CR. Unilaterally activated systems in rat self-stimulating at site in the medial forebrain bundle, medial prefrontal cortex or locus coeruleus. Brain Res 226; 39–50, 1983.
431) Yamaguchi H, Aiba A, Nakamura K, Nakao K, Sakagami H, Goto K, Kondo H, Katsuki M. Dopamine D2 receptor plays a critical role in cell proliferation and proopiomelanocortin expression in the pituitary. Genes Cells 1; 253–68, 1996.
432) Yamatani K, Ono T, Nishijo H, Takaku A. Activity and distribution of learning-related neurons in monkey (Macaca fuscata) prefrontal cortex. Behav Neurosci 104; 503–31, 1990.
433) Yeterian EH, Van Hosen GW. Cortico-Striate projections in the rhesus monkey: The organization of certain cortico-caudate connections. Brain Res 139; 43–63, 1978.
434) Yonemori M, Nishijo H, Uwano T, Tamura R, Furuta I, Kawasaki M, Takashima Y, Ono T. Orbital cortex neuronal responses during an odor-based conditioned associative task in rats. Neuroscience 95; 691–703, 2000.
435) Young MP, Scannell JW, Burns GA, Blakemore C. Analysis of connectivity: neural systems in the cerebral

cortex. Rev Neurosci 5; 227-50, 1994.
436) Young MP, Yamane S. Sparse population coding of faces in the inferotemporal cortex. Science 256; 1327-31, 1992.
437) Yunger LM, Harvey JA. Effect of lesions in the medial forebrain bundle on three measures of pain sensitivity and noise-elicited startle. J Comp Physiol Psychol 83; 173-83, 1973.
438) Zola-Morgan S, Squire LR, Amaral DG. Human amnesia and the medial temporal region: enduring memory impairment following a bilateral lesion limited to field CA1 of the hippocampus. J Neurosci 6; 2950-67, 1986.
439) Zola-Morgan S, Squire LR, Amaral DG. Lesions of the amygdala that spare adjacent cortical regions do not impair memory or exacerbate the impairment following lesions of the hippocampal formation. J Neurosci 9; 1922-36, 1989a.
440) Zola-Morgan S, Squire LR, Amaral DG. Lesions of perirhinal and parahippocampal cortex that spare the amygdala and hippocampal formation produce severe memory impairment. J Neurosci 9; 4355-70, 1989b.
441) Zola-Morgan SM, Squire LR. The primate hippocampal formation: evidence for a time-limited role in memory storage. Science 250; 288, 1990.
442) 青柳和彦, 大村　裕. 視床下部セロトニンによる摂食行動抑制の解析. 第8回肥満学会記録; 229, 1988.
443) 大村　裕, 大山　浩, 小野武年, 神本正憲, 米田邦雄. 中枢ニューロンの薬理学的性質研究法, 医学のあゆみ 70; 314-22, 1969.
444) 大村　裕, 小野武年. 概説生理学下巻. 大村　裕編. pp.181-4. 南江堂, 1981.
445) 大村　裕, 喜多　均. 代謝 16; 178, 1978.
446) 小野武年. 摂食中枢の抑制機構について. 十全医学会誌 77; 447-58, 1969.
447) 小野武年. 「連合学習における強化の神経機構」について. 心理評論 24; 399-408, 1981.
448) 小野武年. 摂食行動と食物の識別. 伊藤正男編. 脳と認識. pp.213-46. 平凡社, 1982.
449) 小野武年. 6B 体内環境と調節機構 II. 山村雄一, 吉利　和監修. 摂食の調節と肥満. 新医科学大系. pp.283-312. 中山書店, 1984.
450) 小野武年. モナ・リザの微笑み—顔ニューロンが問いかけるもの. 岩田　誠, 河村　満編. ノンバーバルコミュニケーションと脳—自己と他者をつなぐもの. 脳とソシアル. pp.3-18. 医学書院, 2010.
451) 川村　浩. 脳とリズム. 朝倉書店, 1989.
452) 菅谷洋也編. 最新保存版 週刊 世界の美術館 2008年7月24日, 7月31日合併号 第1巻1号 通巻1号. 講談社, 2008.
453) 永井克也. 視床下部視交叉上核と血糖調節. 代謝 22; 35-45, 1985.
454) 西尾卓司, 中川八郎. 摂食・飲水リズムと時刻学習. 代謝 17 (臨時増刊号; 行動 I); 361-45, 1980.
455) 西野仁雄. 摂食行動と大脳基底核. 伊藤正男編. 脳と運動. pp.331-55. 平凡社, 1983.
456) 本間三郎編著. 脳内電位発生源の特定—脳波双極子追跡—. 日本評論社, 1997.
457) 山本秀樹, 永井克也, 中川八郎. 摂食行動とインスリン分泌における視床下部視交叉上核 (SCN) の役割. 肥満研究会記録 4; 115-7, 1983.

【6章文献】

1) Benedict R. The Chrysanthemum and the Sward. Houghton Mifflin, Boston, 1946. (長谷川松治訳. 菊と刀—日本文化の型. 社会思想社, 1972)
2) Bernstein J. Untersuchungen zur Thermodynamik der bioelectrischen Storöme Erster Theil. Pflügers Arch 92; 521-62, 1902.
3) Broca P. Nouvelle observation d'aphémie produite par une lésion de la troisième circonvolution frontale. Bulletins de la Société d'anatomie (Paris) 2e serie 6; 398-407, 1861a.
4) Broca P. Perte de la parole: ramollissement chronique et destruction partielle du lobe anterieur gauche du cerveau. Bulletins de la Societe d'anthropologie 1re serie 2; 235-8, 1861b.
5) Broca P. Remarques sur le siège de la faculté du langage articulé, suivies d'une observation d'aphémie (perte de la parole). Bulletins de la Société d'anatomie (Paris) 2e serie 6; 330-57, 1861c.
6) Cole KS, Curtis HJ. Electric impedance of the squid giant axon during activity. J Gen Physiol 22; 649, 1939.

7) Curtis HJ, Cole KS. Membrane potentials from the squid giant axon. Cell Comp Physiol 19; 135-45, 1942.
8) Damasio AR. Descartes' Error: Emotion, Reason, and Human Brain. Putnam, New York, 1994.（田中三彦訳，生存する脳．講談社，2000）
9) Delumeau J. La peur en Occident. (XIVe-XVIIIe siècles): Ume citè assiègèe. Hachette, Paris, 1982.（永見文雄，西沢文昭訳．恐怖心の歴史．新評論，1997）
10) Descartes R, Les passions de l'ame. Henry Le Gras, Paris, 1649.（野田又夫訳．情念論．世界の名著 22. 中央公論社，1967）
11) Ekman P, et al. Universal and cultural differences in the judgments of facial expressions of emotion. J of Personality and Social Psychology 53; 712-7, 1987.
12) Ekman P. An argument for basic emotions. Cognition and emotion 6; 169-200, 1992.
13) Geschwind N, Levitsky W. Human brain — left-right asymmetries in temporal speech region. Science 161; 186-7, 1968.
14) Goleman D. Emotional Intelligence. Bantam Books, New York, 1995.（土屋京子訳．EQ—こころの知能指数．講談社，1996）
15) Hodgkin AL, Huxley AF. Action potentials recorded from inside a nerve fiber. Nature 144; 710-1, 1939.
16) Kahneman D, Tversky A. Subjective probability: A judgment of representativeness, Cognitive Psychology 3; 430-54, 1972.
17) Kahneman D, Tversky A. On the psychology of prediction. Psychological Review 80; 237-51, 1973.
18) Kahneman D, Tversky A. Choices, values and frames. American Psychologist 39; 341-50, 1984.
19) LeDoux JE. The neurobiology of emotion. In: LeDoux JE, Hirst W. eds. Mind and Brain. pp.301-54, Cambridge University Press, Cambridge, 1986.
20) Maryanski A, Turner JH. The Social Cage. Human Nature and the Evolution of Society. Stanford University Press, Stanford, 1992.（正岡賢司訳．社会という檻 人間性と社会進化．明石書店，2009）
21) Nebes RD, Sperry RW. Hemispheric deconnection syndrome with cerebral birth injury in the dominant arm area. Neuropsychologia 9, 247-59, 1971.
22) Norman R. The Moral Philosophers: An Introduction to Ethics. 2nd ed. Oxford University Press, Oxford, 1998.（塚崎智，石崎嘉彦，樫則章訳．道徳の哲学者たち—倫理学入門．ナカニシヤ出版，2001）
23) Penfield W, Roberts L. Speech and Brain Mechanisms. Princeton University Press, Princeton, 1959.
24) Sperry RW. Perception in the Absence of the Neocortical Commissures. In: Perception and Its Disorders. Res Publ ARNMD, Vol. 48, The Association for Research in Nervous and Mental Diseases, 1970a.
25) Sperry RW. Cerebral Dominance in Perception. In: Young FA, Lindsley DB. eds. Early Expression in Visual Information Processing in Perceptual and Reading Disorders. Nat Acad Sci, Washington DC, 1970b.
26) Wernicke C. Der aphasische Symptomenkomplex. Breslau: Cohn and Weigert. Republished as: The aphasia symptom complex: A psychological study on an anatomical basis. Wernicke's works on aphasia. The Hague, Mouton, 1874.
27) 伊藤正男．北米神経科学協会に出席して想ったこと．日生誌 44；80-4，1982.
28) 稲盛和夫．稲盛和夫のガキの自叙伝—私の履歴書．日本経済新聞社，2004.
29) 稲盛和夫．君の思いは必ず実現する．財界研究所，2004.
30) 井深 大．「ソニー」創造への旅—ものづくり，人づくり．グラフ社，2003.
31) 井深 大．井深 大 自由闊達にして愉快なる—私の履歴書．日本経済新聞社，2012.
32) 梶原一明．一冊でわかる！本田宗一郎．PHP 研究所，2009.
33) 勝木保次．神経生理学における日本人の系譜．看護技術臨時増刊号 297；50-62，1976.
34) 北山 忍，内田由紀子，新谷 優．文化と感情—現代日本に注目して．藤田和生編．感情科学．京都大学出版会，2007.
35) 島谷泰彦．人間 井深 大．日本工業新聞社，1993.
36) 土居健郎．甘えの構造．弘文館，1980.
37) 時実利彦．よろめく現代人．講談社，1960.
38) 時実利彦．脳の話．岩波書店，1962.
39) 時実利彦．人間であること．岩波書店，1970.
40) 友野典男．行動経済学 経済は「感情」で動いている．光文社，2006.

41) 平澤 興．人間と教育．全日本家庭教育研究会, 1978.
42) ひろさちや．仏教とキリスト教—どう違うか50のQ&A．新潮社, 1986.
43) 福井謙一．学問の創造．佼成出版, 1984.
44) 古橋廣之進．古橋廣之進 力泳三十年．日本図書センター, 1997.
45) 本田宗一郎．得手に帆あげて—本田宗一郎の人生哲学．三笠書房, 1977.
46) 本田宗一郎．本田宗一郎 夢を力に—私の履歴書，日本経済新聞出版社, 2001.
47) 松下幸之助．人生心得帖．PHP研究所, 1984.
48) 松下幸之助．一日一話—仕事の知恵・人生の知恵．PHP研究所, 1999.
49) 松下幸之助．松下幸之助が直接語りかける人生で大切なこと．PHP研究所, 2008.
50) 松本 元，辻野広司．脳のこころ．松本 元，小野武年編．情と意の脳科学．培風館, 2002.
51) 本川弘一．電気生理学実験法．南江堂, 1965.
52) 和辻哲郎．風土人類学的考察．岩波書店, 1935.

索引

[　] は省略されている場合がある

和文索引

あ

愛　283
アイコンタクト　168
アイデンティティ　248～251
アストログリア　52
アセチルコリン　120, 144
アセチルコリン作動性入力　61
アドレナリンニューロン　95
アトロピン　120, 121
アルコール性コルサコフ症候群　174, 175
アレキシサイミア　278
アンフェタミン　118
アンモン角　208

い

位相蔵差仮説　202, 204
一元論　24
一次記憶　173
一次情動　83
遺伝的認知ニューロン　71
居場所移動学習課題　187
異皮質　58
イボテン酸　101
意味概念の認知　144, 148
意味記憶　173
インパルス　40
インパルス放電　187, 247
インパルス放電頻度　32, 69, 109, 118

う

ウィルソン氏病　222
ウェルニッケ症候群　139
後ろ向きの情報処理　137
うつ病　269, 279
右脳　301
うま味　128
運動機能　222
運動神経　46
運動神経路　46, 47
運動性言語野　63
運動前野　63, 268
運動ニューロン　46
運動野　63

え

エクフォリー　246
エピソード記憶　173, 203
延髄　47, 166
延髄網様体　95

お

オキシトシン　121
オープンフィールド　204, 237
オペラント条件づけ　23, 24
音弁別学習行動　122

か

外界中心空間　184, 185, 192
外界中心的空間座標　191
快情動　83, 97
階層構造　65
外側核　142, 166
外側膝状体　166
外側膝状体外視覚系　168
外側膝状体視覚系　168
外側中隔核　220
外側中隔核ニューロン　222
カイニン酸　101

灰白質　46
海馬　58
海馬采　208
海馬支脚　58
海馬体　31, 58, 86, 173, 175, 177, 195, 197, 202, 204, 208, 244～246
海馬台　208
海馬体ニューロン　177, 182, 187, 193, 197, 199
海馬傍回　262
顔ニューロン　170, 248, 249
顔認知障害　168
顔表情　255, 283
顔表情認知機能　276
科学的直感　297
学習障害　305
学習性情動反応　123
学習的動因　80
学習認知ニューロン　71
過食　273
下垂体　49
仮想空間移動課題　201
下側頭皮質　157, 158
下側頭野ニューロン　156
活動電位　40
カテコラミン　96
カテコール O-メチル基転移酵素　97
過分極　9
感覚型ニューロン　136
感覚記憶　173
感覚障害　223
感覚情報　148
感覚神経路　47
感覚性言語野　64
感覚性失語症　301

索引 339

感覚性中継核　53
感覚伝導路　135
感覚認知課題　148
眼窩皮質　267, 274, 278
眼窩皮質ニューロン　272, 274
感情　34
間脳　32, 49, 65
間脳性記憶障害　175
顔面筋　255
完了報酬　91

き

記憶　170, 171
　─構造（分類）　173
　─分類　177
記憶再生過程　246
記憶障害　174, 176, 246
記憶貯蔵　176
帰還求心性情報　23
基底外側核　144, 166, 280
基底外側部　166
基底外側辺縁回路　60
基底内側核　166
喜怒哀楽　32, 142, 255, 281
希突起膠細胞　42
機能的磁気共鳴画像法　100
気分障害　93
基本情動　77, 82
逆行性健忘　176
逆転学習　179
逆問題　252
ギャンブル課題　256, 268
嗅覚異常　273
嗅周囲皮質　246
橋　47
教育　284
強化学習　95, 97
強化刺激　87, 111
京都賞　292
恐怖増強驚愕反射　278
恐怖表情　277
距離移動課題　239
キリスト教　282

く

空間学習　204
空間情報処理系　166
空間的情報　141, 211
空間認知　259
クモ膜下腔　39
グルコース　102
グルコース応答ニューロン　105
グルコース感受性ニューロン　92, 103
グルタミン酸　70, 218

け

経済　296
げっ歯類　202
嫌悪物体　182
嫌悪物体優位応答型ニューロン　179, 181
嫌悪領域　88
言語　309
言語運動野　63
言語機能　301
言語的コミュニケーション　167
見当識　303
健忘症　171, 174, 175

こ

攻撃行動　99
高次処理依存的ストレッサー　126
高次認知活動　259
恒常性　80
高速フーリエ変換　234
行動関連応答ニューロン　139
行動的動因　80
行動表出　87
後頭葉　64
広汎性投射系　53
興奮性シナプス後電位　10, 20, 44, 146
功利的判断　260
抗利尿ホルモン　121
コカイン中毒　263
黒質　226, 228, 236

黒質ニューロン　230, 232, 234
こころ　281, 283, 300
こころの指数　285
個人史的想い出　247
孤束核　95, 96
古典的条件づけ　23
コード化　171
固有海馬　58, 208
コラム分布　194
コルサコフ症候群　139, 174

さ

再学習　137
最後通牒ゲーム　259
細胞構築学的脳図　64
作動記憶　140
左脳　301
サル　113, 140, 146, 148, 157, 169, 178, 182, 187, 189, 199, 211, 224, 228, 234, 248, 256, 263, 266, 269
サル用の実験システム　148
散在性脳マップ　208
散在性分布　194

し

シェファー側枝　208
視覚応答　154
視覚応答ニューロン　249
視覚識別課題　262
視覚刺激　161
視覚情報処理システム　166
視覚無視　277
視覚野　64
視覚誘発電位　252
軸索丘　42
軸索突起　40
視交叉上核　129
自己中心的空間座標　189
自己中心的空間の認知・記憶　185, 186, 189
思春期　279
視床　49, 53, 132, 135, 137, 280
歯状回　58, 208, 246
視床下部　49, 87, 91, 101, 116,

118, 126, 157, 267
視床下部外側野　101, 116, 118, 274
視床下部外側野ニューロン　131, 146, 274
視床下部室傍核　52
視床下部室傍核ニューロン　121
視床下部腹内側核　101, 118
視床下部腹内側核ニューロン　131
視床感覚中継核　134
事象関連電位　278
視床ニューロン　137
視床背内側核　138, 139
視床背内側核ニューロン　139
自然科学の認知　298
失感情言語症　278
実空間移動課題　201
実験心理学　23
室傍核　121
室傍核ニューロン　122, 124
シナプス　20, 44
シナプス後電位　44
自閉症　168, 169, 276, 279
社会的認知機能　166, 167, 169, 275, 276
社会問題　1
車輪様ニューロン　50
習慣記憶　86
周期性徐波　202
樹状突起　40
受動的回避課題　246
シュワン細胞　42
消去学習　137, 179
条件刺激　244
条件刺激関連応答ニューロン　139
条件づけ　244
上側頭溝　248
情動　1, 31, 34, 182, 211
　—と文化・文明の発展　281
　—に伴う諸現象　77
　—の神経行動科学　87
　—の神経心理学・行動学　77
　—の人文社会科学　281

情動回路　68, 86
情動学　1
情動記憶　161, 246
情動行動　142, 177
情動障害　277
情動脳　223
情動発現　166, 244, 259
情動発達障害　2
情動反応　32, 91
情動表出　78, 161, 280
情動表出プログラム　126
小脳　63
情報表現　69
所与性　299
自律神経遠心路　45
自律神経機能　211
自律神経求心路　44
人格的知性　285
新奇物体優位応答型ニューロン　182, 184
神経回路（システム）　86, 156
神経回路網　60, 68
神経構造　39
神経行動学的研究　2
神経細胞体　40
神経線維　40
神経伝達物質　93
心身二元論　20, 283
身体的ストレス　126, 128
心的外傷後ストレス障害　2, 277
心内知性　285

す

随意運動　222
遂行活動　231
髄鞘　42
錐体外路性運動症状　223
錐体ニューロン　268
推論　267
すくみ反応　5, 81, 176
ストループ課題　267
ストレス反応　124
ストレッサー　126
スパース表現　70
スピペロン　121

スピロペリドール　120
刷り込み　7

せ

性行動　89〜91
生成文法　309
性腺刺激ホルモン放出ホルモン　128
正の強化　88
青斑核　118
生物学的意味　211
生物学的価値　151
生物学的価値判断　280
生物学的評価ニューロン　69
西洋ワサビ過酸化酵素　52, 225
生理心理学　23
生理的動因　80
脊髄　43
脊髄神経　46
脊髄中間質外側核　121
接近行動　87, 97, 142
摂取（味覚）応答型ニューロン　151
舌状回　278
摂食行動　102, 108, 131, 274
摂食中枢　101
セロトニン　93, 97, 99
セロトニンニューロン　96
全健忘　173
前行健忘　171
線条体　86
選択応答型ニューロン　152
前頭眼窩皮質　248
前頭眼野　63
前頭言語野　301
前頭前溝皮質　120
前頭葉　31, 63, 85, 267, 278, 279
前頭葉眼窩皮質　267, 276
前頭葉内側皮質　278
前頭葉背外側部　259
前頭連合野　64
前部下側頭皮質　249
前部上側頭溝　250
前部帯状回　267, 269, 276, 279
前部帯状回ニューロン　269

索引 341

そ

双極子追跡法 252
創造性 297
側坐核 86, 93
側坐核ニューロン 241
側頭言語野 301
側頭皮質 86
側頭葉 64
側頭葉性記憶障害 175
側頭連合野 64

た

帯状回 58
対称性シナプス 63
苔状線維 208
対人知性 285
体性感覚刺激 161
体性感覚野 64
体性感覚誘発電位 252
体内時計 130
大脳 39
大脳基底核 32, 63, 86, 222, 280
大脳新皮質 32, 35, 63〜65, 138, 166, 248, 267, 278, 280
大脳辺縁系 31, 32, 35, 36, 56, 65, 135, 142, 211, 246, 267
大脳辺縁統合皮質 256
体部位局在 64
大辺縁葉 63
多次元尺度分析 249, 272
多重知性モデル 285
多重（チャート）構造仮説 201
多種感覚応答型ニューロン 151
脱分極 9
脱抑制 158
多連ガラス微小電極法 103, 104
単一種感覚応答型ニューロン 149
短期記憶 173
単極性家族性純粋うつ病 156
淡蒼球 228, 236
淡蒼球ニューロン 223, 230, 231, 234

ち

遅延空間反応 259
知能テスト 285
注意課題 268
中隔-海馬体系 211
中隔核 211
中隔核ニューロン 214
中隔-側頭軸 58
中間記憶 173
中心核 166
中心溝 63
中枢興奮状態 20
中枢性抑制 22
中枢抑制状態 20
中脳 47
中脳網様体 118
聴覚応答 166
聴覚応答型ニューロン 151
聴覚野 64
長期記憶 173
長期増強 12, 208, 246
長期抑圧 210
長期抑制 12
超伝導量子干渉計 310
チロシン水酸化酵素 96
陳述記憶 173, 177, 193, 246
陳述記憶回路 68

て

手掛かり刺激 244
適応行動 300
手順記憶 173
電位依存性カルシウムチャネル 97
電流双極子 252

と

動因 80
動因低減説 92
動因ニューロン 92
動機づけ 79, 80, 259, 262
動機づけ行動 87
統合失調症 269
頭頂葉 63

等皮質 56, 64
島皮質 256, 262
動物的感情 33
読字障害 304
特殊核群 53
特殊駆動実験システム 187
特殊投射系 53
ドパミン 98, 120, 227
ドパミン受容体 97, 236, 240
ドパミン受容体 KO マウス 239
ドパミンニューロン 95, 234
ドパミン β-水酸化酵素 96

な

内臓脳 37
内側核 166
内側視索前野 128
内側前脳束 89, 93, 118
涙 282
慣れ 151

に

匂い嗜好性 273
二次記憶 173
二次情動 83
日周リズム 129
乳頭体 60, 175
ニューロン 20, 39, 40, 247
ニューロン説 44
任意報酬場所探索課題 204, 241
認知 32, 70, 211, 224, 247
認知細胞類似応答型ニューロン 182, 183
認知ニューロン 72, 75, 155, 156
認知ニューロン仮説 71, 74

ね・の

ネコ 118, 202, 273
脳 39
脳下垂体 49
脳型コンピュータ 286
脳幹 47, 48
脳幹-脊髄系 65
脳幹網様体 48
脳弓 60, 211

脳磁図　252
脳内自己刺激　88
脳内モノアミン　93
ノルアドレナリン　98, 118, 120, 124
ノルアドレナリン作動性入力　61
ノルアドレナリンニューロン　95

は

背外側前頭前皮質　259, 262, 266, 267
背外側前頭前皮質ニューロン　263
背側路　259
パーキンソン症候群　222
パーキンソン病　223, 226
白質　46
恥の文化　282
場所依存性条件反応課題　197
場所依存性物体認知課題　212
場所移動学習課題　187
場所応答野　204
場所学習課題　204, 238, 242
場所細胞ニューロン　173
場所ニューロン　189
場所認知ニューロン　201, 214
派生情動　77
バゾプレッシン　121
罰効果　88
反射　22
反復寒冷ストレス負荷実験　128

ひ

被殻　222
非感覚中継核　53
被虐待児　276
非言語的コミュニケーション　166, 167, 255
皮質盲　277
尾状核　223, 236
尾状核ニューロン　224, 234
非条件刺激　139
非侵襲的脳機能解析法　252

非侵襲的脳機能計測法　310
ヒスチジン　126
ビタミンB_1　139
ヒト　245, 247, 252, 254
非特殊核群　53
皮膚節　47
皮膚抵抗　277
表情筋　255
表情識別課題　276
表情照合課題　276
表情認知障害　168

ふ

フィゾスチグミン　120
フェニルエタノールアミンN-メチル基転移酵素　96
フェノキシベンザミン　121
不快情動　83
副腎皮質刺激ホルモン放出ホルモン　128
腹側被蓋野　98, 234, 243
腹側被蓋野ニューロン　164
腹側扁桃体遠心路　91
腹側路　259
腹内側核　91, 101
腹内側前頭皮質　83
仏教　282
物体認知　259
物体認知情動処理系　166
負の強化　88
普遍文法　309
プラゾシン　124
プロカイン　164
プロプラノロール　124
分界条　91
文化の違い　283
文脈刺激　245
文脈的認知　176, 245
分離脳　4, 144, 303

へ

扁桃体　31, 58, 86, 118, 135, 142, 144, 148, 157, 161, 166, 167, 169, 244〜246, 276, 277, 279, 280

扁桃体損傷患者　168, 169
扁桃体ニューロン　156, 169, 182, 255
扁桃体を破壊したサル　145

ほ

方向選択ニューロン　189
芳香族アミノ酸脱炭酸酵素　96
報酬価　137
報酬獲得　137
報酬獲得行動　111, 137, 220, 237
報酬−嫌悪刺激識別ニューロン　111, 121
報酬効果　88
報酬性物体優位応答型ニューロン　180
報酬ニューロン　92
報酬場所探索課題　239
報酬物体　179
報酬予測　98
報酬領域　88, 89
紡錘状回　168, 248, 278
ホメオスタシス　124
ホルモン分泌　121, 126
本能行動　211

ま・み

マウス　99, 237, 238, 241
前向きの情報処理　138
マスタークロック　130
慢性アルコール中毒　138
満腹中枢　101
見せかけの怒り　126

む・も

無意識的課題　278
無髄線維　42
ムスカリン性受容体　121
無報酬　137, 139
網膜部位局在性　252
モジュール分布　194
モナリザの微笑み　255
モノアミン　94, 96
モノアミン酸化酵素　97
モラル　278

モラルジレンマ課題 260

ゆ・よ

誘因報酬 91
有髄線維 42
誘発電位 252
陽電子断層撮影 245
欲情 35
抑制性シナプス後電位 10, 12, 20, 44, 146
予測 267
ヨヒンビン 124

ら

ラット 109, 120, 122, 126, 130, 135, 139, 146, 161, 173, 199, 204, 220, 244, 246, 272
ランビエ絞輪 42

り

理性 33, 34, 36, 283
理性的自然認知 298
理性的判断 260
離断症候群 144
リック行動 92, 111

れ

霊長類 275
レバー押し関連ニューロン 269
レバー押し摂食行動 91, 104, 113, 146, 234, 266
レバー押し認知ニューロン 272
連合核群 53
連合記憶 161, 163
連合野 64
レンズ核 222

わ

ワーキングメモリ 140

欧文索引

4層実形状モデル 252
5HIAA 99, 100
5-ヒドロキシインドール酢酸 99
$\alpha 1$ 受容体拮抗薬 124
$\alpha 2$ 受容体拮抗薬 124
α-アミノ-3-ヒドロキシ-5-メチル-4-イソキサゾルプロピオン酸 101
β 受容体拮抗薬 124
θ 波 202

AADC 96
ADH 121
Adrian の法則 69
AGN 課題 214, 217
AMPA 101
AMPA 受容体 161
Broca の中枢 301
ChAT 61
COMT 97
D1 受容体 KO マウス 239, 243
D2 受容体 KO マウス 239, 244
DBH 96
DR-DRW 課題 256
DT 法 252
EI 285
EPSP 10, 20, 44, 146
ERPs 278
^{18}F-2DG 245
FFT 234
fMRI 100, 262, 268
GnRH 128
Go/Nogo 課題 212, 265
Go 刺激 265
HRP 52, 225
ICSS 88, 163
ICSS 行動 89, 91, 93, 98, 120

ICSS 報酬 204, 238, 272
IL-1β 127
in vivo Voltametory 法 131
IPSP 10, 12, 20, 44, 146
IQ 284
Klüver-Bucy 症候群 31, 139, 142, 144, 161
LTD 12, 210
LTP 12, 210, 246
MAO 97
MAO-A 100
MDS 249
MEG 252
MSG 128
N-メチル-D-アスパラギン酸 101
NMDA 101
NMDA 受容体 161
Nogo 刺激 265
Papez の [情動] 回路 31, 60, 68, 86, 144
Pavlov 学派 19, 20
PET 245
PGN 課題 213, 217
PLT 242
PNMT 97
PTSD 2, 277
RRPST 241
SEPs 252
SGN 課題 214, 218
Sherrington 学派 19
SQUIDs 310
SSFB 252
S-アデノシルメチオニン 97
TH 96
Urbach-Wiethe 病 245
VEPs 252
VTA 234
Wernicke の中枢 301
Yakovlev の [記憶] 回路 60, 68, 86

人名索引

Adrian, ED. 69
Anokhin, PK. 20, 23
Aristotles 283
Augustine, JR. 256
Azzena, G. 15
Benedict, R. 282
Bernard, C. 9
Bernstein, J. 288
Björklund, A. 95
Boring, EG. 72
Brady, JV. 88
Broca, P. 30, 56
Brodmann, K. 63
Bucy, PC. 1, 31, 142
Cahill, L. 245
Cajal, SR. 19, 44
Campanella, S. 278
Cannon, WB. 80, 126
Carnegie, A. 290
Carslow, HS. 104
Chomsky, AN. 309
Cole, KS. 287, 288
Curtis, DR. 104
Dahlström, A. 94
Damasio, AR. 32, 35〜37, 83, 284, 297
Darwin, C. 81, 166, 255
Descartes, R. 37, 283
Downer, JDC. 144
Dunbar, RIM. 310
Eccles, JC. 11〜13, 16, 19, 25, 288, 304
Ekman, P. 283
Fink, GR. 246
Fuster, JM. 259
Fuxe, K. 94
Gallistel, CR. 98
Galvani, L. 288
Gardner, H. 285
Gershenfeld, HM. 9
Granit, R. 14
Hebb, DO. 3

Hess, WR. 91, 126
Hill, WE. 72
Hodgkin, AL. 15, 288
Hubel, DH. 288
Huxley, AF. 15, 17, 288
Ivano-Smolensky, AG. 23
Jacobsen, CF. 259
Jaeger, JS. 104
Kahneman, D. 296, 297
Katz, B. 11, 15
King, ML Jr. 285
Klüver, H. 1, 31, 142
Konorski, J. 23, 71〜73
LeDoux, JE. 245, 310
Leng, N. 175
Levi Montalcini, R. 288
Lidsky, TI. 223
Lindvall, O. 95
Lorenz, K. 7
MacLean, PD. 34〜37, 39, 56, 66
Matteucci, C. 288
McGaugh, JL. 245, 246
McNaughton, BL. 201, 205
Mesulam, MM. 256
Miller, S. 23
Milner, B. 171, 173
Milner, P. 88, 98
Mountcasle, VB. 69
Nakamura, K. 169
Nauta, HJ. 224
Nauta, WI. 224
Noell, WK. 11, 25
O'Keefe, J. 173
Olds, J. 88, 91, 98
Papez, JW. 31, 60, 68, 86, 144
Parkin, AJ. 175
Pavlov, IP. 8, 18, 20, 22
Penfield, W. 301
Philips, RG. 245
Pinker, S. 34, 36
Platon 283
Plutchik, R. 77
Rolls, ET. 18, 92, 272
Samsonovich, A. 201
Schultz, W. 259

Scoville, WB. 171
Sechenov, IM. 20, 22
Shaver, P. 83
Sherrington, CS. 14, 18, 19, 44
Skinner, BF. 23, 24, 80
Sperry, RW. 4, 5, 297, 301, 303
Squire, LR. 175
Stevens, SS. 69
Stevenson, RL. 284
Tauc, L. 9
Terman, L. 285
Tulving, E. 173
Tversky, A. 296
Waldeyer, W. 44
Walton, ME. 268
Wayner, MJ. 11, 25, 105
Wernicke, C. 301
Wilson, FA. 258
Yakovlev, PI. 60, 68, 86
Young, PT. 80
Zola-Morgan, S. 175

イエス・キリスト 282
石橋正二郎 290
伊藤治英 12
伊藤正男 11〜13, 18, 25, 32
稲盛和夫 291, 292
井深 大 291, 294
岩村吉晃 25
上野照子 25
有働正夫 14
江橋節郎 16
大野忠雄 15, 20
大村 裕 9, 10, 25
大山 浩 11
冲中重雄 11
小野武年 36, 39

勝木元也 25
勝木保次 12
加藤元一 12
川口三郎 15
川村 浩 8, 22, 23, 25, 130
北山 忍 282
橘川弘勝 12

木村勝美　10	田中光彦　33	平尾武久　25
久保田競　25, 259	田村了以　26	福井謙一　295, 297, 299
小池上春芳　11	土居健郎　282	福田正治　18
孔子　298	時実利彦　4, 5, 9, 10, 32, 35～37, 39, 65	古橋廣之進　289
神山　忠　305		堀　悦郎　26
	戸田正直　34, 36	本田宗一郎　291, 294
酒田英夫　25	利根川進　178	
佐々木和男　18	友野典男　296	松下幸之助　291, 293
佐野　豊　11		松原一郎　15, 25
篠田義一　25	中村清実　18	松本　元　25, 36, 283
釈迦　282	西条寿夫　25	椋田直子　34
白川英樹　295	根岸晃六　11	村本健一郎　18
	野口英世　287, 288	
ダ・ヴィンチ　255		山下篤子　34
高橋尚子　295	浜中浜太郎　81, 255	米田邦夫　11
田崎一二　9, 12	久野　寧　9	

著者略歴

小野武年（おの たけとし）

1938 年	英領マレー半島ケランタン州コタバル市に生まれる
1964 年	鹿児島大学医学部卒業
1969 年	金沢大学大学院医学研究科修了
1969 年	金沢大学医学部生理学助手
1973 年	金沢大学医学部生理学助教授
1977 年	富山医科薬科大学医学部生理学教授
1997 年	富山医科薬科大学医学部長（併任）
2004 年	富山医科薬科大学長
現在	富山大学大学院医学薬学研究部・特任教授
	医学博士

情動と記憶　しくみとはたらき（じょうどうときおく）

2014 年 1 月 30 日　初版第 1 刷発行 ©　　〔検印省略〕

著者────小野武年

発行者────平田　直

発行所────株式会社 中山書店
　　　　　　〒113-8666 東京都文京区白山 1-25-14
　　　　　　TEL 03-3813-1100（代表）　振替 00130-5-196565
　　　　　　http://www.nakayamashoten.co.jp/

装丁────花本浩一（麒麟三隻館）

印刷・製本──株式会社シナノ

Published by Nakayama Shoten Co.,Ltd.　　Printed in Japan
ISBN 978-4-521-73913-7
落丁・乱丁の場合はお取り替え致します.

・本書の複製権・上映権・譲渡権・公衆送信権（送信可能化権を含む）は株式会社中山書店が保有します.
・ JCOPY 〈(社)出版者著作権管理機構 委託出版物〉
本書の無断複写は著作権法上での例外を除き禁じられています．複写される場合は，そのつど事前に，（社）出版者著作権管理機構（電話 03-3513-6969，FAX 03-3513-6979, e-mail: info@jcopy.or.jp）の許諾を得てください.

本書をスキャン・デジタルデータ化するなどの複製を無許諾で行う行為は，著作権法上での限られた例外（「私的使用のための複製」など）を除き著作権法違反となります．なお，大学・病院・企業などにおいて，内部的に業務上使用する目的で上記の行為を行うことは，私的使用には該当せず違法です．また私的使用のためであっても，代行業者等の第三者に依頼して使用する本人以外の者が上記の行為を行うことは違法です．